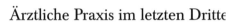Ärztliche Praxis im letzten Dritte

Medizin,
Gesellschaft und Geschichte

Jahrbuch
des Instituts für Geschichte der Medizin
der Robert Bosch Stiftung

herausgegeben von
Robert Jütte

Beiheft 52

Ärztliche Praxis im letzten Drittel des 19. Jahrhunderts

Der Homöopath Dr. Friedrich Paul
von Bönninghausen (1828–1910)

von Marion Baschin

Franz Steiner Verlag Stuttgart
2014

Gedruckt mit freundlicher Unterstützung der Robert Bosch Stiftung GmbH und
der Deutschen Forschungsgemeinschaft

Coverabbildung: Friedrich von Bönninghausen, Quelle: private Aufnahme,
mit freundlicher Genehmigung von Herrn Freiherr Lothar von Bönninghausen

Bibliografische Information der Deutschen Nationalbibliothek:
Die Deutsche Nationalbibliothek verzeichnet diese Publikation in der Deutschen
Nationalbibliografie; detaillierte bibliografische Daten sind im Internet über
<http://dnb.d-nb.de> abrufbar.

© Franz Steiner Verlag, Stuttgart 2014
Satz: DTP + TEXT, Eva Burri
Druck: Laupp & Göbel GmbH, Nehren
Gedruckt auf säurefreiem, alterungsbeständigem Papier.
Printed in Germany
ISBN 978-3-515-10782-2 (Print)
ISBN 978-3-515-10789-1 (E-Book)

Inhaltsverzeichnis

Abkürzungsverzeichnis

ACS	Archiv für die homöopathische Heilkunst/Neues Archiv für die homöopathische Heilkunst
AHZ	Allgemeine Homöopathische Zeitung
Allop. gebr.	Allopathisch gebraucht
BAM	Bistumsarchiv Münster
BKZ	Backnanger Kreiszeitung
Bl.	Blatt
Bull. Hist. Med.	Bulletin of the History of Medicine
Can. Bull. Med. Hist.	Canadian Bulletin of Medical History
Fasz.	Faszikel
Fol.	Folium, Seite in den Krankenjournalen
GG	Geschichte und Gesellschaft
GWU	Geschichte in Wissenschaft und Unterricht
IGM	Institut für Geschichte der Medizin der Robert Bosch Stiftung Stuttgart
KB	Kirchenbuch
LPZ	Populäre Zeitschrift für Homöopathie/Leipziger Populäre Zeitschrift für Homöopathie
Med. Hist.	Medical History
Med.hist. Journ.	Medizinhistorisches Journal
MedGG	Medizin, Gesellschaft und Geschichte
MMW	Münchener Medizinische Wochenschrift
ÖZG	Österreichische Zeitschrift für Geschichtswissenschaften
PHZ	Populäre Homöopathische Zeitung
Reg.bez.	Regierungsbezirk
Soc. Hist. Med.	Social History of Medicine
StAM	Landesarchiv Nordrhein-Westfalen Abteilung Westfalen, Standort Münster
StdAM	Stadtarchiv Münster
Wbg. med.hist. Mitt.	Würzburger medizinhistorische Mitteilungen
WF	Westfälische Forschungen
WZ	Westfälische Zeitschrift
ZKH	Zeitschrift für Klassische Homöopathie
ZNH	Zeitung der naturgesetzlichen Heilkunst für Freunde und Feinde der Homöopathik/Zeitung der homöopathischen Heilkunst für Ärzte und Nichtärzte

Abbildungsverzeichnis und Bildnachweis

Tabellen- und Schaubildverzeichnis

Tabellen und Schaubilder zu Kapitel 7

Tabellen und Schaubilder zu Kapitel 8

1 Einleitung

Ein Comicstreifen zeigt Hägar den Schrecklichen im Behandlungsraum seines Arztes Dr. Zook. Hägar und der unter einer brauen Kappe verborgene Arzt sitzen sich auf Stühlen gegenüber. Im Hintergrund liegt in einem Regal neben Büchern ein Totenschädel. Hägar deutet darauf und fragt: „Was ist mit ihm passiert, Dr. Zook?" Dieser erwidert: „Er starb an Altersschwäche." Hägar erkundigt sich weiter: „Wo starb er?" Dr. Zook antwortet: „In meinem Wartezimmer!"[1]

Das hier ins komisch-nachdenklich gezogene Warten beim Arzt dürfte jedem bekannt sein. Berücksichtigt man die Schlagzeilen der vergangenen Jahre, so wird dieses Warten auch kaum ein Ende haben. Vielmehr drohen gerade in ländlichen Gegenden noch vollere Warteräume, und viele Kranke fragen sich, wie lange sie noch durch einen Hausarzt betreut werden können.[2] Zugleich stellen Studien fest, dass die Deutschen besonders oft beim Arzt seien, wobei die Dauer einer Konsultation beständig abnimmt und derzeit zwischen sechs und zehn Minuten beträgt.[3] Darin eingeschlossen sind sowohl das Arzt-Patienten-Gespräch als auch eine Untersuchung. Diese münden in eine Diagnose und die Verschreibung eines oder mehrerer Medikamente. Sowohl Ärzte als auch Patienten klagen daher über die für sie aus unterschiedlichen Perspektiven und Gründen unbefriedigende Lage.

Unter anderen Vorzeichen beschwerte sich bereits 1906 ein Arzt über volle Wartezimmer und die Tatsache, dass er während seiner Sprechstunde bei etwa 30 bis 60 Patienten nicht genügend Zeit für eine gründliche Untersuchung des Einzelnen aufbringen könne.[4] Weitere 50 Jahre zuvor beschrieb ein Mediziner den entbehrungsreichen Arbeitsalltag eines Landarztes. Mit spürbarem Pathos wird das rastlose Reisen des Arztes zu den Kranken auch unter widrigen Weg- und Wetterumständen geschildert. Erfolgreich werden dabei alle denkbaren Leiden behandelt, auch kleinere chirurgische Eingriffe durchgeführt und Medikamente verabreicht. Der Arzt genießt das Ansehen der Bevölkerung und dank seines Einsatzes erfreuen sich die Menschen eines längeren Lebens.[5] Im letzten Beispiel wird deutlich, dass in diesem Fall das Warten auf den Arzt nicht, wie heute üblich, in den Räumen des Therapeuten stattfand, sondern dass die Kranken zu Hause auf dessen Eintreffen warteten. Das,

---

1   Browne: Hägar, nicht paginiert [S. 58 mittlere Reihe]. Die Comicstreifen auf [S. 67] und [S. 91] enthalten ähnliche Anspielungen auf das Wartezimmer und die Zeit des Wartens beim Arzt.

2   Vergleiche die Schlagzeilen und Artikel Oßwald: Hausarzt, Reiners: Landarzt, Wallet: Hausarzt, Reiners: Stellen, Nothstein: Patient, anonym: Bund, anonym: Ärzteschwemme sowie anonym: Hausärzte.

3   Grobe; Dörning; Schwartz: GEK-Report, Wegener: Arztpraxis sowie Blech: Wettstreit, S. 156, wonach 2010 in Deutschland pro Einwohner 8,9 Behandlungsfälle im Jahr anfielen. In Schweden betrug die Zahl der Behandlungsfälle nur 2,9 je Einwohner.

4   Merkel: Sprechstunden, S. 2355.

5   Härlin: Landarzt. Zu diesem Topos Dinges: Arztpraxen, S. 23–24, Vieler: Arztpraxis, S. 7.

was damit heute als Routine bekannt ist, das Aufsuchen des Arztes in seinen Praxisräumen, hat sich demnach gewandelt. Jede hier angesprochene Situation zeigt einen kleinen Ausschnitt, aus dem Alltag verschiedener Arztpraxen. Doch was genau macht eine „ärztliche Praxis" aus?

Einige Forscher haben versucht, sich dieser Frage anzunähern. Meist wurde dabei die sozioökonomische Seite der Praxis fokussiert, so dass nach wie vor gilt: „Man erfährt so dies und das – aber eigentlich nichts Genaueres."[6] Mit der Absicht, „Genaueres" im Hinblick auf den Alltag in ärztlichen Praxen in Erfahrung zu bringen, formierte sich seit 2009 eine Forschungsgruppe, die in acht Einzelprojekten aus Deutschland, Österreich und der Schweiz Krankenjournale aus Arztpraxen vom 17. bis zum Ende des 19. Jahrhunderts auswertete. „Praxis" wurde dabei in einem doppelten Sinn verstanden: „Zum einen im Hinblick auf den konkreten Ort und den organisatorischen Rahmen der Arzt-Patient-Begegnung; zum anderen im Hinblick auf die bei dieser Begegnung angewandten therapeutischen und kommunikativen Praktiken".[7] Übergreifend waren in allen Projekten drei zentrale Themen leitend. Diese fassten wichtige Teilfaktoren der ärztlichen Praxis zusammen. Dies betraf erstens die „Wissensbestände", unter denen die der Praxis zugrundeliegenden Theorien und Erklärungsmodelle behandelt wurden. Zweitens zählten dazu die „Patientinnen und Patienten"[8] deren sozialstatistische Daten erhoben wurden, um Kenntnisse über die Klientel der Arztpraxen zu gewinnen. Dabei spielte auch die Frage nach der Inanspruchnahme verschiedener therapeutischer Hilfen neben den untersuchten Arztpraxen eine Rolle. Der dritte Komplex „Praxisalltag" umfasste „alle Aspekte der administrativen, kommunikativen und therapeutischen Gestaltung der ärztlichen Tätigkeit".

Diesen Themenkomplexen folgt die vorliegende Arbeit. Das Ziel ist, möglichst umfassend auf sämtliche Aspekte einzugehen, die die Tätigkeit des Arztes Friedrich von Bönninghausen (1828–1910) bestimmten, wobei die Frage geklärt werden soll, wie dessen „ärztliche Praxis" gebildet wurde. Bönninghausen arbeitete zwischen 1864 und 1910 als Homöopath in Münster in Westfalen. Nachdem Forschungsstand, Quellenlage und einige methodische Überlegun-

6   Dinges: Arztpraxen, S. 24. Der Überblick zur bisher geleisteten Forschung folgt in Kapitel 1.1.
7   Vergleiche die Homepage des Forschungsverbundes „Ärztliche Praxis (17.–19. Jahrhundert)" http://www. medizingeschichte.uni-wuerzburg.de/aerztliche_praxis/index.html, Zugriff vom 19. August 2013. Sprecher war Prof. Michael Stolberg (Würzburg), stellvertretender Sprecher war Prof. Martin Dinges (Stuttgart) sowie die auf der Arbeit des Verbundes aufbauende Ausstellung „Praxiswelten" Atzl; Helms; Neuner; Schilling: Praxiswelten. Außerdem das Vorwort in Dietrich-Daum; Dinges; Jütte; Roilo: Arztpraxen, S. 7–8. An dieser Stelle danke ich allen Mitarbeitern und Mitarbeiterinnen des Verbundes ganz herzlich für die gute Zusammenarbeit, die Diskussionen und Anregungen sowie die gemeinsame Zeit bei den Arbeitstreffen.
8   Zu dem Begriff „Patient" Stolberg: Homo, S. 9. Zur Diskussion der Begriffe „Patient" und „Kranker" Porter: Patients, S. 3, derselbe: View, S. 181–183, Wolff: Perspektiven, S. 313, Eckart; Jütte: Medizingeschichte, S. 182. In der vorliegenden Arbeit werden „Kranker" und „Patient" weitgehend synonym verstanden. Außerdem werden sie, soweit der Kontext nicht eine explizite Geschlechtsbenennung erfordert, geschlechtsneutral verwendet.

gen besprochen sind, wird die Biographie Friedrich von Bönninghausens vorgestellt. Anschließend wird der „Wissensbestand", der seine Praxis prägte, untersucht. Dabei geht es zum einen um eine Einordnung Bönninghausens in die
verschiedenen vorherrschenden Strömungen innerhalb der Homöopathie sowie um die Art und Weise wie er seine Krankenjournale führte. In der westfälischen Provinzhauptstadt Münster praktizierten neben Bönninghausen weitere
Ärzte. Dieses Umfeld der Praxis und die medizinische Infrastruktur werden in
den folgenden zwei Kapiteln aus unterschiedlichen Perspektiven betrachtet.
Zum einen aus der Sicht des Arztes, der innerhalb eines „medizinischen Marktes" seine spezielle Therapie anbot und sich einer beachtlichen „Konkurrenz"
zu stellen hatte. Zum anderen aus der Sicht der Kranken, die geplagt von ihren
jeweiligen Leiden die Dienste der zahlreichen Ärzte und Heiler nachfragten
und in Anspruch nahmen. Die Patientenschaft wird in Kapitel 6 hinsichtlich
ihrer sozialstrukturellen Merkmale analysiert. Zentral ist dabei die Frage nach
Geschlecht, Familienstand, Alter, Schichtzugehörigkeit und Wohnort der Kranken, die sich bei Bönninghausen behandeln ließen. Es folgt die Beschreibung
des Krankheitsspektrums, das sich aus den Journalen rekonstruieren lässt.
Diese Beschwerden bilden gleichsam den Anlass für eine Konsultation. Hierbei werden die sozialen Unterschiede näher betrachtet und die geschilderten
Beschwerden nach Geschlecht, Alter und Schicht differenziert. Da Bönninghausen auch zum Wundarzt und Geburtshelfer ausgebildet war, gilt diesen beiden Tätigkeitsbereichen eine besondere Aufmerksamkeit. Das letzte Hauptka-
pitel befasst sich mit dem „Praxisalltag". Dabei stellt sich die Frage, wie stark
und in welchem Rhythmus die Praxis frequentiert wurde, wie sich die Begegnung von Arzt und Patient abspielte, wie eine Behandlung im Einzelnen verlief
und die Beziehung zwischen Krankem und Homöopath war. Auch die Verschreibung von Medikamenten sowie die Honorarforderungen und damit zu-
sammenhängend die Frage nach dem Einkommen Bönninghausens werden
thematisiert. Abschließend werden die besprochenen untersuchten Faktoren
zusammengefasst und die Frage beantwortet, wie sich der „Alltag" dieser ärztlichen Praxis des Homöopathen von Bönninghausen anhand der Krankenjournale und weiterer Quellen rekonstruieren ließ. Dabei wird aufgezeigt, wie die
Ergebnisse aus der Untersuchung dieser einzelnen Arztpraxis Impulse für die
Erforschung der „ärztlichen Praxis" allgemein geben können.

1.1 Forschungsstand

Biographische Studien zu einzelnen mehr oder weniger bedeutenden Medizi-
nern sind mittlerweile Legion. In diesen Werken werden auch die teilweise
„heroischen" Leistungen der herausragenden Ärzte gewürdigt und bisweilen
wird auf deren Tätigkeit im Allgemeinen eingegangen.[9] Doch über die Viel-

---

9   Eckart; Jütte: Medizingeschichte, S. 219–229. Als Beispiel einer Biographie, in deren Ver-
    lauf auch ein Praxisjournal zur Illustration der beschriebenen Persönlichkeit herangezo-
    gen und ausgewertet wurde, kann Balster: Wissenschaft, dienen.

zahl „durchschnittlicher" Ärzte ist kaum etwas bekannt, geschweige denn, dass man über deren alltägliche Arbeit unterrichtet ist. Dies liegt einerseits daran, dass Quellen hierfür nicht in Übermaß vorhanden zu sein scheinen.[10] Andererseits rücken Fragen nach dem „Alltag der ärztlichen Praxis" auch erst seit wenigen Jahren in den Fokus der deutschsprachigen Forschung.[11]

Die Frage nach dem alltäglichen Handeln und der Gestaltung der Praxis einzelner Ärzte ist daher noch nicht umfassend beantwortet worden. Im angloamerikanischen Raum hat man bereits in den 1980er Jahren auf die wertvolle Quelle der Kranken- oder Praxisjournale für die ärztliche Tätigkeit verwiesen und diese im Hinblick auf auch hier wichtige Forschungsfragen ausgewertet.[12] Dezidiert als „Biographie einer Praxis" will Jacalyn Duffin ihr Werk über die Arbeit des kanadischen Landarztes James Langstaff (1825–1889) verstanden wissen. Im Mittelpunkt steht weniger die Person des Arztes als vielmehr die Frage danach, wie er seine Praxis gestaltete, wie und wen er behandelte beziehungsweise wie er wissenschaftliche Neuerungen und Techniken übernahm.[13]

Im deutschen Sprachraum sind bislang nur wenige derartige Dokumente analysiert worden.[14] Nur allzu häufig steht außerdem die Person des Arztes im Vordergrund oder es handelt sich um Krankenjournale oder Conto-Bücher, die oft nur über einzelne Jahre Auskunft geben.[15] Hierzu gehört die zwar aufschlussreiche Untersuchung des Patientengutes des Arztes Heinrich Grotjahn (1794–1872) in der Mitte des 19. Jahrhunderts, die gleichwohl wichtige Fragen im Hinblick auf das Umfeld der Praxis und die Rolle der Patienten außer Acht lässt.[16] Ausführlicher bemühte sich Andrea Thümmler darum, durch ein Praxistagebuch des später als Johann Glaser (1707–1789) identifizierten Arztes

10 Zumindest verweist Dinges: Arztpraxen, S. 43, auf verschiedene Quellen, besonders Praxistagebücher oder Ordinationsbücher, die immer noch ihrer näheren Auswertung harren. Zu ergänzen wären die Dokumente des Münsteraner Arztes Dr. Franz Ferdinand von Druffel (1763–1857), die im Privatarchiv des Hauses Welbergen erhalten sind. Siehe Herberhold: Archivverzeichnis, C.Wel.A. 270 (Krankenbuch 1782–1822) sowie 541, 541a und 541b (Ordinationsbücher 1801–1845). Seine Tätigkeit wird durch zahlreiche weitere Dokumente, wie Exzerpte, Notizen zu Rezepten und Briefe, belegt.

11 Einen detaillierten Überblick über die zur Verfügung stehenden Quellen und den Stand der Forschung bieten Dinges: Arztpraxen sowie Dinges; Jankrift; Schlegelmilch; Stolberg: Physicians. Zur alltäglichen Handhabung verschiedener Techniken beziehungsweise der Durchsetzung einzelner Praktiken erschienen ebenfalls erst nach und nach Studien. Lachmund: Körper, Hess: Mensch und jüngst Stolberg: Harnschau.

12 Die Auswertungen befassten sich meist mit Teilaspekten der ärztlichen Tätigkeit und basierten oft auf der Untersuchung einzelner Jahre. Cowen; King; Lordi: Drug Use, Duffin: Practice, Kass: Casebook, Roland: Diary, Roland; Rubashewsky: Status. Einen Überblick bietet die in Hess; Schlegelmilch: Cornucopia, verwendete englischsprachige Literatur.

13 Duffin: Langstaff.

14 Dinges: Arztpraxen, Dietrich-Daum; Dinges; Jütte; Roilo: Arztpraxen sowie Dinges; Stolberg: Introduction.

15 Beispielsweise Balster: Wissenschaft, Boschung: Patient Records, derselbe: Siffert, Dumont: Hölderlin, Jütte: Barber-Surgeon, Weindling: Practice, Wolff; Wolff: Profil.

16 Engel: Patientengut. Zur selben Praxis auch Tutzke; Engel: Tätigkeit.

dessen Arbeitsalltag in einer Stadt in Thüringen nachzuzeichnen, wobei sie sowohl die behandelten Patienten und die angewandten Behandlungsmethoden als auch das institutionelle Umfeld berücksichtigt. Leider beschränkte sich diese Studie vorerst auf die detaillierte Untersuchung eines Jahres.[17] Auch die Praxis des Bieler Arztes Cäsar Bloesch (1804–1863), der zwischen 1832 und 1863 in der Schweiz tätig war, wird derzeit erst ausgewertet.[18] Die Beschreibung des „ärztlichen Alltags" sollte sich weder in der Darstellung einer Person, noch in der Analyse weniger Jahre erschöpfen. Vielmehr gilt es ganz unterschiedliche Faktoren auch über einen längeren Zeitraum hinweg zu betrachten.[19]

In der Homöopathie legte die Frage, wie denn der „Meister" Samuel Hahnemann (1755–1843) seine Patienten behandelte, die Grundlage für das Interesse an dessen Aufzeichnungen.[20] Insbesondere der nach wie vor aktuelle Streit um die Frage der zu verwendenden Potenzen oder der Interpretation von Hahnemanns „Psora-Theorie" führten dazu, dass die Praxis beziehungsweise die Krankenjournale des Homöopathiebegründers und die Briefe an ihn unter verschiedenen Gesichtspunkten ausgewertet wurden. Hierzu zählen Aspekte der Patientengeschichte, wie der Arzneimittel- und Therapiegeschichte oder auch der Körpergeschichte.[21] Die Überlieferungen anderer Homöopathen oder von Naturheilkundigen fanden in diesem Zusammenhang ebenfalls nach und nach die Aufmerksamkeit der Forschung.[22] Hervorzuheben ist besonders die umfassende patientenzentrierte Auswertung der Krankenjournale von Hahnemanns „Lieblingsschüler" Clemens von Bönninghausen (1785–1864), in der erstmals derartige Dokumente über einen Zeitraum von 35 Jahren hinweg in den Blick genommen wurden.[23]

---

17 Die Auswertung des gesamten Journals wird im Rahmen des Forschungsverbundes „Ärztliche Praxis 17.–19. Jahrhundert" fortgesetzt. Zur Identifikation des Arztes Hess: Alltag, Schilling: Glaser, dieselbe: Mobility und Schilling; Schlegelmilch; Splinter: Stadtarzt, S. 118–124.

18 Vergleiche Boucherin: Krankengeschichten, Gafner: Aspects, dieselbe: Zeugnisse, Klaas: Bloesch.

19 Dinges: Arztpraxen und derselbe: Forschungen.

20 Einen Überblick zur Forschung in der Homöopathiegeschichte bieten Dinges: State, Jütte: Historiography 1999 und derselbe: Historiography 2004.

21 Zur Praxis und Fragen der Therapie beispielsweise Adler: Identifizierung, Brehme: Krankheit, Handley: Spuren, Hickmann: Leiden, derselbe: Volkmannin, Kunkle: Q-Potenzen, Michalowski; Sander; Sauerbeck: Materialien, Sauerbeck: Hahnemann, Schreiber: Hahnemann, Seiler: Entwicklung. Zur Patientenschaft und den Krankheitsdeutungen der Patienten beispielsweise Brockmeyer: Selbstverständnisse, Busche: Patientennetzwerk, Dinges: Männlichkeitskonstruktionen, Gehrke: Patientenbriefe, Genneper: Patient, Jütte: Arzt-Patient-Beziehung, derselbe: Besuch, derselbe: Patientenschaft, Meyer: Zufall, Nachtmann: Behandlung, Papsch: Auswertung, Vogl: Landpraxis.

22 Held: Außenseitertum, der Band Dinges: Homöopathie, enthält mehrere Artikel zu Homöopathen. International Baal: Search oder Faure: Clientèle. Für die Naturheilkunde Faltin: Heil.

23 Baschin: Homöopathen.

Den meisten der vorgenannten Quellen ist jedoch gemein, dass sie aus der Zeit bis etwa 1850/1860 stammen.[24] Ausnahmen bilden die Praxis des Homöopathen Gustave van den Berghe (1837–1902) sowie diejenige des Tiroler Arztes Franz von Ottenthal (1818–1899). Beide Therapeuten praktizierten, ebenso wie der zuvor erwähnte kanadische Landarzt Langstaff hauptsächlich in der zweiten Hälfte des 19. Jahrhunderts und sahen sich den Umbrüchen dieser Zeit ausgesetzt.[25] Die Auswertung der „Historiae Morborum" aus der Feder von Ottenthal ist aber ebenfalls noch nicht abgeschlossen.[26] Daher mangelt es noch immer an derartigen Untersuchungen im deutschsprachigen Bereich für diesen Zeitraum. Dies trifft insbesondere auf die Situation homöopathischer Arztpraxen zu. So kann die Analyse der Krankenjournale Friedrich von Bönninghausens dazu beitragen, diese Lücke für das ausgehende 19. Jahrhundert zu schließen.

Die Person Friedrich von Bönninghausen ist ein bisher weitgehend unbeschriebenes Blatt in der Homöopathiegeschichte. In Verbindung mit seinem Vater, dem Laienhomöopathen Clemens Maria Franz von Bönninghausen, wurde sein Name zwar gelegentlich erwähnt und es finden sich in entsprechenden Publikationen vereinzelt Angaben.[27] Doch diese nutzen im Wesentlichen die Nachrufe aus dem Jahr 1910 als Quellen.[28] Um seiner selbst willen ist dessen Leben noch nicht untersucht worden, geschweige denn, dass seiner Praxis eine besondere Aufmerksamkeit zu Teil wurde.[29]

Die Geschichte der Stadt Münster, in der Friedrich von Bönninghausen seiner Arbeit nachging, ist durch die dreibändige Übersicht herausgegeben durch Franz-Josef Jakobi dargestellt worden.[30] Im Hinblick auf die Frage der Bevölkerung wie der medizinischen Situation ist das Kapitel zur Bevölkerungsentwicklung relevant.[31] Dem Aufsatz ist außerdem eine Zusammenstellung der Bevölkerungsbewegung Münsters seit dem Beginn des 19. Jahrhunderts zu verdanken.[32] Er wird ergänzt durch weitere Studien zur Struktur der

24 Dasselbe trifft auf die Praxis des dänischen Arztes Christopher Hahn (1744–1822) zu, der um 1800 in Aarhus praktizierte. Wulff; Jungersen: Physician. Die Homöopathen Rapp, Held: Außenseitertum, und Vannier, Faure: Clientèle, praktizierten im 20. Jahrhundert.
25 Für van den Berghe Baal: Search, für Ottenthal Taddei: Ottenthal, Dietrich-Daum; Hilber; Wolff: Ottenthal, Roilo: Historiae, Oberhofer: Landarztpraxis, für Langstaff Duffin: Langstaff, dieselbe: Practice. Es trifft auch auf den Berliner Arzt Alfred Grotjahn (1869–1931) zu, doch dessen Aufzeichnungen wurden nur teilweise für die Jahre von 1896 bis 1899 untersucht. Weindling: Practice.
26 Vergleiche neben den zuvor genannten Titeln die Publikationsliste unter http://www.uibk.ac.at/ottenthal/deutsch/publikationen.html, Zugriff vom 13. November 2012.
27 Insbesondere Kottwitz: Leben, Hirsch: Lexikon 1, S. 595, Schroers: Lexikon, S. 16.
28 Schnütgen: Sanitätsrat AHZ und derselbe: Sanitätsrat LPZ.
29 Eine knappe Charakterisierung der Praxis wurde veröffentlicht in Baschin: Practice und Atzl; Helms; Neuner; Schilling: Praxiswelten, S. 40–43 und S. 128–139.
30 Jakobi: Geschichte. Das 19. Jahrhundert wird im zweiten Band behandelt. Wichtig für die Lebzeit Friedrich von Bönninghausens sind die Aufsätze Behr: Vormärz, Gründer: Krieg sowie Kaiser: Ende. Nach wie vor fehlen detaillierte Darstellungen der Geschichte Münsters im Kaiserreich, wie ebenda, S. 169, bemerkt wird.
31 Teuteberg: Bevölkerungsentwicklung.
32 Teuteberg: Materialien.

Einwohnerschaft.[33] Für die allgemeine Geschichte der Provinz Westfalen ist das mehrbändige Überblickswerk von Wilhelm Kohl von Bedeutung.[34]

Im Bereich der Sozialgeschichte fand in Münster besonders das Armen- und Fürsorgewesen Beachtung.[35] Im Hinblick auf die medizinische Versorgung wurden die Entstehung und Entwicklung der einzelnen Krankenhäuser und Einrichtungen untersucht.[36] Auch wurden in weiteren Arbeiten Forschungen zur sozialstrukturellen Zusammensetzung der Patientenschaft des damals größten Krankenhauses in Münster, dem Clemenshospital, durchgeführt.[37] Einschlägig für die hier untersuchte Zeit ist die Publikation von Hedwig Schwanitz, die den Titel *Krankheit, Armut und Alter* trägt.[38] Doch bleibt der von der Autorin gebotene Überblick vor allem für das letzte Drittel des 19. Jahrhunderts ergänzungsbedürftig. Gerade dem Verhalten der Patienten in diesem Zeitraum, wie auch der Frage nach der „alltäglichen Praxis" der Ärzte wird kaum Aufmerksamkeit geschenkt. Zumindest bis 1860 wurde der „medizinische Markt" der Stadt Münster und der Umgebung durch die ausführliche Betrachtung der Tätigkeit Clemens von Bönninghausens, in erster Linie aus Sicht der Patienten, dargestellt.[39]

Die Analyse der Krankenjournale Friedrich von Bönninghausens kann daher auch im Hinblick auf die Regional- und Stadtgeschichte Münsters einen Forschungsbeitrag in Bezug auf die medizinische Versorgung leisten. Die angestrebte Darstellung der „ärztlichen Praxis" eines Homöopathen im ausgehenden 19. Jahrhundert erarbeitet zudem wichtige Erkenntnisse im Bereich der Sozialgeschichte der Medizin sowie der Homöopathiegeschichte allgemein und speziell für die Geschichte des ärztlichen Alltags.

1.2 Quellenlage

Krankenjournale als Quellen geben auf viele Fragen zum „Alltag" der ärztlichen Praxis Auskunft, auch wenn sie kein „authentisches Zeugnis der praktischen Tätigkeit" sind.[40] Gegenüber publizierten Fallsammlungen haben sie

---

33 Krabbe: Wirtschafts- und Sozialstruktur, Köllmann: Bevölkerung. Allgemein zur Bevölkerungs- und Gebietsentwicklung Reekers: Bevölkerung, dieselbe: Gebietsentwicklung.

34 Kohl: Geschichte. Nähere Informationen zur Wirtschafts- und Sozialgeschichte bei Düwell; Köllmann: Rheinland-Westfalen, Briesen; Brunn; Elkar; Reulecke: Gesellschafts- und Wirtschaftsgeschichte.

35 Zum Beispiel Gründer: Arme, Klötzer: Kleiden, Küster: Armut, Jakobi; Lambacher; Metzdorf; Winzer: Stiftungen.

36 Es handelt sich meist um Arbeiten in der Tradition der Institutionengeschichte. Jungnitz: Krankenhäuser, Dost: Provinzial-Augenheilanstalt, Sendler: Krüppelheilanstalt.

37 Kathstede: Struktur, Langefeld; Spree: Organisation.

38 Schwanitz: Krankheit.

39 Baschin: Homöopathen, S. 73–145.

40 Für diese Fragestellung sind sie am besten geeignet. Hess; Schlegelmilch: Cornucopia, Dinges: Arztpraxis, S. 38–46, Hoffmann-Richter; Finzen: Krankengeschichte, Imhof; Larsen: Sozialgeschichte, S. 198, Larsen: Case Histories, Risse; Warner: Activities, Shephard: Casebook, Warner: Uses.

den Vorteil, dass sie alle Behandlungen enthalten und nicht nur für die Öffentlichkeit interessante oder lehrreiche Kasuistiken mit zumeist positivem Ausgang präsentieren.[41] Im Zusammenhang mit der Patientengeschichte sind sie zwar indirekte Quellen, ermöglichen es aber gerade über diejenigen Kranken in der Vergangenheit etwas zu erfahren, die keine eigenen Zeugnisse hinterlassen haben.[42] Auch für die Morbiditätsforschung können diese Dokumente eine wichtige Rolle spielen. Denn ein Arzt steht üblicherweise „näher" am verbreiteten Krankheitsgeschehen als Krankenhäuser und es gibt die Möglichkeit, über den reinen Nachweis einer „Krankheit" hinaus diese in ihrem „sozialen Kontext" zu fassen.[43] Daher handelt es sich um ausgesprochen vielseitige Unterlagen.

Die Hauptquelle der Arbeit sind die 32 Krankenjournale, die Friedrich von Bönninghausen hinterlassen hat.[44] In diesen notierte er die Behandlung der Patienten, die zu ihm kamen. Bei der Erstkonsultation erhielt jeder Kranke eine eigene Seite in den gebundenen Büchern und der Behandlungsverlauf wurde bei weiteren Besuchen ergänzt.[45] Nach Oktober 1889 brechen die regelmäßigen Eintragungen allerdings ab. Warum die Bücher nicht weitergeführt wurden, ist nicht bekannt. Möglicherweise wollte der dann 61-jährige Homöopath seine Praxis einschränken und nur noch bestimmte Patienten behandeln beziehungsweise keine neuen Patienten mehr annehmen. Aber er war auch nach diesem Zeitpunkt noch als Homöopath tätig, wie vereinzelte Krankengeschichten belegen.[46] Aus der Praxis sind ferner einige Briefe von Patienten überliefert und ein Conto-Buch, in das Bönninghausen ausstehende Beträge eintrug und deren Bezahlung vermerkte. Diese Unterlagen weisen ebenfalls weitere Behandlungen des Homöopathen nach 1889 nach.[47] Das Schriftgut wird im Archiv des Instituts für Geschichte der Medizin der Robert

41 Hierzu Dinges: Arztpraxen, S. 30–31, Loetz: Kranken, S. 59–60, Kass: Casebook, S. 496, Ruisinger: Schneide, S. 317–319. Zu den verschiedenen Motivationen, ein Journal zu führen, und deren Gestaltung Hess; Schlegelmilch: Cornucopia.
42 In diesem Sinn Gijswijt-Hofstra: Conquests, S. 157, Baal: Search, S. 8, Roilo: Historiae, S. 64, Jütte: Kasus, Brügelmann: Blick, S. 221. Natürlich müssen die vorhandenen Notizen im Hinblick auf die Patienten kritisch gelesen werden. Hierzu Eckart; Jütte: Medizingeschichte, S. 183, Ernst: Patientengeschichte, S. 102, Jütte: Patient, S. 4, Nolte: Erfahrung.
43 Imhof; Larsen: Sozialgeschichte, S. 182 und S. 195, Patterson: History.
44 Für die eingehendere Untersuchung wurde eine Auswahl der Journale getroffen. Dies wird in Kapitel 1.3 erläutert.
45 Die Bücher umfassen zwischen 125 und 479 Folioseiten, sind etwa 20 Zentimeter hoch und etwa 17 Zentimeter breit. Sie sind alle in braun-orange-grünes Marmorpapier eingeschlagen. Sie tragen die Signaturen IGM P 116 bis P 149. Die Bücher P 120 und P 135 fehlen. Eine Abbildung bei Atzl; Helms; Neuner; Schilling: Praxiswelten, S. 40.
46 In IGM P 149 sind nach 1889 noch 19 Krankengeschichten bis 1910 notiert worden.
47 Die genaue Beschreibung der Journale und ihres Aufbaus in Kapitel 3.2. Das Conto-Buch trägt die Signatur IGM P 156 und die Briefe sind in P 208, P 214, P 217 bis P 220 sowie P 222 bis P 228 enthalten. Zudem gibt es einen Registerband P 150. In diesem sind alphabetisch alle Patienten, die bei Clemens und Friedrich von Bönninghausen waren, mit der jeweiligen Journalnummer und Seite eingetragen.

Bosch Stiftung Stuttgart aufbewahrt. Weitere direkte Zeugnisse von Bönninghausen und seiner Tätigkeit sind nicht vorhanden. Besonders bedauerlich ist,
dass der Homöopath außer seiner Dissertation keine weiteren Publikationen
verfasst hat.[48]

Die ausschließlich bei einer Auswertung der Krankenjournale gewonnenen Erkenntnisse wären jedoch wenig aussagekräftig. Der „Alltag" einer ärztlichen Praxis hängt nämlich in großem Maße von deren Umfeld ab. Diese
„externen" Faktoren haben aber nur bedingt ihren Niederschlag in den Krankenjournalen gefunden. Ohne zusätzliche Informationen wäre eine Einordnung und angemessene Beurteilung der Ergebnisse nicht möglich.[49] Deswegen muss für die Tätigkeit Friedrich von Bönninghausens der „medizinische
Markt" der Stadt Münster in Westfalen in der zweiten Hälfte des 19. Jahrhunderts berücksichtigt werden. Zudem wies die Biographie des Homöopathen
gewisse Lücken auf, da die meisten bisher bekannten Informationen zur Person aus den knappen Nachrufen stammten.[50] So wurden Dokumente des Medizinalwesens der Stadt und des Regierungsbezirks Münster, die im Landesarchiv NRW Abteilung Westfalen und dem Stadtarchiv Münster erhalten sind,
herangezogen.[51] Anträge auf Approbationen und die Übersichten über das
Medizinalpersonal sowie die medizinischen Einrichtungen in der Stadt halfen,
die „Konkurrenten" des Homöopathen zu beschreiben und deutlich zu machen, welche Möglichkeiten für eine Versorgung im Krankheitsfall gegeben
waren. Vereinzelte Übersichten von Ärzten über behandelte Leiden warfen
ein Licht auf den damaligen „Gesundheitszustand" der Bevölkerung. Im Zusammenhang mit der Einführung von Krankenkassen und der Ärztekammern
konnte darüber hinaus geprüft werden, ob Bönninghausen an diesen Prozes-
sen beteiligt war beziehungsweise inwieweit er davon betroffen wurde.

Gedruckte Quellen waren die Adressbücher der Stadt, die Zeitungen
Münsters sowie das *Amts-Blatt der* Königlichen *Regierung zu Münster*.[52] In allen
Publikationen wurde eine Fülle von Informationen zur medizinischen Situation im 19. Jahrhundert gegeben. Beschreibungen des preußischen Medizinalsystems[53] sowie die Berichte über das „Sanitätswesen"[54] und Medicinal-Ka-

48 Bönninghausen: Diabete.
49 Explizit hierzu Klaas; Steinke; Unterkircher: Business.
50 Die Nachrufe Schnütgen: Sanitätsrat AHZ und derselbe: Sanitätsrat LPZ.
51 Diese sind im StAM in den Beständen des Oberpräsidiums Münster, des Medizinalkolle-
    giums sowie der Bezirksregierung Münster zu finden. Im StdAM waren die Dokumente
    aus der Überlieferung der Stadtregistratur im Fach 28, in den Fächern 201 bis 204 sowie
    des Kreisarchivs Münster Landratsamt Kreis-A-Archiv einschlägig. Eine detaillierte
    Übersicht der verwendeten Quellen findet sich im Quellenverzeichnis.
52 Nähere Angaben zu den Adressbüchern finden sich im Quellenverzeichnis. Bei den Zei-
    tungen handelt es sich um den *Westfälischen Merkur* und den *Münsterischer Anzeiger*. Diese
    wurden gezielt für Informationen in einzelnen Jahren eingesehen. Gleiches galt für das
    Amts-Blatt der königlichen *Regierung zu Münster* (im Folgenden Amts-Blatt Münster).
53 Verwendung fanden Horn: Medicinalwesen, Eulenberg: Medicinalwesen, Räuber: Be-
    stimmungen.
54 Beginnend mit Hoogeweg: Generalbericht, wurden die nachfolgenden Publikationen bis
    einschließlich Hölker: Sechster General-Bericht, berücksichtigt. Hierzu zählen ferner die

lender[55] halfen außerdem, die Anzahl der Ärzte in der Provinz Westfalen sowie die Entwicklungen in Bezug auf die Verbreitung von Infektionskrankheiten oder das „Kurpfuscherwesen" nachzuzeichnen. Für die Person Friedrichs und seine Familie sowie die einzelnen Homöopathen, die in Münster praktizierten, konnten Angaben zu den Lebensdaten aus den mittlerweile zugänglichen Personenstandsregistern gewonnen werden.[56] Im Hinblick auf die Frage, ob Bönninghausen in Ärztevereinen engagiert war, wurden deren Publikationsorgane durchgesehen.[57]

Diese zahlreichen Dokumente erlauben es, die ärztliche Praxis Friedrich von Bönninghausens in ihrer Zeit zumindest teilweise zu rekonstruieren. Durch die Hinzuziehung von Ergebnissen, die die bisher geleisteten Forschungen zu unterschiedlichen Arztpraxen erbracht haben, kann darüber hinaus die Tätigkeit des Homöopathen in den historischen Kontext eingeordnet werden.

1.3 Methodische Überlegungen und Vorgehen

Letztendlich gehören zu einer „medizinische Begegnung" immer wenigstens zwei Personen: der Arzt und der Kranke.[58] Dabei haben beide nicht nur gewisse Erwartungen aneinander und Vorstellungen voneinander, sondern während der Gegenüberstellung werden die gegebene Situation und die Aktionen der Beteiligten immer wieder neu ausgehandelt, wobei zugleich einzelne Handlungselemente im Rahmen einer weitgehend eingespielten Routine ablaufen.[59] Dabei im Einzelnen nachzuvollziehen, was in den Köpfen Bönning-

  Berichte Medizinal-Abteilung: Sanitätswesen beziehungsweise dasselbe: Gesundheitswesen. Die ausführlichen Angaben finden sich im Quellenverzeichnis.

55 Hierzu zählen die Medicinal-Kalender der einzelnen Jahre und die Angaben aus Königlich Statistisches Bureau: Beiträge. Die detaillierten Angaben finden sich im Quellenverzeichnis.

56 StdAM Personenstandsregister. Für Friedrich von Bönninghausen wurde auch das BAM um Auskunft gebeten. Für die Hilfe hierbei bedanke ich mich bei Frau Steinberg, Münster.

57 Dies betrifft das *Correspondenzblatt der ärztlichen Vereine in Rheinland und Westfalen* 13 (1874) bis 56 (1895) beziehungsweise dessen Vorläufer *Correspondenzblatt der ärztlichen Vereine der Rheinprovinz, Nassau's und der Regierungsbezirke Arnsberg und Münster* Band 1867–1872 und die *AHZ*. Weitere Publikationen Friedrich von Bönninghausens wurden in keiner der genannten Zeitschriften gefunden.

58 Porter: View, S. 175.

59 Allgemein Hörning: Praxis, Reichardt: Praxeologie, S. 131. Hier sei auf die verschiedenen soziologischen Handlungstheorien verwiesen, die bereits für eine historische Untersuchung furchtbar gemacht wurden. Einen Überblick dazu bieten Eckart; Jütte: Medizingeschichte, S. 159–166. Die obige Formulierung spielt auf die Rollentheorie sowie den konstruktivistischen Ansatz an. Hierzu Berger; Luckmann: Konstruktion beziehungsweise im Rahmen der System- und Rollentheorie Parsons: System, S. 428–479, einen Überblick bietet Morel; Bauer: Theorie. Wesentlich ausführlicher zur kulturellen Einbettung des medizinischen Systems Kleinman: Patients, besonders S. 24–70. Jüngst versucht man, routinisierte Praktiken unter dem Stichwort des „practical turn" im Sinne einer „Praxeologie" zu fassen. Hierzu Schatzki; Knorr Cetina; Savigny: Turn, Hörning; Reuter:

hausens und seiner Patienten vorgegangen ist oder wie die Begegnungen „tatsächlich" stattgefunden haben, ist kaum mehr möglich. Wie also soll man den „Alltag der ärztlichen Praxis" fassen?[60]

Die einzige Möglichkeit, etwas über die Tätigkeit des Homöopathen zu erfahren, bieten im vorliegenden Fall die Krankenjournale bis 1889 und wenige überlieferte Briefe.[61] Diese Journale Friedrich von Bönninghausens sind eine serielle Quelle.[62] Die Frage nach dem „Alltag der ärztlichen Praxis" setzt sowohl eine qualitative als auch quantitative Auswertung dieser Dokumente voraus, da die beiden Ansätze auf die einzelnen zu untersuchenden Aspekte und Faktoren unterschiedlich gut Auskunft geben.[63] So erfordert die Ermittlung der täglich zu bewältigenden Patientenbesuche oder der geleisteten Arbeitstage beispielsweise die Analyse eines längeren Zeitraums und die Genese abstrahierender Zahlen, während die Gestaltung einzelner Behandlungen und der Arzt-Patienten-Beziehung in Einzelfällen besser zum Ausdruck kommt.

Eine Untersuchung aller überlieferten 32 Journale war aus Zeitgründen nicht möglich. Daher wurden Stichproben zu je vier Jahren gebildet, die die komplette dokumentierte Behandlungszeit Bönninghausens in möglichst regelmäßigen Abständen abdecken. Beginnend mit denjenigen Eintragungen, die Friedrich selbst bereits vor dem Tod seines Vaters in dessen Register vornahm, schließt das erste Sample (S1) die Jahre 1864 bis 1867 ein. Damit ist die Startphase in seiner eigenen Praxis erfasst. Sample 2 (S2) wird von den Jahren zwischen 1872 und 1875 gebildet. Da zwei Bände verloren gegangen sind, wurden die fehlenden Monate aus den Jahren 1866 und 1872 aus den Zeiträumen der nicht berücksichtigten Jahre 1868 und 1871 ergänzt.[64] Insofern war es hier sinnvoll vier Jahre zwischen den einzelnen Gruppen zu lassen. Außerdem

Culture, Reckwitz: Grundelemente, Reichardt: Geschichtswissenschaft. Am Beispiel einer Arztpraxis Schlegelmilch: Work.

60 Medizinhistorische Arbeiten, die eine solche Frage erfolgreich lösen und die als Vorbild und Anregung herangezogen wurden, sind Baal: Search, Duffin: Langstaff, Hess: Mensch, Lachmund: Körper, Lachmund; Stollberg: Patientenwelten, Stolberg: Homo, derselbe: Harnschau. Theoretische Überlegungen zu einer „Geschichte des Alltags" finden sich im Bereich der Historischen Anthropologie oder der „Neuen Kulturgeschichte". Hierzu mit weiterer Literatur Burghartz: Anthropologie, Crew: Alltagsgeschichte, Dinges: Kulturgeschichte, Eckart; Jütte: Medizingeschichte, S. 170–180, Fissell: Meaning, Jütte: Frau.

61 Hierzu die Beschreibung der Quellen in Kapitel 3.2.

62 So Risse; Warner: Activities, S. 192. Zum Umgang mit Serien von Daten Opgenoorth; Schulz: Einführung, S. 130–145.

63 Imhof; Larsen: Sozialgeschichte, Porter; Wear: Problems, Baschin: Homöopathen, dieselbe: Patients. Zu ähnlichen Vorgehen, neben den zuvor genannten, Thümmler: Rekonstruktion, Dinges: Arztpraxen, S. 25 und S. 44, Schreiber: Hahnemann, S. 5. Ein Plädoyer für eine derartige „Multiperspektivität" Medick: Mikro-Historie.

64 S1 wird aus den Journalen IGM P 116 Fol. 17 bis P 124 Fol. 21 sowie den Eintragungen P 125 ab Fol. 207 (4. Mai 1868) bis P 127 Fol. 17 (18. Oktober 1868) gebildet. In der Datenbank sind diese Sätze durch den Zusatz „S 1 c [Monat] x" kenntlich gemacht. S2 setzt sich zusammen aus P 136 Fol. 1 bis P 141 Fol. 86. Die ergänzten Daten aus dem Jahr 1871 stammen aus P 133 Fol. 74 (1. Januar 1871) bis einschließlich Fol. 222 (13. März 1871) und sind durch den Zusatz „S 2 a [Monat] y" zu finden. Siehe Tabelle 35 im Anhang und Fußnote 822.

wurde das Stadtgebiet Münsters 1875 durch Eingemeindungen vergrößert.
Diese führten zunächst dazu, dass sich der Anteil von Einwohnern je Arzt
kurzfristig stark erhöhte, da das unmittelbare Umland als Niederlassungsort
für Medizinalpersonen im Vergleich zur nahen Stadt relativ unattraktiv war.
Daher markiert dieses Jahr auch einen gewissen Einschnitt im Umfeld der
Praxis und eignet sich als Schlussjahr einer weiteren Phase. Sample 3 (S3) setzt
vier Jahre nach den Eingemeindungen ein und umfasst die Zeit von 1879 bis
1882.[65] Zugleich endet dieses Sample mit dem Jahr, in dem der Tuberkulose-
erreger durch Robert Koch (1843–1910) „entdeckt" wurde, und das damit das
„bakteriologische Zeitalter" einläutete. Die letzten dokumentierten Jahre von
1886 bis 1889 wurden in Sample 4 (S4) untersucht.[66] Neben den Auswirkun-
gen, die auf die „Aufbruchsstimmung" in der „Schulmedizin" zurückzuführen
sein können, war zu diesem Zeitpunkt durch die Einführung der gesetzlichen
Krankenversicherung 1884 ein weiterer beeinflussender Faktor in der Arzt-
Patienten-Beziehung hinzugekommen.

Ab 1889 wird Bönninghausens Tätigkeit nur durch wenige überlieferte
Briefe und einige Krankengeschichten dokumentiert.[67] Allem Anschein nach
führte der Homöopath aber weiter Buch über seine Behandlungen. Diese Notizen hat er nach einem nicht mehr nachzuvollziehenden System überall an
noch freien Stellen in die Journale eingetragen. Die offenbar weitgehend will-
kürlich an andere Krankengeschichten angefügten Vermerke sind darüber hinaus immer stichwortartiger und nur sehr schwer zu entziffern. Sie entziehen
sich einer Fortsetzung der systematischen Analyse. Dies betrifft ebenso zum
Teil Kranke, die Bönninghausen noch vor 1889 konsultierten. Der Rückgang
von Patienten, der im Verlauf der Praxis bemerkt wurde, ist daher teilweise
auch ein Quellenproblem.[68]

Die Krankenjournale, deren genauer Aufbau in Kapitel 3.2 dargestellt
wird, enthalten Angaben zur Person des Patienten, den vorangegangenen
Kurversuchen, dem aktuellen Krankheitsbild und der Therapie. Für die Bear-
beitung der zuvor genannten Themenkomplexe wurden diese Informationen
in eine Datenbank übertragen und mit Hilfe weiterer Felder analysiert.[69] Insofern enthält die damit generierte „künstliche Quelle" sowohl Felder, in denen

---

65 Die Krankenjournale IGM P 143 Fol. 102 bis P 145 Fol. 222 sind hier die Grundlage.
66 Dies sind IGM P 147 Fol. 115 bis P 149 Fol. 214.
67 Die Inhalte der Briefe, welche das Arzt-Patient-Verhältnis anschaulicher machen, wurden
    in die Untersuchung einbezogen. Eine detaillierte Übersicht findet sich im Quellenver-
    zeichnis.
68 Hierzu Kapitel 6.1 sowie Fußnote 116.
69 Dies ist bei einer solchen Datenmenge unumgänglich. Balster: Wissenschaft, S. 85–86,
    Digby: View, S. 291, Duffin: Langstaff, S. 5, Eckart; Jütte: Medizingeschichte, S. 183–184,
    Imhof; Larsen: Sozialgeschichte, S. 99–105, Michalowski: Edition, Roilo: Historiae,
    S. 64, Vogl: Landpraxis, S. 166–167, Wulff; Jungersen: Physician. Eine Einführung in die
    Statistik für Historiker bietet Ohler: Methoden. Im vorliegenden Fall wurde das Pro-
    gramm FileMaker Pro verwendet. Dabei dienten bereits durchgeführte Auswertungen als
    Vorbild, siehe zum Beispiel Hörsten: D2–D4 Kommentar oder Vogl: Landpraxis, S. 174.

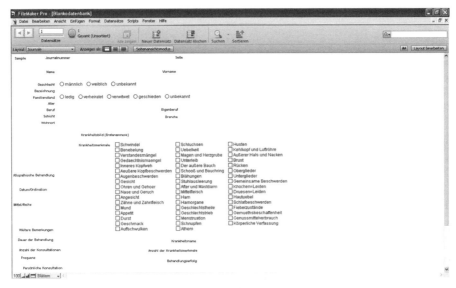

Abb. 1: Datenbankmaske im Programm FileMaker Pro
(Quelle: Screenshot des privaten PC)

der Originalwortlaut der Dokumente übernommen wurde, als auch solche, die diese strukturieren.[70]

Für jeden Betroffenen wurden soweit vorhanden die Angaben zu Geschlecht, Alter, Schichtzugehörigkeit beziehungsweise Branche und Wohnort festgehalten. Die vorangegangenen Kuren und der Wortlaut der Erstanamnesen wurden ebenfalls notiert. Was den Verlauf der Behandlung angeht wurden sämtliche Konsultationsdaten aufgenommen und nach Dauer beziehungsweise deren Anzahl ausgewertet. Die Medikation ist lediglich für die Erstanamnese bei allen Kranken vermerkt.[71] Generell orientiert sich die Datenbank am Original und kommt so der Forderung nach, „so nahe an der Quelle wie möglich zu sein". Entsprechend dem Aufbau der Vorlage ist die elektronische Ressource patientenzentriert.[72]

---

70 Die Datenbank orientiert sich an derjenigen, die für die Auswertung der Krankenjournale Clemens von Bönninghausens erarbeitet wurde. Hierzu die ausführliche Beschreibung in Baschin: Homöopathen, S. 45–53. Ergänzend wurde in das Feld des Datums die Medikation der Erstkonsultation aufgenommen. Diese wurde in dem Feld Mittel und Reihe ausgewertet. Der Begriff der „künstlichen Quelle" nach Bleker: Krankenhausgeschichtsschreibung, S. 22.

71 In einer weiteren Datenbank wurden ausgewählte Einträge komplett übernommen, um die Behandlungsverläufe im Einzelnen nachvollziehen zu können. Deren Auswertung konnte im Rahmen des Projekts jedoch nicht weiter verfolgt werden.

72 Becker: Leben, S. 47, Imhof; Larsen: Sozialgeschichte, S. 101, Thümmler: Rekonstruktion, S. 14, Vogl: Landpraxis, S. 167.

Die 24 Journale der ausgewählten Jahre umfassten zunächst 6.821 Einträge. In den Fällen, in denen der Homöopath mehrere Patienten auf eine Seite eintrug, wurden die Notizen in zwei Datensätze getrennt. Aber es wurden auch nachträglich Doppelnennungen zusammengelegt, da der Homöopath manchmal Betroffenen eine neue Seite zuwies, obwohl diese schon vermerkt worden waren.[73] Allerdings stellte sich bei einer weiteren Überprüfung heraus, dass 17 Eintragungen von Patientengeschichten, die im Laufe des Oktobers 1879 vorgenommen wurden, nicht in das eigentlich hierfür vorgesehene Journal P 143, sondern am Ende des Journals P 124 eingetragen worden waren. Diese wurden nachträglich ergänzt. Damit bilden 6.832 Datensätze beziehungsweise Krankengeschichten die Hauptgrundlage der nachfolgenden Auswertungen. Mit Hilfe der elektronischen Ressource und der genannten ergänzenden Quellen sollen im Folgenden möglichst alle Aspekte, die den „Alltag der ärztlichen Praxis" bestimmen, dargestellt werden.

---

73 Dies war in sechs Fällen zu erkennen. IGM P 122 Fol. 36 wurde zu P 121 Fol. 327b, P 123 Fol. 156 zu P 123 Fol. 47, P 145 Fol. 156 zu P 145 Fol. 57, P 149 Fol. 2 zu P 148 Fol. 245, P 149 Fol. 19 zu P 149 Fol. 1 und P 149 Fol. 212 zu P 117 Fol. 366 hinzugefügt. Bei weiteren Fällen wurde der Verweis überprüft, es konnte jedoch kein vorangegangener Eintrag gefunden werden. Wenn der Eintrag noch durch den Vater erfolgte, wurde der Patient dennoch als Erstpatient für Friedrich von Bönninghausen akzeptiert.

2 Friedrich von Bönninghausen

In dem einzigen überlieferten persönlichen Dokument von Friedrich von Bönninghausen, der Vita in seiner Dissertationsschrift, nennt dieser selbst keine bestimmte Motivation dafür, dass er nach abgeschlossenem Jurastudium nicht diese Laufbahn einschlug, sondern sich erneut an der Universität, dieses Mal jedoch für Medizin, immatrikulierte.[74] Der pathetische Nachruf, der in der *Allgemeinen Homöopathischen Zeitung* und *der Leipziger Populären Zeitschrift für Homöopathie* erschien, führt die Entscheidung darauf zurück, dass er „durch die grossen Heilerfolge seines Vaters" angeregt worden sei.[75] Auch wenn der Heranwachsende die Homöopathie durch eigene Erfahrung im Rahmen von Therapien kennengelernt hatte, kann über seine Beweggründe nur spekuliert werden. Jedenfalls trat der Sohn des bekannten Laienheilers Clemens von Bönninghausen in die Fußstapfen seines Vaters und seines älteren Bruders Carl (1826–1902), der ebenfalls homöopathisch praktizierte.[76]

Am 14. April 1828 wurde Friedrich Paul Joseph Clara Hubertus als vierter Sohn von Clemens von Bönninghausen in Münster geboren.[77] Getauft wurde er in der Lambertikirche, wobei Verwandte die Patenschaft übernahmen.[78] Im Zuge der ersten „Heilungsversuche" des Vaters wurde auch der junge „Fritz" in die familiäre medizinische Rundumbetreuung eingeschlossen.[79] Von einer „fast zwei Jahre" langen Erblindung, wie sie der Nachruf erwähnt, finden sich

74 Bönninghausen: Diabete, S. 34.
75 Schnütgen: Sanitätsrat AHZ, S. 351 und derselbe: Sanitätsrat LPZ, S. 305, Haehl: Hahnemann I, S. 433.
76 Zu allen drei Schroers: Lexikon, S. 15–16, Hirsch: Lexikon 1, S. 595. Ausführlich zu Clemens Maria Franz von Bönninghausen Kottwitz: Leben, zu Carl von Bönninghausen Baschin: Carl.
77 In der Vita seiner Dissertation nennt Bönninghausen die Reihenfolge „Paulus Fridericus de Boenninghausen". Bönninghausen: Diabete, S. 34. Die Nachrufe Schnütgen: Sanitätsrat AHZ, S. 351 und derselbe: Sanitätsrat LPZ, S. 305, infolgedessen auch Schroers: Lexikon, S. 16, berichten fälschlich davon, dass er der dritte Sohn des Freiherrn sei. Clemens von Bönninghausen hatte aus erster Ehe einen Sohn Clemens (1814–1863), es folgte in der zweiten Ehe die Tochter Ludowika (1823–1864) und die Söhne Franz Egon (1825–1867), Carl und Friedrich sowie fünf weitere Kinder. Kottwitz: Leben, S. 155, Bönninghausen: Stammväter, S. 96–98. Auch Clemens von Bönninghausen selbst bezeichnet Friedrich als seinen „vierten Sohn". IGM P 151 S. 43.
78 BAM Münster St. Lamberti, KB 5, Bl. 77, Nr. 25/1828. Demnach wurde der Sohn des Regierungsraths Clemens von Bönninghausen und der Amalia von Hamm (1797–1850), wohnhaft Lamberti-Leischaft Nr. 69 [sic!], Friedrich Paul Joseph Clara Hubertus, geboren am 14. April 1828, am 16. April getauft. Die beiden Paten Friedrich von Bönninghausen (1782–1840), Gutsbesitzer, und Pauline von Hamm (keine Lebensdaten), Ehefrau des Oberinspektors und Rittmeisters Julius von Wedell (keine Lebensdaten), waren jedoch nicht persönlich anwesend, sondern wurden vertreten.
79 Hierzu mehr in Baschin: Homöopathen, S. 182. Die Krankengeschichten der gesamten Familie wurden noch nicht eingehend untersucht. Die ausführlichen Anamnesen notierte Clemens von Bönninghausen in das Journal IGM P 151. Das Buch wurde transkribiert und ist publiziert Bönninghausen: Krankenjournal Kunkle. Die Notizen wurden aber in nachfolgenden Journalen fortgesetzt.

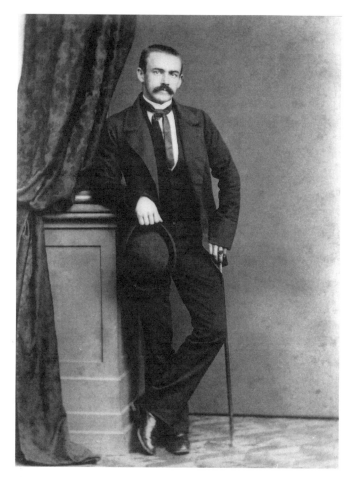

Abb. 2: Friedrich von Bönninghausen um 1865
(Quelle: private Aufnahme, mit freundlicher Genehmigung von Herrn Lothar Freiherr von
Bönninghausen)

in seiner Krankengeschichte aber keine Spuren, auch die Tatsache, dass er
„ein schwächliches Kind" gewesen sein soll, kann damit nicht belegt werden.[80]
Vielmehr vermutete Bönninghausen zunächst bei seinem zu diesem Zeit-
punkt eineinhalb Jahre alten Sohn „Spuren der Psora" als „Erbschaft von der
Mutter".[81] Deswegen erhielt das Kind am 4. November 1829 „Morgens eine
Gabe von 3 mit Spir (itus) vini sulph (uratus) benetzte Streukügelchen" Darauf.

80   Dergleichen behaupten Schnütgen: Sanitätsrat AHZ, S. 315 und derselbe: Sanitätsrat
      LPZ, S. 305, Haehl: Hahnemann I, S. 433 und Sanders: Beitrag, S. 337.
81   Dies und die folgenden Zitate soweit nicht anders angegeben nach IGM P 151 S. 43–44.
      Bei allen übrigen Familienmitgliedern lag ebenso der Verdacht auf eine „psorische"
      Grunderkrankung nahe, weswegen Clemens von Bönninghausen allen eine antipsori-
      sche Kur verordnete. Hierzu Baschin: Homöopathen, S. 182.

hin zeigte sich bei ihm eine „ungewöhnliche Schläfrigkeit". „Aus dem Nachmittags-Schlafe, der sonst nicht lange zu währen pflegt, muste er zum Spatzirgange geweckt werden", wie der Homöopath die Wirkung des Mittels anschaulich schilderte. In der weiteren Folge wurde von „unruhigem Schlaf", „Ausschlag", „Nasenbluten" und „Schleimhusten" berichtete. Wohl vermerkte der Vater: „Anfangs Jan.(uar) 1830 zeigte sich eine Entzündung am linken Auge, die von Tag zu Tage schlimmer wurde." Bönninghausen „vermutete die Masern, und gab daher nichts". Doch musste er, „weil die Entzündung gefährlich wurde, einschreiten, und gab am 20. Januar" vier Streukügelchen Calcarea in der 6. Potenz.[82] In der weiteren Behandlung war noch von „scharfe(n) Thränen" und „Augen sehr böse" die Rede.[83] Doch eine Erblindung seines Sohnes hätte Clemens von Bönninghausen wohl sehr viel deutlicher notiert. Abgesehen von verschiedenen Beschwerden, die sich der Knabe durch Stürze zugezogen hatte, plagten ihn „nächtliche Unruhe", gelegentliches „Leibweh" sowie „Durchfall", „Klopfen im Kopfe", eine Art Fieber und Zahnbeschwerden.[84] Zu Beginn des Jahres 1834 vermutete der Vater eine Bräuneerkrankung und 1835 war von einer „Backengeschwulst" sowie „Zahnweh" die Rede.[85] Die insgesamt jedoch recht wenigen Behandlungsdaten des Kindes lassen kaum darauf schließen, dass es von schwächlicher und anfälliger Konstitution war.[86]

Die Schulzeit absolvierte Friedrich von Bönninghausen am Gymnasium Paulinum in Münster. Dort bestand er 1849 das Abitur.[87] Anschließend nahm er ein Studium der Rechtswissenschaften in Bonn auf. Er wechselte 1850 nach Heidelberg und beendete seine Ausbildung in Berlin.[88] Im November 1852 wurde er zum Auskultator ernannt und am 25. Juni 1855 zum „Appellationsgerichts-Referendar".[89] Einen knappen Monat später, am 21. Juli, wurde sei-

82 Die Medikation ist notiert mit „Calc. VI°°°°".

83 IGM P 154 S. 27 (25. Oktober 1830) sowie S. 61 (2. Februar 1831). Die Beschwerden besserten sich bis zum 18. November 1831, P 154 S. 101.

84 IGM P 155 S. 5 (24. und 25. Januar), S. 6 (2. Februar 1833), S. 19 (15. April 1833), S. 35 (21. bis 23. September 1833), S. 38 (7. Oktober 1833), S. 39 (18. und 21. Oktober 1833), S. 44 (21. November 1833) und S. 52 (27. Dezember 1833).

85 IGM P 155 S. 58 (28. Januar 1835 „Heiserkeit, Fieber, Bräune?"), S. 73 (10. April 1835), S. 160 (21. April 1835). Mit „Bräune" ist Diphtherie gemeint. Höfler: Krankheitsnamen-Buch, S. 65–66. P 2 Fol. 141 (25. November 1835).

86 Für 1829 notierte der Vater zwölf Behandlungen. 1830 waren es 14. Im Jahr 1831 erhielt Friedrich bei sechs Gelegenheiten homöopathische Mittel. 1832 und 1833 waren fünf beziehungsweise zwölf Konsultationen vermerkt. 1834 und 1835 waren es jeweils zwei Daten. IGM P 151 S. 43–44, P 154 und P 155 sowie P 2 Fol. 141.

87 Hölscher: Verzeichnis, S. 29, Bönninghausen: Diabete, S. 34. Im Nachruf wird als Datum der Hochschulreife der 30. August 1849 angegeben. Schnütgen: Sanitätsrat AHZ, S. 351.

88 Bönninghausen: Diabete, S. 34, Schnütgen: Sanitätsrat AHZ, S. 351 und derselbe: Sanitätsrat LPZ, S. 305.

89 Schnütgen: Sanitätsrat AHZ, S. 351 und derselbe: Sanitätsrat LPZ, S. 305, sprechen von „Appellationsgerichtsauskulator". Dies wurde auch in Amts-Blatt Münster 1852, S. 424 am 16. Dezember 1852 beziehungsweise 1855, S. 201 am 9. Juli 1855 bekannt gegeben. Auskultator meint einen Gerichtshörer. Bruns: Amtssprache, S. 15. Als Referendar war Bönninghausen Anwärter auf ein Amt bei Gericht. Ebenda, S. 142–143.

nem Gesuch, freiwillig aus dem Justizdienst entlassen zu werden, entsprochen.[90]

Daraufhin wandte sich der fast 30-Jährige einem zweiten Studium zu. Erneut schrieb er sich in Bonn ein, wo er drei Jahre untere anderen bei den Chirurgen Troschel (1805–1867)[91] und Busch (1826–1881)[92], dem Anthropologen Schaafhausen (1816–1893)[93] und dem Pionier der Augenheilkunde Helmholtz (1821–1894)[94] studierte. Er wechselte 1858 nach Berlin, wo er sowohl bei Vertretern der „modernen naturwissenschaftlichen" Medizin als auch bei denjenigen, die noch sehr stark in der „romantischen" Sichtweise verhaftet waren, Vorlesungen belegte.[95] Dort beendete er seine theoretische Ausbildung am 11. Oktober 1859 mit der Dissertation „De Diabete Mellito" und dem Prädikat „cum laude".[96] Nach zwei weiteren Jahren, in denen sich der Mediziner

90 Schnütgen: Sanitätsrat AHZ, S. 351 und derselbe: Sanitätsrat LPZ, S. 305. Die offizielle Bekanntgabe in Amts-Blatt Münster 1855, S. 228 am 10. August 1855.

91 Maximilian Troschel hatte in Berlin, Halle und Göttingen studiert und war seit 1844 Professor in Bonn. Hirsch: Lexikon 5, S. 644.

92 Carl David Wilhelm Busch war nach seiner Ausbildung in Berlin 1855 zur Leitung der chirurgischen Klinik in Bonn berufen worden und dort zunächst als außerordentlicher Professor tätig. Er veröffentlichte ein Lehrbuch der Chirurgie und beschäftigte sich vor allem mit Kriegsverletzungen. Hirsch: Lexikon 1, S. 783–784.

93 Hermann Schaaffhausen wurde nach seiner Ausbildung in Bonn und Berlin 1855 zum außerordentlichen Professor in Bonn ernannt. Seine Studien befassten sich vorwiegend mit anthropologischen Themen. Hirsch: Lexikon 5, S. 46–47.

94 Hermann Ludwig Ferdinand von Helmholtz war nach seiner Ausbildung in Berlin seit 1855 als Professor der Anatomie und Physiologie in Bonn tätig. Später hatte er Professuren in Heidelberg und Berlin inne. Er gilt als der Erfinder des Augenspiegels. Hirsch: Lexikon 3, S. 151–152.

95 Bönninghausen: Diabete, S. 35. Er schreibt, er habe in Berlin bei „Frerichs, Iuengken, Langenbeck, Martin, Traube" studiert. Der zunächst in Breslau lehrende Friedrich Frerichs (1819–1885) wurde 1859 nach Berlin berufen und vertrat „den neuen Geist der Medizin", indem er der pathologischen Anatomie Bedeutung verschaffte. Der Chirurg Jüngken (1793–1875) war noch sehr stark im humoralpathologischen Denken verhaftet. Bei Operationen stand weniger der Erhalt der Gliedmaßen, sondern eine kunstgerechte Amputation im Vordergrund. Er war auch in der Augenheilkunde tätig und trotz seiner theoretischen Ansichten einer der ersten, der Operationen unter Chloroformnarkose durchführte. Zu beiden Huerkamp: Aufstieg, S. 97 sowie Hirsch: Lexikon 3, S. 463–465 beziehungsweise 1, S. 613–614. Der Chirurg Ludwig Traube (1818–1876) war bei Schönlein (1793–1864) in Berlin und Skoda (1805–1881) in Wien Schüler. Er ist der naturhistorisch-kritischen Schule zuzuordnen und gilt als einer der Begründer der experimentellen Pathologie in Deutschland. Er zeichnete sich durch Auskultations- und Perkussionskurse aus und war seit 1857 Professor in Berlin, hatte aber schon in den Jahren zuvor Unterricht erteilt. Hirsch: Lexikon 5, S. 625–626. Eduard Martin (1809–1875) hatte, ähnlich wie Bönninghausen, zunächst Jura studiert. Er war seit 1858 in Berlin tätig und gründete dort die gynäkologische Abteilung der Charité. In diesem Bereich tat er sich durch die Entwicklung neuer Instrumente hervor und verfasste zahlreiche Lehrbücher. Hirsch: Lexikon 4, S. 93–95. Bernhard Langenbeck (1810–1887) wurde 1847 zum Direktor des klinischen Instituts für Chirurgie und Augenheilkunde in Berlin ernannt. Er galt als „der berühmteste Chirurg seiner Zeit". Hirsch: Lexikon 3, S. 669–671.

96 Bönninghausen: Diabete. Er vertrat darin die These, dass Diabetes mellitus keine Erkrankung der Nieren sei und belegte dies mit verschiedenen organischen Befunden. In der

vermutlich in der Praxis weitergebildet hatte, bestand er am 24. Februar 1862 die staatliche Prüfung zum „praktischen Arzt, Wundarzt und Geburtshelfer" in Berlin mit „gut" und erwarb sich so die offizielle Zulassung zur medizinischen Tätigkeit.[97] Am 21. März des Jahres legte Friedrich von Bönninghausen seinen ärztlichen Eid in Münster ab.[98] Zumindest laut Nachruf unterstützte er dann seinen Vater in dessen Praxis.[99] Allerdings lassen sich in den überlieferten Krankenjournalen Clemens von Bönninghausens keine regelmäßigen Einträge von ihm nachweisen. Doch hat der Sohn den Vater offenbar an wenigen Tagen in der Praxis vertreten und dann die Erstanamnesen und Konsultationen durchgeführt.[100] Dies schließt jedoch nicht aus, dass der Sohn entweder bei

Therapie sei vornehmlich auf diätetische Maßnahmen zurückzugreifen und was die Medikamente angeht, nahm Bönninghausen keinerlei Bezug auf mögliche homöopathische Mittel. Schnütgen: Sanitätsrat AHZ, S. 351 und derselbe: Sanitätsrat LPZ, S. 305. Zur Geschichte der Diabetes mit Hinweisen auf weitere Literatur Schadewaldt: Geschichte.

97 Eine Vorbereitungszeit war sehr empfehlenswert, da die Prüfung recht schwer war. Wo genau Bönninghausen diese Weiterbildung durchführte, ist nicht bekannt, möglicherweise hospitierte er zu diesem Zeitpunkt schon in der Praxis des Vaters. Näheres zur praktischen Ausbildung eines Arztes Huerkamp: Aufstieg, S. 45–59. Ein praktischer Teil wurde erst 1867 im Prüfungsreglement verankert. Ebenda, S. 98–99. Auch sein Bruder Carl hatte nach seinem abgeschlossenen Studium seine praktischen Kenntnisse zunächst vertieft. Baschin: Carl, S. 243–244. Die erfolgte Prüfung und Approbation wurde in Amts-Blatt Münster, S. 54 am 5. April 1862 bekannt gegeben. Die amtlichen Schriftstücke StdAM Medizinalangelegenheiten Fach 201 Nr. 3, S. 199, die Anträge in StAM Regierung Münster 207 I XV, S. 19–21.

98 StdAM Medizinalangelegenheiten Fach 201 Nr. 3, S. 199. Insofern ist die Angabe bei Hirsch: Lexikon 1, S. 595, Bönninghausen habe sich 1859 als Arzt in Münster niedergelassen, falsch.

99 Schnütgen: Sanitätsrat AHZ, S. 351 und derselbe: Sanitätsrat LPZ, S. 305, Schulze Pellengahr: Haus, S. 229. Ob er davor überlegte, ob er schulmedizinisch oder doch homöopathisch praktizieren solle oder ob es sich dabei um einen ausschmückenden Topos handelt, ist nicht bekannt. Diese Behauptung bei Bradford: Pioneers, S. 173 und S. 184 (nach einem von Caroll Dunham (1828–1877) publizierten Lebenslauf über Clemens von Bönninghausen). Zu den Schwierigkeiten und Möglichkeiten junger Ärzte, sich eine eigene Praxis aufzubauen Huerkamp: Aufstieg, S. 119–125, Klaas; Steinke; Unterkircher: Business sowie für die Frühe Neuzeit Walter: Ärztehaushalt.

100 Die Journale Clemens von Bönninghausens sind unter der Signatur P 1 bis P 116 im IGM überliefert. Die betreffenden Jahre ab 1862 sind in den Journalen mit der Signatur P 112 bis P 116 dokumentiert. Zu deren Auswertung Baschin: Homöopathen. Es lassen sich in den Jahren 1862 und 1863 einzelne Tage nachweisen, an denen teilweise Erstanamnesen und Konsultationen mit einer anderen Handschrift eingetragen sind. Sie ist nach einem Schriftvergleich mit einiger Sicherheit Friedrich von Bönninghausen zuzuordnen. Dies sind P 112 Fol. 201 (20. März 1862), P 113 Fol. 139 (27. Juli 1862), Fol. 187 (27. Juli 1862), Fol. 188, Fol. 189 (je 28. Juli 1862), Fol. 190 (29. Juli 1862), Fol. 191 (30. Juli 1862), P 114 Fol. 15 bis Fol. 17 (je 18. Oktober 1862), Fol. 27, Fol. 61 (je 21. Oktober 1862), Fol. 62 (6. November 1862), Fol. 80 (20. November 1862), Fol. 216 bis Fol. 219 (je 28. Januar 1863), P 115 Fol. 230 (19. September 1863). Von diesen Tagen waren am 28. und 30. Juli 1862, am 20. November 1862 und dem 28. Januar 1863 nur Eintragungen von ihm zu finden. An den anderen Tagen können auch Eintragungen durch den Vater nachgewiesen werden.

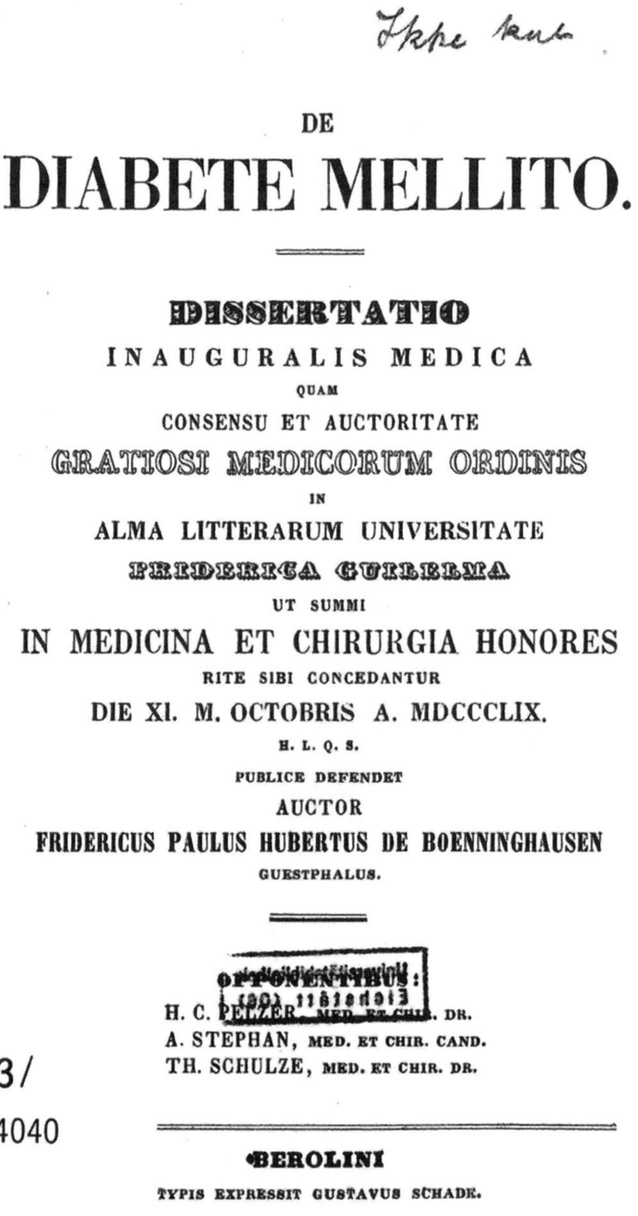

Ikpe kul

DE
DIABETE MELLITO.

DISSERTATIO

INAUGURALIS MEDICA

QUAM

CONSENSU ET AUCTORITATE

GRATIOSI MEDICORUM ORDINIS

IN

ALMA LITTERARUM UNIVERSITATE

FRIDERICA GUILELMA

UT SUMMI

IN MEDICINA ET CHIRURGIA HONORES

RITE SIBI CONCEDANTUR

DIE XI. M. OCTOBRIS A. MDCCCLIX.

H. L. Q. S.

PUBLICE DEFENDET

AUCTOR

FRIDERICUS PAULUS HUBERTUS DE BOENNINGHAUSEN

GUESTPHALUS.

BEROLINI

TYPIS EXPRESSIT GUSTAVUS SCHADE.

Abb. 3: Titelblatt der Dissertation
(Quelle: Bönninghausen: Diabete)

den anderen Behandlungen hospitierte oder noch zusätzlich eigene Patienten betreute. Leider sind keine weiteren Zeugnisse vorhanden, die dies mit Sicherheit belegen.

Friedrich übernahm die Aufzeichnung der Erstanamnesen mit Sicherheit erst einige Tage vor dem Tod seines Vaters, den er auch bei seiner letzten Erkrankung versorgte.[101] Erst als er die Praxis in der Servatiistraße[102] weiterführte, beantragte er die „Erlaubniß zum Selbstdispensieren homöopathischer Arzneien". Nachdem er die hierfür nötige Prüfung vor der „Oberexaminations-Commission" in Berlin bestanden hatte, genehmigten ihm die Behörden in Münster im Oktober 1864, „Arzneien dieser Art [gemeint sind homöopathische Mittel, M.B.] an Ihre Kranken zu dispensiren".[103] Bis zu seinem Tod führte Bönninghausen daraufhin seine homöopathische Tätigkeit aus. Dies schloss auch die tierärztliche Praxis ein.[104] In dem Nachruf wird die Praxis wie folgt charakterisiert: „Unzählige Kranke haben hier während mehr als 50 Jahren ärztlichen Rat geholt, und wohl kaum eine Familie der Münsterschen Bürgerschaft, des Adels und der Landbevölkerung der Umgebung dürfte es geben, die bei ihm nicht Hilfe gesucht und meist gefunden hat."[105] Über deren tatsächlichen Umfang und die Klientel, die Bönninghausen betreute, wird im Folgenden ausführlich zu sprechen sein.

Hermann Schnütgen (1846–1919), ebenfalls ein homöopathischer Arzt, der sich in den 1890er Jahren in Münster niedergelassen hatte, attestierte dem Kollegen „eine vorzügliche Diagnose" und besondere Aufmerksamkeit bei der Therapie, indem Bönninghausen „Patienten und Heilmittel bis ins Kleinste" studiert habe. Ferner beschrieb er den Homöopathen als „eine durch und durch konservative, in sich abgeschlossene Natur, zäh am Hergebrachten

101 Die eigenen Aufzeichnungen Friedrich von Bönninghausens beginnen einige Tage vor dem Tod des Vaters am 23. Januar 1864. Es handelt sich um 15 Patienten, die in diesem Zeitraum bis einschließlich 26. Januar 1864 zum ersten Mal in der Praxis erschienen. Zu der Behandlung des Vaters Meyer: Manen, S. 94–95.
102 Die Stadt Münster war zunächst in Leischaften gegliedert, weswegen die Adresse Clemens und Friedrich von Bönninghausens als Lamberti-Leischaft Nr. 39a, Servatiistraße, angegeben wurde. Später wurde dieser Teil der Straße in Salzstraße umbenannt und die Hausnummerierungen änderten sich, weswegen die Adresse Salzstraße 32 beziehungsweise 33 lautete. Zu den Besitzverhältnissen und den Adressbenennungen Jarnot: Salzstraße, S. 15 sowie S. 114–115.
103 StAM 893 V-236, S. 63. Die Übernahme der Praxis wurde auch nicht im *Westfälischen Merkur* oder den *Münsterischen Anzeigen* angekündigt. Bis März 1864 findet sich dort keine Meldung.
104 Das Journal über die Tierheilungen IGM P 157 enthält auch nach dem Tod Clemens von Bönninghausens weitere Behandlungen bis in das Jahr 1891, wobei die Handschrift mit einiger Sicherheit Friedrich zuzuordnen ist. Backert-Isert: Bönninghausen, S. 268, vermutete die Fortführung durch ihn, verwies jedoch darauf, dass theoretisch auch Carl diesen Teil der Praxis hätte weiterführen können. Doch zu diesem Zeitpunkt befand Carl sich in Paris. Baschin: Carl. In P 156, das zweifelsohne von Friedrich weiter benutzt wurde, wurden außerdem Rechnungen für Tiere ausgestellt, beispielsweise S. 15 (Erbdroste Graf Clemens Pferd), S. 17 (v. Ascheb. Pferde) oder ebenda für „v. Nagels Pferd. 1866 15.1". Im Tierjournal ist unter dem 15. Januar 1866 zu lesen: „v. Nagels Pferd Flankenschweiß: 1. N. v. 3. Ars. 200. a. 3 T." Backert-Isert: Bönninghausen, S. 169.
105 Schnütgen: Sanitätsrat AHZ, S. 352, derselbe: Sanitätsrat LPZ, S. 305.

hängend, [der sich dennoch, M.B.] stets auf dem Laufenden mit den Fortschritten der Wissenschaft hielt und bis in sein spätes Alter studierte."[106]
Die zahlreichen Eintragungen Friedrich von Bönninghausens in den Deckeln seiner Journale weisen darauf hin, dass er nicht nur des Lateinischen
mächtig war und an schöngeistigen Sprüchen Freude hatte, sondern er sich
auch Notizen zu verschiedenen Gebieten, wie Botanik, Biologie und Geologie
machte.[107] Darüber hinaus hielt er allerhand „Haushalttipps", beispielsweise
über die Anfertigung von Stiefelschmiere oder eines Streichriemens für Ra-
siermesser sowie für die Reinigung trübe gewordener Scheiben, fest.[108] Ganz
davon abgesehen fand Bönninghausen Gefallen an „guten alten Geschichten
(…) aus geistlichem Amts- und Hirtenleben". Das Werk mit dem vollständigen Titel *Parochus jovialis das ist Geistliche Kurzweil für melancholisches und langweiliges Gemüth* war unter dem Pseudonym Johannes Einsiedel 1866 erschienen. Dahinter verbargen sich von dem bayrischen Schriftsteller Alexander
Schöppner (1820–1860) zusammengetragene Anekdoten und Kurzgeschich-
ten, die der „sittenreine(n), unschuldige(n) Unterhaltung nach gethaner Tages-
arbeit" dienen sollten.[109] Außerdem hatte Friedrich wohl Schillers (1759–1805)
Werke *Maria Stuart* und *Wallenstein* sowie Shakespeares (1564–1616) *Julius Cae-*

---

106 Schnütgen: Sanitätsrat AHZ, S. 352, derselbe: Sanitätsrat LPZ, S. 305.

107 IGM P 117 vorn, P 118 vorn links (der Verweis auf „Schmidling's populäre Botanik" in
der zweiten Auflage), P 121 vorn, P 122 vorn, P 123 vorn und hinten, P 126 vorn, P 127
vorn, P 128 hinten, P 129 hinten, P 130 vorn, P 132 vorn (eine Auflistung der Fahnen
verschiedener deutscher Staaten und Europas) sowie P 149 vorn. Ferner zitierte er lateinische Schriftsteller wie Terenz (um 195–159 v. Chr.), Plautus (um 254–184 v. Chr.), Ci-
cero (106–43 v. Chr.) und Horaz (65–8 v. Chr.) in P 123 hinten, P 125 vorn und P 137
vorn.

108 IGM P 118 vorn, P 123 vorn, P 127 vorn (ein Rezept für die Zubereitung von Gemüse).

109 Die Notiz in IGM P 119 vorn lautet: „Abrahamiana (von Abram a Santa Clara): Verlag
Augsb.(urg) u.(nd) München in der Riegerschen Buchhandlung. Parochus jovialis." (Hervorhebung im Original). P 119 beginnt am 9. Dezember 1865 und endet am 4. Mai 1866.
Daher dürfte es sich um die 1866 erschienene Auflage folgenden Werkes handeln Einsiedel: Parochus. Die Erstauflage des Buches Parochus jovialis war 1857 erschienen, eine
zweite folgte 1858. Allerdings wird nur bei einigen der Geschichten und Anekdoten direkt auf Abraham a Sancta Clara (1644–1709) als Urheber verwiesen. Teile des Werkes
und kleinere Aphorismen des katholischen Geistlichen, Predigers und Schriftstellers waren bis in das 19. Jahrhundert hinein als Kalendergeschichten bekannt und gern gelesen.
Die Rezeption seiner Werke, besonders im 19. Jahrhundert, ist jedoch noch nicht klar
erforscht. Hierzu Eybl: Abraham. In demselben Verlag war 1860 ein Buch erschienen,
das ebenfalls zu den Angaben passen würde. Gaudens: Abrahamiana, unter dem Namen
des „Herausgebers" Wenceslaus Ranert ist auch dieses Buch digitalisiert, vergleiche die
Angaben im Literaturverzeichnis. Es handelt sich bei „Joseph Gaudens" vielleicht um ein
nicht bekanntes Pseudonym Schöppners, denn abgesehen von leicht veränderten Titel
und dem Autorennamen ist das Buch identisch mit dem Werk von 1866. Zu dem Pseudonym Eymer: Pseudonymen-Lexikon, S. 324 beziehungsweise S. 472. Der Druck von
1866 – und wohl auch schon von 1860 – erfolgten posthum. Eventuell erklärt dies die
verschiedenen Namen. Weitere Angaben zur Person Schöppners Killy; Vierhaus: DBE 9,
S. 103, Kehrein: Lexikon 2, S. 122–123, Brümmer: Lexikon 5, S. 293, Bosl: Biographie,
S. 150, Killy: Literatur-Lexikon, S. 252–253.

sar gelesen.[110] Doch nutzte er den zur Verfügung stehenden Platz auch für Hinweise auf zu verwendende Medikamente oder die Zusammensetzung von bestimmten Arzneimischungen gegen Krankheiten wie Fallsucht oder Tollwut.[111]

Am 5. Juni 1884 heiratete Friedrich von Bönninghausen die 1858 geborenen Freiin Paula Romana Ferdinande Maria Theresia Huberta Walburga von Nagel-Itlingen (1858–1934). Die Eltern der Braut hatten der Eheschließung mündlich zugestimmt, waren selbst aber nicht anwesend. Als Trauzeugen fungierten Oscar von Bönninghausen (1835–1908) und Clemens Freiherr von Nagel-Itlingen (keine Lebensdaten).[112] Der Homöopath hatte seine künftige Ehefrau zwischen 1865 und 1867 sogar behandelt.[113] Den beiden wurde 1888 ein Sohn geboren, der jedoch einen Tag nach der Geburt an „Krämpfen" starb.[114]

Folgt man den Angaben des Nachrufes, lebte Friedrich von Bönninghausen „einfach und mässig, trieb eifrig Sport, war ein leidenschaftlicher Jäger und nahm [jährlich, M. B.] seine gewohnten kalten Flussbäder in der Wehre [sic!]."[115] Von Verwandten wird berichtet, dass er und seine Frau sehr vermö-

---

110 Entsprechende Zitate aus den Werken in IGM P 123 vorn (Julius Caesar) und hinten (Wallenstein) sowie P 124 vorn (Maria Stuart).

111 Beispielsweise IGM P 117 vorn, P 118 vorn oder auch gegen „Ausschlag" „Magenblut" und „Durchfall" P 139 hinten.

112 Kottwitz: Leben, S. 155. Bönninghausen: Stammväter, S. 97, datiert die Eheschließung auf das Jahr 1864, doch ist dies wohl ein Schreibfehler. Die Heirat wurde durch das BAM Herbern St. Benediktus, KB 9, Bl. 229/230, Nr. 8/1884 dokumentiert. Ich danke Frau Steinberg, Münster, für die Auskunft. Da es bei der Heirat und sonst zu keinerlei Unstimmigkeiten zwischen den Eheleuten beziehungsweise deren Familie kam, gibt es im Familienarchiv der Familie Nagel-Itlingen verwaltet durch das Westfälische Archivamt/Vereinigte Westfälische Adelsarchive e. V. Bestand C.Itl – Itlingen keine Unterlagen hierzu. Ich danke Frau Diener-Staeckling, Münster, für die Auskunft.

113 IGM P 118 Fol. 187.

114 Die Geburt am 3. März 1888 nachmittags um 4 Uhr und die Nottaufe sind in BAM Münster St. Lamberti, KB 10, Bl. 309, Nr. 82/1888 vermerkt. Gegen 9 Uhr abends am 4. März starb der Knabe, der offiziell keinen Namen erhalten hatte. Die Beerdigung fand am 8. März statt. BAM Münster St. Lamberti, KB 29, Bl. 42, Nr. 40/1888. Ich danke Frau Steinberg, Münster, für die Auskunft. In der Sammlung Spiessen sind zwar keine näheren Informationen zu Bönninghausen und seiner Frau verzeichnet, doch heißt es dort, dass die beiden einen Sohn hatte, der „jung gestorben" sei. Auch in StdAM Geburts-Register Nr. 243/1888 sowie Sterbe-Register Nr. 214/1888 wird kein Name vermerkt. Ich danke Frau Pelster, Münster, für die Auskunft. In einem von Nachfahren angefertigten Stammbaum ist der Knabe als Dominicus eingetragen. Ich danke Herrn Lothar Freiherr von Bönninghausen, Coesfeld, für die Möglichkeit, diesen Stammbaum gesehen zu haben.

115 Schnütgen: Sanitätsrat AHZ, S. 352, derselbe: Sanitätsrat LPZ, S. 305. Schnütgen schrieb fälschlich „Werhe". Gemeint ist vermutlich der kleine Fluss im nordöstlichen Hessen. Möglicherweise liegt aber auch ein Schreibfehler vor und es handelt sich um das Flüsschen Werse, einen Zufluss zur Ems, der auch an Münster vorbeifließt und an dem in den 1880er Jahren zwei Bäder eingerichtet worden waren. Hoogeweg: Zweiter General-Bericht, S. 56, Informationen zum Verlauf unter Naerger: Werse.

gend waren, so dass der Homöopath „nur an 2 Tagen in der Woche" praktiziert habe.[116]

Auch wenn der letzte Punkt nicht zutreffend ist, wurde bei den Nachfor-
schungen über die Person Friedrich von Bönninghausens deutlich, dass er sich
als Arzt offenbar nur seiner Privatpraxis widmete. Er nahm darüber hinaus
keine Aufgabe in staatlichen Diensten wahr und betätigte sich nicht als Kassenarzt.[117] Natürlich war er in die Standesorganisation insofern eingebunden,
als er 1887 in den Wählerlisten der neu gegründeten Ärztekammern geführt
wurde. Auch in den folgenden Jahren war Bönninghausen wahlberechtigt. Ob
er von seinem Stimmrecht aber Gebrauch machte, ist nicht bekannt.[118] An
den sanitätspolizeilichen Maßnahmen im Zusammenhang mit der Meldung
von Infektionskrankheiten wirkte er ebenfalls mit.[119] Auch Atteste stellte er
vereinzelt aus.[120] Zur Durchführung einer Totenschau und dem Ausstellen des
Totenscheins war er ebenfalls berechtigt.[121] Seine Hausapotheke wurde von
den städtischen Medizinalbehörden überprüft und er musste selbstverständlich die neuen Regelungen umsetzen und einhalten, welche eine solche Einrichtung betrafen. So informierte der Homöopath den Stadt- und Kreisphysikus von Münster 1886 darüber, dass er für Gifte wie Arsen nun „besonders
signirte Gerätschaften, namentlich Mörser und Pistille beschafft" habe und

---

116 Bönninghausen: Stammväter, S. 97. Dass dies bis 1889 nicht den Tatsachen entspricht,
wird in der weiteren Untersuchung belegt. Vergleiche Kapitel 8.1.
117 Zumindest ist Bönninghausen in den beiden überlieferten Kassenarztlisten, die ausfindig
gemacht werden konnten, nicht genannt. StdAM Gewerbeordnung Fach 28 Nr. 129,
S. 149b–150. Auf diesen Seiten werden die Ärzte genannt, die bis 1906 mit den Krankenkassen Münsters einen Vertrag geschlossen hatten. Einen neu abgeschlossenen Vertrag,
der im April 1906 in Kraft trat, hatte Bönninghausen ebenfalls nicht unterzeichnet. Die
beiden homöopathischen Ärzte Sanders und Schnütgen fungierten als Kassenärzte.
Ebenda, S. 218.
118 StdAM Medizinalangelegenheiten Fach 202 Nr. 7, Fasz. 9. Die Liste in StAM Oberpräsidium Münster 6542, S. 26–31. Im Regierungsbezirk Münster hatten bei den ersten Wahlen 1887 von 179 wahlberechtigten Ärzten 158 (88,3 %) ihre Stimme abgegeben. Ebenda,
S. 45. Bei den folgenden Wahlen 1890 waren von den 141 abgegebenen Stimmzetteln
nur 133 gültig. Wahlberechtigt waren im Regierungsbezirk 203 Ärzte, so dass die Wahlbeteiligung nur noch bei 69,5 % lag. Ebenda, S. 104. Außerdem StAM Oberpräsidium
Münster 6620, S. 40. Zur Entwicklung des „ärztlichen Standes" allgemein Huerkamp:
Aufstieg und Jütte: Ärzteschaft.
119 StdAM Medizinalangelegenheiten Fach 204 Nr. 11. Abgefragt wurden die Fälle von Cholera, Pocken, Unterleibs- und Flecktyphus, Masern, Scharlach, Diphtheritis und Kind-
bettfieber. Diese Karten mussten 1881 30 Ärzte abgeben. Der durch die Akte dokumentierte Zeitraum umfasst die Monate April und Mai. Bönninghausen hat seine vier erfor-
derlichen Karten eingereicht, doch sind sie nicht alle in der Akte überliefert. Für die
geprüfte Zeit hatte der Homöopath keine „gemeingefährlichen Krankheiten" zu melden
(Fasz. 8, Fasz. 45 und Fasz. 49). Andere Ärzte meldeten im selben Zeitraum beispielsweise Unterleibstyphus, Scharlach und zwei Diphtheriefälle (Fasz. 6), vier Scharlachfälle
(Fasz. 21) oder einen Fall von Unterleibstyphus (Fasz. 19).
120 Bei fünf Patienten vermerkte er derartiges. IGM P 117 Fol. 1, P 144 Fol. 113, P 148
Fol. 170 und Fol. 193 und P 149 Fol. 177. Aus den Briefen P 217/4, P 217/5, P 220/2, P
226/1 und P 228/2 geht dies ebenfalls hervor.
121 Dies ist bei IGM P 123 Fol. 330 belegt.

Belladonna, Nux vomica und einige weitere Mittel „in klarer Lösung" sowie „Nitri aecidum und Phosphor in chemischer Reinheit" vorrätig halte.[122]

In den Listen über das Medizinalpersonal der Stadt Münster wurden keine Gehälter von Seiten der Stadt erwähnt. Auszeichnungen in Form von Orden erhielt Bönninghausen ebenfalls nie.[123] Auch kam für ihn eine Weiterbildung in Form der Physikatsprüfung, um dann später eine entsprechende staatliche Stelle bekleiden zu können, wohl nie in Frage beziehungsweise er bemühte sich offenkundig nicht darum.[124] Doch wurde er 1907 zum Sanitätsrat ernannt; eine Anerkennung für seine mehr als 20-jährige Praxistätigkeit.[125]

---

122 StdAM Medizinalangelegenheiten Fach 202 Nr. 3, Fasz. 283. Das Schreiben ist vom 11. Juli 1886.

123 Beispielsweise StdAM Medizinalangelegenheiten Fach 202 Nr. 8, Fasz. 40 für 1895, Fasz. 212 für 1900 und Fasz. 246 für 1905 (dort ist für Hermann Schnütgen eine Kriegsmedaille von 1870/71 vermerkt). In den Reichs-Medicinal-Kalendern findet sich für Friedrich von Bönninghausen ebenfalls keine Ehrung in Form von Orden oder Kriegsabzeichen. Bönninghausen wäre allerdings bei den kriegerischen Auseinandersetzungen ab 1864 zu alt für einen Militärdienst gewesen. Zu Friedrich von Bönninghausen gibt es daher auch keine Personalakte. Bei der im StAM überlieferten Akte zu Friedrich von Bönninghausen (keine Lebensdaten) handelt es sich um einen Namensvetter, der in Bocholt (Kreis Borken) praktizierte und sich dort um eine Stelle als Kreisphysikus bewarb. StAM Personalakten Regierung Münster Nr. 214.

124 Sein Antrag müsste ansonsten in den Bewerbungen um die Zulassung zu der Prüfung erhalten sein. Diese in StAM Regierung Münster Nr. VI-3-6 und Nr. VI-3-7. Dass Homöopathen grundsätzlich nicht von derartigen Stellen ausgeschlossen waren, zeigt der Kreisphysikus von Beckum, Dr. Heyne (keine Lebensdaten, in Schroers: Lexikon nicht erwähnt). Dieser nahm an den „Verhandlungen der Gesellschaft homöopathischer Aerzte Rheinlands und Westphalens am 31. Juli 1873" teil, nach AHZ 87 (1873), S. 108–109. Kraft seiner Stellung war er mit der Bildung des ärztlichen Kreisvereins beauftragt und dort Mitglied. StAM Regierung Münster 887, Fasz. 32. Seine Tätigkeit als Homöopath wurde in den Generalberichten erwähnt, vergleiche Hölker: Vierter General-Bericht, S. 151. Allgemein zum Aufgabenfeld der Kreisphysiki Huerkamp: Aufstieg, S. 167–177. Gleiches trifft auf den Arzt Lutterbeck (1773–1851) zu, der durch Clemens von Bönninghausen von der Homöopathie überzeugt wurde und Kreisphysikus der Stadt Münster war. Stahl: Geschichte, S. 200, Baschin: Homöopathen, S. 112. Allerdings ist nicht mehr nachzuprüfen, wie genau diese Ärzte es mit der „reinen" Lehre nahmen. Der Homöopath Rapp war in der württembergischen Stadt Rottweil Oberamtsarzt. Held: Außenseitertum, S. 58–65.

125 Der Nachfahre Bönninghausen: Stammväter, S. 97, datiert die Ernennung fälschlich auf das Jahr 1891. Zur eigentlichen Verleihung Amts-Blatt Münster 1907, S. 190 vom 11. April 1907: „Seine Majestät der Kaiser und König haben allergnädigst geruht, den praktischen Aerzten Dr. med. von Bönninghausen in Münster, Dr. med. Riessing in Recke, Kreis Tecklenburg, Dr. med. Salzmann in Münster und Dr. med. Hecker in Harsewinkel, Kreis Warendorf, den Charakter als Sanitätsrat zu verleihen. Münster i.(n) W.(estfalen), den 4. April 1907. Der Regierungspräsident. J. A. Angerer." Im Adressbuch führte Bönninghausen den Titel ab 1909. Der Titel des „Sanitätsrathes" war „einer Auszeichnung für würdig befundenen practischen Aerzten" vorbehalten, ohne dass der Anlass hierfür genauer bestimmt wurde. Er löste den früheren „Hofrath" ab. Eulenberg: Medicinalwesen, S. 393. Der Titel ist auch in dem Eigentumsnachweis geführt, der in IGM P 140 vorn eingetragen wurde. Aber er muss nachträglich vermerkt worden sein, da das Buch 1874 beginnt.

Die Krankenjournale, die er als Vordrucke von seinem Vater übernahm und nahtlos nach dessen Tod weiterführte, belegen eine regelmäßige Praxistätigkeit nur bis 1889. Danach brechen die ausführlichen Eintragungen ab. Bönninghausen betreute dennoch weiter Kranke.[126] Im Jahr 1895 erhielt er aufgrund veränderter gesetzlicher Bestimmungen erneut eine Genehmigung für das Selbstdispensieren der homöopathischen Arzneien und ein „Qualifikations-Zeugniß".[127] Im Adressbuch wurde Friedrich von Bönninghausen als praktizierender Arzt und Homöopath bis zu seinem Tod genannt.[128] Allerdings veröffentlichte er keine Zeiten für Sprechstunden, so wie dies seine Kollegen Sanders (1863–1916) und Schnütgen taten.[129] Auch einen Telefonanschluss legte sich Bönninghausen nicht zu.[130]

In ärztlichen Vereinen war Bönninghausen offenbar nie Mitglied. Ob er als Homöopath überhaupt in die Gesellschaft der Stadt Münster hätte eintreten können, ist ohnehin fraglich. Denn Bernhard Sanders (1902–1980) berichtete, dass sein Vater und ebenso dessen Kollege Schnütgen nicht in den ärztlichen Standesverein aufgenommen wurden, „weil ein homöopathischer Arzt nicht auf dem Boden der Naturwissenschaften stehe".[131] Auch als Mitglied des

126 Hierfür sprechen die Notizen in IGM P 156 (dort sind Rechnungen bis 1910 eingetragen) sowie die überlieferten Briefe an ihn P 208, P 214, P 217 bis P 220 und P 222 bis P 228, die vornehmlich aus der Zeit nach 1889 stammen. Bei der Transkription der Krankenjournale von Clemens und Friedrich wurde häufiger festgestellt, dass bei kurzen Krankengeschichten der noch freie Platz durch zusätzliche, aber sehr schwer lesbare Notizen genutzt wurde. Offenbar hat Friedrich von Bönninghausen spätere Patienten auf diese Weise eingetragen, ohne dass die Notizen einem nachvollziehbaren System folgen oder erkennbar wäre, dass die Einträge zu weiteren Patienten mit den älteren Eintragungen in Zusammenhang stünden. Vergleiche Kapitel 1.3.

127 Der gesamte Schriftverkehr zu diesem Vorgang, in Folge dessen sowohl Bönninghausen als auch die Herrn Schnütgen und Vornhecke zunächst ihre Nachweise über die erfolgreich absolvierte Prüfung für das Selbstdispensieren einschicken mussten, um im Gegenzug die neuen Formulare zu erhalten, ist überliefert in StdAM Medizinalangelegenheiten Fach 201 Nr. 11, Fasz. 1–10. Am Ende wurde ihm sogar das Zeugnis für seinen Bruder Carl zugestellt. Dieser praktizierte in Darup. Dort kann er aber erst seit 1875 als niedergelassener Arzt nachgewiesen werden, obwohl die Erzählungen der Familie bisher nahelegten, dass er mit seiner Frau infolge der kriegerischen Auseinandersetzungen direkt 1870/71 nach Westfalen zurückkehrte. StAM Regierung Münster Nr. 203 V, S. 34–36. Darin wird auch ein Verdienstorden erwähnt, den Carl von Isabella von Spanien (1833–1904) erhalten haben soll. Diese Unterlagen waren zum Zeitpunkt des Aufsatzes Baschin: Carl noch nicht bekannt und ergänzen diesen.

128 Vergleiche die Adressbücher 1909, S. 91 und 1910, S. 66. Auch in Schwalbe: Reichs-Medicinal-Kalender 1909, S. 28–29, ist Bönninghausen als praktizierender Arzt mit dem Titel Sanitätsrat geführt. Auf den Hinweis Homöopath wird jedoch in allen drei Werken verzichtet.

129 Beispielsweise Adressbuch 1889, S. 38 (Schnütgen) oder 1892, S. 51 (Schnütgen), 1905, S. 89 (Sanders), 1907, S. 88 (Sanders).

130 Dies wäre durch den Abdruck der Telefonnummer und eines kleinen Hörers in den Adressbüchern erkennbar. Der Arzt Sanders hatte seit seiner Niederlassung in Münster einen Telefonanschluss. Vergleiche die Einträge in den Adressbüchern ab 1905.

131 Sanders: Beitrag 1966, S. 109, Schnütgen: Anfänge, S. 336–337. Dies bestätigt Wehmer; Pflanz: Kurpfuscherei, S. 446. Einen Überblick über die verschiedenen ärztlichen Ver-

Homöopathischen Zentralvereins oder der Versammlung homöopathischer Aerzte Rheinlands und Westphalens wird Bönninghausen nie erwähnt. Zwar hatte er nach seiner Approbation seinen Vater zwei Mal zu den Jahresversammlungen des westfälischen Vereins begleitet, aber er erschien ab 1864 nicht mehr zu den Treffen.[132] Doch hielt er sich offensichtlich durch die *Allgemeine Homöopathische Zeitung* auf dem Laufenden.[133] Auch wenn es keinen direkten Nachweis dafür gibt, dass Bönninghausen die Zeitschrift abonniert hatte und regelmäßig las, sprechen die Hinweise auf einzelne Artikel sowie die aufbewahrten Seiten aus dem Magazin dafür. Zudem heißt es im Nachruf, dass er sich „stets auf dem Laufenden mit den Fortschritten der Wissenschaft" hielt.[134] Eigene wissenschaftliche Publikationen, außer seiner Dissertation, sind jedoch nicht bekannt.[135] Auch in dieser Hinsicht hat sich Bönninghausen mit der Führung seiner Privatpraxis begnügt und keinen wissenschaftlichen Ehrgeiz entwickelt.

eine der Provinz Westfalen sowie der einzelnen Regierungsbezirke und Städte in Graf: Vereinswesen, S. 146–147. Über den dort erwähnten Ärztlichen Verein der Stadt Münster, der 1872 gegründet wurde, ist kaum etwas bekannt. Ich danke Frau Pelster, Münster, für diese Auskunft. Ähnliches gilt für die Ärztliche Gesellschaft zu Münster, zu der im StAM Oberpräsidium Münster 2439 knappe Angaben existieren. In den überlieferten *Correspondenzblättern der ärztlichen Vereine der Rheinprovinz, Nassau's und der Regierungsbezirke Arnsberg und Münster*, später *Correspondenzblatt der ärztlichen Vereine in Rheinland, Westfalen und Lothringen*, wird Friedrich von Bönninghausen nie als Mitglied erwähnt. Dennoch zeigt das Beispiel von Dr. Heyne, der später ebenfalls zum Sanitätsrat ernannt wurde, dass Homöopathen Mitglied in den Vereinen sein konnten. Siehe Fußnote 124. Auch im Preussischen Medizinalbeamten-Verein war Bönninghausen folglich nicht Mitglied. Rapmund: Medizinal- und Gesundheitswesen, S. 607–608. Zum ärztlichen Vereinswesen allgemein Huerkamp: Aufstieg, S. 214–254 oder Jütte: Entwicklung.

132 Aus den Anwesenheitslisten wird nicht deutlich, ob Friedrich von Bönninghausen den Versammlungen als Gast oder Mitglied beiwohnte. Hierzu die Nennung bei den Versammlungen 1862 (AHZ 65 (1862), S. 69) und 1863 (AHZ 67 (1863), S. 93). In den Berichten über die jeweiligen Versammlungen der Vereine ab 1864 wurde er nicht mehr als anwesend vermerkt. Auch in den Listen, die über neue Mitglieder oder die eingegangenen Beitragsbezahlungen berichten, konnte der Name nicht gefunden werden. Als regelmäßiger Besucher aus Münster war Dr. Schnütgen bei den Tagungen anwesend. Beim Totengedenken während der Versammlung 1911 wurde Friedrich von Bönninghausen nicht erwähnt (AHZ 159 (1911), S. 299, die Versammlung 1910 war von dem Tod des Homöopathen) und der Nachruf stammt ebenfalls nicht von dem Vorstand des Homöopathischen Zentralvereins, wie es bei dem Kollegen Götze (1825–1910) geschah (AHZ 158 (1910), S. 352, direkt unter dem Nachruf Bönninghausens), sondern wurde wohl von Dr. Schnütgen privat verfasst. Diese Gesichtspunkte legen den Schluss nahe, dass Friedrich von Bönninghausen keinem der Vereine beigetreten ist.

133 Hierzu der Verweis in IGM P 119 vorn auf einen Artikel zu den Kuhpocken in „AHZ 71 (1865), No 19 6.11". Es handelt sich um Schneider: Schutzverfahren. Außerdem verweist die Notiz, dass „Glonoin u.(nd) Ap.(is) mellif.(ica) [als, M. B.] Kardinalmitt.(el) gegen Meningit.(is) basil.(aris)" zu verwenden seien, auf „No 20" der Zeitschrift. Dies ist der Artikel anonym: Meningitis. Ferner ist eine Seite aus der AHZ von 1894 (AHZ 128 (1894), S. 43–44) durch ihn in P 156 aufgehoben worden.

134 Schnütgen: Sanitätsrat AHZ, S. 352, derselbe: Sanitätsrat LPZ, S. 305.

135 Die Dissertation Bönninghausen: Diabete, Schroers: Lexikon, S. 16.

Einen homöopathischen Laienverein gab es in der Stadt Münster zwar auch, doch gehörten diesem ausweislich der kleinen Meldungen in der *Leipziger Populären Zeitschrift für Homöopathie* nur wenige Mitglieder an. Diese beklagten sich im Jahr 1895 bitterlich, dass sie keinen „ärztlichen Beirath" erhalten würden, obwohl zu diesem Zeitpunkt mehrere Mediziner homöopathisch praktizierten.[136] Sowohl Bönninghausen als auch die anderen homöopathischen Ärzte Münsters unterstützten diese Organisation daher offenbar nicht. In den gesellschaftlichen Vereinen Münsters, wie dem Civilclub und dem Zwei-Löwen-Klub, war Bönninghausen nie Mitglied. Lediglich für zwei Familienangehörige konnten Mitgliedschaften in beiden Organisationen nachgewiesen werden.[137]

Am 6. August 1910 starb Friedrich von Bönninghausen nach kurzer Krankheit.[138] Seine Gattin wohnte weiter in Münster, musste jedoch eine neu erbaute Villa 1927 verkaufen.[139] Der homöopathische Arzt Bernhard Sanders übernahm die medizinische Betreuung der Witwe und sorgte zumindest für einen Teil der Klientel Bönninghausens bis zu seinem eigenen Tod 1916.[140]

---

136 Die Meldungen in LPZ 26 (1895), S. 119 sowie S. 140.

137 Civilclub zu Münster: Civilclub, S. 45 und S. 72. Schnütgen war dort ebenfalls Mitglied. Ebenda, S. 73. Für den Zwei-Löwen-Klub Alffers: Ueberblick. Ich danke Frau Pelster, Münster, für die Auskunft. Zu den Vereinen Kill: Bürgertum, S. 262–277.

138 StdAM Sterbe-Register Nr. 849/1910. Der vollständige Eintrag lautet: „Münster am 8. August 1910. Vor dem unterzeichneten Standesbeamten erschien heute, der Persönlichkeit nach von dem bekannten Kaufmann Heinrich Ecers anerkannt, der Rittergutsbesitzer Julius von Bönninghausen wohnhaft in Darup, Kreis Coesfeld und zeigte an, daß der Sanitätsrat Doctor medicinae Friedrich von Bönninghausen 82 Jahre alt, katholischer Religion, wohnhaft in Münster, Salzstraße 33, geboren zu Münster, verheiratet mit Paula geborenen Freiin von Nagel-Itlingen, Sohn der verstorbenen Eheleute Landrat außer Dienst Clemens von Bönninghausen und Amalia geborenen von Hamm, beide zuletzt wohnhaft in Münster zu Münster in seiner Wohnung, am sechsten August des Jahres tausend neunhundertzehn, nachmittags um ein Uhr verstorben sei. Die Anzeige wird aus eigener Kenntnis gemacht. Vorgelesen, genehmigt und unterschrieben Julius von Bönninghausen." Die Todesanzeige der Familie erschien im *Westfälischen Merkur* am 8. August 1910 (Mittagsausgabe). Die Beerdigung fand am 10. August des Jahres statt. Im Sterbeeintrag des Kirchenbuches war „Altersschwäche" als Todesursache angegeben. BAM Münster St. Lamberti, KB 30, Bl. 184 Nr. 29/1910. Ich danke Frau Steinberg, Münster, für die Auskunft.

139 Die Witwe von Bönninghausen ließ zwischen 1914 und 1916 eine Villa in der Windthorststraße bauen, in die sie umzog. Vergleiche die Angaben in den Adressbüchern der Stadt Münster. 1914 wohnte die Witwe noch in der Salzstraße 33, 1917 in der Villa. 1915 erschien die Adresse Windthorststraße 1 erstmals im Adressbuch, wobei zu diesem Zeitpunkt der Umzug wohl noch nicht abgeschlossen war. Ich danke Frau Pelster, Münster, für die Auskunft und die Unterstützung bei der Recherche. Bönninghausen: Stammväter, S. 97. In der Villa befindet sich heute das Museum für Lackkunst. Hierzu StdAM ZAUS 17 Lackmuseum, besonders die darin abgehefteten Artikel aus dem *Münsterischen Anzeiger* vom 22. Mai 1992.

140 Sanders: Beitrag 1966, S. 107 sowie die Aussage von dessen Sohn IGM NDR Nr. 2. Sanders starb am 26. März 1916. Hierzu die Meldung über den Todesfall in StdAM Sterbe-Register Nr. 546/1916 sowie die private Traueranzeige im *Westfälischen Merkur* vom 28. März 1916. Auch Sanders hatte den Titel eines Sanitätsrates erhalten. Er war 53 Jahre alt geworden und „nach kurzer, schwerer Krankheit als Opfer seines Berufes", wie es in der Anzeige heißt, gestorben.

Paula von Bönninghausen starb 1934 und wurde neben ihrem Mann auf dem Zentralfriedhof in Münster beerdigt.[141]

Friedrich von Bönninghausen ist somit als „einfacher" praktischer Arzt und Homöopath zu sehen und tat sich nicht durch Publikationen hervor. Deswegen gerieten seine Person und seine Tätigkeit weitgehend in Vergessenheit. Lediglich im Zuge der Würdigung seines Vaters wurde auch sein Name gelegentlich erwähnt.[142] Doch bieten die von ihm überlieferten Krankenjournale die einzigartige Möglichkeit, seine Praxis „wiederzuentdecken". Die zu erwartenden Ergebnisse geben damit Auskunft über eine nahezu alltägliche Münsteraner Arztpraxis, die sich jedoch durch die dezidiert homöopathische Behandlung abhebt.

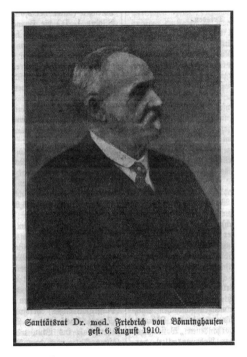

Sanitätsrat Dr. med. Friedrich von Bönninghausen
gest. 6. August 1910.

Abb. 4: Friedrich von Bönninghausen
(Quelle: Schnütgen: Sanitätsrat LPZ, S. 305)

141 StdAM Sterbe-Register Nr. 458/1934. „Münster am 7. April 1934. Vor dem unterzeichneten Standesbeamten erschien heute, der Persönlichkeit nach bekannt, der Kaufmann Heinrich Hemesath wohnhaft in Münster, Klemensstraße 10 und zeigte an, daß die Witwe Paula von Bönninghausen, geborenen Freiin von Nagel, ohne Beruf 75 Jahre alt, wohnhaft in Münster Hüfferstraße 9 geboren zu Ittlingen, Kreis Heidelberg am 1. Juni 1858, zu Münster Klosterstraße 75–76 am siebten April des Jahres tausend neunhundert vierunddreißig, vormittags um sechs Uhr verstorben sei, der Anzeigende erklärte, daß er von dem Todes aus eigener Wissenschaft unterrichtet sei." Die private Traueranzeige erschien im *Münsterischen Anzeiger* am 9. April 1934. Die Beerdigung fand am 11. April statt.
142 Hierzu die Verweise zu Beginn des Kapitels sowie Bradford: Pioneers, S. 173 und S. 184.

3 „Wissensbestand" Homöopathie

Friedrich von Bönninghausen hatte sich dafür entschieden, seine Patienten homöopathisch zu behandeln. Das bedeutete, dass er mit einem Konzept arbeitete, das sich von der „Schulmedizin" damals, wie heute, unterscheidet. Doch auch innerhalb der Homöopathie gibt es verschiedene Strömungen und Entwicklungen. Dies gilt heute noch mehr als für die Zeit Bönninghausens.[143] Daher werden zunächst die Grundlagen der Homöopathie skizziert und deren Entwicklung dargestellt. In diesem Zusammenhang wird versucht, Friedrich von Bönninghausen und seine Position innerhalb der Homöopathie zu bestimmen. Darüber hinaus haben die speziellen Anforderungen der homöopathischen Anamnese zur Folge, dass aus der Praxis überhaupt Krankenjournale überliefert sind. Deswegen werden die theoretischen Grundlagen der Journalführung dargestellt und die von Bönninghausen gewählte Dokumentationsform mit derjenigen anderer Homöopathen verglichen.

3.1 „Echte" versus „freie" Homöopathie

Die Homöopathie wurde von dem deutschen Arzt Samuel Hahnemann begründet.[144] Dieser war 1755 in Meißen geboren worden, hatte Medizin studiert und war dann mehrere Jahre an verschiedenen Orten als Arzt tätig. Er konzentrierte sich aber aus finanziellen Gründen seit den 1790er Jahren auf die Tätigkeit als Verfasser und Übersetzer medizinischer Schriften.[145] Sein Konzept entwickelte er in Kritik zu der vorherrschenden Kurmethode, die stark von der Humoralpathologie beeinflusst war.[146] Dabei ging man davon aus, dass im menschlichen Körper ein Mischverhältnis aus den vier Lebenssäften, Blut, Schleim, gelbe und schwarze Galle, bestand. Diesen Säften waren zugleich die Qualitäten warm, kalt, feucht und trocken zugeordnet. Die Mischung aus Säften und Qualitäten bestimmte die individuellen Eigenschaften eines Menschen.[147] Geriet das Verhältnis durcheinander, bildeten sich im Inneren des Körpers Krankheitsstoffe oder wurden diese von außen mit der Nahrung aufgenommen, musste es durch Diät und Aussonderung des zu viel vorhandenen Saftes und der Schadstoffe wieder hergestellt werden. Die medizinische Therapie bediente sich im 19. Jahrhundert der Anwendung von Klistieren, schweißtreibenden, Brech- und Abführmitteln, häufig in stark wirkenden Formen. Man versuchte, durch das Setzen von Blutegeln und Schröpfköpfen so-

---

143 Schmidt: Taschenatlas, Schmitz: Strömungen.
144 Neuste Biographie Jütte: Hahnemann. Soweit nicht anders angegeben sind die folgenden
    biographischen Angaben ebenda entnommen. Als Standardwerk gilt immer noch Haehl:
    Hahnemann.
145 Ausführlich zu den einzelnen Stationen der Reise Jütte: Hahnemann, S. 36–79.
146 So Hahnemann selbst in der Vorrede von Hahnemann: Organon 6, S. 137.
147 Stolberg: Medizin, S. 89, derselbe: Homo, derselbe: Orakel, S. 393–397.

wie mit Aderlässen eine Heilung der Patienten zu erreichen. Hahnemann gab dieser Kurform den Namen „Allopathie".[148]

Den zentralen Grundgedanken seiner Lehre, dass Ähnliches mit Ähnlichem geheilt werden solle, die „Simile-Regel", formulierte Samuel Hahnemann 1796. Seit 1807 nannte er sein Konzept selbst homöopathisch, womit er ausdrücken wollte, dass Krankheiten durch ähnlich krankmachende Stoffe geheilt werden könnten.[149] Im Jahre 1810 erschien erstmals das grundlegende Werk, das *Organon der rationellen Heilkunde*, in dem er die Methodik seiner Lehre darlegte. Zu Hahnemanns Lebzeiten erfuhr es vier weitere Auflagen, die jeweils erweitert und überarbeitet wurden. Die sechste Auflage kam erst 1921, lange nach seinem Tod im Jahr 1843, heraus.

Wie dem *Organon* zu entnehmen ist, bilden verschiedene Grundannahmen, die die Homöopathie gänzlich von der „alten medizinischen Schule" unterscheiden, die Basis ihrer Lehre.[150] Neben der bereits erwähnten Prämisse der „Simile-Regel", die festlegt, dass die Heilung einer Krankheit mit einem Mittel erfolgt, das bei einem Gesunden ähnliche Krankheitserscheinungen hervorruft, ist dies die hierfür benötigte Arzneimittelprüfung am Gesunden. Das bedeutet, dass sämtliche Substanzen der homöopathischen Materia medica vorher auf ihre Wirkungen und Erscheinungen, die sie bei einem gesunden Menschen hervorbringen, untersucht werden. Dabei handelt es sich um Wirkstoffe pflanzlichen, tierischen oder mineralischen Ursprungs. Für jedes geprüfte Mittel ergibt sich hieraus ein „Arzneibild". Diese „Arzneibilder" werden in Arzneimittellehren zusammengestellt. Die Kenntnis dieser Symptome, der sogenannten Arzneikrankheit, ist gemeinsam mit der Anamnese die Grundvoraussetzung für die erfolgreiche Anwendung des Ähnlichkeitsprinzips. Die homöopathische Anamnese widmet sich daher sehr intensiv dem Kranken und interessiert sich für ihn als „ganze" Person sowie sein individuelles Krankheitserleben. Homöopathen werden dazu aufgefordert, im Idealfall die wortwörtlichen Äußerungen des Kranken festzuhalten und es wird eine detaillierte Erfassung der einzelnen Symptome verlangt.[151]

Im Falle einer Erkrankung verwendet die „klassische" Homöopathie nur Einzelmittel und niemals Gemische mehrerer Arzneien, da deren gemeinsame Wirkung auf den Organismus nicht bekannt ist. Diese Arzneien werden fast nie in der Reinform und ursprünglichen Stärke, sondern in möglichst kleinen Dosen verabreicht. Dies geschieht mittels Verdünnung, dem „Potenzieren".[152] Dieses Prinzip hatte Hahnemann durch eigene Versuche in

---

148 Schmidt: Taschenatlas, S. 35. Allgemein Eckart: Geschichte, derselbe: Hahnemann, Jütte: Hahnemann, S. 9–20, Wiesemann: Reform, Huerkamp: Aufstieg, S. 22–34. Auch die Vorrede in Hahnemann: Organon 6, S. 1–5.

149 Jütte: Hahnemann, S. 86. Zu dem Begriff allgemein Jütte: Geschichte, S. 23–27.

150 Grundlage für alle Annahmen ist das *Organon*. Zusammenfassende Beschreibungen der Eigenschaften der Homöopathie bei Schmidt: Taschenatlas, Jütte: Homöopathie, Dinges; Jütte: Homöopathie, Buchmann: Grundlinien. Ebenda, S. 40–51, findet sich ein Index zum *Organon*.

151 Näheres hierzu in Kapitel 3.2.

152 Schmidt: Taschenatlas, S. 65–67, zur Herstellung der Medikamente.

seiner Praxis empirisch entdeckt. Allerdings konnte er zu seinen Lebzeiten keine vollständig plausible Erklärung dafür geben, dass die Wirkkraft der Substanzen mit der zunehmenden Verdünnung nicht etwa abnahm, sondern sich verstärkte.[153] Die Medikamente werden bis heute meistens in Form von Tropfen oder Kügelchen (Globuli) dargereicht. In manchen Fällen riecht der Patient auch nur an einem Gefäß, das die Arznei in der aufbereiteten Verdünnung enthält.[154] Man unterscheidet verschiedene Verdünnungsgrade, auch Potenzen genannt, die das ursprüngliche Mittel in einem Verhältnis von 1:10 bis zu 1:50.000 enthalten.[155]

Samuel Hahnemann entwickelte sein Gedankengebäude stets weiter. Von Beginn an riefen seine Thesen bei der „Schulmedizin" gewissen Widerspruch hervor.[156] Recht früh schon hatten sich ebenso manche Schüler gegen den „Alleinanspruch" Hahnemanns gewehrt und in ihren Therapien nicht ausschließlich homöopathisch behandelt, sondern weiterhin auch auf die Maßnahmen der hergebrachten Medizin gesetzt.[157] Die Frage, wie man sich zur „Allopathie" stellen sollte, führte in den 1820er Jahren zu zunehmenden Spannungen. Besonders Moritz Müller (1784–1849) und Philipp Griesselich (1804–1848) standen der Person Hahnemanns kritisch gegenüber.[158] Zwar konnte im sogenannten „Köthener Vertrag" 1833[159] noch ein Kompromiss geschlossen werden, doch beschimpfte Samuel Hahnemann weiterhin die weniger treuen Gefolgsleute als „Halbhomöopathen"[160].

Gerade die Überlegungen, die Hahnemann in der „Psora-Theorie" zusammenfasste und ab 1828 in seinem Werk die *Chronischen Krankheiten* publiziert hatte, wurden als spekulativ kritisiert und nicht mehr von allen seinen Anhängern ungeteilt mitgetragen.[161] Ausgangspunkt dieser Gedanken war die Tatsa-

---

153 Jütte: Hahnemann, S. 75–76 sowie S. 176–177.

154 Genneper: Gabenlehre, S. 172–175, Grimm: Pharmazie, S. 385–389. Anhand der Originalquellen beispielsweise Waldecker: Arzneiapplikation, Papsch: D38 Kommentar, S. 96–100, Bönninghausen: Arzneigaben, S. 38.

155 Jütte: Homöopathie, S. 5. Die Potenzen sind wie folgt benannt: 1:10 = D-Potenz, 1:100 = C-Potenz, 1: 50.000 Q- oder LM-Potenz. Tiefpotenzen sind die Verdünnungen von D1/C1 bis D12/C6, von Hochpotenzen spricht man ab D30/C15. Über die Herstellung der Verdünnungen gibt Grimm: Potenzieren Auskunft.

156 Allerdings war dieser in der Zeit von 1821 bis etwa 1832 nicht so heftig und polemisch, wie gemeinhin angenommen wird. Vielfach richtete sich der Widerstand gegen den Absolutheitsanspruch Hahnemanns und dessen als arrogant empfundene Art. Schreiber: Hahnemann, S. 107–117.

157 Schreiber: Hahnemann, S. 89–96, Jütte: Hahnemann, S. 185–189, Tischner: Geschichte, S. 473–478.

158 Zu beiden die Angaben bei Schreiber: Hahnemann, S. 51 und S. 54, Schroers: Lexikon, S. 44 und S. 101, Schmidt: Taschenatlas, S. 167.

159 Jütte: Hahnemann, S. 188–189. Darin wurde neben der unbedingten Befolgung der „Simile-Regel" auf eine „möglichste" Vermeidung aller „antipathischer" Verfahren in Form von schwächenden und reizenden Mitteln, wie Blutentziehung oder Abführmittel, abgehoben.

160 Schreiber: Hahnemann, S. 94, Stahl: Briefwechsel, S. 196 und S. 237–243, Jütte: Hahnemann, S. 186.

161 Hierzu Hahnemann: Krankheiten, Fischer: Miasmen, Jütte: Geschichte, S. 182–183.

che, dass auch eigentlich gut gewählte Arzneien bei lang bestehenden Symptomen nicht zu einem dauerhaften Heilerfolg führten. Bei derartig „chronisch" Kranken stellte Hahnemann häufig einen sehr lang praktizierten „Arzneimittelmissbrauch" sowie zahlreiche Verstöße gegen eine eigentlich einzuhaltende „gesunde" Lebensweise fest. In vielen Fällen bemerkte er, dass die Betroffenen, oft schon Jahre zuvor, ein anderes gesundheitliches Leiden gehabt hatten, das jedoch unterdrückend behandelt worden war.[162] Hahnemann meinte, diese vorangegangenen Leiden in drei bestimmte Arten von Hautveränderungen gruppieren zu können. Darunter verstand er einen oberflächlichen Hautausschlag mit intensivem Juckreiz (Psora) einerseits und wuchernde Hautveränderungen in Form von Warzen oder Geschwulsten (Sykosis) sowie destruktive Hautprozesse in Form von Geschwüren (Syphilis) andererseits. Jede chronische Erkrankung sollte nach den Überlegungen Hahnemanns von einem dieser drei sogenannten „Miasmen" verursacht worden sein.[163] Doch sah er die „Psora" als „jene wahre Grund-Ursache und Erzeugerin fast aller übrigen häufigen, ja unzähligen Krankheits-Formen", auf die die überwiegende Mehrheit der chronischen Erkrankungen zurückzuführen sei.[164]

Auch die hohen Verdünnungen, beziehungsweise die Meinung, dass die arzneiliche Wirkung durch „Verschütteln" verstärkt würde, wurde abgelehnt. Während sich daher die einen tendenziell an der von Hahnemann bevorzugten C30 Potenz orientierten oder noch höhere Verdünnungen verwendeten, gingen die „freien" Homöopathen dazu über, Dezimalpotenzen zu verschreiben.[165]

Die Spaltung der homöopathischen Schule in die „echten" Anhänger Hahnemanns, später „klassische" Richtung genannt, und die „freien" oder „naturwissenschaftlich-kritischen" Homöopathen dokumentierte sich in den 1830er Jahren, insbesondere als 1836 die „18 Thesen" von Paul Wolf (1795–1857) auf der Jahresversammlung des Zentralvereins homöopathischer Ärzte anerkannt wurden.[166] Darin wurden sowohl die Verwendung von Hochpotenzen allgemein als auch die Vorstellung, dass durch das Potenzieren eine „Kraft-

162 Fischer: Miasmen, S. 1–2, Hahnemann: Organon 6 §74, §§77–78 und §204, Wegener: Theorie.
163 Fischer: Miasmen, S. 2. Zu den Beschreibungen der einzelnen Miasmen ebenda, S. 5–37, Wegener: Theorie, S. 330–333. Dabei bezeichnete das Wort „Miasma" eine „(ansteckende) Infektion" in den damals üblichen Vorstellungen von Krankheiten.
164 Hahnemann: Organon 6 §§78–80, Hahnemann: Krankheiten, S. 8. Zur Beurteilung der „Psora-Theorie" heute Wegener: Theorie, S. 348–352.
165 Schreiber: Hahnemann, S. 92, Schmidt: Taschenatlas, S. 13, Jütte: Geschichte, S. 182, Schmitz: Strömungen, S. 133. Zu den von Hahnemann verwendeten Potenzen Adler: Identifizierung, Kunkle: Q-Potenzen, Jütte: Fünfzigtausender-Potenzen sowie Bußmann: D6 Kommentar, S. 18–22, Hörsten: D2–D4 Kommentar, S. 74, Fischbach-Sabel: D34 Kommentar, S. 82–84. Ausführlich zum „Hochpotenzstreit" Jacobi: Hochpotenzstreit. Dabei war nicht nur unklar, welche Potenzen zu verwenden seien, sondern auch wie diese herzustellen seien.
166 Schreiber: Hahnemann, S. 96, Tischner: Geschichte, S. 512–517, Jütte: Geschichte, S. 182–184. Zu den verschiedenen Bezeichnungen und deren historischen Hintergrund Jacobi: Hochpotenzstreit, S. 33.

erhöhung" der Arzneimittelwirksamkeit erzielt werden könne, abgelehnt und die „Lehre von der Psora als Erklärungsversuch (…) nicht für allgemein gültig anerkannt."[167] Zudem wurde die harte Haltung Hahnemanns gegenüber der „Schulmedizin" in Frage gestellt und deren Methoden, besonders der Aderlass, wurden nicht ausdrücklich für obsolet erklärt. Ferner legte man in dieser Schrift großen Wert auf eine fachliche medizinische Ausbildung in der Homöopathie und wandte sich so gegen Laientherapeuten.[168]

Der Konflikt zwischen den unterschiedlichen Strömungen in der Homöopathie nahm in den folgenden Jahren zu. Ab der Mitte des 19. Jahrhunderts vollzog sich außerdem ein Generationenwechsel, in Folge dessen naturwissenschaftlich ausgebildete Ärzte, die Hahnemann der Mehrheit nach nicht mehr selbst kennengelernt hatten, die Leitung der wichtigsten homöopathischen Zeitschriften übernahmen. Gerade die weitere Entwicklung in der „Schulmedizin" und deren anatomisch-pathologische Ausrichtung und Wirksamkeit brachten die Homöopathie immer wieder in Bedrängnis. Verstärkt versuchten die Anhänger der „naturwissenschaftlich-kritischen" Richtung, Anschluss an die Krankheitslehre der „Schulmedizin" zu finden, ohne dass diese den Annährungsversuchen aufgeschlossen gegenüber stand.[169] Die Beziehung zwischen den beiden homöopathischen „Lagern" wurden einerseits durch die Entdeckung der „Lohschmidt'schen Zahl" weiter getrübt, womit nachgewiesen wurde, dass rein theoretisch in den Hochpotenzen nicht immer ein Molekül der Ausgangssubstanz vorhanden ist. Andererseits bedienten sich auch die „klassischen Hahnemannianer" der physikalischen Diagnostik der „Schulmedizin".[170] Die „naturwissenschaftlich-kritische" Richtung unter den Homöopathen bemühte sich um eine Annäherung an die „Schulmedizin" und versuchte, auf verschiedenen Wegen deren Anerkennung zu finden. Deren Anhänger waren bis weit nach dem Zweiten Weltkrieg in der Mehrheit. Erst dann fand, ausgehend von Schweizer Homöopathen, eine Rückbesinnung auf die ursprüngliche Position Hahnemanns statt. Diese Richtung „institutionalisierte"

---

167 AHZ 11 (1836), S. 168, zur Ablehnung der „Psora-Theorie" Wolf: Thesen, S. 32–33 und S. 37–38, gegen die Vorstellung der „Krafterhöhung". Dieser Konflikt prägt die Homöopathie bis heute. Zusammenfassend nennt Faltin: Homöopathie, S. 321, die entscheidenden Punkte.

168 Die Thesen im Auszug sind abgedruckt in AHZ 11 (1836), S. 167–168 und bei Haehl: Hahnemann II, S. 306–309, der gesamte Text, in dem die gründliche Ausbildung stärker betont wird, beispielsweise S. 6, S. 13 oder S. 30–31, Wolf: Thesen.

169 Ausführlicher Jütte: Geschichte, S. 189–191, Tischner: Werden, S. 171–204, Schmidt: Taschenatlas, S. 181–189, Neumann: Verhältnis. Zu den Versuchen, die Homöopathie und die Naturheilkunde im Rahmen der „Schulmedizin" zu praktizieren, die am Robert-Bosch-Krankenhaus in Stuttgart durchgeführt wurden, Faltin: Homöopathie, S. 116–119.

170 Schmidt: Taschenatlas, S. 185. Die Verdünnungen ab D23 beziehungsweise C12 und alle höheren Potenzen werden heute als „Hochpotenzen" bezeichnet. Dieser Begriff wurde von Gustav Wilhelm Groß (1794–1847) geprägt. Zu Zeiten Hahnemanns herrschte allerdings diesbezüglich noch eine gewisse Unklarheit, weswegen auch C30 noch nicht durchgängig zu den „Hochpotenzen" gezählt wurde. Jacobi: Hochpotenzstreit, S. 14 sowie S. 33–34.

sich durch die Gründung der *Zeitschrift für Klassische Homöopathie* im Jahr 1957.[171]

Friedrich von Bönninghausen war zweifelsohne durch die Tätigkeit seines Vaters auf die Homöopathie aufmerksam geworden und mit dieser Heilmethode aufgewachsen.[172] Die Tatsache, dass er nach seinem Jura- ein Medizinstudium anschloss, spricht für sein Interesse an der ärztlichen Tätigkeit. Ebenso unbestritten ist, dass er trotz seiner „allopathischen“ Ausbildung dem Vorbild seines Vaters folgte und Homöopath wurde. Insofern entspricht der Lebenslauf von Friedrich, wie auch der seines Bruders Carl, hinsichtlich der professionellen Ausbildung den Homöopathen, die in der zweiten Hälfte des 19. Jahrhunderts einen Generationenwechsel in dieser Lehre bedeuteten.

Welcher Richtung der Homöopathie Friedrich von Bönninghausen jedoch eher zuneigte, ist nicht direkt überliefert. Sicherlich hatte der junge Arzt im Laufe seines Studiums sämtliche Vorbehalte gegen die und Kritikpunkte an der Homöopathie zu hören bekommen. Im Gegensatz zu seinem Vater, der Laie war, hatte er auch die „schulmedizinischen“ Grundlagen erlernt, die sich zu diesem Zeitpunkt bereits stark von denjenigen unterschieden, die zu Beginn des 19. Jahrhunderts gegolten hatten.[173] Die Aufzeichnungen in den Journalen machen zudem deutlich, dass sich der Homöopath in seiner Praxis der verschiedenen diagnostischen Verfahren wie Pulsmessung und Perkussion bediente sowie manuelle Untersuchungen durchführte.[174] Deswegen ist deutlich festzuhalten, dass Friedrich von Bönninghausen in dieser Hinsicht „naturwissenschaftlich-kritisch“ vorgebildet war und die seither erfolgten Entwicklungen und medizinisch methodischen Standards in seiner Tätigkeit verwendete.[175]

---

171 Jütte: Geschichte, S. 184. Zur „Wiederentdeckung“ der „klassischen“ Homöopathie und deren Entwicklung unter anderen Dinges: Homöopathie 2007, Schweitzer: Homöopathie, Schmidt: Taschenatlas, S. 191, Faltin: Homöopathie, S. 321. Letzterer erwähnt ebenda, dass die Gründe für dieses Wiedererstarken bisher noch nicht eingehend untersucht wurden. Zu den unterschiedlichen „Schulen“ und „Strömungen“, die heute in der Homöopathie vertreten werden, bieten Schmitz: Strömungen und Schmidt: Taschenatlas, S. 86–95, einen knappen Überblick.

172 Er wäre somit als „habitual patient“ der Homöopathie zu sehen. Zu dem Begriff und zu der Einteilung der Patienten hinsichtlich ihres Nutzungsverhaltens und ihrer Treue zu einer Therapieform siehe Dinges: Introduction, S. 18–20.

173 Zu den Entwicklungen in der Medizin Eckart: Geschichte und Porter: Kunst sowie speziell zur Ausbildung junger Ärzte Huerkamp: Aufstieg, S. 87–110, beziehungsweise die Ausführungen in Kapitel 4. Zu den Lehrern, deren Unterricht Bönninghausen in Bonn und Berlin folgte, vergleiche Kapitel 2.

174 Beispielsweise IGM P 119 Fol. 361 oder P 121 Fol. 269. „Perkussion“ ausdrücklich in P 116 Fol. 326 und P 133 Fol. 162. Der Vermerk zu unregelmäßigen Herztönen oder Herzgeräuschen verweist darauf, dass Friedrich von Bönninghausen derartiges häufiger durchführte und den Brustraum genau abhorchte. Von „manuellen Untersuchungen“ ist in P 116 Fol. 60 die Rede. Zur Durchsetzung und Handhabung einzelner medizinischer Techniken Hess: Mensch, Stolberg: Harnschau, Lachmund: Körper.

175 Dies entspricht den Entwicklungen in der medizinischen Ausbildung der Zeit. Bönninghausen ist damit jener Übergangsphase in der deutschen Medizingeschichte zuzuordnen,

Die Notizen in den Deckeln seiner Journale weisen außerdem darauf hin, dass er sich über das Erscheinen bestimmter medizinischer Schriften auf dem Laufenden hielt. Ob Friedrich von Bönninghausen diese gekauft und gelesen hat, kann damit leider nicht direkt belegt werden. Aber man kann es mit einiger Sicherheit vermuten.[176] Auch vermerkte er sich manche Arzneimixturen gegen bestimmte Krankheiten, wie beispielsweise Tollwut, Krätze, Ausschlag oder Durchfall, ohne dass sich jedoch in den Krankenbüchern ein Hinweis auf deren Verwendung findet. Möglicherweise hatte der Homöopath die Mittel aus Interesse aufgeschrieben oder um zu wissen, womit Betroffene, die diese Beschwerden hatten, behandelt worden waren.[177] Zudem vermerkte er, dass man durch Aufspritzen von Äther Körperteile gefühllos machen könne, was eine schmerzfreie Operation ermögliche. Dabei führte Bönninghausen keine chirurgischen Eingriffe durch.[178]

Es ist bekannt, dass der Laie Clemens von Bönninghausen von Hahnemann sehr geschätzt und im Gegensatz zu anderen Anhängern der Heilmethode auch besonders ausgezeichnet wurde. Der Vater von Friedrich wurde daher auch als „Lieblingsschüler" Hahnemanns bezeichnet.[179] Die Überlegungen Hahnemanns zum psorischen Ursprung chronischer Krankheiten, übernahm der ältere Bönninghausen zunächst auch weitgehend kritiklos. In der weiteren Entwicklung aber sah Clemens von Bönninghausen durchaus die Möglichkeit, dass es mehr als die von Hahnemann genannten drei Miasmen geben könnte, die bisher noch nicht bekannt seien.[180] Die Notizen in dessen ersten Krankenjournalen weisen eindrücklich darauf hin, dass der Vater dezidiert nach einer solchen Erkrankung fragte und gegenwärtige Symptome auf

die durch die Schlagworte der „Hospitalmedizin" und der „Labormedizin" gekennzeichnet werden. Vergleiche Huerkamp: Aufstieg, S. 92.

176 IGM P 119 vorn links der Verweis auf „ ‚Die Behandlung Verunglückter etc.' herausgegeben von Geh. Reg. Mediz. Rathe Dr. Müller in Berlin, in amtl. Auftrage, im Verlage von Ad. Enslin 1865". Gemeint ist die Erstauflage der 1868 bereits zum zweiten Mal erschienenen Broschüre mit dem vollen Titel *Die Behandlung Verunglückter bis zur Ankunft des Arztes.* Sie wurde von Eduard Heinrich Müller (1809–1875) herausgegeben und enthielt Ratschläge zur Leistung Erster Hilfe und im Bereich der Notfall- sowie Unfallmedizin. Zu Müller Hirsch: Ärzte-Lexikon 4, S. 290–291.
177 IGM P 118 vorn gegen Tollwut, Krätze, Panaritien und Fallsucht, P 122 vorn gegen krebsartige Geschwüre, P 123 vorn gegen Inkontinenz, P 129 vorn gegen Blutsturz und Phosphorvergiftung, P 139 vorn gegen Ausschlag, Magenblutung und Durchfall. Außerdem der Hinweis auf ein „Hahnemann-Pflaster", das Ausschlag am Rücken hervorbringen sollte (P 118 vorn) sowie ein „von Schade'sches Mittel gegen die Fallsucht", das in den Bereich der Volksmedizin gehört (P 117 vorn). Gleiches trifft auf den Ratschlag zur Behandlung von Bienenstichen zu (P 123 vorn).
178 IGM P 119 vorn. Zu „chirurgischen" Leiden der Patienten Kapitel 7.3.
179 Entsprechend gewählt ist der Untertitel der Biographie Kottwitz: Leben. Zu den besonderen Auszeichnungen zählt das Zeugnis, das Hahnemann dem Freund ausstellte und das ebenda abgebildet ist. Über die enge Freundschaft gibt Stahl: Briefwechsel Auskunft.
180 Bönninghausen: Homöopathie, S. 21. Ausführlicher hierzu Klunker: Zukunft, S. 232–233.

diese Ursache zurückführte.[181] Zudem lässt sich in den Krankenjournalen Clemens von Bönninghausens leicht nachvollziehen, dass er zunächst C30 verwendete, bevor er 1844 erste Versuche mit weiteren „Hochpotenzen" durchführte.[182] Von deren Wirksamkeit überzeugt, bezeichnete er gegen Ende seiner Laufbahn C200 als seine gewohnte Potenz, von der er üblicherweise zwei Streukügelchen zu verschreiben pflege.[183] In vielen seiner Publikationen trat Clemens von Bönninghausen für die „Hochpotenzen" ein, versuchte, deren Wirksamkeit zu belegen und warb dafür, diese zu verwenden, obwohl er hierfür heftig kritisiert wurde.[184] Der Laie begründete 1848 den Verein homöopathischer Aerzte Westfalens und wurde erst 1858 Mitglied des Zentralvereins.[185] Mit seiner ausgleichenden Art versuchte er, zwischen den einzelnen Lagern der Homöopathen zu vermitteln. Dennoch wird man Clemens von Bönninghausen sicherlich als „echten" Anhänger Hahnemanns einstufen können. Insofern befand sich Friedrich von Bönninghausen von Beginn an in der unmittelbaren Umgebung eines, wie man es heute bezeichnen würde, „klassischen Hahnemannianers" und durchlief bei diesem seine homöopathische Ausbildung. Über eine Lehre bei anderen Homöopathen ist nichts bekannt, obwohl dies natürlich nicht völlig ausgeschlossen werden kann. In einem der Journale hatte er sich den „Merkvers" seines Vaters zur vollständigen Erfassung eines Symptoms „Quis, quid, ubi, qubius auxiliis, cur, quomodo, quando?" notiert.[186] Dass er sich auch darüber hinaus an den Notizen seines Vaters orientierte, belegen die Abschriften, die er in seinem Journal P 123 vorn eingefügt hatte. Es handelt sich um Aufzeichnungen, die Clemens von Bönninghausen in dem Journal P 73 zu „Cholerine, Cholera und Nervenfieber als Folge der Cholera" gemacht hatte. Es werden verschiedene Symptome und die darauf angezeigten Mittel genannt.[187] Auch in anderen Buchdeckeln finden sich Anmerkungen dazu, welche homöopathischen Mittel bei bestimmten Krankhei-

---

181 Baschin: Carl, S. 203 und S. 225. Besonders deutlich in den Anamnesen der eigenen Familienmitglieder in IGM P 151 und einer Behandlungsgeschichten in P 151 S. 89–94, Baschin: Carl, S. 323 sowie die eigenen Deutungen Bönninghausen: Homöopathie, S. 20–23.

182 Kottwitz: Leben, S. 86–87, Bönninghausen: Arzneigaben, S. 36. Dies belegt der Eintrag in IGM P 56 „Versuche mit der 200. Potenz angefangen am 17. Debr. 1844 p. 140."

183 Bönninghausen: Krankenjournal, S. 165.

184 Allein elf der von Klaus-Henning Gypser in Bönninghausen: Schriften zusammengetragenen Aufsätze beschäftigen sich mit den Hochpotenzen. Dies sind *Die Erfahrung und die Hochpotenzen* (1848), *Die Hochpotenzen* (1850), *On the use of high attenuations in homoeopathic practice* (1852), *Nervenfieber und Hochpotenzen* (1854), *On the highest potencies capable of producing an exacerbation of the symptoms* (1854), *Traumatische Beschwerden* (1854), *Die Vorzüge der Hochpotenzen* (1859), *Die Jenichenschen Hochpotenzen* (1860), *Expériences faites contre les hautes dynamisations* (1860), *Zur Würdigung der Hochpotenzen* (1860) sowie *Thierheilungen und Hochpotenzen* (1863). Zu den Kritikern Kottwitz: Leben, S. 88–89 und S. 96.

185 Ausführlicher hierzu Stahl: Geschichte, Kottwitz: Leben, S. 90–93 und S. 96.

186 IGM P 117 vorn. Hierzu Schmidt: Taschenatlas, S. 73, Genneper: Anamnese, S. 86–90.

187 Vergleiche die Journale IGM P 123 und P 73. Er hatte auch in P 127 weitere bei verschiedenen Symptomen der Cholera geeignete Mittel notiert. Vergleiche hierzu Kapitel 8.5.

ten und Symptomen, wie Keuchhusten, Diphtherie oder Cholera, angeraten seien, die zum Teil vom Vater übernommen waren.[188]

Friedrich folgte, was die Verschreibungspraxis anging, seinem Vater. Dies war den Kollegen gleichermaßen bekannt.[189] Bis auf vereinzelte Ausnahmen, notierte er durchweg die Verwendung der 200. C-Potenz. In dem Deckel eines seiner Journale hatte sich der Homöopath eine Anleitung zur Herstellung von derartigen Hochpotenzen notiert.[190] Dieser Punkt würde dafür sprechen, auch Friedrich von Bönninghausen in die „klassische" Richtung einzuordnen. Dass er offenbar nie dem Verein homöopathischer Aerzte Westfalens oder dem Zentralverein beigetreten ist, in denen in der zweiten Hälfte des 19. Jahrhunderts eher die „naturwissenschaftlich-kritischen" Homöopathen dominierten, würde ebenfalls in diese Richtung deuten. Zumal gerade die Verwendung von Hochpotenzen in diesen Organisationen kritisiert wurde.[191]

Die Notizen, die sich er stellenweise in die Deckel seiner Journale gemacht hatte, weisen darauf hin, dass er die *Allgemeine Homöopathische Zeitung* zumindest ab und zu gelesen hat.[192] Die in dem Nachruf hervorgehobene Mitteilung, dass sich der Homöopath „stets auf dem Laufenden mit den Fortschritten der Wissenschaft"[193] hielt, wird außerdem durch die verwendete Materia medica belegt. In einem der Artikel, die sich Friedrich von Bönninghausen vermerkt hatte, wurde auf die Wirksamkeit von „Glonoin u.(nd) Ap.(is) mellif. (ica) (…) gegen Meningit.(is)" verwiesen.[194] Beide Mittel sind nicht in Hahne-

---

188 Zum Beispiel IGM P 117 und P 118 vorn (gegen Keuchhusten „1. Ipec. 2. Veratr. 3. Dros., 4. Schwefel 200. a. 3–5 T." und gegen Diphtheritis), P 119 vorn (gegen Variola und Varizellen sowie „Praeservativ gegen Cholera"), P 121 vorn (gegen Epileptische Anfälle), P 126 vorn (verschiedene Krankheiten, beispielsweise gegen die „Basedow's Krankheit N. mur.") und P 127 vorn (gegen Cholera). Zur Diphtherie die Ausführungen zu den „Bräune-Pulvern" in Kapitel 8.5.

189 Dies berichtete Dr. Heyne bei den „Verhandlungen der Versammlung homöopathischer Aerzte Rheinlands und Westphalens zu Dortmund am 25. u. 26. Juli 1877", S. 116. Der gesamte Bericht der Versammlung ist abgedruckt in AHZ 95 (1877), S. 85–86, S. 115–116, S. 121–123, S. 131–132, S. 140–141, S. 148–150, S. 158–160 und S. 162–164. Auch Carl von Bönninghausen bediente sich der 200. Potenz. Baschin: Carl, S. 265.

190 IGM P 121 vorn: „Die Verdünnung u. Potenzirung der Pflanzensäfte geschieht: Zwei Tropfen der aa ///mit Strich darüber/// Weingeist u.(nd) Saft werden mit 99–100 Gtt. Weingeist durch 2 abwärts geführte Schläge des Arms zur 100 fachen Potenz verdünnt; hiervon 1 Gtt mit 100 Gtt Weing.(eist) zur 10000; u. s. w. in 30. Gläschen zur Decillionfache. –".

191 Hierzu die Ausführungen in Kapitel 2. Doch es wagten vereinzelt Ärzte, Krankengeschichten mitzuteilen, in denen sie mit Hochpotenzen behandelt hatten. Beispielsweise Haustein: Mittheilungen, S. 140 und S. 149 (Lycopodium in der 200., 2000. und 6000. Potenz) oder Lippe: Journalauszüge.

192 Siehe Fußnote 133 und die Verweise in den Deckeln der Journale IGM P 119 sowie P 156 hinten.

193 Schnütgen: Sanitätsrat AHZ, S. 352, derselbe: Sanitätsrat LPZ, S. 305.

194 Dies in anonym: Meningitis, S. 155. Der unbekannte Autor führte in dem Artikel eine heftige Fehde gegen die „Allopathiker" und hoffte, damit auch zu einer „Versöhnung in dem Gabenstreite" der Homöopathie beizutragen. Er selbst arbeitete ebenfalls mit der

manns *Gesamten Arzneimittellehre* geführt.[195] Apis wird zwar in der revidierten Fassung des *Therapeutischen Taschenbuchs* genannt, gehört aber zu den nachträglich aufgenommenen Wirkstoffen.[196] Glonoinum (Nitroglycerin) wurde erst 1847 entdeckt und hatte spätestens 1863 Eingang in die homöopathische Pharmakopöe gefunden. Gleiches galt für Apis.[197] Friedrich von Bönninghausen verwendete beide Medikamente bei einigen Patienten.[198] Auch hatte er in einem Deckel zur akuten Wirkung des Tabaks einige Symptome notiert. Dieses Mittel zählte bis in die 1860er Jahre hinein noch nicht zu den intensiv geprüften Wirkstoffen, obwohl es seit mehreren Jahrhunderten in der allgemeinen Materia medica enthalten war. Allerdings wurde Tabak von Bönninghausen bei niemandem im untersuchten Zeitraum genutzt.[199]

Bei Betrachtung der vorhandenen Hinweise kann man daher davon ausgehen, dass Friedrich von Bönninghausen eher in die Richtung der „klassischen" Homöopathen zu rücken ist. Die Tatsache, dass er außer seiner Dissertation keine weiteren Publikationen vorgelegt hat, weist darauf hin, dass er keinen wissenschaftlichen Ehrgeiz entwickelte und sich nicht aktiv an den medizinischen Diskursen und Fragen seiner Zeit beteiligte. Als „echter Hahnemannianer" befand er sich mit seinem Standpunkt und seiner Verschreibungspraxis ohnehin in der Minderheit. Gleichwohl scheint er als Rezipient zumindest an den wissenschaftlichen homöopathischen Diskussionen und Entwicklungen teilgenommen zu haben, indem er sich durch die einschlägige homöopathische Zeitschrift auf dem Laufenden hielt. Im Vergleich zu den ärztlichen Kollegen zu Beginn des 19. Jahrhunderts oder gar in der Frühen Neuzeit maß Bönninghausen somit einer wissenschaftlichen Tätigkeit offensichtlich keine

---

200. Potenz, wie ebenda, S. 177 oder S. 186, deutlich wird. Allerdings verabreichte er ebenso tiefere Potenzen. Ebenda, S. 161.

195 Hahnemann: Arzneimittellehre.

196 Clemens von Bönninghausen hatte nur diejenigen Mittel in das Werk aufgenommen, über deren Wirkung er sich im Klaren war und die bis zu diesem Zeitpunkt intensiv geprüft worden waren. In der revidierten Fassung wurden acht Mittel zusätzlich aufgenommen, die erst nach 1845 eingehend geprüft wurden. Siehe Heinrich: Betrachtungen sowie Kapitel 8.5.

197 Gruner: Pharmakopöe, S. 60 sowie S. 127–128. Beide Mittel waren vor allem in Amerika in den späten 1840er Jahren getestet worden und wurden mit den Prüfsymptomen in Hering: Arzneiprüfungen genannt, Apis S. 171–376 (seit 1848 näher geprüft), Glonoinum S. 21–143 (ab 1847 bis 1851 in Philadelphia geprüft). Eine Übersicht zur Literatur bietet Allen; Hughes: Encyclopedia 1, S. 400–422 für Apis, Encyclopedia 4, S. 425–456 für Glonoinum, Mezger: Arzneimittellehre 1, S. 182 und S. 682.

198 Glon.(oinum) erhielten IGM P 122 Fol. 216 und Fol. 390. Ap.(is) wurde bei 13 Betroffenen verschrieben.

199 IGM P 121 vorn im Deckel. Es heißt: „Akute Wirkung des Tabaks: Gesichtsbläße, kalter Schweiß, Zittern, Schwindel, kleiner, unregelmäßiger, langsamer Puls, erschwerte Respiration, Speichelfluß, Übelkeit, Erbrechen, Kolik, Ausleerung." Die Abkürzung „Tabac." oder auch nur „Tab." konnte nicht in der Datenbank gefunden werden. In der homöopathischen Pharmakopöe ist das Mittel ab 1863 geführt Gruner: Pharmakopöe, S. 206. Der Wirkstoff wird erwähnt bei Hartlaub; Trinks: Arzneimittellehre 3, S. 94–119, Allen; Hughes: Encyclopedia 9, S. 467–503 sowie Mezger: Arzneimittellehre 2, S. 1414.

Bedeutung bei.[200] Auch eine Stelle in amtlichen Diensten strebte er offenkundig nie an. Für viele seiner Vorgänger war dies aber ein sicheres Zubrot für den Lebensunterhalt, zumal in den meisten Fällen das Prestige einer solchen Position eine einträgliche Privatpraxis versprach.[201] Demgegenüber ist Friedrich von Bönninghausen als Vertreter einer Ärzteschaft zu sehen, der sein Einkommen wohl durch seine Privatpraxis oder auf anderem Wege finanzieren konnte. Dabei hob er sich natürlich von seinen „Kollegen" durch seine homöopathische Therapie ab und nahm so eine gewisse Außenseiterrolle im „medizinischen Markt" Münsters ein. Aus Sicht der zahlreichen Patienten, die ihn konsultierten, bot er ihnen aber eine „alternative" Behandlung, die diese auch nachfragten.

3.2 Die homöopathische Anamnese als Grundlage der Krankenjournale

Samuel Hahnemann selbst bezeichnete die Homöopathie als eine „Wissenschaft der Erfahrung". In Abgrenzung gegen die praktizierte Medizin seiner Zeit, wollte er sich nicht auf Spekulationen über die Vorgänge im Körperinneren bei seiner Therapie stützen, sondern diese allein auf den „vorhandenen Zeichen (…), wie sie sich in ihrem ganzen Umfange, ihrer individuellen Stärke, Verbindung und Succession, dem ächten Beobachter darbieten", aufbauen. Dabei bilden „die beständigsten, die auffallendsten, die dem Kranken beschwerlichsten Symptome (…) die Hauptzeichen." „Die singulärsten, ungewöhnlichsten Zeichen geben das Charakteristische, das Unterscheidende, das Individuelle an."[202]

Prinzipiell setzt die grundlegende homöopathische Regel „Similia similibus curentur" für die Therapie voraus, dass die Behandlung mit demjenigen Mittel erfolgt, das bei der Arzneiprüfung am gesunden Menschen die ähnlichsten Symptome hervorgerufen hat, über die der Patient im Krankheitsfall klagt. Um diese „Ähnlichkeit" herauszufinden, bedarf es der Erhebung eines individuellen Krankheitsbildes mittels einer ausführlichen Anamnese. „Krankheit" ist im Sinne der Homöopathie eine Störung, die den ganzen Menschen erfasst.[203] Gemäß einer Aussage Clemens von Bönninghausens ist „unter Krankheit überhaupt durchaus jede Abweichung von dem Normalzustande

---

200 Schilling; Schlegelmilch; Splinter: Stadtarzt, Jankrift; Schilling: Practice. Für Bönninghausen auch Kapitel 4.

201 So Huerkamp: Aufstieg, S. 168–172, Schwanitz: Krankheit, S. 120, Frevert: Krankheit, S. 107. Näher hierzu Jankrift; Schilling: Practice.

202 Hahnemann: Heilkunde, S. 15–26.

203 Insofern versteht sich die Homöopathie als eine „ganzheitliche" Therapie, in der jeder Patient als Individuum zu sehen ist. Zur Entwicklung des Begriffes „ganzheitlich" Jütte: Geschichte, S. 55–65. Daher beschränkt sich die Homöopathie bei ihren Behandlungen nicht auf einzelne lokale Symptome, sondern versteht den Organismus als unteilbare Gesamtheit, der bei der Behandlung als Einheit reagiert. Siehe Schmidt: Taschenatlas, S. 120, Jütte: Homöopathie, S. 3.

der Natur [zu] verstehen, und es ist keineswegs dabei erforderlich, dass dieselbe ein Organ in seinen Verrichtungen störe".[204] Einzig die Krankheitszei-
chen und Symptome sind nach außen hin erkennbar. Deswegen steht nicht die
Krankheit im Mittelpunkt des Interesses, sondern der gesamte Mensch mit
seinem Krankheitserleben. Daher muss sich der behandelnde Homöopath zu
Beginn der Therapie ein Gesamtbild vom Befinden des Patienten machen.
Dieses umfasst zum einen eine genaue Beschreibung der Symptome mit der
entsprechenden Lokalisierung von Kopf bis Fuß, zum anderen detaillierte
Auskünfte zu den Funktionen der inneren Organe und der Körperabsonde-
rungen und im Falle von Schmerzen eine genaue Beschreibung der Schmerz-
art.[205] Für das Gespräch zwischen Arzt und Krankem gab Hahnemann in seinem *Organon* genaue Anweisungen.[206] Mit diesen Ratschlägen war er nicht
allein. Vielmehr gab es hierfür eine Reihe von Empfehlungen, die Hahnemann zum Teil nur noch aufgreifen musste. Letztendlich waren zu Beginn des
19. Jahrhunderts Ärzte gleich welcher Schule nahezu ausschließlich auf die
Aussagen der Kranken angewiesen. Andere diagnostische Verfahren setzten
sich, wie die Perkussion und das Stethoskop, erst im Laufe der Zeit durch oder
wurden erst im letzten Drittel des 19. Jahrhunderts entwickelt.[207] Dennoch unterschied die zentrale Rolle, welche das Arzt-Patienten-Gespräch in der Homöopathie einnahm, diese Heilmethode von Beginn an von derjenigen, welche dieses bei „allopathischen" Ärzten spielte.[208]
   Vom Therapeuten erwartete Hahnemann bei der „individualisirenden
Untersuchung eines Krankheits-Falles" „Unbefangenheit und gesunde Sinne,
Aufmerksamkeit in Beobachten und Treue im Aufzeichnen des Bildes der
Krankheit".[209] Demnach solle der Homöopath zunächst der Klage des Kranken, wie seiner Angehörigen, über die Beschwerden zuhören, um „alles genau
mit den nämlichen Ausdrücken" zu notieren, „deren der Kranke und die Angehörige sich bedienen".[210] Hierbei solle der Arzt möglichst nicht unterbrechen. Hahnemann empfahl, die einzelnen Symptome untereinander zu schreiben, um nach dem Vortrag weitere Angaben machen zu können, die der Heiler durch Nachfragen zu einzelnen Symptomen erfuhr.[211] Hier warnte er ein-

---

204 Bönninghausen: Homöopathie, S. 17.
205 Hierzu beispielsweise die Hinweise, die Bönninghausen: Diät sowie derselbe: Anleitung,
   gab. Ähnliche Leitfaden sind von anderen Homöopathen bekannt oder wurden in Laien-
   ratgebern publiziert. Baschin: Selbstmedikation, S. 97.
206 Folgendes soweit nicht anders vermerkt nach Hahnemann: Organon 6 §§ 83–104.
   Hahnemann hat die Grundzüge für den „Entwurf des Bildes der Krankheit" bereits beschrieben in Hahnemann: Heilkunde, S. 25–33.
207 Ausführlicher mit weiteren Literaturangaben Dinges; Holzapfel: Fall, S. 149–150, Hess:
   Hahnemann und derselbe: Medizin. Allgemeiner Hess: Mensch, derselbe: Normierung,
   Lachmund: Körper. Für die Verwendung derartiger Techniken in Arztpraxen Kinzelbach; Neuner; Nolte: Medicine, Lachmund: Scrutiny.
208 Jütte: Homöopathie 2010 und Gillis: History.
209 Hahnemann: Organon 6 § 83.
210 Hahnemann: Organon 6 § 84. Dies betonte auch Hering: Schriften 1, S. 228–229. Dieser
   Vorgabe folgte aber beispielsweise auch der Bieler Arzt Bloesch. Gafner: Aspects.
211 Hahnemann: Organon 6 §§ 85–86.

drücklich vor Suggestivfragen oder Fragen, auf die der Patient nur mit ja oder nein antworten müsse.[212] Erst wenn der Patient von sich aus Nichts weiter berichte, könne und solle der Arzt nach den Dingen fragen, die der Kranke noch nicht angesprochen habe, die aber für die Arzneimittelwahl wichtig sein können.[213] Insbesondere sei es wichtig, die Symptome vor einer bereits erfolgten Medikamenteneinnahme zu erfragen. Denn gebrauchte Mittel könnten die ursprünglichen Krankheitsmerkmale verfälscht haben.[214] Ebenso ist die Ursache der Erkrankung in Erfahrung zu bringen.[215]

Im Falle chronischer Krankheiten erfordert eine Anamnese genauere Informationen zu den Lebensumständen. Der Therapeut wird dann besonders gefordert, ein vollständiges Bild des eigentlichen Leidens zu erhalten, während bei akuten Krankheiten die Veränderungen meist besser vom Kranken und den Angehörigen beschrieben und erinnert werden können.[216] Sobald man die Aufzeichnung des Krankheitsbildes abgeschlossen hat, ist nach Hahnemann „auch die schwerste Arbeit geschehen".[217] Man kann nun das treffende homöopathische Arzneimittel wählen. Im weiteren Verlauf der Behandlung werden das geänderte Befinden und gegebenenfalls neue Krankheitsbefunde aufgezeichnet.

Bei diesen Anforderungen ist es verständlich, dass homöopathisch praktizierende Heiler im Gegensatz zu den Ärzten „alter Schule" schnell damit begannen, die Behandlung ihrer Patienten schriftlich festzuhalten.[218] Denn auch mit einem ausgesprochen guten Gedächtnis wäre es unmöglich, alle Details zu den unterschiedlichen Patienten genau in Erinnerung zu behalten.[219] Hahnemann selbst äußerte sich im *Organon* sehr abfällig über die Anamnesegewohnheiten der „allöopathischen Ärzte" seiner Zeit. Diese würden sich weder genau nach den Umständen des Kranken erkundigen, diese bei den Schilderungen unterbrechen und noch weniger etwas von dem Gehörten notieren.[220] Prinzipiell bedeutet dies jedoch nicht, dass die Ärzte nicht ebenfalls zahlreiche Fragen an ihre Patienten richteten, geschweige denn keine Journale oder vergleichbare schriftliche Aufzeichnungen anfertigten.[221] Allerdings waren sie häufig nicht ganz so ausführlich und dienten nicht immer nur dem Zweck, die Symptome genau zu dokumentieren. Oft sind auch nur Unterlagen erhalten geblieben, die als Grundlage für die Abrechnungen oder als Absicherung gegen Schadensersatzforderungen genutzt wurden.[222]

212 Hahnemann: Organon 6 § 87.
213 Hahnemann: Organon 6 § 89.
214 Hahnemann: Organon 6 § 91.
215 Hahnemann: Organon 6 § 93.
216 Hahnemann: Organon 6 §§ 94–99.
217 Hahnemann: Organon 6 § 104.
218 Hahnemann selbst führte seit spätestens 1800 Journale. Jütte: Hahnemann, S. 74.
219 Bönninghausen: Krankenjournal, S. 114.
220 Hahnemann: Organon 6 § 104.
221 Dinges: Wahrnehmen.
222 Vergleiche hierzu die vorhandenen Krankenjournale und Dokumentationen aus Arztpraxen, die im Forschungsverbund „Ärztliche Praxis 17.–19. Jahrhundert" ausgewertet wur-

Samuel Hahnemann führte seine Notizen hauptsächlich in einer „Kalenderform", was bedeutet, dass im Laufe eines Tages notiert wurde, welche Patienten kamen, was ihre aktuellen Beschwerden waren und was Hahnemann ihnen verschrieb.[223] Dies hat zur Folge, dass die individuellen Krankheitsverläufe nur schwer zu isolieren sind und im Rahmen von Auswertungen einzeln rekonstruiert werden müssen.[224] Die Auswertung einiger seiner Journale ergab, dass er sich bei den Erstanamnesen weitgehend an seinen eigenen Vorgaben orientierte, wobei er jedoch nicht immer jedes Detail festhielt.[225] Darüber hinaus flossen die von Hahnemann gemachten Beobachtungen und Erkenntnisse aus seiner Praxis in die Weiterentwicklung der homöopathischen Lehre, der Materia medica und in seine Veröffentlichungen ein.[226]

Andere Ärzte hatten ein „gemischtes" System, in dem sie jahresweise die Angaben zu einzelnen Patienten sammelten. In solchen Fällen kann man zwar die Besuche eines Kranken innerhalb des Jahres verhältnismäßig problemlos verfolgen, doch wenn der Betroffene auch in weiteren Jahren beim Arzt erschien, muss dieser Anschluss gefunden werden.[227]

den, vor allem Hess; Schlegelmilch: Cornucopia, Dinges: Arztpraxen, Dinges; Holzapfel: Fall, S. 150, Gillis: History, Lachmund: Scrutiny, S. 783, Lindemann: Health, S. 300–301 mit weiterer Literatur. Heutzutage sind Ärzte zur Dokumentation der erhobenen Befunde verpflichtet. Anschütz: Anamneseerhebung. Hier ist nicht die Rede von den meist sehr umfangreichen Akten, die in Krankenhäusern oder ähnlichen Institutionen angefertigt wurden und die schon länger in den Fokus der Forschung gerückt sind. Hierzu beispielsweise Larsen: Case Histories oder Risse; Warner: Activities.

223 Siehe die bereits erschienen Transkriptionen einiger Journale Hahnemanns. Erst in der Pariser Zeit waren die Behandlungsnotizen Hahnemanns nach Patienten gegliedert. Jütte: Patientenschaft, S. 29, Dinges: Falldokumentation, S. 1358–1359. Zu den französischen Journalen Hahnemann: Krankenjournal DF2 und derselbe: Krankenjournal DF5. Auch der Bochumer Arzt Kortum führte sein Buch 1805 in Tagebuchform. Balster: Wissenschaft, S. 84.

224 Vor diesem Problem stehen alle Arbeiten, die sich mit einem in Tagebuchform verfassten Patientenjournal beschäftigen. Deutlich weist Hörsten: D2–D4 Kommentar, S. 27–30 im Fall Hahnemanns darauf hin, für die Praxis des Tiroler Landarztes Ottenthal Roilo: Historiae, Taddei: Ottenthal, S. 87, für den Bochumer Arzt Kortum Balster: Wissenschaft. Allgemein Hess; Schlegelmilch: Cornucopia.

225 Jütte: Case Taking, S. 41–42, Varady: Pharmakotherapie, S. 151–182, Bußmann: D6 Kommentar, S. 43–45, Mortsch: D22 Kommentar, S. 102–121, Fischbach-Sabel: D34 Kommentar, S. 37–44.

226 Dies betraf solche Symptome, die er in den Krankenjournalen mit dem Kürzel „NB" kennzeichnete. Hierzu Varady: Pharmakotherapie, S. 283–292, Bußmann: D6 Kommentar, S. 68–78, Schuricht: D16 Kommentar, S. 160–169, Fischbach-Sabel: D34 Kommentar, S. 128–135, Papsch: D38 Kommentar, S. 114–134, Hickmann: Leiden, S. 418–419 und S. 440–441. Auch Hering: Schriften 1, S. 242, verwies deutlich auf die Möglichkeit, die angefertigten Aufschriebe als Grundlage für Publikationen zu nutzen. Zu den Publikationen Hahnemanns und seiner Praxis Seiler: Entwicklung.

227 Dies traf beispielsweise auf den Arzt Ottenthal zu. Roilo: Historiae, S. 59–60. Auch das Manuskript aus der frühen Praxiszeit des Arztes Hallers enthält sowohl chronologische als auch patientenbezogene Aufzeichnungsformen. Boschung: Patient Records, S. 7, Steinke: Arzt. Der dänische Arzt Hahn hatte ein nach Diagnosen und chronologisch sor-

Der deutsch-amerikanische Homöopath Constantine Hering (1800–1880) empfahl sogar eine doppelte Buchführung.[228] Die Behandlung eines Kranken sollte dabei sowohl unter dem Namen des Betroffenen als auch unter der verschriebenen homöopathischen Arznei verzeichnet werden. Er zog außerdem den gebundenen Journalen lose Blätter vor, die er anschließend je Patient zusammenordnete. Zwar hielt er neben den geschilderten Symptomen auch Angaben zum Wetter und dem Stand des Mondes fest, doch außer dem Namen des Kranken, waren weitere Informationen zur Person des Patienten für ihn unwichtig.[229] Der vielbeschäftigte, aber auch innerhalb der Homöopathie nicht unumstrittene Laienheiler Arthur Lutze (1813–1870) führte nach eigenen Angaben eine sehr ausführliche Dokumentation, in der er nicht nur die sozialen Angaben zu seinen Patienten festhielt, sondern sich detailliert das Krankheitsbild, die Medikation und die Ergebnisse notierte.[230] In diesen Anforderungen ähneln die Aufzeichnungen Lutzes denjenigen von Friedrich von Bönninghausen. Als aber die Anzahl der zu betreuenden Kranken anwuchs, richtete Lutze „ein sogenanntes fliegendes Journal" ein. Hierbei gab er den einzelnen Patienten vorgedruckte Zettel mit. Auf deren Vorderseite vermerkte er den Namen, Stand, das ist der Beruf, und Wohnort des Patienten. Ferner gab er darauf Anweisungen zur Einnahme des verschriebenen Mittels und der einzuhaltenden Diät. Auf der Rückseite „beginnt das Krankheitsbild mit dem Alter des Kranken, dann die Dauer des Uebels, das Uebel im Allgemeinen, und endlich bis in's Speziellste gehend". Lutze notierte auf dieser Basis das in Frage kommende Mittel. Die Zettel sollten von den Betroffenen zu jeder Konsultation mitgebracht oder mitgeschickt werden.[231] War das Papier voll, wurde ein weiteres angeklebt. Auf diese Weise hatte jeder Kranke die eigene „Akte" bis zur Hei-

      tiertes Aufzeichnungssystem, das gleichwohl viele Details zu den Patienten enthält. Wulff;
      Jungersen: Physician, S. 324.
228 Ausführlich die Ausführungen dazu Hering: Schriften 1, S. 237–242.
229 Jütte: Case Taking, S. 43–44.
230 Jütte: Case Taking, S. 45. Diese umfassten „1) die laufende Nummer des Journals, 2) das
      Datum, 3) Namen, Stand, Wohnort und Alter, 4) Krankheitsbild, 5) Arzneimittel, Potenz
      und Verordnung, 6) Erfolg, 7) besondere Bemerkungen." Lutze: Lehrbuch, S. LXI. Folgende Zitate ebenda. Die eigentlichen Aufschriebe sind nicht überliefert.
231 Lutze: Lehrbuch, S. LXII, zeigt einen solchen Zettel, die Beschreibung mit Beispiel,
      ebenda, S. LXI–LXIII. Derartige Anweisungen von Lutze bewahrte auch Clemens von
      Bönninghausen in seinen Journalen auf. IGM P 95 hinten (aus Köthen von 1856 betreffs
      der Behandlung per Post und mit Anweisungen zur Einnahme von Medikamenten), P 96
      vorn (betreffs Anweisungen zur Einnahme von Medikamenten), P 96 hinten (Anweisungen zur Diät und Anweisungen zur Einnahme von Medikamenten ohne Jahr, dies ist ein
      ausgefülltes Exemplar des im Lehrbuch dargestellten Zettels). Die homöopathischen
      Ärzte Weihe und Gauwerky hatten ähnliche Zettel, die genau dieselbe Funktion erfüllten.
      Der Vordruck Gauwerkys entspricht in der Gestaltung fast demjenigen Lutzes. Allerdings
      scheint er, anders wie Lutze, auch selbst noch ein Journal geführt zu haben, in dem er die
      Notizen vermerkte. Die Zettel sind überliefert in P 53 vorn (Anweisung zur Einnahme
      der Medikamente und zur Diät von Dr. Weihe in Herford ohne Jahr), P 221/4 (Anweisungen zur Diät und Gebrauch der Medikamente und ein Journalzettel von „Friedr. Gauwerky in Soest" ohne Jahr). Gauwerky nutzte seine Aufzeichnungen ebenfalls, um einzelne Fälle zu publizieren. Gauwerky: Mittheilungen.

lung in den Händen und Lutze setzte darauf, dass diese „gut aufbewahrt" wurde, da jeder „weiss, von welcher Wichtigkeit ein solches Papier ist".[232]

Clemens von Bönninghausen entwickelte, nach anfänglicher Verwendung desselben „Kalenderschemas" wie Samuel Hahnemann, ein ausgesprochen effizientes System, für das er kurz vor seinem Tode in der *Allgemeinen Homöopathischen Zeitung* warb.[233] Dieses unterscheidet sich von den Aufzeichnungen des „Meisters", wie auch der anderen hier vorgestellten „Schüler", dadurch, dass in einem vorgedruckten Buch jedem Patienten eine Seite und gegebenenfalls nachfolgende Rückseiten zugewiesen wurden, wodurch man den Behandlungsverlauf einer Person auf einen Blick übersehen kann, auch wenn dieser sich über Jahre hinweg fortsetzte oder der Betroffene nur in einzelnen Jahren zu dem Homöopathen kam. Das Auffinden eines Kranken, der gegebenenfalls schon einmal da gewesen war, wurde durch Register ermöglicht, in die jeder Name bei der Erstkonsultation mit der jeweiligen Journal- und Seitennummer aufgenommen wurde.[234]

Die Journale selbst umfassen zwischen 125 und 480 Blätter, auf denen Band und Seite vermerkt sind.[235] Zunächst werden in der oberen Seitenhälfte, wie in dem Bild einer Seite deutlich wird, Name und Beruf, außerdem Wohnort und Alter genannt. Mit Hilfe dieser Daten können die sozialstrukturellen Merkmale der Patienten festgestellt werden. Es folgt die Beschreibung des Krankheitsbildes, das bei der Erstanamnese erhoben wurde. Diese enthält keine Diagnose im heutigen Sinn, wie in den vorangegangenen Erläuterungen deutlich wurde. Denn der Patient ist dazu aufgefordert, seine Beschwerden genau wiederzugeben und für den behandelnden Homöopathen gilt, diese möglichst wortgetreu zu notieren.[236] Durch diese Vorgaben und die so ge-

---

232 Lutze: Lehrbuch, S. LXIV.
233 Bei den in „Kalenderform" geführten Journalen handelt es sich um IGM P 154 und P 155. Diese verwendete er bis zur Umstellung auf das erste vorgedruckte Journale P 1 ab 21. April 1835. Die Vordrucke sind ab P 33 differenzierter und entsprechen dann der in Bönninghausen: Krankenjournal beworbenen Form. Die Originaljournale sind im IGM überliefert. Ab P 116 Fol. 19 hat Friedrich von Bönninghausen die Erstanamnesen geführt. Der belgische Homöopath van den Berghe hatte dasselbe System. Baal: Homoeopathy, S. 243. Auch verschiedene Homöopathen im 20. Jahrhundert behielten die Ausführlichkeit der Anamnesedokumentation bei. Hierzu mit Beispielen Dinges: Falldokumentation, S. 1360–1362.
234 Dies ist IGM P 150. Falls nur ein Name enthalten ist, erschien der Patient nur in der Zeit vor 1835, als Clemens von Bönninghausen die Notizen in Kalenderform notierte. Für die Bücher P 154 und P 155 gibt es gesonderte Register.
235 Clemens von Bönninghausen führte die Bücher P 1 bis P 116, die zwischen 135 und 480 Folioseiten umfassten. Friedrich von Bönninghausen führte die Eintragungen nach dem Tod seines Vaters nahtlos fort. Seine Journale sind P 116 bis P 149, die zwischen 125 und 479 Seiten umfassen.
236 Die Anforderungen Hahnemanns an die Anamnese sind formuliert in Hahnemann: Organon 6 §§ 83–104. In diesem Sinn Bönninghausen: Diät, S. 22. Zur Aktualität der Anamnesefrage und Falldokumentation in der Homöopathie Jütte: Case Taking, Winter: Handbuch, Gypser: Gedanken, Keller: Aufzeichnung, Kaplan: Fallaufnahme, Genneper: Anamnese, Kaplan: Kunst, Gawlik: Anamnese, Kessler: Praktiker.

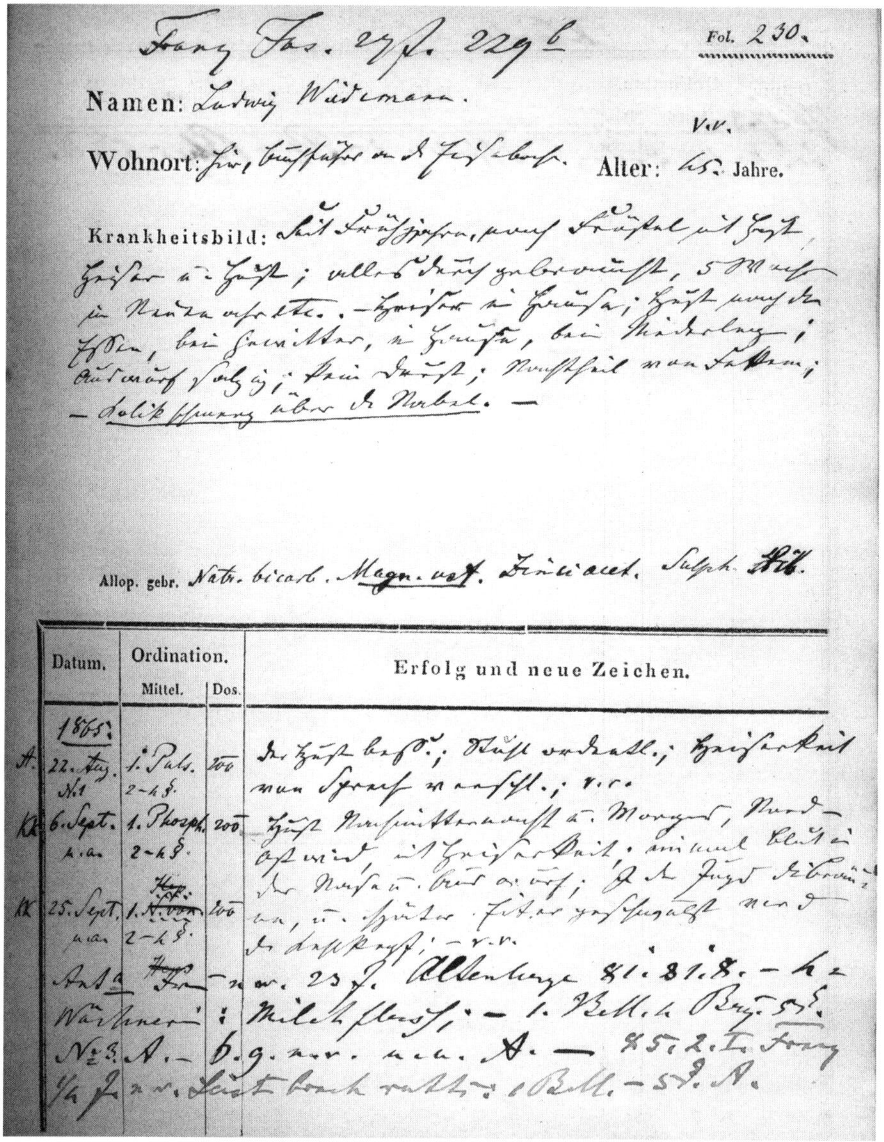
Fol. 230.

Namen: Ludwig Wiedemann.

Wohnort: Alter: 45. Jahre.

Krankheitsbild:

Allop. gebr.

Datum.	Ordination. Mittel.	Dos.	Erfolg und neue Zeichen.
1865.			
22. Aug.	1. Puls.	200	
6. Sept.	1. Phosph.	200	
25. Sept.		200	

Abb. 5: Seite eines Krankenjournals
(Quelle: IGM P 118 Fol. 230)

machten Aufzeichnungen ist es möglich, einen Einblick in die „individuelle“ Krankheitserfahrung und die Beschreibung der jeweiligen patienteneigenen Symptome zu bekommen.[237] Bönninghausen notierte ferner, ob er den Pati-

237 Die Begriffe „Patientenwelt“ und „Krankheitserfahrung“ wurden von Jens Lachmund, Gunnar Stollberg und Michael Stolberg für die medizinhistorische Forschung eingeführt.

enten persönlich gesehen hatte oder nicht, und berücksichtigte, ob dieser sich vorher einer „allopathischen Behandlung" unterzogen hatte.[238]

Die untere Seitenhälfte ist, wie man in Abbildung 5 erkennen kann, in drei Spalten gegliedert. Bönninghausen notierte hier die Konsultationsdaten und die Ordination differenziert in Mittel und Dosis. Unter Dosis verstand er die Potenz und vermerkte dabei die Anzahl der verordneten Streukügelchen.[239] Unter der Überschrift „Erfolg und neue Zeichen" beschrieb er zuletzt, welchen Verlauf die angewandte Therapie nahm und welche Veränderungen sich durch die eingenommenen Medikamente ergaben. Bei „langwierigen Curen" setzte er die Angaben auf der Rückseite fort und wenn diese nicht ausreichte „auf einer der benachbarten leeren Rückseiten".[240]

Clemens von Bönninghausen betrachtete das Führen eines Krankenjournals als unentbehrlich „für jeden wahren homöopathischen Arzt". Denn „aus dem nothwendigen Individualisiren aller charakteristischen Zeichen jedes einzelnen Krankheitsfalles" ergebe sich eine ungeheure Informationsfülle, „welche in ihrem Gesammtbilde auch das treueste Gedächtnis in den wesentlichen Zügen aufzubewahren ausser Stande" sei. Neben dieser Funktion als Gedächtnisstütze, hob Bönninghausen hervor, dass „eine genaue Buchführung" ebenso „zur eigenen Belehrung", wie auch zur „Beruhigung des ärztlichen Gewissens" im Sinn einer Verantwortlichkeit gegenüber dem Patienten dienen könne.[241] Denn die schriftlich festgehaltenen Symptome können nachgeschlagen werden, was bei wiederholten Behandlungen ein und derselben Person wichtige Informationen liefert, ohne dass man auch hier einen Verlust durch Gedächtnislücken fürchten müsste.[242] Zudem kann der Arzt selbst nachvollziehen, wann er welches Medikament in welcher Dosis verschrieben hat und insofern überprüfen, ob seine Mittelwahl angemessen war oder nicht. Bönninghausen verfasste seine Journale daher nicht mit der Absicht, diese zu veröffentlichen, sondern führte sie für seine privaten Zwecke und die Verwaltung seiner Praxis.[243] Dennoch flossen die gewonnenen Erkenntnisse und verschiedene no-

Lachmund; Stollberg: Patientenwelten, S. 9, Stolberg: Homo, S. 9, derselbe: Krankheitserfahrung. Dass ärztliche Krankheitsgeschichten zu den Geschichten der einzelnen Patienten werden können, zeigen Baal: Search, S. 7, Labisch: Homo, S. 109, Jütte: Kasus.

238 Im Fall einer Konsultation, bei der der Patient nicht anwesend war, notierte er, wie sein Vater, „n. v." für „non vidi". Bönninghausen: Krankenjournal, S. 165. Die Bemerkungen zu einer vorangegangenen „allopathischen" Kur sind nach dem Stichwort „Allop. gebr." zu finden. Die ausführlichere Besprechung einer Krankengeschichte Bönninghausens in Baschin: Practice.

239 Bönninghausen: Krankenjournal, S. 165.

240 Bönninghausen: Krankenjournal, S. 165.

241 Bönninghausen: Krankenjournal, S. 114. Ähnlich Vieler: Arztpraxis, S. 21 oder die Begründungen James Kents (1849–1916), hier nach Jütte: Case Taking, S. 45 mit weiterer Literatur. Auch Constantine Hering verwies ausdrücklich darauf, dass die exakte Buchhaltung im Streitfall einer genauen Beweisführung dienlich sei. Hering: Schriften 1, S. 239–240. Ähnlich sah dies der Bieler Arzt Bloesch. Gafner: Aspects.

242 Bönninghausen: Krankenjournal, S. 164.

243 Jütte: Case Taking, S. 43. Gleiches gilt für Hahnemann: Krankenjournal DF2 oder Bußmann: D6 Kommentar, S. 1.

tierte Krankengeschichten in die Publikationen Clemens von Bönninghausens ein.[244]

Von Friedrich von Bönninghausen ist eine derartige Stellungnahme über den Sinn und Zweck seiner Journalführung nicht bekannt. Doch ist davon auszugehen, dass er die Argumente seines Vaters nachvollziehen konnte. Letztendlich führte er die Dokumentation weiter und übernahm das vom Vater vorgegebene Schema. Auch er dachte nicht daran, die Notizen zu veröffentlichen. Da er keinerlei Publikationen vorgelegt hat, wurden die Aufzeichnungen auch mit Sicherheit nicht hierfür verwendet. Insofern schulden die vorliegenden Journale ihr Entstehen den formulierten Anforderungen an eine homöopathische Anamnese. Sie dienten als Gedächtnisstütze für die ausgeübte Praxis und waren für den eigenen Gebrauch bestimmt. Dies fällt bei Bönninghausen besonders in den Spätjahren der Praxis auf. Die Eintragungen werden im Laufe der Zeit immer knapper, indem häufig nur noch Stichworte in abgekürzten Formen niedergeschrieben wurden. Gerade zwischen 1886 und 1889 ist häufig das vorgegebene Schema nicht mehr beachtet worden und im Verlauf einer Behandlung findet man meist nur noch die Daten und die Medikation. Diese Faktoren tragen dazu bei, dass insbesondere das Nachvollziehen der Mittelwahl für heutige Leser wesentlich erschwert oder unmöglich ist.[245] Auch schließt die im Laufe der Zeit nachlässiger werdende Journalführung nicht aus, dass als „unwichtig" empfundene oder brieflich durchgeführte Konsultationen nicht zuverlässig aufgezeichnet wurden, was dazu führt, dass die Auswertungen der stattgefundenen Patientenbegegnungen als Untergrenzen aufzufassen sind.[246] Nichtsdestotrotz bieten die Krankenjournale den einzigen Zugang zum Praxisalltag des Homöopathen und bilden diese für den dokumentierten Zeitraum ab.

---

244 Hierzu ausführlicher Baschin: Homöopathen, S. 382–391.

245 Dies ist auch bei den Aufschrieben Hahnemanns der Fall. Fischbach-Sabel: D34 Kommentar, S. 98.

246 Insbesondere in den späten Jahren der Dokumentation notierte Friedrich von Bönninghausen selbst nicht immer zuverlässig das Datum. Bei einigen Patienten ist vermerkt, sie seien schon einmal bei ihm gewesen, ohne dass sich dies in den Krankenjournalen verifizieren lies. Hierzu Kapitel 8.1.

4 Der Arzt und das medizinische Umfeld[247]

Als Friedrich von Bönninghausen 1862 in Münster approbiert wurde, trat er in einen stark besetzten „medizinischen Markt" ein. Er war zu diesem Zeitpunkt einer von insgesamt 34 Ärzten in der Stadt Münster.[248] Damit kamen auf einen Arzt in diesem Jahr 680 Einwohner. Eine Quote, die zeigt, dass die Bevölkerung Münsters quantitativ sehr gut ärztlich versorgt war.[249] Bönninghausen hatte zweifelsohne den Vorteil, dass er durch seinen Vater auf eine bereits bestehende Praxis aufbauen beziehungsweise dort Fuß fassen konnte.[250] Als er daher nach dem Tod seines Vaters die Praxis weiterführte, verfügte er bereits über einen gewissen Patientenstamm und hatte sich praktische Erfahrung aneignen können.[251] Doch die Konkurrenz mit anderen „Kollegen" war groß. Die Spezialisierung Bönninghausens auf die Homöopathie bot ihm einerseits eine Nische andererseits bedeutete sie eine gewisse Einschränkung, da die Heilmethode eine zumindest interessierte oder teilweise überzeugte Klientel voraussetzte. In Münster selbst praktizierte zu diesem Zeitpunkt kein anderer Homöopath, so dass er vorerst eine Monopolstellung innehatte.[252]

Prinzipiell standen den Bürgern in Münster und der Provinz Westfalen für die Behandlung der herrschenden mannigfaltigen Krankheiten verschiedene Möglichkeiten offen. Nachdem man bei sich selbst erste Gefühle des Unwohlseins festgestellt hatte, dürften zunächst fast alle „Kranken" auf die medizinische Selbstversorgung zurückgegriffen oder sich im Umfeld von Familie und Bekannten Rat geholt haben.[253] Auch wurden häufig nicht zugelassene Laienheiler, sogenannte „Quacksalber" oder „Kurpfuscher", herangezogen.[254]

---

247 Teilergebnisse dieses Kapitels wurden in dem Artikel Baschin: Warum zusammengefasst.

248 Zur Ärztedichte in Münster bis 1864 ausführlicher Baschin: Homöopathen, S. 403 sowie StdAM Medizinalangelegenheiten Fach 202 Nr. 2. Davon waren fünf lediglich als Wundärzte 1. Klasse zugelassen. Damals hatte Münster 23.124 Einwohner. Teuteberg: Materialien, S. 23–24. Eine Übersicht bietet Tabelle 1 im Anhang.

249 Teuteberg: Bevölkerungsentwicklung, S. 362. Für Deutschland wurde eine solche Quote von einem Arzt für 616 Einwohner 1970 erreicht. 2003 kam ein Arzt auf durchschnittlich 271 Einwohner. Hierzu Bäcker: Versorgung.

250 Zu den Startschwierigkeiten junger Ärzte Huerkamp: Aufstieg, S. 119–126. Demnach konnten nur zwischen 10 % und 15 % der jungen Ärzte auf diese Weise in die eigene medizinische Karriere starten. Für die Frühe Neuzeit Walter: Ärztehaushalte.

251 Von 572 Patienten ist bekannt, dass sie sowohl beim Vater als auch beim Sohn in der Behandlung waren. Die Zahl ist mit Sicherheit höher, da die Patientenschaft des Vaters nur für ausgewählte Jahre untersucht wurde. Zu den Auswertungen Baschin: Homöopathen.

252 Die beiden Münsteraner Ärzte Theodor Lutterbeck und Paul Joseph Füisting (1773–1839), die Clemens von Bönninghausen zur Homöopathie „bekehrt" hatte, waren schon gestorben. Stahl: Geschichte, S. 200, Baschin: Homöopathen, S. 112.

253 Vergleiche zu diesen Ausführungen die Anmerkungen zu Beginn von Kapitel 5. Zu Selbstmedikation und Selbsthilfe mit weiterführender Literatur Baschin: Selbstmedikation, Krieger: Arme, Regin: Selbsthilfe. Auch heutzutage wenden sich Personen, die sich krank fühlen, nicht sofort an einen Arzt. Pflanz: Entschluß, Grunow; Breitkopf; Dahme; Engler; Grunow-Lutter; Paulus: Gesundheitsselbsthilfe, May: Selbstmedikation.

254 Zu den Begriffen „Quacksalber" und „Kurpfuscher" Spree: Kurpfuscherei.

Quantitative Aussagen über das Ausmaß sind aber kaum möglich.[255] In den Generalberichten wurden immer wieder Klagen über deren „Unwesen" laut und oft wurde die unerlaubte Ausübung homöopathischer Praktiken oder der Verkauf von derartigen Mitteln durch Laienpersonen angeprangert.[256] Für das Jahr 1882 wurde beispielsweise über drei Fälle von „Medizinal-Pfuscherei" berichtet. Dabei handelte es sich um den unerlaubten Verkauf von homöopathischen Arzneien und einem Mittel gegen Wassersucht. Die nicht bekannten Betroffenen wurden in zwei Fällen zu Geldstrafen beziehungsweise „verhältnißmäßiger Haft" verurteilt und einer freigesprochen.[257] Auch konnte sich bis Anfang des 20. Jahrhunderts noch ein „Kurpfuscher" halten, der „die Krankheiten auf Grund von Besichtigung des Urins" behandelte. Wie der Medizinalbericht fortfuhr, hatte dieser „nach wie vor großen Zulauf, hauptsächlich allerdings von Leuten aus der Arbeiterbevölkerung und dem Bauernstande, aber auch Leute aus den sogenannten gebildeten Ständen bilden einen Teil seiner ständigen Klientel".[258] Zahlen aus dem Jahr 1904 belegen für die Provinz Westfalen 10,21 nicht approbierte Heilpersonen auf 100 Ärzte und Zahnärzte. Das war ein ausgesprochen niedriger Wert.[259] In der gesamten Provinz wurden 1910 348 Personen, „welche, ohne staatlich anerkannt zu sein, die Heilkunde gewerbsmäßig ausüben", in den Listen der Kreisärzte geführt. Dies entsprach einer Quote von 22,58 „Kurpfuschern" auf 100 approbierte Ärzte. In den Regierungsbezirken Minden und Arnsberg lagen die Quoten mit 27,30 beziehungsweise 24,28 „Nicht-Approbierten" wesentlich höher als im Bezirk Münster, wo auf 100 Ärzte 14,40 „Kurpfuscher" gezählt wurden.[260] Dies dürfte mit der meist etwas besseren Versorgung des Regierungsbezirkes Münster mit Ärzten zusammenhängen.

Von Rechts wegen waren die approbierten Ärzte und Wundärzte – letztere wurden aber immer seltener – für die Behandlung von Krankheiten zu-

---

255 Einen Überblick bieten Schwanitz: Krankheit, S. 125–127 sowie Baschin: Homöopathen, S. 101–107.

256 Beispielsweise Hoogeweg: General-Bericht, S. 68, Hölker: Vierter General-Bericht, S. 153–154.

257 Hoogeweg: Dritter General-Bericht, S. 31. Die Geldstrafen beliefen sich auf 30 Mark und 50 Mark.

258 Dazu die erhaltenen Vorlagen für Berichte aus den Jahren 1904 bis 1910 in StAM Regierung Münster VI-1-6 (beispielsweise im Bericht für 1904, S. 181 hier auch das Zitat) sowie VI-1-7.

259 In der Provinz Nassau waren es 11,26, während die Quote in Schleswig mit 47,51 am höchsten war und in Westpreußen 34,15 „Kurpfuscher" auf je 100 ordnungsgemäß ausgebildete Mediziner kamen. Wehmer; Pflanz: Kurpfuscherei, S. 446.

260 Die Quote in ganz Preußen betrug 21,30 nicht approbierte Personen auf 100 Approbierte. Unter „Kurpfuscher" wurden Masseure und Masseusen, die kleine Chirurgie Treibende und „Kurpfuscher im engeren Sinne" verstanden. Dazu zählten wiederum Magnetopathen, Homöopathen und Naturheilkundige. Medizinal-Abteilung: Gesundheitswesen 1910, S. 494–495. Reichsweit kamen 1909 13,8 „Heilkundige auf 100 Ärzte. Wesentlich höher war die Quote in Württemberg, wo 1910 auf 100 Approbierte 42,8 „Heilkundige" kamen. Vergleiche zur gesamten Problematik Faltin: Heil, S. 239–251. Die Angabe für Württemberg, ebenda S. 251.

ständig.[261] Im Jahr 1852 schuf die neue preußische Prüfungsordnung den ärztlichen „Einheitsstand". Die seit 1825 geltende Unterteilung des medizinischen Personals in promovierte Ärzte und an speziellen Schulen ausgebildeten Wundärzten wurde damit hinfällig. Daher führte Friedrich von Bönninghausen, so wie fast alle seine „Kollegen" und „Konkurrenten" den Titel „praktischer Arzt, Wundarzt und Geburtshelfer".[262] Im Gegensatz zu ihren Vorgängern in der Frühen Neuzeit definierten diese sich nun nicht mehr als „Gelehrte", die der Welt der „Gebildeten und dem damit verbundenen Lebensstil" zugehörten, sondern durch ihre Berufstätigkeit als „Praktiker", die in „allen Feldern der Heilkunde bewandert" waren und die Verantwortung für ihre Patienten übernahmen, indem sie auch unter widrigen Umständen den Betroffenen zu Hilfe eilten.[263]

Die Ausbildung, die Bönninghausen erfahren hatte, unterschied sich stark von derjenigen, die ältere „Kollegen" erfahren hatten. Die Studenten hatten Elemente einer praxisorientierten Ausbildung zu durchlaufen, aber es überwogen nach wie vor die theoretischen Vorlesungen.[264] Auch wenn gegenüber der „fortschrittlichen" Pariser Schule in Deutschland noch vielfach eine „romantische" Sicht der Krankheiten vorherrschte, setzten sich ab der Mitte des 19. Jahrhunderts zunehmend physikalische Untersuchungsmethoden und die pathologische Anatomie durch, mit deren Hilfe die Vielfalt der Symptome strukturiert, klassifiziert und einzelnen Organen zugeordnet wurde. Das Thema seiner Dissertation „De Diabete Mellito" von 1859 weist darauf hin, dass die angehenden Mediziner sich zunehmend damit auseinandersetzten,

261 Zur Beschreibung der medizinischen Situation im 19. Jahrhundert und der Rolle der „akademischen" Ärzte Huerkamp: Aufstieg, Faure: Arzt, Lachmund; Stollberg: Patientenwelten, S. 67–130, Stolberg: Heilkunde, S. 126–243, Loetz: Kranken, S. 115, Stolberg: Ärzte, S. 530, Huerkamp: Ärzte, Sander: Handwerkschirurgen, Dinges: Bewegungen, Schweig: Gesundheitsverhalten, Jütte: Entwicklung, Herold-Schmidt: Interessenvertretung. International Porter: Disease, Porter; Porter: Sickness. Als Kontrast die Beschreibung der Situation in der Frühen Neuzeit Stolberg: Homo, S. 83–91, Kinzelbach: Gesundbleiben, S. 289–295, McCray Baier: Sufferers, Ruisinger: Patientenwege.
262 Zu dem gesamten Verlauf Huerkamp: Aufstieg, S. 45–59. Zum preußischen Medizinalwesen Eulenberg: Medicinalwesen oder Horn: Medicinalwesen. Eine Darstellung des Medizinalwesens aus Sicht der Ärzteschaft bietet Rapmund: Medizinal- und Gesundheitswesen.
263 Huerkamp: Aufstieg, S. 58. Zu dem Topos des „Landarztes", der Tag und Nacht unterwegs ist, um Kranke zu betreuen, ferner Dinges: Arztpraxen, S. 23–24, Vieler: Arztpraxis, S. 7. Dass das Leben eines Arztes anstrengend war, belegen unter anderem Duffin: Langstaff, Kirste: Tageslauf, Engel: Patientengut, Dumont: Hölderlin, Tutzke; Engel: Tätigkeit, Heischkel: Alltag.
264 Endgültig wurde die praktische Ausbildung im Prüfungsreglement von 1867 verankert. Dann mussten die Studenten „als Praktikant an der chirurgischen und der medizinischen Klinik teilgenommen, vier Geburten selbständig gehoben und in einem öffentlichen Impfinstitut die Schutzblattern selbst geimpft haben". Zudem mussten „Fertigkeiten im Präparieren und im Gebrauch des Mikroskops" im Examen nachgewiesen werden. Huerkamp: Aufstieg, S. 98.

einzelne Symptome zu „Krankheiten" zusammenzufassen und deren Ursprung in einem inneren Organen zu suchen.[265]

Die Arztdichte war in Münster das gesamte 19. Jahrhundert hindurch sehr hoch und lag weit über dem preußischen Landesdurchschnitt.[266] Dies hängt nicht nur mit dem bekannten Stadt-Land-Gefälle in der medizinischen Versorgung zusammen.[267] Münster war als Provinzhauptstadt mit einem großen Anteil von Geistlichen, Beamten und Adeligen im Hinblick auf die Verdienstmöglichkeiten durch die potentielle Kundschaft noch attraktiver.[268] Das Zahlenverhältnis der Ärzte und Wundärzte im Vergleich zur Bevölkerung schwankte jedoch über die einzelnen Jahre hinweg und war in den 1840er Jahren am besten.[269] Viele Ärzte bekleideten zusätzlich zu ihren privaten Praxen eine amtliche Stelle als Physikus, Polizei-, Gefängnis-, Krankenhaus- oder Armenarzt.[270] Mit der Eröffnung weiterer Kliniken in Münster erweiterte sich dieses zusätzliche Tätigkeitsfeld.

In den 1860er Jahren nahm die Anzahl der Einwohner je Arzt auch in Münster leicht zu. Insbesondere im Zuge der Eingemeindung 1875 stieg die Bevölkerungszahl Münsters stark an, während die Anzahl der niedergelassenen Ärzte etwa gleich blieb. Daher hatte in den 1880er Jahre ein Arzt annähernd 1.200 Einwohner zu betreuen.[271] Dieses Verhältnis besserte sich in den 1890er Jahren wieder, als sich in Münster, wie auch generell in Preußen, die Lage entspannte und die quantitative Versorgung der Bevölkerung mit Ärzten

---

265 Ähnliches ist bereits bei Carl von Bönninghausen zu beobachten, der sich in seiner Dissertation mit dem „Morbus Brightii" befasste. Baschin: Carl.

266 Schwanitz: Krankheit, S. 117. Dort ist eine Tabelle, aus der jedoch nicht hervorgeht, wie die Arztdichte berechnet wurde. Tabelle 1 im Anhang beruht auf eigenen Berechnungen unter Verwendung der Bevölkerungsangaben nach Teuteberg: Materialien und StdAM Medizinalangelegenheiten Fach 202 Nr. 2.

267 Huerkamp: Ärzte, S. 351, dieselbe: Aufstieg, S. 51 und S. 138–141, Loetz: Kranken, S. 199–201, dieselbe: Medikalisierung, S. 143, mit internationalen Werten im Hinblick auf die „Arztdichte".

268 Teuteberg: Bevölkerungsentwicklung, S. 362. Inwieweit hierbei der Faktor als Universitätsstandort eine Rolle spielt ist unklar. Zwar beherbergte Münster bis 1849 eine Ausbildungsstätte für Wundärzte, doch verfügte die Universität bis 1925 nicht über eine eigene medizinische Fakultät. Zur Sozialstruktur der Stadt Münster und ihrem Stadtcharakter Krabbe: Wirtschafts- und Sozialstruktur.

269 Hierzu Tabelle 1 im Anhang.

270 Schwanitz: Krankheit, S. 118. Über die privaten Praxen der Ärzte ist nichts bekannt und offensichtlich sind sämtliche eventuell vorhandenen schriftlichen Hinterlassenschaften darüber verloren gegangen. Gemessen an der Zunahme der Ärztezahl wurden es jedoch immer weniger, die eine solche Stelle zusätzlich zu ihrer privaten Praxis inne hatten.

271 Die „gravierende Unterversorgung" mit Ärzten für Preußen in den 1860er Jahren machte sich daher in Münster selbst zunächst nicht so stark bemerkbar. Wohl auch deswegen, weil mit Ausnahme der Eingemeindung die Einwohnerzahl nur mäßig zunahm und ohnehin sehr viele Ärzte in Münster arbeiteten. Für Preußen lag die Quote im Jahr 1863 bei etwa 3.000 Einwohnern je Arzt und sie verschlechterte sich bis 1876 auf knapp 3.400 Einwohner je Arzt. Huerkamp: Aufstieg, S. 110, die genauen Zahlen in Tabelle 1 im Anhang.

sich etwa dem Stand der 1830er Jahre annäherte.[272] So versorgten in Münster im Jahr 1895 68 Ärzte 57.135 Einwohner, was einer Quote von 840 Einwohnern je Arzt entspricht. Die erneuten Eingemeindungen 1903 führten kurzfristig zahlenmäßig zu einer Minderung der quantitativen ärztlichen Versorgung, doch ließen sich weitere Therapeuten in Münster nieder, weswegen dies bald wieder ausgeglichen werden konnte. Trotz dieser Schwankungen war die Stadt Münster im Vergleich überdurchschnittlich gut mit Ärzten versorgt.

Gleiches galt für die Provinz Westfalen insgesamt, die generell eine sehr gute Versorgung mit promovierten Ärzten aufwies. Ebenso ließen sich dort im Laufe des 19. Jahrhunderts viele Wundärzte nieder, so dass in Bezug auf die Arztdichte die medizinische Situation der Provinz Westfalen als sehr gut beurteilt werden kann.[273] Betrachtet man diesen Maßstab in der Entwicklung, so verschlechterte sich das Verhältnis innerhalb der Provinz, wobei eine ähnliche Tendenz für Preußen allgemein erkennbar ist. Ähnlich wie in der Stadt Münster war auch für das gesamte Gebiet Westfalens die Quote der Einwohner je niedergelassenen Arzt in den 1880er Jahren schlechter als in der Mitte des 19. Jahrhunderts.[274] Dennoch blieben die westlichen Provinzen Preußens besser medizinisch versorgt als die stark agrarisch geprägten Ostprovinzen.[275] Innerhalb der Provinz war der Regierungsbezirk Münster meist etwas besser mit Ärzten im Verhältnis zur Bevölkerung ausgestattet als die Bezirke Minden und Arnsberg.[276]

Ab 1875 zeichneten sich die ersten medizinischen Spezialisierungstendenzen ab. Einzelne Ärzte machten in den Adressbüchern der Stadt gezielt ihre

---

272 Dennoch hatten die Ärzte bereits in den 1880er Jahren das subjektive Gefühl einer „Überfüllung" des medizinischen Arbeitsmarktes. Huerkamp: Aufstieg, S. 112. Prinzipiell führte die Niederlassung eines neuen Arztes besonders in kleineren Städten zu einer Umverteilung der Klientel und konnte die Einkommenschancen der alteingesessenen Praktiker empfindlich beeinflussen.

273 Huerkamp: Aufstieg, S. 51. Auch im internationalen Vergleich schnitt die Provinz mit der Versorgung durch Ärzte gut ab. Lediglich in Großbritannien war das Verhältnis mit einem Arzt je 1.113 Einwohner (1841) besser. Hierzu Loetz: Medikalisierung, S. 143.

274 Wohl nahm der Anteil der promovierten Ärzte je Person zu, gleichzeitig nahm aber der Anteil der Wundärzte stark ab, so dass sich die ärztliche Versorgung in Preußen von der Jahrhundertmitte an zunächst verschlechterte. Huerkamp: Aufstieg, Tabelle 11, S. 149–150. Die selbst berechneten Zahlen für die Provinz Westfalen in Tabelle 3 im Anhang.

275 Zu dem Ost-West-Gefälle in der medizinischen Versorgung Preußens Huerkamp: Aufstieg, S. 148, Borchardt: Wachstum, S. 51–53.

276 Die Angaben für den Regierungsbezirk Münster in Tabelle 2 im Anhang. Nach der „Zusammenstellung der statistischen Verhältnisse des ärztlichen Personals und der Apotheken in den angegebenen Regierungsbezirken für 1867" in StAM Medizinalkollegium 7, nicht paginiert, war in der Rheinprovinz die Versorgung noch besser, indem in den Bezirken Düsseldorf, Coblenz, Cöln und Trier zwischen 2.022 und 2.988 Einwohner von einem Arzt versorgt wurden. In den östlichen Bezirken war die Quote sehr viel schlechter. Beispielsweise war in Marienwerder ein Arzt für 5.997 Einwohner zuständig und in Gumbinnen kam ein Arzt auf 9.194 Einwohner. Im Jahr 1910 lag in Berlin die Quote bei 1:862, im Regierungsbezirk Köslin bei 1:4.191. Eigene Berechnung nach Medizinal-Abteilung: Gesundheitswesen 1910, S. 45.

besondere Qualifikation bekannt und warben damit um Patienten.[277] Beispielsweise wies der Arzt Josten (1836–1894) auf die von ihm geleitete Augenklinik
hin. Ab 1887 veröffentlichten einzelne Therapeuten auch Sprechstundenzeiten in den Adressbüchern. Ähnlich wie der „Special=Arzt für Haut= und Kinderkrankheiten" Kajüter (1853–1929) in seiner Praxis am Roggenmarkt in
Münster „Vormittags zwischen 8 und 11 Uhr" sowie „Nachmittags von 2 bis 3
Uhr" zu sprechen war, boten die übrigen Mediziner ihren Rat zu bestimmten
Stunden am Tag an. Manche Ärzte standen auch an Sonn- und Feiertagen für
etwa zwei Stunden zur Verfügung.[278] Vier Jahre später offerierten auch ein
„Special=Arzt für Frauenkrankheiten und Geburtshülfe" sowie ein „Special-
arzt für Hals=, Nasen= und Ohrenkrankheiten" ihre Dienste.[279] Bis 1898 etablierten sich ferner zwei Ärzte, die sich auf orthopädische Gebrechen konzentrierten, und ein weiterer „Kollege" Bönninghausens warb bereits drei Jahre
nach deren Entdeckung mit seinem „Laboratorium für Untersuchungen mit-
telst Röntgenscher X-Strahlen".[280] Später erweiterte er sein Repertoire um ein
„Kabinett für Vibrationsmassagen" und ein „Ambulatorium für elektrische
Behandlungen von Herz= und Nervenleiden".[281] Gerade solche „Fachärzte"
betonten in ihren Einträgen im Adressbuch zu Beginn des 20. Jahrhunderts
aber auch, dass sie sonn- und feiertags keine oder nur eingeschränkte Sprechstunden hatten.[282] Die „Allgemeinärzte" Münsters hatten bereits in dieser Zeit
eine Lösung für den Sonntagsdienst gefunden. Einzelne Kollegen hielten ihre
Praxen geöffnet und ermöglichten damit den übrigen einen Ruhetag.[283]

277 Zu der Spezialisierung der praktischen Ärzte Huerkamp: Aufstieg, S. 177–185. Münster
     stellte damit keine Ausnahme dar. Vielmehr waren spezialärztliche Praxen ein „Groß-
     stadtphänomen". Die Frage, ob ein Arzt sich als „Spezialarzt" bezeichnen durfte, wurde
     in der Ärztekammer Westfalens umstritten diskutiert. Hierzu StAM Oberpräsidium
     Münster 6294, ab S. 58. Als erstes wies 1875 Dr. Josten auf seine Augenklinik hin. Adress-
     buch 1875, S. 150. Es folgte 1879 ein Ohrenarzt. Adressbuch 1879, S. 32.
278 Vergleiche hierzu die Adressbücher von 1875, 1879, 1883 und 1885. Für 1887, S. 38–40.
     15 Ärzte nennen hier ihre Sprechstunden.
279 Zahnärzte wurden schon zuvor gesondert aufgelistet, inserierten aber seit den 1880er
     Jahren ebenfalls ihre Sprechstunden oder machten sogar gezielt Werbung. Beispielsweise
     Adressbuch 1891, S. 50–51.
280 Adressbuch 1898, S. 62.
281 Adressbuch 1905, S. 90 („Dr. Wagener, prakt. Arzt, Röntgen=Laboratorium, Kabinett für
     Vibrationsmassage u. elektrische Behandlungen") und Adressbuch 1910, S. 68 („Dr. Wa-
     gener, Ambulatorium für elektrische Behandlungen von Herz= und Nervenleiden. –
     Röntgen=Kabinett").
282 Adressbuch 1910, S. 66–68. Derartige Meldungen finden sich vereinzelt in den 1880er
     Jahren, werden dann aber häufiger.
283 Auf diese Weise lösten sie den schwelenden Konflikt, der ebenfalls die Ärztekammern
     beschäftigte, wie StAM Oberpräsidium Münster 6831, S. 249 (die II. Sitzung V. Wahlab-
     schnitt 1900–1902 der Westfälischen Ärztekammer am 16. November 1900) belegt. Es
     ging dabei um die „Herbeiführung der Sonntagsruhe für die Kassenärzte". Diese Diskus-
     sion zeigt, dass sich bis 1900 eine Sprechstundenpraxis weitgehend durchgesetzt hatte,
     auch wenn noch Hausbesuche gemacht wurden. Eine Anzeige im *Westfälischen Merkur*
     von Sonntag, 7. August 1910 durch den Verein der Aerzte Münsters belegt die Regelung

Im Adressbuch von 1875 wurde hinter dem Namen „Dr. v. Bönninghausen" der Hinweis Homöopath in Klammern notiert.[284] Ab 1887 nannte auch ein weiterer Arzt diesen Zusatz. Es handelt sich dabei um Hermann Schnütgen, der sich im Jahr zuvor in Münster niedergelassen hatte.[285] Er war 1846 in Freckenhorst geboren worden. Nach seinem Studium in Tübingen und Bonn, wo er 1870 mit einer Dissertation „Ueber die Diagnose der Klappenfehler" promoviert wurde, praktizierte er zwischen 1874 und 1876 in Mönchengladbach. Dann übersiedelte er nach Xanten. Dort wandte er sich der Homöopathie zu.[286] Sein Dispensierexamen hatte er 1885 absolviert.[287] Im Gegensatz zu Bönninghausen nahm Hermann Schnütgen auch regen Anteil an den Tätigkeiten und Versammlungen des Zentralvereins und wurde zum Vorsitzenden der Vereinigung homöopathischer Aerzte Rheinlands und Westphalens gewählt.[288]

Doch schon vor der Niederlassung des Homöopathen Schnütgen hatte Bönninghausen gewisse Konkurrenz erhalten. Der Arzt August Petrasch (1805–1893) praktizierte seit 1878 in Münster, verzichtete jedoch darauf, im Adressbuch auf seine homöopathische Zusatzqualifikation aufmerksam zu machen.[289] Er hatte in Greifswald studiert, dort 1833 seinen Titel erworben und war 1837 in Berlin approbiert worden.[290] Im Ganzen zählte der *Sechste General=Bericht über das öffentliche Gesundheitswesen*, der die Jahre 1889 bis 1891 umfasste, sechs Ärzte, die sich der „homöopathischen Behandlungsweise" im

---

des Sonntagsdienstes. In diesem Fall standen den Patienten die Herren Kösters (1874–1947) und Leppelmann (1876–1954) zur Verfügung.

284 Adressbuch 1875, S. 150. In den beiden Adressbüchern von 1869 und 1870 fehlt der Zusatz.

285 Adressbuch 1887, S. 39. Zu der Niederlassung Schnütgens in Münster Sanders: Beitrag, S. 338, StAM Regierung Münster 203 XII, Fasz. 249.

286 Zu Hermann Schnütgen wie auch seinem Sohn Robert Schnütgen, die Angaben bei Schroers: Lexikon, S. 128. Die Approbation hatte er am 2. Mai 1872 in Bonn erhalten. Für Dienste im Deutsch-Französischen Krieg 1870/71 hatte Schnütgen eine Kriegsmedaille erhalten. Die Angaben nach StdAM Stadtregistratur Medizinalangelegenheiten Fach 202 Nr. 8, Fasz. 40, Fasz. 212 und Fasz. 246.

287 Nach den Angaben in Schroers: Lexikon, S. 128, hatte er das Examen zum Selbstdispensieren 1884 abgelegt. Das Qualifikationszeugnis, das Schnütgen aber 1895 vorlegen musste, datiert auf den 8. Oktober 1885. StdAM Stadtregistratur Medizinalangelegenheiten Fach 201 Nr. 11, Fasz. 7.

288 Dammholz: Nachrufe sowie Groos: Nachruf. Zur Geschichte der von Clemens von Bönninghausen 1848 ins Leben gerufenen Vereinigung Stahl: Geschichte, zu Schnütgen ebenda, S. 213.

289 Adressbuch 1879, S. 32.

290 Zu August Petrasch die knappen Angaben in Schroers: Lexikon, S. 107. Die Niederlassung und Approbation in Berlin 1834 bestätigen StAM Regierung Münster 203 VI, S. 20 sowie 203 XII, S. 43. Petrasch war 1805 in Werl geboren worden und hatte dort praktiziert, wie aus seiner Anwesenheit bei der Sitzung des Vereins homöopathischer Aerzte Rheinlands und Westfalens am 2. Mai 1878 in Dortmund hervorgeht. Das Protokoll der Tagung ist veröffentlicht in AHZ 97 (1878), S. 41 (hier die Anwesenheitsliste)–43, S. 51–53, S. 62, S. 67–68 und S. 74.

Regierungsbezirk Münster widmen würden.[291] 1893 starb August Petrasch jedoch.[292] Im selben Jahr versuchte ein weiterer Homöopath namens Bernhard
Vornhecke (1868–1950), in der Stadt Fuß zu fassen. Dies gelang ihm aber
wohl nicht recht, denn 1899 wurde sein Wegzug in den Akten notiert.[293] Erst
1904 ließ sich ein vierter Homöopath dauerhaft in Münster nieder. Über das
Verhältnis von Bernhard Sanders und Friedrich von Bönninghausen ist nichts
Näheres bekannt. Allerdings übernahm der Arzt nach dem Tod einen Großteil von dessen Klientel und betreute die Witwe des Verstorbenen, bis Sanders
1916 starb.[294] Seit 1904 praktizierte er in der Urbanstraße 12 und bot dort „vormittags von 8½–11 Uhr, Nachmittags von 2–4 Uhr" beziehungsweise „Sonn=
und Feiertags nur Vormittags" seine Dienste an.[295] Seine Ausbildung hatte er in
Würzburg abgeschlossen, wo er im Juli 1891 promoviert worden war. Noch im
selben Jahr wurde er in München approbiert.[296] Ab 1892 war er als homöopathischer Arzt in Bork/Westfalen tätig, bevor er nach Münster übersiedelte.[297]

291 Hölker: Sechster General-Bericht, S. 144. „Von den sämmtlichen Aerzten hatten sich 6,
    davon 3 in der Stadt Münster [das sind Friedrich von Bönninghausen, August Petrasch
    und Hermann Schnütgen, M. B.], 1 im Kreise Coesfeld [das ist Carl von Bönninghausen,
    M. B.], 1 im Kreise Warendorf [konnte nicht identifiziert werden, M. B.] und 1 im Kreis
    Beckum (dort der Kreisphysikus) [dessen Name war Heyne, M. B.] der homöopathischen
    Behandlungsweise gewidmet."
292 Die Nachricht ist in LPZ 24 (1893), S. 51 und AHZ 126 (1893), S. 64 gemeldet. Er war am
    1. Februar 1893 im 87. Lebensjahre verstorben. StdAM Sterbe-Register Nr. 113/1893 und
    die private Traueranzeige im *Westfälischen Merkur* vom 2. Februar 1893.
293 Vornhecke wohnte in der Klosterstraße 18 und hatte 1893 das Recht zum Selbstdispen-
    sieren homöopathischer Mittel erhalten. Zur Niederlassung StdAM Stadtregistratur Me-
    dizinalangelegenheiten Fach 201 Nr. 11, Fasz. 3 sowie die Angaben über den Wegzug des
    Arztes in StdAM Medizinalangelegenheiten Fach 202 Nr. 8, Fasz. 40. Demnach war
    Bernhard Vornhecke am 23. Januar 1868 geboren worden. Er war am 15. Juni 1892 in
    Würzburg promoviert und am 16. März des Folgejahres dort approbiert worden. Das
    Einwohnermelderegister 1880–1900 belegt, dass er am 8. Juli 1899 nach Laer bei Iburg,
    seinem Geburtsort, umzog. Ich danke Frau Pelster, Münster, für die Auskunft. Später ließ
    Vornhecke sich in Versmold nieder und machte sich um das dortige Krankenhaus ver-
    dient, weswegen eine Straße nach ihm benannt wurde. Vinke; Warning: Versmold,
    S. 240–241. Ich danke Herrn Geldermann, Versmold, für die Hilfe bei der Recherche. In
    Schroers: Lexikon ist Vornhecke nicht erwähnt.
294 Die Meldung „Der homöopathische Arzt, Herr Dr. med. Sanders in Münster i. W., ist am
    26. März gestorben." erschien in der LPZ 47 (1916), S. 149. Die Nachricht, dass Bernhard
    Sanders die Klientel Bönninghausens übernahm nach der Aussage von dessen Sohn
    Bernhard (1902–1980) in einem Brief an Wolfgang Drinneberg (1902–1981) vom 17. März
    1972. IGM NDR Nr. 2 und Sanders: Beitrag, S. 337. Der Eintrag in StdAM Sterbe-Regis-
    ter Nr. 549/1916. Die private Anzeige in *Westfälischer Merkur* vom 28. März 1916.
295 Adressbuch 1905, S. 89.
296 StdAM Stadtregistratur Medizinalangelegenheiten Fach 202 Nr. 8, Fasz. 268. Ebenda ist
    auch erwähnt, dass Sanders über das „PrüfungsZeugnis zum Selbstdispensieren" sowie
    die „Concession zur Hausapotheke" verfügte.
297 Dass Sanders in Bork gearbeitet hatte, geht aus der 1896 „ausgefertigten Genehmigung
    zum Selbstdispensiren nach homöopathischen Grundsätzen" hervor. StdAM Stadtregist-
    ratur Medizinalangelegenheiten Fach 201 Nr. 11, Fasz. 9. Mitglied des Vereins homöopa-
    thischer Ärzte in Westfalen beziehungsweise des Nachfolgevereins war Sanders ebenfalls.

Der Sohn von Hermann Schnütgen namens Robert (1877–1963) hatte ebenfalls Medizin studiert und ließ sich 1908 in Münster als praktizierender Homöopath nieder.[298] Er übernahm, ähnlich wie Bönninghausen dies getan hatte, die Praxis seines Vaters nach dessen Tod im Jahr 1919.[299]

Die Stadt Münster verfügte bis 1864 über sechs „Krankenhäuser" und Einrichtungen, in denen Kranke versorgt wurden.[300] Das Clemenshospital war aber bis in die Mitte des 19. Jahrhunderts das einzige allgemeine Krankenhaus.[301] Es war im 18. Jahrhundert gegründet worden und nahm jährlich bis zu 500 Patienten auf. Dabei handelte es sich vor allem um ärmere Kranke, die häufig von auswärts kamen und nicht in Münster von Familienangehörigen verpflegt werden konnten.[302] Von anfangs 20 zur Verfügung stehenden Betten erhöhte sich die Kapazität des Hospitals bis in die 1880er Jahre auf mehr als 200 Plätze. Noch einmal 20 Jahre später standen 450 Betten zur Verfügung.[303] 1821 wurde eine Chirurgenschule in Münster eingerichtet. Diese betrieb ab 1825 eine gemischte ambulante Praxis, in der äußerlich, wie innerlich, Kranke behandelt wurden, die oft arm waren.[304] Doch wurde die medizinisch-chirurgische Lehranstalt 1849 im Zuge der Reform der preußischen Medizinalverfassung geschlossen.[305]

Bei den Sitzungen des Vereins 1902 und 1903 wurde er mit Wohnort Bork vermerkt. Hierzu AHZ 145 (1902), S. 102 und AHZ 146 (1903), S. 89. Zum Zeitpunkt des Umzugs die Aussagen seines Sohnes in einem Brief an Wolfgang Drinneberg vom 17. März 1972. IGM NDR Nr. 2. Der Sohn übernahm dann die Praxis des Vaters. Dessen Angaben in Schroers: Lexikon, S. 120.

298 Robert Schnütgen war 1877 in Xanten geboren worden. Er hatte in Leipzig und Greifswald studiert. 1903 hatte er promoviert. Nach dem Zweiten Weltkrieg wurde er der erste Vorsitzende des Deutschen Zentralvereins homöopathischer Ärzte. Schroers: Lexikon, S. 128, Stahl: Geschichte, S. 213. Nach seiner Promotion hatte er einige Jahre als Schiffsarzt gearbeitet, bevor er nach Münster zurückkehrte. Hierzu auch dessen eigene Erinnerungen Schnütgen: Anfänge.

299 Im Adressbuch 1910, S. 67, sind beide Namen geführt („Dr. Schnütgen (Homöopath)" und „Dr. Schnütgen, jun. (Homöop.)"). Demnach war die Praxis in der Engelstraße 19, wo zumindest der jüngere „nachmittags von 2–4½ Uhr" Sprechstunde hatte. Die Privatwohnung befand sich in der Windthorststraße. Die Nachrufe auf Hermann Schnütgen (Dammholz: Nachruf, Groos: Nachruf) betonen ebenfalls, dass dieser trotz gesundheitlicher Einschränkungen bis kurz vor seinem Tod Kranke betreute. Schnütgen war am 14. April 1919 in Münster gestorben. StdAM Sterbe-Register Nr. 852/1919 sowie die private Anzeige in *Westfälischer Merkur* vom 15. April 1919.

300 Schwanitz: Krankheit und ein knapper Überblick bei Teuteberg: Bevölkerungsentwicklung, S. 362–363. Zeitgenössische Beschreibungen beispielsweise in Adressbuch 1894, S. 55–61 oder Guttstadt: Krankenhaus-Lexikon, S. 585–589.

301 Schwanitz: Krankheit, S. 66–81. Zum Clemenshospital Jungnitz: Krankenhäuser, Langefeld; Spree: Organisation und Kathstede: Patientenschaft.

302 Teuteberg: Bevölkerungsentwicklung, S. 362, Schwanitz: Krankheit, S. 34 mit der Auflistung der dort behandelten Krankheiten, Langefeld; Spree: Organisation, S. 332–335.

303 Langefeld; Spree: Organisation, S. 325–328, Jungnitz: Krankenhäuser, S. 196.

304 Schwanitz: Krankheit, S. 86–91. Für den Alltag in einer solchen Poliklinik Neuner; Nolte: Training.

305 Schwanitz: Krankheit, S. 91.

Nur für „pflegebedürftige alterskranke Armenhausbewohner" gab es seit 1824 die „Hülflosen-Anstalt". Dort wurden chronische und unheilbar Kranke von den Barmherzigen Schwestern versorgt. Für diejenigen Schwerkranken, die nicht im Clemenshospital aufgenommen wurden oder berechtigt waren, in der „Hülflosen-Anstalt" verpflegt zu werden, boten die Clemensschwestern seit 1854 einen Platz im Marienhospital, das zugleich als Unterkunft für kranke und alte Mitglieder der Gemeinschaft genutzt wurde. Zudem gab es von Ordensgemeinschaften geführte sehr kleine Krankenanstalten, die teilweise nur eingeschränkt zur Verfügung standen. Dazu gehörte ein dem Kloster der Schwestern Zum guten Hirten angegliedertes Krankenhaus mit 20 Betten, das nur erkrankte Zöglinge und Pflegerinnen aufnahm.[306] Ab 1857 bot das Franziskushospital, das zum Mutterhaus der Schwestern des heiligen Franziskus gehörte, für „männliche und weibliche Kranke jeder Art, heilbare und unheilbare, Altersschwache, Sieche und chronisch Kranke" Pflegeplätze. Nachdem dort 1875 Stationen für verschiedene Krankheiten eingerichtet worden waren, stellte das Spital ab 1884 auch eine „Isolierstation für ansteckende Kranke zur Verfügung". Seit 1880 hatte die Einrichtung etwa 190 Betten.[307] Im Jahr 1863 öffnete das evangelische Johannisstift seine Pforten für 20 Patienten. Das Krankenhaus wurde 1879/80 erweitert und die 50 Kranken wurden sowohl von Diakonissen als auch weltlichen Krankenpflegern und –pflegerinnen versorgt.[308]

In den Jahren nach 1864 wurden vor allem Spezialheilanstalten, meist auf Initiative einzelner Ärzte gegründet.[309] Den Anfang machte 1865 die Augenheilanstalt des Sanitätsrates Carl Josten aus Münster. Diese wurde 1883 in die „Provinzial-Augenheilanstalt" umgeformt.[310] Zwei weitere Ärzte boten ihre Dienste um 1900 in kleinen „Privat-Augenheilanstalten" an.[311] Für die Unterbringung von Geisteskranken wurde 1878 die Irrenanstalt Marienthal eröffnet, deren Bettenzahl bis 1895 von anfänglich 149 auf 460 stieg.[312] Im Jahr 1889 wurde als weitere Spezialeinrichtung, die „Orthopädische Heilanstalt Hüfferstiftung" eröffnet. Dort wurden zunächst zwischen 15 und 18 Betroffene versorgt, bevor die Bettenzahl durch mehrere Anbauten auf 50 angehoben wurde.[313] Der leitende Arzt Dr. Temmink (1827–1910) gründete nach dem Rücktritt von seiner Stelle außerdem eine weitere private orthopädische Klinik, in

306 Schwanitz: Krankheit, S. 85–86.
307 Schwanitz: Krankheit, S. 81–83. Zu dem Krankenhaus auch Jungnitz: Krankenhäuser, S. 127–161.
308 Schwanitz: Krankheit, S. 83–85, Teuteberg: Bevölkerungsentwicklung, S. 363. Hierzu auch Jungnitz: Krankenhäuser, S. 162–179.
309 Diese ergänzten die konfessionellen Krankenhäuser, die diese Spezialgebiete nicht abdeckten. Hierzu knapp Jungnitz: Krankenhäuser, S. 180–182.
310 Knapp Schwanitz: Krankheit, S. 96, Dost: Provinzial-Augenheilanstalt, S. 20–37.
311 Dies waren die Ärzte Dr. Heinrich Wieschebrink (1864–1928) und Dr. Otto Plange (1862–1927). Um 1900 stellten sie vier beziehungsweise neun Betten zur Verfügung. Schwanitz: Krankheit, S. 113, Jungnitz: Krankenhäuser, S. 182.
312 Schwanitz: Krankheit, S. 100–103.
313 Schwanitz: Krankheit, S. 96–100.

der er ab 1895 20 Betten zur Verfügung hatte.[314] Seit 1891 stellte der Arzt Dr. Gördes (1862–1927) in seiner „Privat-Frauenheilanstalt" zehn Betten.[315] Eine weitere „Privatheilanstalt" wurde bereits 1881 von drei jungen Münsteraner Ärzten ins Leben gerufen. Deren Einrichtung galt als „allgemeines Krankenhaus" und verfügte über 18 Betten, wovon vier Kindern vorbehalten waren.[316] Die Zahl der verfügbaren Krankenbetten stieg in Münster somit während des 19. Jahrhunderts über kontinuierlich an.[317]

Neben den Ärzten waren auch Hebammen approbierte Heilpersonen. Deren Anzahl nahm nur langsam zu, so dass zu Beginn des 20. Jahrhunderts mehr Einwohner von einer Hebamme versorgt werden mussten als zu Beginn des 19. Jahrhunderts.[318] Dennoch blieb es schwierig, als Hebamme ein ausreichendes Einkommen zu erzielen.[319]

Es gab bis in die 1880er Jahre fünf Apotheken.[320] Dennoch klagten die Apotheker darüber, „daß das Geschäft weniger einträglich geworden sei".

---

314 Schwanitz: Krankheit, S. 113.
315 Schwanitz: Krankheit, S. 113, Jungnitz: Krankenhäuser, S. 182.
316 Schwanitz: Krankheit, S. 91–92.
317 Schwanitz: Krankheit, S. 113, Guttstadt: Krankenhaus-Lexikon 2, S. 16. Die Entwicklung in Münster fügt sich damit nahtlos in die gesamtdeutsche Entwicklung ein. Spree: Aspekte, S. 60–62, Teuteberg: Bevölkerungsentwicklung, S. 362–363.
318 Schwanitz: Krankheit, S. 127–128. In der Stadt Münster gab es 1865 beispielsweise zwölf Hebammen, im gesamten Regierungsbezirk Münster waren 303 Hebammen tätig. StAM Regierung Münster 203 I, S. 292 und S. 295. Gegenüber 1864 war die Zahl der Hebammen in der Stadt gleich geblieben, im Regierungsbezirk war sie um zwei angestiegen. Ebenda, S. 13 beziehungsweise S. 144. Zwischen 1868 und 1870 gab es in der Stadt Münster nur noch elf Hebammen, während im Regierungsbezirk deren Anzahl zunächst auf 306 anstieg (1869), um wieder auf 302 zurückzugehen (1870). StAM Regierung Münster 203 II, S. 14, S. 38, S. 134, S. 144, S. 230 und S. 243. Im Jahr 1875 hatten sich in der Stadt 15 Hebammen niedergelassen, der gesamte Regierungsbezirk verfügte 1874 über 300 Hebammen (die Zahl für 1875 fehlt in der Akte). StAM Regierung Münster 203 IV, S. 176 und S. 295. 1885 waren 19 Hebammen in Münster tätig. Im gesamten Regierungsbezirk Münster zählte man 295 Bezirkshebammen und 54 freischaffende Hebammen. StAM Regierung Münster 203 XII, S. 43 und S. 173. 1895 gab es in Münster 25 Hebammen, die im Durchschnitt jeweils 2.900 Einwohner versorgten. In den übrigen Kreisen war diese Quote niedriger. StAM Regierung Münster 866, S. 202. Im Jahr 1901 gab es im Regierungsbezirk Münster 452 Hebammen, dabei hatte eine etwa 1.550 Einwohner zu versorgen. Medizinal-Abteilung: Gesundheitswesen 1901, S. 111–112. 1905 war im Regierungsbezirk Münster eine der 507 Hebammen für 1.570 Einwohner zuständig. Medizinal-Abteilung: Gesundheitswesen 1905, S. 45 und S. 48 im Anhang. Allgemein Seidel: Kultur, S. 321–327.
319 Schmitz: Hebammen, S. 43–53.
320 Im Jahr 1865 verfügte die Stadt Münster über fünf Apotheken, im Regierungsbezirk Münster gab es 62 derartige Einrichtungen. StAM Regierung Münster 203 I, S. 295. Für 1867 nannte eine Zusammenstellung des Medizinalkollegiums für den Regierungsbezirk Münster 66 Apotheken bei 439.213 Einwohnern, im Regierungsbezirk Minden standen 56 Apotheken für 477.152 Einwohner zur Verfügung, im Bezirk Arnsberg waren 92 Apotheken für 791.361 Einwohner zuständig. StAM Medizinalkollegium 7, nicht paginiert. Bis 1870 verfügte der gesamte Regierungsbezirk über 64 Apotheken. StAM Regierung Münster 203 II, S. 243. Bis 1874 stieg die Anzahl der Apotheken im Regierungsbezirk Münster auf 70. StAM Regierung Münster 203 IV, S. 176. Bis 1885 war die Anzahl der

Nach dem *General-Bericht* des Jahres 1881 trugen „Homöopathie, Pfuscherei und das zunehmende Aussterben der alten Aerzte mit ihren theueren und vielen Verordnungen (...) gleichmäßig zu diesem Umstande bei".[321] Bis 1900 verfügte die Stadt Münster über sieben derartige Einrichtungen.[322] Eine davon fungierte spätestens ab diesem Jahr auch als „Hauptniederlage von Arzneien aus Dr. W. Schwabe's homöopathischer Central=Apotheke" und verkaufte daher dessen Zubereitungen.[323] Friedrich von Bönninghausen selbst führte eine Hausapotheke, die den staatlichen Visitationen unterlag.[324] Es ist aber unbekannt, aus welcher Apotheke Bönninghausen die homöopathischen Urtinkturen bezog und ob er höhere Potenzen selbst herstellte.[325]

Selbstverständlich war der „medizinische Markt" von staatlicher Seite geregelt und unterlag ständiger Beobachtung und Gestaltungsversuchen. Insofern waren als weitere Akteure einzelne staatliche Institutionen involviert. Für das gesamte Medizinalwesen in der Provinz war das Oberpräsidium zuständig.[326] Unterstützung für diese Aufgabe erhielt der Oberpräsident durch das Provinzialmedizinalkollegium. Dieses war eine „rein wissenschaftliche und technisch-ratgebende" Behörde. Zu ihren Aufgaben zählten die Entscheidungen über Maßnahmen zur Hebung der medizinischen Wissenschaft und im Bereich der Ausbildung und Prüfung von Medizinalpersonen sowie in Fragen der Errichtung von öffentlichen Anstalten und im Feld der Seuchenbekämpfung.[327] Die 1881 eingeführten „Zählkarten über gemeingefährliche Krankheiten" füllte Bönninghausen aus und wirkte auf diese Weise an den staatlichen

Apotheken im Bezirk Münster wieder auf 68 zurückgegangen. StAM Regierung Münster 203 XII, S. 173. Münster beherbergte zu diesem Zeitpunkt neben den fünf Apotheken vier Drogeriegeschäfte. Ebenda, S. 43.

321 Inwieweit diese Klage tatsächlich berechtigt war, kann nicht mehr überprüft werden. In der Stadt Münster selbst waren zu diesem Zeitpunkt nur zwei Homöopathen tätig. Hoogeweg: Zweiter General-Bericht, S. 39.

322 StdAM Stadtregistratur Medizinalangelegenheiten Fach 202 Nr. 8, Fasz. 204.

323 Vergleiche die Meldung über die „Hauptniederlagen" in LPZ 31 (1900), S. 142.

324 StAM 893 V-236, S. 63, StdAM Medizinalangelegenheiten Fach 202 Nr. 3, Fasz. 283. Bis 1909 nennen die Berichte noch vier homöopathische Apotheken im Regierungsbezirk Münster. StAM Regierung Münster VI-1-7, S. 469. 1904 hatten es noch sechs derartige Einrichtungen gegeben. StAM Regierung Münster VI-1-6, S. 196.

325 In Preußen konnten homöopathische Ärzte ab 1843 durch eine Zusatzprüfung das Recht erwerben, selbst Medikamente herzustellen und an ihre Patienten abzugeben, also eine Hausapotheke zu führen. Diese Hausapotheken wurden regelmäßig visitiert und deren Urtinkturen mussten in Apotheken erworben sein. Lediglich die höheren Potenzen durften von den Ärzten hergestellt und verabreicht werden. Eulenberg: Medicinalwesen, S. 332–341. Clemens von Bönninghausen hatte seine Mittel aus Schöningen bezogen. Kottwitz: Leben, S. 86. Zu einer „Herstellungsanleitung" von Hochpotenzen siehe Fußnote 190.

326 Zum Aufbau des preußischen Medizinalwesens und den Aufgaben der „Medicinal-Collegia" Horn: Medicinalwesen, S. 35–41. Zum Medizinalkollegium in Münster die Überlieferung in StAM 3.1.1.2. Besondere Kommissionen und Dienststellen, Findbuch B 187. Zu dessen Zusammensetzung ebenda 4 I und 5 I.

327 Walter: Haupt- und Residenzstadt, S. 55. Zu den allgemeinen rechtlichen Grundlagen Eulenberg: Medicinalwesen. Friedrich von Bönninghausen war nie in diesem Gremium vertreten.

Maßnahmen mit.[328] An das Medizinalkollegium hatte jeder Kreisphysikus einen vierteljährlichen „Kreis-Sanitäts-Bericht" über den Gesundheitszustand in seinem Bezirk zu senden.[329] Dafür sollten sie wiederum auf Berichte der Ärzte aus ihrem Kreis zurückgreifen. Hieraus entstanden vom Medizinalkollegium herausgegebene Sanitätsberichte, die zunächst die gesamte Provinz umfassten, sich aber in den späteren Ausgaben auf einzelne Regierungsbezirke beschränkten.[330] Diese Berichte enthielten Informationen zur Witterung, dem Medizinal-Polizei-Wesen, den gerichtlich medizinischen Vorfällen, eine Statistik über das Medizinal-Personal, kurze Artikel zu wissenschaftlichen Medizinal-Angelegenheiten und Berichte aus dem Bereich der „Veterinair-Medizin". Einen Großteil dieser Darstellungen nahm die Beschreibung des allgemeinen Krankheits-Zustandes ein, die sich mit epidemischen, endemischen und kontagiösen Krankheiten, wie Pocken, Syphilis und Krätze, beschäftigte. Ferner wurden die Wohnstätten sowie die Wasser- und Nahrungsmittelversorgung oder Schulen und Gefängnisse dargestellt.

Zwar gaben bei weitem nicht alle Ärzte Auskunft über die durch sie behandelten Krankheiten, dennoch lassen die überlieferten Berichte einen gewissen Einblick in die damals herrschenden Krankheiten zu.[331] In den erhaltenen Gesundheitsberichten werden insbesondere verschiedene Fiebererkrankungen beschrieben, beispielsweise das verbreitete Wechsel- oder Nervenfieber, aber auch Entzündungs-, Gallen- und Brustfieber. Krankheiten mit „katarrhalischem und rheumatischem Charakter" waren nach Aussage der Ärzte vorherrschend.[332] Rheumatische Schmerzen konnten nicht nur in den Gelenken, sondern ebenso in Zähnen, Ohren und Kopf auftreten.[333] Unter den „gewöhnlichen" Krankheiten wurden „Katarrhfieber, Husten, Rheumatismus und Lungenentzündungen" genannt.[334] In den Sommermonaten traten vielfach Brechdurchfälle oder Diarrhöen und Koliken auf.[335] In Behandlung ka-

328 StdAM Medizinalangelegenheiten Fach 204 Nr. 11 sowie zu deren Einführung Hoogeweg: Zweiter General-Bericht, S. 31. Die Karten gab es auch später noch, doch sind nur diejenigen von 1881 überliefert.

329 Amts-Blatt Münster 1829, S. 427–428.

330 Für die Zeit bis 1864 sind neun derartige Berichte erhalten, hierzu die Beschreibung in Baschin: Homöopathen, S. 43 und S. 74–78. Gedruckte Berichte liegen erst ab 1880 vor. Die handschriftlichen Notizen sind überliefert in StAM Regierung Münster 866 sowie die Berichte der einzelnen Kreisphysiki ebenda 871, 872, 873, 874, 875 und VI-1-6 sowie VI-1-7.

331 Dahingehend die Bemerkung in Hölker: Sechster General-Bericht, S. 81, über das „so äußerst dürftige Material, wie es in der Berichterstattung der Physiker" vorkomme.

332 So auch die einleitenden Sätze von Haxthausen: General-Sanitäts-Bericht 1839, S. 13, 1840, S. 14, Königliches Medizinal-Collegium zu Münster: General-Sanitäts-Bericht 1841, S. 23, Tourtual: Provinzial-Sanitätsbericht 1842, S. 19, Provinzial-Sanitäts-Bericht 1843, S. 23 und Provinzial-Sanitäts-Bericht 1844, S. 23.

333 Haxthausen: General-Sanitäts-Bericht 1839, S. 13, Königliches Medizinal-Collegium zu Münster: General-Sanitäts-Bericht 1841, S. 23.

334 Sanitaets-Bericht 1831, S. 12. Nerven- und Katharralfieber, Lungenentzündung und Diarrhöen waren auch in Baden Hauptkrankheiten. Loetz: Kranken, S. 205.

335 Für den Gesundheitszustand bis 1864 ausführlich Baschin: Homöopathen, S. 73–82. Der Beschreibung der Ärzte nach änderte sich daran auch kaum etwas. So heißt es in Hooge-

men ferner entzündliche Bräune, Pleuresien und Pneumonien.[336] Größere Epidemien, wie die Cholera, verschonten Münster jedoch, wenn auch zu Beginn der 1870er Jahre die Pocken erneut wüteten. Immer wieder traten Erkrankungen wie Masern, Keuchhusten oder Scharlach besonders bei Kindern auf.[337] Im Clemenshospital wurden weitere Krankheiten, wie verschiedenerlei Arten Entzündungen, Hauterkrankungen, Geschwüre, orthopädische Beschwerden, Augenkrankheiten und Unfallfolgen behandelt.[338] Ein Armenarzt aus Münster berichtete 1885/86 über Augen-, Ohren- oder Lungenentzündungen. Daneben behandelte er Hautkrankheiten wie Urticaria, Psoriasis oder Gesichtsrosen. Katarrhe gehörten ebenso zu seinem Gebiet wie Brüche und Schnittverletzungen.[339] Seine Kollegen berichteten in diesem und in weiteren Jahren auch von Tuberkuloseerkrankungen, Carcinomen, Herzfehlern, Wassersucht und Geschwüren verschiedener Art.[340] Zehn Jahre später gaben 90 Kommunal- und Armenärzte über insgesamt 6.986 Krankheitsfälle Auskunft. Davon entfielen etwa 1.450 auf Erkrankungen der Luftwege und 1.000 auf diejenigen

weg: Dritter General-Bericht, S. 8: „Wenn man von den gemeingefährlichen Krankheiten absieht, welche in fast allen Kreisen sporadisch oder epidemisch, bald gleichzeitig, bald zu verschiedenen Zeiten auftraten, und zwar im Anfange des Jahres überwiegend Diphtheritis, später Masern, dann Scharlach, zuletzt, neben dem gleichzeitigen Auftreten der genannten Infectionskrankheiten, der Unterleibstyphus, so entsprechen die sonst herrschenden Krankheitsformen, wie es sich fast alljährlich wiederholt, einigermaßen den Witterungsverhältnissen, ohne dass sich bei ihnen eine Wechselwirkung zwischen Grundwasserstand und Bodenwärme mit Sicherheit nachweisen ließ." Er berichtete ferner von „katarrhalischen Erkrankungen der Respirationsorgane, Bronchitis, Entzündung der Lungen und des Brustfells, Angina, Entzündung der Ohrspeicheldrüse, Gelenkrheumatismen". Im Sommer waren „Darmkatarrhe und Magenkatarrhe bei Erwachsenen, Brechdurchfälle bei Kindern, bei Fortbestehen der übrigen Krankheitsformen, häufiger" und in den Wintermonaten überwogen nach seiner Aussage „katarrhalische und rheumatische Erkrankungen, Hals- und Lungenentzündungen". Auch der Bieler Arzt Cäsar Bloesch hielt in seinem Journal Wetterbeobachtungen fest. Gafner: Aspects.

336 Haxthausen: General-Sanitäts-Bericht 1840, S. 15. Bräune ist laut Höfler: Krankheitsnamen-Buch, S. 65–66, eine Bezeichnung für Diphtherie, Angina oder auch Croup, Pleuresie ist eine „Art von innwendigen Brust-Geschwären". Ebenda, S. 474. Pneumonie ist eine Lungenentzündung. Pschyrembel, S. 1447.
337 Teuteberg: Bevölkerungsentwicklung, S. 254–357, Hoogeweg: General-Bericht, S. 52.
338 Eine summarische Übersicht gibt Schwanitz: Krankheit, S. 36–37. Diese Daten stammen alle aus der Zeit bis 1833. Außerdem Jungnitz: Krankenhäuser, S. 183–195, für die Augenheilanstalt Dost: Provinzial-Augenheilanstalt, S. 120–133. Auch einzelne Ärzte berichteten von durchgeführten Operationen, beispielsweise Hoogeweg: Zweiter General-Bericht, S. 34–36.
339 Die Aufstellung für das Jahr 1885/86 umfasst beispielsweise drei Fälle von Kehlkopfkatarrh, 91 Fälle von Lungenkatarrh, 84 Erkrankungen an Magenkatarrh und zwei Fälle von Katarrhfieber sowie 23 Darmkatarrh-Erkrankungen und zwei Fälle von Gebärmutterkatarrh sowie die Nennung von Scharlach, Varicellen, Diphtherie, Keuchhusten, Rachitis, Scrofulosis, Syphilis oder Tuberkulose. StAM Regierung Münster 873, S. 419.
340 Die Berichte sind erhalten in StAM Regierung Münster 871–875. Dabei führten Tuberkuloseerkrankungen in der überwiegenden Mehrheit der Fälle zum Tod der Betroffenen. Hoogeweg: Zweiter General-Bericht, S. 13 und S. 37, Teuteberg: Bevölkerungsentwicklung, S. 357.

der Verdauungsorgane. Es wurde von „rheumatischen Affektionen" sowie
Herz-, Gehirn- und Nervenkrankheiten berichtet. Unter den Infektionskrankheiten, denen eine besondere Aufmerksamkeit galt, kamen vor allem Krätze,
Diphtherie und Keuchhusten vor, aber auch Typhus war in den einzelnen Jahren sehr verbreitet.[341]

Das ärztliche Vereinswesen wurde auch von staatlicher Seite stark gefördert. Im Jahr 1881 hatte die preußische Regierung zur Bildung von Kreisvereinen „zur Hebung des Gesundheitzustandes" aufgerufen.[342] In Münster hatte
es bereits ab 1827 eine Ärztliche Gesellschaft gegeben, die 1829 eine einzige
Vereinsschrift auf den Weg brachte. Doch war deren Tätigkeit wohl in den
1840er Jahren eingeschlafen.[343] Der Ärztliche Verein der Stadt Münster war
1872 gegründet worden.[344] Im selben Jahr war auch der Verein der Ärzte des
Regierungsbezirks Münster gebildet worden, dem 102 Mitglieder angehörten.
Dieser war wiederum Teil des 1860 ins Leben gerufenen Vereins der Ärzte in

341 StAM Regierung Münster 866, S. 56 und S. 58. Diphtherie habe sich geradezu als „endemische Krankheit eingebürgert" heißt es in Hölker: Sechster General-Bericht, S. 40.
Diphtherie forderte im Regierungsbezirk Münster jedoch in den Jahren von 1908 bis
1910 weniger Tote als im Landesdurchschnitt. Auf 10.000 Lebende betrug die Sterbeziffer
daran in Preußen 2,52, in Münster 1,69, in Minden 1,78 und in Arnsberg 2,29 für 1909.
Für Arnsberg und Münster sank die Quote von 1908 bis 1910 (Arnsberg 2,58 auf 1,90,
Münster 2,13 auf 1,68). Medizinal-Abteilung: Gesundheitswesen 1910, S. 76. Insgesamt
waren für 1910 im Regierungsbezirk Münster 1.123, im Bezirk Arnsberg 3.741 und im
Bezirk Minden 1.078 Erkrankungsfälle gemeldet worden. Ebenda, S. 78. Die Sterblich-
keitsziffer für Typhus lag weit niedriger und betrug im Bezirk Münster zwischen 0,29 und
0,44 auf 10.000 Lebende, im Bezirk Minden zwischen 0,49 und 0,25 sowie im Bezirk
Arnsberg zwischen 0,53 und 0,55, für den Gesamtstaat zwischen 0,48 und 9,54. Im Ganzen waren im Bereich Münster 267 Fälle gemeldet worden, in Minden 249 und in Arnsberg 754. Ebenda, S. 121–122. Die Krätze wurde in den 1880er Jahren seltener beobachtet. Hoogeweg: Zweiter General-Bericht, S. 59.
342 Zumindest im Kreis Beckum aber, wo der Kreisphysikus dieser Aufgabe nachkam, wollten die Ärzte „lieber den Zweck der Hebung der Collegialität und der Förderung der
Wissenschaft verfolgen", als sich um die „öffentliche Gesundheitspflege" zu kümmern.
StAM Regierung Münster 887, S. 32.
343 Schwanitz: Krankheit, S. 118–119. Die Ärzte Münsters scheinen überhaupt wenig wissen-
schaftlich engagiert gewesen zu sein. Die Schrift Ärztliche Gesellschaft zu Münster: Abhandlungen. Über die Gesellschaft ist nur wenig bekannt und Dokumente existieren außer der schmalen Akte in StAM Oberpräsidium Münster 2439 nicht. Clemens von Bönninghausen hatte vor dieser Gesellschaft 1835 sogar einen Vortrag über die „homöopathische Heilung der Zahnschmerzen" gehalten. Bönninghausen: Vortrag. Allgemein zur
Bildung von Ärztevereinen Huerkamp: Aufstieg, S. 241–254, Jütte: Entwicklung.
344 Graf: Vereinswesen, S. 147. In diesem Jahr wird der Arzt Hölker als Vorsitzender genannt
und der Verein hatte 39 Mitglieder. Über die Tätigkeit des Vereins ist bisher nicht ge-
forscht worden und es existieren weder im StAM noch im StdAM einschlägige Unterlagen. Einzig eine aufwendige Untersuchung der damaligen Zeitung könnte Aufschluss
über die Treffen geben. Ich danke Frau Pelster, Münster, für die Auskunft. Insgesamt
befand sich das ärztliche Vereinswesen aber spätestens nach der Revolution 1848/49 in
der Stagnation. Huerkamp: Aufstieg, S. 243–245. Allerdings beklagte Medizinalrath Hölker: Vierter General-Bericht, S. 153, dass von dem in der Stadt bestehenden ärztlichen
Verein „ein Theil der Ärzte sich – aus Grundsatz!" ausschließen würde.

Westfalen, der 1889 aufgelöst wurde.[345] Die Resonanz auf die zwei Mal jährlich stattfindenden Treffen der Mitglieder des Vereins auf der Ebene des Regierungsbezirks war nur mäßig, weswegen Medizinalrat Bernhard Hölker (1838–1900) sehr bedauerte, dass „die Bestrebungen der ärztlichen Vereinsthätigkeit" nicht die „nothwendige Unterstützung finden". Auch der Aufruf der Regierung, ärztliche Kreisvereine zu bilden, war nahezu wirkungslos verhallt, da „in den meisten Kreisen die Bildung der Kreisvereine gescheitert oder nach einem kurzen Scheinleben wieder eingeschlafen" war. Die „wenigen noch bestehenden Kreisvereine der Aerzte suchen unter besonderen Schwierigkeiten ihren Aufgaben, der Pflege der persönlichen näheren Beziehungen und der Berufsverhältnisse, gerecht zu werden." Doch war „eine wesentliche Einwirkung auf die Förderung der örtlichen Gesundheitspflege (…) nicht bemerkbar geworden."[346] Friedrich von Bönninghausen war in keinem der Vereine Mitglied. Einerseits scheint er wenig an einem kollegialen Austausch interessiert gewesen zu sein, andererseits wäre er als Homöopath wohl auch nicht in einer solchen Organisation willkommen gewesen.[347] Auch die homöopathisch praktizierenden Ärzte hatten sich in Vereinen zusammengeschlossen und versuchten so, ihre Interessen zu bündeln und den wechselseitigen Austausch zu fördern.[348]

Die Forderung der Ärzte nach einer staatlich anerkannten Standesvertretung wurde in Preußen erst 1887 mit der Bildung der Ärztekammer erfüllt.[349] Wahlberechtigt waren alle Ärzte, die in einem Wahlbezirk ihren Wohnsitz hatten. Gewählt wurden die einzelnen Stellvertreter, die ihre Aufgabe als Ehren-

345 Graf: Vereinswesen, S. 146. Beide Vereine waren jedoch an der Herausgabe des *Korrespondenz-Blattes des ärztlichen Vereins in Rheinland und Westfalen* seit 1874 beteiligt.
346 Die Zitate nach Hölker: Sechster General-Bericht, S. 144–145. Bereits in einem der vorangegangenen Berichte hatte Hölker darauf hingewiesen, dass in den Kreisvereinen „die Differenzen zwischen einzelnen Ärzten meist offen zu Tage" treten und so „eine gute Arbeit" verhindern würden. Hölker: Vierter General-Bericht, S. 152.
347 Es war bekannt, dass der Kreisphysikus des Kreises Beckum namens Heyne Homöopath war. Aber er übernahm nicht den Vorsitz des Kreisvereins, auch wenn er mit dessen Gründung beauftragt war. StAM Regierung Münster 887, S. 32 sowie Hölker: Vierter General-Bericht, S. 151. Die Homöopathen Schnütgen und Sanders wurden zu Beginn des 20. Jahrhunderts nicht in den „ärztlichen Standesverein" aufgenommen. Sanders: Beitrag, S. 339 oder Schnütgen: Anfänge. Dies bestätigt auch Wehmer; Pflanz: Kurpfuscherei, S. 446.
348 Auch hier war er wohl nie Mitglied. Hierzu die Ausführungen in Kapitel 2. Einen Überblick über das homöopathische Vereinswesen in Westfalen bietet Stahl: Geschichte. Die Versammlung war durch Clemens von Bönninghausen ins Leben gerufen worden. 1902 wurde die Vereinigung homöopathischer Aerzte Westfalens gegründet, die versuchte, sich gegen die Angriffe von Seiten der westfälischen Ärztekammer zur Wehr zu setzen. Ebenda, S. 214. Der Zentralverein homöopathischer Ärzte war 1829 gegründet worden. Hierzu mehr in Schlich; Schüppel: Aufschwung, S. 215–217, Dinges: Professionalisierung und Jütte: Professionalisation.
349 In anderen Ländern waren Ärztekammern früher eingeführt worden (Baden 1864, Sachsen 1865, Bayern 1871 und Württemberg 1875, Hessen 1877). Diese Angaben sowie zu den Befugnissen und der Bildung der Ärztekammern in Preußen Huerkamp: Aufstieg, S. 261–264.

amt wahrnahmen, auf drei Jahre. Die Wahlbeteiligung der Ärzte war sehr unterschiedlich. Die Ärztekammern tagten zweimal jährlich und beschäftigten sich besonders mit Angelegenheiten der öffentlichen Gesundheitspflege. Friedrich von Bönninghausen war zwar wahlberechtigt, ob er aber von diesem Recht Gebrauch machte, ist nicht bekannt.[350] Sein offenkundiges Desinteresse an derartigen Vertretungen lässt vermuten, dass er sich an den Wahlen nicht beteiligte. Zudem wurde der Umgangston zwischen der Westfälischen Ärztekammer und den bekennenden Homöopathen zu Beginn des 20. Jahrhunderts rauer. Denn bei deren Sitzung am 21. Oktober 1902 hatte man die „consultative Behandlung mit Homöopathen" abgelehnt und jene als „Kurpfuscher" bezeichnet.[351]

Mit der Einführung der gesetzlichen Krankenversicherung ab 1884 wurden die Krankenkassen endgültig zu einem weiteren Faktor in der Arzt-Patienten-Beziehung. Schon zuvor hatten einige Betriebs- und Fabrikkrankenkassen Verträge mit niedergelassenen Ärzten über die medizinische Versorgung der Mitarbeiter abgeschlossen. Die Ärzte konnten hierdurch ihre Macht gegenüber den Kranken erweitern, da diese künftig auf eine Erwerbsunfähigkeitsbescheinigung angewiesen waren, um Krankengeld zu beziehen. Allerdings begaben sich die Ärzte damit auch in ein Abhängigkeitsverhältnis gegenüber den Kassen, da diese auf deren Handlungsspielraum einengenden Einfluss nehmen konnten, indem sie beispielsweise die Kosten einer Behandlung möglichst gering halten wollten.[352] Friedrich von Bönninghausen hat nicht als Kassenarzt

---

350 Vergleiche die Ausführungen in Kapitel 2 sowie StdAM Stadtregistratur Medizinalangelegenheiten Fach 202 Nr. 7, Fasz. 9. Die Verflechtung von in staatlichen Diensten stehenden Ärzten mit deren Tätigkeit als Vertreter in den Ärztekammern war auch in Münster ersichtlich. StAM Medizinalkollegium 12. Zu den Wahlen zur Ärztekammer sowie deren Tätigkeit geben die Akten in StAM Oberpräsidium Münster 6542, 6620, 6831 und 6816 Auskunft.

351 Dies berichtet mit einer heftigen Erwiderung und Verteidigung der homöopathischen Ärzte gegen diese Angriffe Ernst: Westfalen. Die Homöopathie beziehungsweise das Selbstdispensierrecht waren auch Diskussionspunkt auf weiteren Tagungen der Einrichtung im Jahr 1905. Hierzu die Protokolle einzelner Sitzungen in StAM Oberpräsidium Münster 6111, S. 58 und S. 88. Die ablehnende Haltung spricht deutlich aus den Protokollen, zumal das Recht, selbst zu dispensieren, als Wettbewerbsverzerrung gesehen wurde.

352 Huerkamp: Aufstieg, S. 194–199 sowie S. 216–224, Frevert: Krankheit. Zur Entwicklung der Krankenkassen in Münster ist wenig bekannt. Schwanitz: Krankheit geht auf diesen Faktor nicht ein. Zur Entwicklung von Unterstützungskassen bis um 1850 Reininghaus: Unterstützungskassen. 1864 gab es im Regierungsbezirk Münster elf Kassen für Handwerksgesellen und Gewerbegehilfen mit durchschnittlich etwa 1.239 Mitgliedern, für Fabrikarbeiter gab es acht solcher Organisationen (durchschnittliche Mitgliederzahl 852), zwei Krankenunterstützungs- und Sterbekassen für Mitglieder von Innungen mit jeweils etwa 62 Mitgliedern und vier für selbständige Gewerbetreibende (durchschnittliche Mitgliederzahl 796). Tennstedt; Winter: Quellensammlung 5, S. 638–642. Insgesamt listete eine Übersicht 37 Kassen mit 3.755 Mitgliedern. Damit war der Regierungsbezirk Münster Schlusslicht in der Provinz Westfalen. Im Bezirk Minden gab es 98 Kassen mit 10.871 Mitgliedern und im Bezirk Arnsberg 323 Kassen mit 69.259 Mitgliedern. Dies lässt sich durch die verschiedenen Erwerbsarten der Einwohner erklären. Ebenda, S. 650. Allerdings nahm die Durchsetzung der Krankenkassen als bedeutender Institution einige Zeit in Anspruch, so dass beispielsweise für ländliche Gegenden deren Einfluss erst ab etwa

praktiziert, sondern vielmehr Patienten privat behandelt. Auch von Kosten-
übernahmen durch die Armenkasse ist nichts bekannt.[353] Doch schloss eine
Tätigkeit als Homöopath den Arzt nicht notwendigerweise von der Unterzeich-
nung eines Vertrages mit den Münsteraner Krankenkassen aus. Im Gegensatz
zu Bönninghausen haben seine Kollegen Hermann Schnütgen und Bernhard
Sanders sehr wohl mit den Organisationen kooperiert und wurden als Kassenärzte geführt.[354] In anderen Gegenden des Deutschen Reiches wurden sogar
gelegentlich Laienpraktiker zu den Behandlungen zugelassen.[355]

1900 relevant wurde. Krieger: Arme, S. 231. Zur Geschichte der Krankenkassen und Sozialversicherung allgemein Sachße; Tennstedt: Geschichte 2, Ritter: Sozialversicherung.
Für Württemberg und Baden mit weiterer Literatur Hähner-Rombach: Betriebskrankenkassen. Die Lage vor Einführung der gesetzlichen Krankenversicherung skizziert knapp
Tamm: Ärzte, S. 81–113 mit weiterführender Literatur. Einen Überblick zur geschichtlichen Entwicklung bieten Schlenker: Geschichte, Rehkopf: Geschichte, Reidegeld: Sozialpolitik 1, S. 139–158.

353 Für Friedrich von Bönninghausen konnte keine Position in Staatsdiensten nachgewiesen
werden. Dazu würde auch die Position als Armenarzt zählen. Siehe Kapitel 2. Die Gesuche um Unterstützung Armer bei der Krankenbehandlung in StdAM Armenkommission
Nr. 1833. Die Beträge, die Bönninghausen seinen Patienten in Rechnung stellte, und Vermerke über deren Bezahlung in IGM P 156. In keiner der berücksichtigten Behandlung
findet sich ein Hinweis auf Krankenkassen. Es ist unbekannt, wie viele der Münsteraner
Einwohner ab 1883 der Versicherungspflicht unterlagen. Diese betraf zunächst nur „Arbeiter in Bergbau, Industrie und Handwerk", die weniger als 2.000 Mark im Jahr verdienten. Huerkamp: Aufstieg, S. 196. Dies sind jedoch Berufszweige, die in Münster nur
in geringem Maße vertreten waren. Bis 1856 gab es in der Stadt 13 Unterstützungskassen,
deren Mitglieder Anspruch auf ein wöchentliches Krankengeld und Sterbegeld hatten.
Die Krankenkasse der Handwerker und Arbeiter hatte 280 Mitglieder, einer Sterbekasse
derselben gehörten 315 Mitglieder an. Ferner gab es die Zimmergesellenkasse mit 180
Versicherten und die Vertretung der Buchdrucker, die 90 Mitglieder hatte. StdAM Gewerbeordnung Fach 28 Nr. 20a, S. 41–42. Bis 1869 gab es zunächst 16 derartige Organisationen, bevor deren Anzahl wieder zurückging. Im Jahr 1878 gab es in Münster zwölf
Kranken- und Unterstützungskassen mit insgesamt 2.365 Mitgliedern, darunter waren
die Concordia der Schriftsetzer mit 319 Mitgliedern, die Kasse der Kleidermachergesel-
len mit 127 Mitgliedern, die Kasse der Tischler mit 190 Mitgliedern und diejenige der
Schuhmacher mit 113 Mitgliedern. Die Krankenkasse der Arbeiter und Handwerker ver-
einte 340 Mitglieder, während der Sterbekasse derselben sogar 572 Personen angehörten, die Fabrikarbeiter verfügten ebenfalls über eine eigene Organisation, die 306 Mitglieder hatte. StdAM Gewerbeordnung Fach 28 Nr. 20a, S. 272. Dieselben zwölf Kassen
meldeten 1883 zusammen 2.375 Mitglieder, deren Zahl war zwischenzeitlich höher gewesen, war aber seit Anfang der 1880er wieder stark zurückgegangen. Ebenda, S. 519.

354 In Münster gab es im Zug der Diskussion um die „freie Arztwahl" eine heftige Auseinandersetzung zwischen den niedergelassenen Ärzten und den Kassen. Diese führte zu einem Neuabschluss der Verträge im Jahr 1906. Sanders und Schnütgen sind sowohl in der
Liste der Ärzte geführt, die die alten Verträge gekündigt hatten als auch in derjenigen, die
die Ärzte nennt, die den neuen Vertrag unterzeichneten. Der Name von Bönninghausen
erscheint in keiner der Listen. StdAM Gewerbeordnung Fach 28 Nr. 129, S. 149b-150
und S. 218.

355 Die Kassen garantierten eine freie ärztliche Behandlung und Arzneimittelversorgung, die
Zahlung von Krankengeld bei Arbeitsunfähigkeit und im Bedarfsfall die Kosten einer
stationären Krankenhausbehandlung sowie Sterbegeld und Wöchnerinnenunterstützung.

Insofern hatten Erkrankte in Münster und Umgebung eine relativ große Auswahl an medizinischen Angeboten. Auch die Versorgung mittelloser Kranker war gewährleistet, wenn auch nicht immer unproblematisch.[356] So darf der alte Topos, „der einfache Mann habe niemals bei einem Erkrankungsfall einen Arzt zu Rate gezogen" durch zahlreiche neuere Forschung als widerlegt gelten. Auch die weniger begüterte Landbevölkerung scheute, wenn eine medizinische Behandlung notwendig und angeraten schien, die Kosten nicht.[357] Nach wie vor darf man nicht vergessen, dass der Weg zu einem praktizierenden Arzt nur eine von mehreren Optionen war, die den Betroffenen offenstand. Das Feld der medizinischen Selbsthilfe war damals wie heute groß. Zudem „tummelten" sich auch Ende des 19. Jahrhunderts und Anfang des 20. Jahrhunderts noch zahlreiche Laien und sogenannte „Kurpfuscher" auf dem „medizinischen Markt".[358] Die besonderen Dienstleistungen von „Spezialärzten" standen darüber hinaus ab den 1890er Jahren in größerem Ausmaß zur Verfügung. In dieser Hinsicht muss die Situation in Münster als ausgesprochen innovativ gesehen werden, da sich in den Adressbüchern die Ärzte recht früh mit besonderen Angeboten profilierten. Auch Krankenhäuser und „Spezialkliniken" standen problemlos zur Verfügung. Hier zeigen sich sehr deutlich die Charakteristika eines städtischen Gesundheitsmarktes mit einer durchschnittlich wohlhabenderen Klientel. Ganz davon abgesehen erwuchs der „Schulmedizin" aber immer wieder Konkurrenz in Form der Vertreter anderer medizinischer Gedankengebäude, wie der Homöopathie oder der Naturheilkundebewegung. In diese Nische stieß auch Friedrich von Bönninghausen mit seiner Praxis. Als niedergelassener Arzt war er sowohl in die Strukturen des „medizinischen Marktes" als auch in die gesetzlichen Regelungen eingebunden. Darüber hinaus sah er sich einer nicht unerheblichen Konkurrenz gegenüber. Doch waren er und seine Praxis Teil des Angebots, das von den Betroffenen in Anspruch genommen wurde.

Die Kostenübernahme war meist an die Forderung geknüpft, dass die Behandlung durch einen approbierten Arzt erfolgte, mit dem die Kasse einen Vertrag abgeschlossen hatte. Da dies bei weitem nicht alle Ärzte waren, sondern im Gegenteil vorerst nur eine Minderheit der niedergelassenen Ärzte, stellte diese Tatsache eine erhebliche Einschränkung der „freien Arztwahl" dar. Hierzu Frerich; Frey: Handbuch 1, S. 97–99, Huerkamp: Aufstieg, S. 194–240, Schlenker: Geschichte, S. 7–8. Allgemein zur Frage, inwieweit beispielsweise Laienpraktiker zu Kassenbehandlungen zugelassen waren Regin: Selbsthilfe, S. 385–397.

356 Für Münster Schwanitz: Krankheit, S. 58–65, Krieger: Arme. Letzterer bestätigt S. 229, dass auch die ländlich geprägte Region keinesfalls als „medizinischer Leerraum" zu sehen sei, sondern als ein „mit Gesundheitshilfe vielfältig versorgtes Gebiet", in dem „Selbsthilfe und Nachbarschaftshilfe, Laienheilkundige, wohltätige Einrichtungen in Gestalt von Ordensstationen und Hospitälern und schließlich staatlich-kommunale Systeme (teil-)besoldeter Ärzte und Hebammen (…) zu einem dichten Netz verwoben" waren.

357 Hoffmann: Gesundheit, Loetz: Kranken, Baschin; Dietrich-Daum; Ritzmann: Doctor mit weiterer Literatur, für Münster Baschin: Homöopathen.

358 Zum Kampf der approbierten Ärzte gegen das „Kurpfuschertum" Huerkamp: Aufstieg, S. 273–279, Spree: Kurpfuscherei, Teichler: Charlatan oder Faltin: Heil.

5 Die Patienten auf dem „medizinischen Markt"[359]

Kaum ein Mensch ist sein Leben lang vor Erkrankungen oder leichteren gesundheitlichen Verstimmungen verschont. Am Anfang jeder „Krankheit" steht ein diffuses, sehr subjektives Gefühl des Unwohlseins.[360] Diese ersten individuellen „Krankheitsgefühle" sind in den Patientenjournalen nicht direkt zu fassen. Sie können aber bei jedem Patienten vorausgesetzt werden, da diese sonst kaum die Entscheidung getroffen hätten, externe medizinische Hilfe in Anspruch zu nehmen.[361] Es ist daher in den Krankenjournalen zu sehen, welche Symptome als derart einschränkend empfunden wurden, dass die Betroffenen den Weg der „Patientenkarriere"[362] einschlugen. Diese Schwelle ist individuell sehr verschieden und wird von unterschiedlichen ethnisch-kulturellen und sozioökonomischen Vorstellungen beeinflusst.[363] Selbst wenn man vermuten könnte, dass in der Vergangenheit eher „schwerwiegendere" Befindensstörungen den Weg zum Arzt wiesen, waren auch im 19. Jahrhundert vorbeugende und gesundheitserhaltende Maßnahmen bekannt und wurden von den Betroffenen durchgeführt.[364] Durch die Gründung einzelner Krankenversicherungsvereine und mit der Einführung der Versicherungspflicht seit 1884 wurde der vorübergehende Verlust der Arbeitskraft nicht mehr zu einem Armutsrisiko und die Arbeitnehmer waren sogar dazu verpflichtet, im Fall einer Krankheit eine ärztliche Untersuchung durchzuführen.[365]

---

359 Teilergebnisse dieses Kapitels wurden in dem Artikel Baschin: Warum zusammengefasst.

360 Dies ist eine ausgesprochen weite Definition von „Krankheit". Imhof; Larsen: Sozialgeschichte, S. 180–184, Larsen: Case Histories, S. 14, Dörner: Diagnosen, S. 152–156, Bischoff; Zenz: Patientenkonzepte, S. 11. Zum Problem einer Definition von Krankheit Labisch: Homo, S. 12–14, Parsons: System, S. 429–433, Siegerist: Anfänge, Rothschuh: Krankheit.

361 Am ehesten noch sind solche Gefühle für Historiker in Egodokumenten zu fassen, die nicht primär in einem medizinischen Kontext entstanden sind, das sind Autobiographien, Tagebücher und Briefe, soweit es sich nicht um Patientenbriefe an Ärzte handelt. Dazu Stolberg: Homo, Lachmund; Stollberg: Patientenwelten, Imhof; Larsen: Sozialgeschichte, S. 182, Hoffmann: Alltag, Schweig: Gesundheitsverhalten, international Porter; Porter: Sickness.

362 Zum Begriff der „Patientenkarriere", stark zentriert auf dessen Verwendung im Zusammenhang mit chronisch Kranken Gerhardt: Krankheits- und Patientenkarrieren. Jütte: Patient, S. 10, spitzt den Begriff auf „aktives Handeln im medizinischen System" zu.

363 Brügelmann: Blick, S. 226–227, Imhof; Larsen: Sozialgeschichte, S. 172–175, Riley: Sickness, S. 3–6. Zu Krankheit als sozial konstruiertem Phänomen Herzlich; Pierret: Kranke, Dinges: History. Zu Faktoren des Krankenverhaltens Coe: Sociology, S. 105, Hendel-Kramer; Siegrist: Determinanten, Schroeder-Kurth: Kulturabhängigkeit, Flick: Wann. Von Problemen der Forschung zu „Wohlbefinden" und der Komplexität dieses Bereichs Abele; Becker: Wohlbefinden. In diesem Band geht Dann: Theorien der Frage nach, wie ein solches zu definieren sei.

364 Loetz: Kranken, S. 125 und S. 218, Riley: Sickness, S. 63, Jütte: Patient, S. 240–241, Jütte: Ärzte, S. 55 und S. 163, Schweig: Gesundheitsverhalten.

365 Krieger: Arme, Huerkamp: Aufstieg, S. 194–199, Frevert: Krankheit, S. 271–296.

Die erste Stufe einer „Patientenkarriere" ist zunächst – damals wie heute – die Selbstmedikation.[366] Häufig holt der Kranke Rat von Familienangehörigen oder nahen Freunden.[367] Tritt daraufhin keine Besserung der Symptome ein, wird üblicherweise die Entscheidung getroffen, „externe" Hilfe zu holen. Auch die Betroffenen, die bei Friedrich von Bönninghausen in der Praxis erschienen, hatten sich hierfür entschieden. Sie hatten sich zumindest so „krank" oder auch in ihrem Alltagshandeln durch verschiedene Beschwerden so eingeschränkt oder bedroht gefühlt, dass sie dagegen nun seinen medizinischen Rat suchten.[368]

Was diese „externe" Hilfe angeht, wandten sich die Betroffenen auch im ausgehenden 19. Jahrhundert noch nicht notwendiger Weise sofort an einen „Arzt" in unserem heutigen Sinn.[369] Wie im vorangegangenen Kapitel deutlich wurde, konnten kranke Personen in Münster und der Umgebung zwischen vielen verschiedenen Behandlungsangeboten wählen. Denn der „medizinische Markt" damals unterschied sich in manchen Punkten von der heutigen Situation.[370] Wohl hatte die akademische Ärzteschaft seit der Mitte des 19. Jahrhunderts wesentliche Schritte im Hinblick auf ihre heutige „Monopolstellung" gemacht. Die sogenannte „naturwissenschaftliche" Methode setzte sich jedoch erst in der zweiten Hälfte des Jahrhunderts langsam durch und die aus heutiger Sicht entscheidenden „Entdeckungen" der verschiedenen Erreger einzelner Krankheiten erfolgten hauptsächlich ab den 1880er Jahren.[371] Die einzelnen „Spezialfächer" bildeten sich langsam heraus und in der Chirurgie waren dank der Weiterentwicklung der Narkosetechniken neuartige Eingriffe möglich.[372] Zu den „offiziellen" Heilpersonen zählten ferner die Hebammen.

366 Zu Selbstmedikation mit weiterführender Literatur Baschin: Selbstmedikation, S. 5–10 und S. 22–40.

367 Zur allgemeinen Frage, wie man Patient wird, Dörner: Diagnosen, S. 150–175. Skizzierung der Stationen einer „Patientenkarriere" in der Vergangenheit bei Probst: Heiler, S. 45, Ritzmann: Faktor, S. 169–173 und im Spezialfall einer Konsiliarkorrespondenz Ruisinger: Patientenwege, S. 110.

368 Zu den Entscheidungen, die im Laufe eines solchen Prozesses gefällt werden können, Coe: Sociology, S. 108–111, Dörner: Diagnosen, S. 164. Schematischer und in Bezug auf den Kranken der Vergangenheit auch Döhner: Krankheitsbegriff, S. 49–51, Ruisinger: Patientenwege, S. 124, Loetz: Kranken, S. 125–127.

369 Hierzu die Ausführungen in Fußnote 253 im Zusammenhang mit Selbsthilfe und Selbstmedikation. Die Untersuchungen anderer Arztpraxen bestätigen dieses Ergebnis. Gafner; Ritzmann; Weikl: Histories und Kinzelbach; Neuner; Nolte: Medicine.

370 Zur Beschreibung der damaligen Situation Huerkamp: Aufstieg, S. 40–45, Kinzelbach: Gesundbleiben, S. 289–295, Lachmund; Stollberg: Patientenwelten, S. 67–130, Stolberg: Homo, S. 83–91, derselbe: Heilkunde, S. 126–243. International McCray Baier: Sufferers, Porter: Disease, Porter; Porter: Sickness.

371 Allgemein zur Professionalisierung der Ärzte Huerkamp: Aufstieg. In diesem Sinn auch Loetz: Kranken, S. 115, Stolberg: Ärzte, S. 530. Zur Durchsetzung medizinischer Techniken in einzelnen Arztpraxen Kinzelbach; Neuner; Nolte: Medicine.

372 Als knappe Übersicht zu diesen entscheidenden Umwälzungen Eckart: Geschichte, S. 201–256, Huerkamp: Ärzte, S. 350 sowie Sander: Handwerkschirurgen.

Neben diesen „approbierten" Therapeuten gab es nicht zugelassene Heiler, die versuchten, die Menschen zu behandeln. Häufig wurden diese Anbieter als „Quacksalber" oder „(Kur-)Pfuscher" bezeichnet.[373] Trotz intensiven Bemühungen von Seiten der Ärzteschaft, konnten diese immer wieder das Vertrauen der Bevölkerung gewinnen und das „Kurpfuschertum" war, zumindest nach dem Empfinden der Ärzte, kaum einzudämmen.[374]

Nach fehlgeschlagener Selbstmedikation dürfte eine Vielzahl der Kranken auch den Rat aus der sogenannten „Volksmedizin" gesucht und sich an den örtlichen Laienheiler oder die „weise Frau" aus der Nachbarschaft gewandt haben. Mit dem Auftreten weiterer medizinischer Strömungen wie der Homöopathie, der Naturheilkunde, des Elektrizismus und Magnetismus oder der Wasser- und Bäderkuren, folgten andere Behandlungsmöglichkeiten, die umstritten waren und die nicht notwendigerweise, aber auch von approbierten Ärzten durchgeführt wurden.[375] Irgendwann im Lauf einer solchen skizzierten „Patientenkarriere", eventuell als deren letzte Station, stand der Besuch bei einem „gelehrten" Arzt.[376]

Ausschlaggebend für die Konsultation eines bestimmten Therapeuten waren mehrere Faktoren, so dass „die Wege zum Arzt zu verschlungen sind, als daß hier monokausal argumentiert werden könnte".[377] Dazu zählen finanzielle und verkehrstechnische Aspekte.[378] Selbstverständlich wurde außerdem nach der „Effizienz" der jeweiligen Kur und nach den Aussichten auf eine rasche Heilung gefragt.[379] Die vermeintlich so offenkundige Unterscheidung der Heilpersonen in offiziell zugelassene und im Sinn der sogenannten „Schulmedizin" praktizierende Ärzte und populäre Laienheiler spielte demgegenüber eine untergeordnete Rolle.[380]

373 Zu den Begriffen „Quacksalber" und „Kurpfuscher" Spree: Kurpfuscherei.
374 Zu den Versuchen, ein „Kurpfuschereigesetz" auf den Weg zu bringen, Huerkamp: Aufstieg, S. 273–279, Loetz: Grenzen, S. 38, Regin: Selbsthilfe, S. 269–445, Teichler: Charlatan, Faltin: Heil.
375 Allgemein zu solchen Konzepten, die heute gerne mit dem Begriff der „alternativen oder unkonventionellen Therapie" belegt werden, Jütte: Geschichte. Speziell zum Magnetismus ebenda, S. 103–114. Zu Wasserkuren und den nur schwer davon zu trennenden Bäderkuren ebenda, S. 115–135 sowie Hähner-Rombach: Wasser. Für die Homöopathie die Sammelbände Dinges: Homöopathie und derselbe: Weltgeschichte, ferner zur Auseinandersetzung zwischen Schulmedizin und „alternativen" Methoden Faltin: Heil, Regin: Selbsthilfe oder Teichler: Charlatan.
376 Ähnlich Huerkamp: Aufstieg, S. 41.
377 Jankrift; Schilling: Practice, Brügelmann: Blick, S. 227, Hendel-Kramer; Siegrist: Determinanten, S. 46, Jütte: Ärzte, S. 90.
378 Loetz: Grenzen, S. 32–34, dieselbe: Kranken, S. 135–136 und S. 227–252.
379 Allgemein zu dieser Überlegung Loetz: Grenzen, S. 40. Nach ebenda, S. 48 Fußnote 49, ist Effizienz als eine subjektive Kategorie zu verstehen, die nicht retrospektiv zu messen sei, sondern ein „Werturteil der Kranken über die von ihnen erwartete beziehungsweise als solche empfundene therapeutische Hilfe durch Ärzte" darstellt. So auch Kinzelbach: Gesundbleiben, S. 283. Allgemeiner zu derartigen Erwartungen an eine Behandlung Kinzelbach; Neuner; Nolte: Medicine.
380 Loetz: Grenzen, S. 36–39, Döhner: Krankheitsbegriff, S. 50, Jütte: Barber-Surgeon, S. 188, Kinzelbach: Gesundbleiben, S. 317–318 und ein Beispiel S. 295–297.

Friedrich von Bönninghausen war an der Vorgeschichte seiner Patienten interessiert. Dies lag daran, dass bereits eingenommene Medikamente das ursprüngliche Krankheitsbild und die Symptome beeinflussen konnten. Daher war es für ihn nicht nur wichtig zu wissen, ob die Patienten zuvor überhaupt schon eine Kur für ihre Beschwerden angestrebt hatten, sondern wo beziehungsweise bei wem und mit welchen Mitteln.[381] Insofern geben die Patientenjournale wichtige Hinweise auf die einzelnen „Patientenkarrieren" und die Erfahrungen, die Kranke im medizinischen Umfeld gemacht hatten. Durch diese Informationen werden Einblicke in das Verhalten der Patienten im „medizinischen Markt" und im Umgang mit der Behandlung von Krankheiten möglich.[382] Dabei bleibt zu fragen, welche Motive sich finden lassen, weshalb die Betroffenen auch eine homöopathische Kur anstrebten.[383] Den Handlungsmöglichkeiten der Betroffenen folgend werden die einzelnen Stationen einer „Patientenkarriere" dargestellt.[384] Ausgehend von der medikamentösen Behandlung und verschiedenen Maßnahmen, bei denen nicht immer klar ist, ob sie selbsttherapeutisch vollzogen oder doch von einem Arzt verordnet wurden, geht es um Laienheiler und „alternative" Therapien. Ein Abschnitt widmet sich den Konsultationen „approbierter" Heilkundiger. Zuletzt werden die genannten medizinischen Institutionen, das sind Krankenhäuser und Kurbäder, die aufgesucht wurden, betrachtet. Die Reihenfolge dieser Darstellung sagt nur bedingt etwas über die tatsächliche zeitliche Abfolge der um Rat gefragten Personen aus.[385] Vielmehr sagt sie etwas über die Häufigkeit von deren Inanspruchnahme aus. Denn es wird deutlich, dass tatsächlich nur ein Bruchteil der empfundenen Symptome den Weg zu einer Medizinalperson im weitesten Sinne wies und dass ebenso nur in wenigen Fällen auch Institutionen in Anspruch genommen wurden.[386]

---

381 Bönninghausen: Diät, S. 21. Samuel Hahnemann legte selbst Wert auf derartige Informationen. Hahnemann: Organon 6 §86. Allerdings scheint Bönninghausen diese konsequenter notiert zu haben. Schuricht: D16 Kommentar, S. 26, Meyer: Patientenbriefe, S. 66. Varady: Pharmakotherapie, S. 338–341, hat die zuvor verwendeten Mittel, die Hahnemann notierte, tabellarisch aufgelistet. Auch „allopathische" Ärzte waren an der Vorbehandlung ihrer Patienten interessiert. Hartmann: Krankheitsgeschichte, S. 27, Balster: Wissenschaft, S. 202–208.

382 Dasselbe Vorgehen bei Baal: Search, S. 98–110.

383 Zu den möglichen Motiven und Mustern der Inanspruchnahme Stahl: Geschichte, S. 216, Dinges: Introduction, Schultheiß; Schriever: Warum, Bishop; Yardley; Lewith: Review, Astin: Why, Günther; Römermann: Patient, Günther: Patient oder Avina; Schneiderman: Why.

384 Pflanz: Entschluß, S. 894–897, Labisch: Homo, S. 8.

385 Die approbierten Medizinalpersonen legten besonders Wert auf ihre Autorität und „Überlegenheit" gegenüber Laien oder „alternativen" Heilweisen. Dennoch ist der Begriff einer Hierarchie, den man der Reihenfolge zugrunde legen könnte, problematisch. Hierzu Ritzmann: Faktor, S. 169–170, Lindemann: Health, S. 365.

386 Die Ergebnisse bestätigen damit die Häufigkeiten der Inanspruchnahme einzelner Institutionen, wie sie beispielsweise Larsen: Case Histories, S. 142, in einer „Morbiditätszwiebel" darstellte.

Prinzipiell hat etwas mehr als die Hälfte aller Patienten eine vorangegangene Medikamenteneinnahme, eine therapeutische Maßnahme oder einen Kurversuch im Laufe ihrer Erstkonsultation erwähnt. Friedrich von Bönninghausen notierte diese Angaben entweder in die eigens dafür vorgesehene Zeile unter „Allop.(athisch) gebr.(aucht)" oder im Zusammenhang mit den Krankheitsmerkmalen.[387] Diese Angaben dienen der Darstellung der „Patientenwege", die die Betroffenen zurückgelegt hatten, bevor sie sich an den Homöopathen wandten.

5.1 Medikamente und Maßnahmen

In aller Regel versuchen Personen, die sich unwohl fühlen, zunächst, sich selbst zu helfen.[388] Dabei greift man zu allerlei bewährten „Hausmitteln" oder einfachen Medikamenten und Mixturen, die man ohne Rezept in der Apotheke gekauft hat.[389] Dies gilt gleichermaßen für die Patienten des 19. Jahrhunderts.[390] Beispielsweise hatte ein Metzger aus Altenberge seine Augenentzündung mit „Augenwasser aus der Apotheke" behandelt. Eine 16-Jährige hatte versucht, ihre Gliederschmerzen mit einer dort erworbenen Salbe zu kurieren, während eine Wöchnerin sich Kräuter aus der Apotheke geholt hatte.[391]

387 Die folgenden Aussagen beruhen auf den Notizen, die Bönninghausen unter dem Stichwort „Allop. gebr." und zum Teil in den Erstanamnesen gemacht hat. Allerdings hat Bönninghausen manchmal keine vorangegangene Kur hier notiert, obwohl eine solche aus den Angaben der Erstanamnese hervorging. Um besondere Erfahrungen und solche Notizen zu erfassen, wurde in das Feld „Zusätzliche Bemerkung" das Schlagwort „Allopathie" notiert. Insgesamt wurden bei 3.623 (53,0 %) Personen Angaben zu einer „allopathischen" Behandlung gemacht. 232 der Befragten (3,4 %) hatte keinen vorherigen Behandlungsversuch unternommen. Bei 2.977 (43,6 %) der Betroffenen war keine entsprechende Angabe in der Erstanamnese gemacht worden.

388 Es werden nur die Mittel näher besprochen, die in der zeitgenössischen Literatur im Rahmen der Hausmittel geführt wurden und die häufiger genannt wurden. Auf jedes einzelne Mittel einzugehen, ist nicht möglich. Die Angaben stehen weiteren Untersuchungen zur Verfügung. Von 2.953 Kranken wurden Medikamente genannt. Ein einführender Überblick zur Vielfalt der möglichen Arzneien bei Stille: Krankheit. Für ein Journal Hahnemanns wurde eine Liste mit Angaben über Behandlungen anderer Ärzte angefertigt, die ebenfalls einen gewissen Überblick über die Vielfalt der damals üblichen Anwendungen bietet. Varady: Pharmakotherapie, S. 338–341. International Cowen; King; Lordi: Drug Use, Porter; Porter: Progress, S. 33–51.

389 Breitkopf: Analyse, S. 68–75, Pflanz: Selbstmedikation. Heutzutage besteht der Inhalt einer Hausapotheke in erster Linie aus Schmerz- und Erkältungsmitteln. Es folgen Mittel gegen Entzündungen, Wunden, Brand- und Sportverletzungen, Gelenkerkrankungen und Prellungen. Auch Ohrentropfen, Magen- und Darmmittel, Herz- und Kreislaufmittel werden in mehr als 40 % aller Hausapotheken bereit gehalten. Kauth: Kräutertherapie, S. 164, Baschin: Selbstmedikation, S. 32–40.

390 Zu der vorher üblichen Selbstmedikation bei anderen Ärzten auch Oberhofer: Landarztpraxis, S. 172, Kinzelbach; Neuner; Nolte: Medicine, Jütte: Ärzte, S. 76–87, international Porter: Disease, S. 29.

391 Die Beispiele IGM P 116 Fol. 456, Fol. 347 und Fol. 202. Apotheken werden bei sechs Kranken erwähnt.

Die Kranken ließen sich auch nicht durch mögliche Gefahren von der Selbstmedikation abbringen. Bei einem Misserfolg wurden mehrere Mittel ausprobiert, bevor man sich schließlich doch dem Rat eines „medizinisch" Erfahreneren anvertraute.[392] Aus den Journaleinträgen geht nur in wenigen Fällen eine explizite Selbstbehandlung hervor. So hatte ein 23-Jähriger wegen seiner anhaltenden Kehlkopfbeschwerden selbstständig mit Borax, einem Mineral, gegurgelt, bevor er einen Arzt konsultierte und dann zu dem Homöopathen ging. Die Geschwüre an den Händen eines 15 Jahre alten Mädchens aus Selm hatte man mit „selbstfabrizierter Salbe" behandelt und eine 20-Jährige hatte sich eigenständig ein Laxiermittel verordnet, das unter anderem Sennesblätter enthielt.[393] Die Verwendung von Kuhfladen oder einer „gebratenen Maus" entstammt demgegenüber der Dreckapotheke beziehungsweise den unappetitlichen Ratschlägen aus der Volksmedizin.[394]

Wenn Friedrich von Bönninghausen nur die zuvor eingenommenen Arzneien und Maßnahmen notierte, ist meist nicht ersichtlich, ob es sich dabei um Eigeninitiative oder eine Anweisung handelte.[395] Die Mittel der Selbstmedikation unterschieden sich teilweise nicht von denen der „Schulmedizin".[396] Bei manchen Nennungen aber ist eine Selbstverordnung wahrscheinlicher. Das Spektrum der Selbstmedikation reichte in der Vergangenheit von den traditionellen, bewährten Heilmitteln und Bädern oder der Einnahme einfacher

---

392 Beispiele für den tödlichen Ausgang von Selbstmedikation in Amts-Blatt Münster 1842, S. 27, Loetz: Kranken, S. 220, Porter; Porter: Progress, S. 51–52.

393 Die Beispiele der Reihe nach IGM P 140 Fol. 5, P 116 Fol. 142 sowie P 119 Fol. 182. Zu der abführenden Wirkung der Sennesblätter Mellin: Hausmittel, S. 104, Lutheritz: Hausapotheke, S. 80. Sie waren wenigstens von acht Patienten gebraucht worden.

394 Die Kuhfladen waren bei einer 36 Jahre alten Wöchnerin eingesetzt worden. IGM P 117 Fol. 97. Die „gebratene Maus" sollte der nächtlichen Inkontinenz einer 22-Jährigen aus Roxel abhelfen. P 117 Fol. 46. Ebenfalls der „Haus- und Volksmedizin" entstammt das „Hundefett", das bei einer Wöchnerin eingesetzt wurde. P 124 Fol. 9. Zu dessen Verwendung noch im 20. Jahrhundert Hoffmann: Alltag, S. 337.

395 Von 2.953 Patienten wurden auf die Frage Bönninghausens nach den vorangegangenen Kuren ein oder mehrere Medikamente oder Wirkstoffe genannt. In den allermeisten Fällen gibt es aber keine näheren Angaben, woher die Arzneien stammten oder ob sie verschrieben worden waren. Dies sind 43,2 % aller Kranken und von denjenigen Patienten, die vorher „allopathisch" behandelt wurden, ist dies ein Anteil von 81,5 %. Bei 212 der Betroffenen ist zudem ein Arzt im Zusammenhang mit der vorangegangenen Kur erwähnt. Daher dürfte in diesen Fällen eine Verordnung der Mittel und Maßnahmen vorliegen.

396 Lindemann: Health, S. 311, Döhner: Krankheitsbegriff, S. 52. Zu dem Spektrum der von einem „allopathischen" Arzt verschriebenen und verwendeten Medikamente Balster: Wissenschaft, S. 185–200. Immerhin 36,9 % der im Jahr 1980 Befragten nannte, die „Einnahme nicht verschriebener Medikamente" als eine durchgeführte gesundheitsbezogene Selbsthilfe-Aktivität. Eine solche Maßnahme wird vor allem bei Krankheitssymptomen wie Halsschmerzen, Erkältung, Kopfschmerzen oder Kreislaufbeschwerden vorgenommen. Breitkopf: Analyse, S. 65 und S. 71. Ähnlich Kauth: Kräutertherapie, S. 163, wo zusätzlich Beschwerden oder Schmerzen in Gliedern oder Gelenken, „Nervosität, Reizbarkeit und Streß" sowie Schlafprobleme als Felder der Selbstmedikation genannt wurden. Auch Baschin: Selbstmedikation, S. 32–40.

Tabletten und Mixturen[397] bis zum Herstellen von Salben oder dem Auflegen von Pflastern. In diverser Ratgeberliteratur wurden hierfür Gebrauchsanweisungen und Rezepturen gegeben.[398] Auch das Setzen von Blutegeln konnte in den Bereich der Selbstbehandlung fallen. Zumindest wurde in manchen Hausarztbüchern eine Vorratshaltung der Tiere empfohlen.[399]

Viele Kranke berichteten, dem Homöopathen zwar, dass sie zuvor eine medikamentöse Behandlung durchlaufen hatten, doch konnten sie die eingenommenen Mittel nicht nennen. Dann notierte Bönninghausen „was?" oder auch „allerlei" und „omnia".[400] Was sich hinter den verwendeten „Hausmitteln" verbarg, ist ebenfalls nicht mehr zu erfahren. Beispielsweise hatte ein Patient aus Ascheberg sein Geschwür an der Hand „durch Hausmittel zum Eiter gebracht".[401] Welche Substanzen die zahlreich eingenommenen Brech- und Laxiermittel oder Magen-, Wurm- und Schlafmittel sowie Augenwasser enthielten, ist ebenso unbekannt.[402] Gleichwohl konnten auch diese Arzneien sowohl selbst besorgt als auch von einem Arzt verschrieben worden sein.[403] Gelegentlich wurde nur angegeben, gegen welches Leiden vorgegangen worden war, ohne die Maßnahmen zu nennen, oder es wurde mitgeteilt, man

---

397 Loetz: Kranken, S. 220.

398 Beispielsweise für Pflaster Müller: Kräuterbuch, S. XV-XVII, für „Klystiere" Lutheritz: Hausapotheke, S. 96–102, zu Pflastern ebenda, S. 164–167. Mellin: Hausmittel, S. 35–38, bezeichnet „Klystiere" als „ein unentbehrliches Hausmittel, und jede Hausmutter sollte sich ihre Zubereitung und jede Art sie beyzubringen, bekannt machen". Außerdem anonym: Hausmittel-Buch, S. 37, Jütte: Ärzte, S. 235.

399 Lutheritz: Hausapotheke, S. 156–157, Mellin: Hausmittel, S. 22–25, wobei er betont, dass Wundärzte für das Setzen derselben zuständig seien.

400 Bei 1.369 Patienten war das zuvor eingenommene Medikament unbekannt. Die Eintragung „was" notierte Bönninghausen bei „Allop. gebr." bei 441 Betroffenen, die lateinische Variante „quid" bei weiteren 284. „Omnia" oder „Allerlei/Alles" findet sich in 214 beziehungsweise 293 Fällen.

401 Das Beispiel IGM P 123 Fol. 402b. Pauschal von „Hausmitteln" berichteten 89 Patienten. P 117 Fol. 400 sprach von „Volksmitteln" und P 118 Fol. 326 von eingenommenen „Zeitungsmitteln". Zu derartigen Hausmitteln und deren Anwendungsgebieten geben StAM Regierung Münster Medizinalwesen 187 2–19 oder anonym: Hausmittel-Buch Auskunft. Allgemein zur Verbreitung von Hausmittelbüchern Stolberg: Homo, S. 34, Held: Hausarzneibuch oder Baschin: Selbstmedikation, S. 94–96. P 119 Fol. 95 berichtete von einem „Geheimmittel", mit dem er die Krätze vertrieben habe. Hierzu beispielsweise Wittstein: Taschenbuch, Schnetzler; Neumann: Geheimmittel, Schneider: Geheimmittel. Zur industriellen Fertigung der Mittel und der Auseinandersetzung mit der Werbung für derartige Arzneien Ernst: Geheimmittel oder Wimmer: Industrie.

402 Brechmittel kamen in zehn Fällen, „Abführ"- beziehungsweise „Laxiermittel" bei 18 und 121 Betroffenen vor. „Magenmittel" hatten neun Kranke verwendet und „Wurmmittel", auch „Wurmkuchen" oder „Wurmkraut", sowie „Augenwasser" waren bei 26 und 27 Patienten zum Einsatz gekommen, „Schlafmittel" bei drei Patienten. In je einem Fall kam ein „Purgier"- beziehungsweise „Stuhlmittel" zum Einsatz. Brech- und Abführmittel hatten auch die meisten Patienten Hahnemanns vor einer Kur durch ihn eingenommen. Varady: Pharmakotherapie, S. 338.

403 Beispielsweise hatte IGM P 119 Fol. „Wurmkraut von Dr. Achtermann" erhalten.

habe äußerlich an bestimmten Körperteilen etwas vorgenommen oder innerlich etwas eingenommen.[404]

Auf eine medizinische Selbsthilfe weisen mit ziemlicher Sicherheit die diversen Nahrungsmittel hin, die man verwendete. Dazu gehörten neben Alkoholika, wie Schnaps, Likör, Brannt- und Rotwein, auch Tees und Wasser.[405] So
hatte man einem noch nicht einmal ein Jahr alten Knaben gegen seinen
Durchfall und das anhaltende Erbrechen „Tokayer" eingeflößt. Dies geschah
jedoch in bester Absicht und für „medizinischen Tokayer" wurde in der Zeitung Werbung gemacht.[406] Schnaps wurde nicht nur getrunken, sondern auch
in Umschlägen und Einreibungen verwendet. Auch Nahrungsmittel hatte man
als Arzneimittel gebraucht. Essig, Butter, Öl oder Schmalz wurden als Vermischungsmaterial genutzt und bei Entzündungen aufgetragen. „Rinderpöckel"
„Roggenpapp", Hafergrütze, Speck oder sogar ein Hering sollten ebenfalls bei
Entzündungen helfen und diese „aus dem Körper" ziehen.[407] Ebenso kamen
Gewürze und Kräuter zum Einsatz.[408] „Leberthran" wurde zur Stärkung sowohl von Ärzten empfohlen als auch in Eigenregie eingenommen.[409]

Pulver, Pillen und Tropfen fanden ebenso Verwendung, wobei hier unklar
bleiben muss, ob beispielsweise die Stahlpillen oder die diversen Augentropfen von einem Arzt verschrieben worden waren. So konnte ein 43 Jahre alter
Mann, der bei der „Eisenb.(ahn)gepäckannahme" arbeitete, seine „Verstopfung nur durch Aloepillen" lindern. Er hatte zudem einen Arzt konsultiert, so

---

404 Die Maßnahmen oder Wirkstoffe wurden dabei aber nicht spezifiziert. So hatte man gegen Durchfall (IGM P 117 Fol. 246) oder Augenentzündung (P 116 Fol. 345) unbekannte
Mittel gebraucht. Außerdem hieß es beispielsweise äußerlich „am Halse, auf der Brust"
(P 116 Fol. 215) oder „äußerl. hinter d. Ohren" (P 123 Fol. 114). Insgesamt war von 166
äußerlichen und 26 innerlichen Vorkuren die Rede.
405 Schnaps in 15 Fällen, Wein (Brannt- und Rotwein) bei 14 Kranken, Likör hatte ein Kranker getrunken und ein weiterer sprach unbestimmt von „Spirituose". Zu Alkoholika als
Hausmittel Lutheritz: Hausapotheke, S. 39–42, Mellin: Hausmittel, S. 25–27. Wasser,
auch in Form von Augenwasser oder mit den Zusätzen von Salz, Stahl, Blei, Arnika und
Chlor oder in Form von Wasser aus diversen Kurbädern (besonders Carlsbad und Wildung), wurde bei 67 Patienten verwendet. Die Anwendungsgebiete von Wasser bei Mellin: Hausmittel, S. 112–114. Tees waren von 31 Patienten getrunken worden. Er konnte
sowohl abführend wirken, als auch bei Brustleiden eingesetzt werden, um den Schleim zu
lösen. Dabei wurden auch Kamille und Fenchel verarbeitet. Lutheritz: Hausapotheke,
S. 28–37, Koch: Hausmittel, S. 16, Mellin: Hausmittel, S. 110. Tee gehört auch heute
noch zu den beliebten Selbsthilfemedikamenten. Breitkopf: Analyse, S. 66.
406 Der Patient IGM P 148 Fol. 54. Die Werbung im Westfälischen Merkur vom 5. Juni 1884.
407 Hierzu Mellin: Hausmittel, S. 29 und S. 59. Siehe unter anderen P 133 Fol. 101, P 119
Fol. 97 (jeweils Essig), P 116 Fol. 40 (Hering), P 117 Fol. 106 (Rinderpöckel), P 121
Fol. 190 (Speck), P 126 Fol. 47 (Roggenpapp), P 116 Fol. 62, P 121 Fol. 296, P 140 Fol. 62
(jeweils Hafergrütze).
408 Letztere wurden teilweise in Alkohol vermischt oder in Tees verwendet. Die Rede war
von Wachholder, Anis, Wermut, Fenchel, Pfeffer, Salz oder Schöllkraut, Tausendgüldenkraut und Kamille.
409 Richter; Böhm: Lexikon 2, S. 535, Ammon: Hunnius, S. 889–893. 107 Kranke hatten
angegeben, diesen eingenommen zu haben.

dass theoretisch auch dieser ihm zu den Pillen geraten haben könnte.[410] Für
Seifen, Salben und Pflaster gilt dasselbe.[411] Letztere waren Universalmittel gegen allerlei Krankheiten und wurden bei kleineren Wunden, Verhärtungen
und Entzündungen aufgelegt. Auch dienten sie als Reizmittel, um bei der Aus-
scheidung von Krankheitsstoffen zu helfen.[412] Nach wie vor wurden Pflaster
aus „spanischen Fliegen“ vielseitig eingesetzt.[413] Salben gab es in verschiedenerlei Farben, welche auf unterschiedliche Inhaltsstoffe hinwiesen. So war bei
„gelber“ Salbe Schwefel beigemischt, eine „graue“ Salbe enthielt Quecksilber.
Oft war aber nur von „Augensalbe“ oder „Brandsalbe“ die Rede.[414]
   Andere Wirkstoffe waren ebenfalls Teil einer gängigen Selbstmedikation
wie der Materia medica der praktizierenden Ärzte. Viele Patienten hatten beispielsweise zuvor Chinin eingenommen oder Schwefel verwendet. Chinin war
eine bei Fiebererkrankungen häufig gebrauchte Medizin.[415] Noch zu Beginn
des Jahrhunderts hatte beispielsweise das Wechselfieber endemisch im Gebiet
Münsters geherrscht, weswegen knapp 4 % der Kranken, welche bei Clemens
von Bönninghausen in der Behandlung gewesen waren die Einnahme des
Mittels erwähnten. Allerdings war die Anzahl solcher Erkrankungen rückläufig und bei Friedrich von Bönninghausen konnte der Gebrauch nur bei 105
Kranken (1,5 %) nachgewiesen werden.[416] Äußerliche Schwefelanwendungen
waren bei Hauterkrankungen, wie Krätze, üblich. Bei den Patienten des Vaters war Schwefel eines der häufigsten erwähnten zuvor eingenommenen Mittel. Im Falle von Friedrichs Praxis hatten 110 Kranke (1,6 %) damit Erfahrung
gemacht.[417] Quecksilberanwendungen dagegen kamen weniger oft vor. Diese

410 IGM P 117 Fol. 48. Pillen wurden bei 43 Patienten verwendet. Tropfen kamen in 46 Fäl-
     len zum Einsatz, darunter waren auch Stahltropfen oder die bekannten Hofmannstrop-
     fen. 28 Betroffene hatten Pulver eingenommen. Zu den Hoffmannstropfen Kleij: Ent-
     wicklungs- und Herstellungsgeschichte.
411 Seifen waren von 19 und Pflaster bei 36 Kranken verwendet worden.
412 Zur Herstellung von Pflastern einfacher Art Müller: Kräuterbuch, S. XVI, Lutheritz:
     Hausapotheke, S. 164–166. Zu deren Entwicklung Zeber: Geschichte.
413 Es waren aber auch Pech- und Bleipflaster verwendet worden. Der Wirkstoff des „Flie-
     genpflasters“, es handelt sich eigentlich um Käfer mit dem Namen Cantharide, ist auch
     harntreibend und seine Verwendung war im 19. Jahrhundert weit verbreitet. Deutsches
     Arzneibuch 6, S. 129–131, Lutheritz: Hausapotheke, S. 165, Cockayne; Stow: Casebook,
     S. 134, Stille: Krankheit, S. 120. Zu den möglichen Zusammensetzungen der Pflaster im
     19. Jahrhundert Zeber: Pflaster, S. 110–184.
414 Es hatten 286 Kranke zuvor eine Salbe verwendet. Berichtet wird von roten, gelben,
     grauen und weißen Salben. Zu deren Bestandteilen Arends: Namen, S. 320. Graue Salbe
     wurde beispielsweise sowohl vom Arzt benutzt als auch ohne Rezept verkauft und vor
     allem gegen Läuse verwendet. Pappenheim: Handbuch, S. 383. „Augensalbe“ wurde
     zwei Mal erwähnt, eine Brandsalbe und eine „Theersalbe“ in je einem Fall. Rosensalben
     waren von vier, Bleisalben von sechs und Zinksalben von 19 Kranken genutzt worden.
415 Koch: Hausmittel, S. 117. Chinin wurde seit den 1820er Jahren fabrikmäßig hergestellt.
     Seit 1834 gab es synthetischen Chininersatz. Müller-Jahncke; Friedrich; Meyer: Arznei-
     mittelgeschichte, S. 64. Zur Entwicklung der Chininbranche Ziegler: Familie.
416 Baschin: Homöopathen, S. 98.
417 Baschin: Homöopathen, S. 98–99.

waren offensichtlich aus der Mode gekommen.[418] Andere Mittel wie Morphium oder Chloroform verweisen zum einen darauf, dass sich diese im medizinischen Gebrauch nach und nach durchsetzten und zum anderen liegt eine Verordnung durch einen Arzt näher.[419]

Einfache Bäder oder Waschungen gehörten seit langem zum Repertoire der medizinischen Selbstversorgung, obwohl selbstverständlich auch ausgebildete Medizinalpersonen diese Maßnahme verordneten.[420] Dem Wasser waren dabei wahlweise Zusätze, wie Schwefel, Kleie, Salz oder Jod untergemischt worden.[421] Bei einem 34-Jährigen waren die „warmen Bäder" Teil einer geregelten Kur gegen seine Krätzeerkrankung. Drei Tage lang hatte er täglich „braune Seife" gebraucht, daraufhin ein warmes Bad genommen, um anschließend gelbe Salbe auf die betroffenen Körperstellen zu schmieren. Es folgte ein weiteres warmes Bad und das erneute Auftragen von gelber Salbe. Zum Schluss musste er sich „einhüllen".[422] Außerdem waren unterschiedliche „Wasser"- beziehungsweise „Hitzkuren" durchgeführt worden, ohne dass diese Behandlungen näher beschrieben wurden.[423] Kranke hatten zudem Einreibungen vorgenommen, bei Rachen- oder Kehlkopfbeschwerden gegurgelt, Entzündungen gekühlt oder Umschläge aufgelegt.[424] Fachmännisch wurde

418 Bei 15 Patienten wurde Quecksilber erwähnt. Beim Vater hatten 6,4 % der Betroffenen zuvor eine solche Kur durchgemacht oder Mittel erhalten, in denen Quecksilber enthalten war. Baschin: Homöopathen, S. 99.
419 Chloroform wurde bei Bönninghausen von 22 Patienten (0,3 %) erwähnt. Beim Vater traf dies auf 33 Patienten zu, wobei es mehrheitlich erst nach 1860 verwendet wurde. Bei Morph.(ium oder Morphin) war dies noch auffälliger. 25 Patienten (0,2 %) des Vaters hatten den Wirkstoff zuvor erhalten, beim Sohn sogar 108 (1,6 %).
420 Deren Zubereitung und Indikationen wurde in der Ratgeberliteratur beschrieben Mellin: Hausmittel, S. 10–13 sowie zu den gebräuchlichsten medizinischen Bädern Medicinal-Kalender 1857, S. 109–112. 58 Betroffene hatten ein Bad durchgeführt. Es handelt sich dabei nicht um Aufenthalte in einem Kurbad. Dies wird mit dem Fachbegriff Balneologie beschrieben, während die Anwendung von Wasser im Sinn der Wasserheilkunde oder Hydrotherapie an jedem Ort durchgeführt werden kann. Jütte: Geschichte, S. 115. Die Waschungen, von denen 20 erwähnt werden, waren entweder mit reinem Wasser oder ebenfalls mit Zusätzen, wie Kampfer (IGM P 117 Fol. 27), Anis (P 119 Fol. 208), Schnaps (P 123 Fol. 375) oder Seife (P 121 Fol. 79) durchgeführt worden vor. P 136 Fol. 239 verweist ausdrücklich darauf, dass ein Arzt die Waschung des Kopfausschlages angeordnet hatte.
421 Schwefel- und Salzbäder wurden in je vier Fällen genannt, „Jod- und Malzbäder" hatte IGM P 116 Fol. 453 genutzt. Die „Kleiebäder" werden in P 119 Fol. 386 erwähnt.
422 IGM P 133 Fol. 209. Der Eintrag bei „Allop. gebr." lautet: „3 Tage (tägl. braun Seife, warm bad, gelbe Salb, warm Bad; u. gelb Salbe, einhüll)". Ähnlich P 123 Fol. 264. „Braune Seife" wurde sehr häufig gegen Krätzeerkrankungen gebraucht. Es handelt sich dabei wohl um Seife aus Kalilauge. Klemperer; Rost: Handbuch, S. 637.
423 Wasserkuren wurden sieben Mal genannt. Mehrere Hitzkuren hatte IGM P 116 Fol. 54 hinter sich gebracht.
424 Die neun Kühlungen erfolgten bei Kopfweh und Entzündungen. Ähnliches traf auf die 19 angebrachten Umschläge zu. In 17 Fällen wurden schmerzende, entzündete oder angeschwollene Körperteile eingerieben. IGM P 148 Fol. 50 erwähnt eine „Jodeinreibung", ansonsten wurde auch Öl verwendet. Neun Patienten hatten gegurgelt, wobei P 117 Fol. 16 dies auf Anweisung des Arztes tat.

zwar eine 21-Jährige aus Hopsten von ihrem Onkel, einem Arzt, behandelt. Der hatte eine „Geschwulst am Fuß" für einen „ausgetret.(enen) Sehnenbeutel erklärt" und versucht, „mit Compreßen u.(nd) Gibsverband" dagegen vorzugehen. Doch hatte dies nur eine „Verschlimmerung" zur Folge und die Patientin erduldete nun schon seit einem Jahr die gesundheitlichen Einbußen.[425]

Weitere Maßnahmen wie das Aufbringen von „Kataplasmen" oder „Fontanellen", das „Brennen", „punktiren" oder „abzapfen" sowie das Einführen eines Katheters weisen ebenfalls auf die Durchführung durch einen professionellen „Mediziner" hin.[426] Einige Patienten trugen ein Bruchband oder einen Ring.[427]

Einige Vorgehensweisen, die bis in die Mitte des 19. Jahrhunderts noch verbreitet gewesen waren, wurden bis zur Jahrhundertwende immer seltener. So gab lediglich ein Patient ausdrücklich an, ein Klistier benutzt zu haben. Bei anderen Betroffenen war von „Einspritzungen" die Rede, wobei dies nicht synonym zu verstehen ist.[428] Besonders der Aderlass wurde nur noch von wenigen Kranken als eine vorhergegangene Therapiemaßnahme erwähnt. Während beim Vater mindestens 1 % der Klientel zuvor eine solche Kur durchlaufen hatte, erwähnten nur noch 21 Betroffene beim Sohn derartiges.[429] Demgegenüber fanden Blutegel nach wie vor Verwendung und „geschröpft" wurden die einzelnen Kranken ebenfalls. Anscheinend ersetzten diese „sanfteren" Blutentzugsmethoden die heftigeren Aderlässe.[430] Die Ablösung des Aderlas-

---

425 IGM P 119 Fol. 138. Bei weiteren drei Patienten war von einem Verband die Rede.

426 Kataplasmen sind heiße Breiumschläge auf pflanzlicher oder mineralischer Basis. Pschyrembel Naturheilkunde, S. 183–184. Sie wurden bei 39 Patienten verwendet. Fontanellen, künstliche Wunden, um Krankheitsstoffe aus dem Körper zu führen, wurden neun Patienten gesetzt. Höfler: Krankheitsnamen-Buch, S. 164. IGM P 136 Fol. 138 hatte ein derartiges künstliches Geschwür mittels eines „Haarseils" hervorgerufen. „Brennen" (zehn Patienten bei Wunden und Geschwüren), „punktieren" und „abzapfen" bei je einem Betroffenen (P 122 Fol. 214 und P 149 Fol. 209 mit Verweis auf einen Arzt). Die vier „Kathedersetzungen" waren bei Betroffenen vorgenommen, die an Blasenprobleme litten oder Schwierigkeiten beim Harnlassen hatten.

427 Ein solches kam vor allem bei Hernien oder Gebärmuttervorfällen zum Einsatz. Bei Kindern hoffte man, den Bruch so ohne eine Operation beheben zu können. IGM P 118 Fol. 453 trug gegen Hustenbeschwerden ein „Schwarzes od. weißes seidens Band um den Hals". Hierzu auch Baschin: Homöopathen, S. 122–123.

428 IGM P 117 Fol. 37 das Klistier. „Einspritzungen" hatten 15 Kranke erwähnt. Dabei wurden sowohl „Chamilleeinspritzungen" (P 116 Fol. 206, P 122 Fol. 354) vorgenommen als auch Rothwein (P 137 Fol. 213), Zink (P 117 Fol. 115), Carbol (P 140 Fol. 248), Alaun (P 145 Fol. 95) oder Morphin (P 137 Fol. 66, P 148 Fol. 125 und P 149 Fol. 61) verwendet. Ein Klistier war bei den Patienten des Vaters in 14 Fällen genutzt worden. Hierzu Baschin: Homöopathen, S. 93.

429 Dies sind 0,3 % der Betroffenen. Zudem fallen die Erwähnungen des Aderlasses mit einer einzigen Ausnahme alle in die Jahre bis 1875. Zur Durchführung eines Aderlasses bei den Patienten des Vaters Baschin: Homöopathen, S. 118–119. Vergleichend zu diesem und anderen Mitteln Baschin: Choice.

430 39 Kranke hatten von den blutentziehenden Tieren Gebrauch gemacht. Näheres zu deren Verwendung bei Lutheritz: Hausapotheke, S. 156–157, Mellin: Hausmittel, S. 22–25. Das sind etwa 0,6 % aller Patienten. Beim Vater waren es 62 Betroffene (0,4 %). Bei 32

ses durch das Schröpfen wurde in der Praxis des kanadischen Arztes Langstaff ebenfalls festgestellt.[431]

Diese Bandbreite von vorhergehenden Therapieversuchen durch Medikamente oder diverse Anwendungen wurde auch bei anderen Untersuchungen für das 19. Jahrhundert belegt.[432] Was im vorliegenden Fall von keinem einzigen Patienten erwähnt wird, sind religiöse Heilversuche. Auch die Vorschläge aus der „Dreckapotheke" der Volksmedizin wurden anscheinend kaum noch beherzigt. Aber es mag auch sein, dass diese mehr und mehr in Verruf geratenen und zunehmend bekämpften Mittel in größerem Ausmaß verschwiegen wurden.[433]

5.2 „Kurpfuscher" und „alternative" Anbieter

Die Inanspruchnahme von Laienpersonen beziehungsweise „Kurpfuschern" und deren „alternativen" Diensten wird selten in den Krankenjournalen erwähnt.[434] Folgt man den Klagen der etablierten Ärzteschaft über deren „ungeheuren" Einfluss und deren steigende Zahl, wäre eine derartige „medizinische" Hilfestellung häufiger zu erwarten gewesen.[435] Allzu oft wurden die eingenommenen Mittel oder wo sie erworben worden waren gar nicht erwähnt. Bönninghausen notierte dann pauschal die Behandlung mit „Schmieralien"

Patienten (0,5 %) war „Schröpfen" vermerkt. Auch hier war gegenüber den Betroffenen beim Vater eine Zunahme zu bemerken. Dort hatten 0,2 % aller Kranken zuvor zu dieser Maßnahme gegriffen. Zur Methode des Schröpfens Maibaum: Aderlaß, S. 37.

431 Die Anzahl der verordneten Aderlässe nahm von etwas mehr als 60 auf etwa zehn ab, während die Schröpfkuren von knapp 20 auf mehr als 100 anstiegen. Duffin: Langstaff, S. 80.

432 Bei den Patienten Hahnemanns zum Beispiel Sauerbeck: Hahnemann, S. 4, Brockmeyer: Selbstverständnisse, S. 55–71, Varady: Pharmakotherapie, S. 338–341, Fischbach-Sabel: D34 Kommentar, S. 116. Für die Patienten des Vaters Baschin: Homöopathen, S. 87–101.

433 Allgemein zu magisch-religiösen Praktiken und dem Begriff der Volksmedizin Jütte: Geschichte, S. 66–103, die Nennung von Heiligen und deren Kräutern bei Buck: Volksglaube, S. 26–31. Der Faktor des Verschweigens Ruisinger: Patientenwege, S. 126–127. Dass diese aber auch im ausgehenden 19. Jahrhundert noch genutzt wurden belegt unter anderem Frevert: Krankheit, S. 286.

434 Zur Diskussion des Begriffes „Alternativmedizin" und der Therapien die gemeinhin darunter verstanden werden ausführlich Jütte: Geschichte. Zu dem Begriff „Kurpfuscher" Spree: Kurpfuscherei.

435 Allerdings war in Münster die Quote nicht so hoch, wie in anderen Teilen des preußischen Königreiches, beispielsweise Hölker: Sechster General-Bericht, S. 146, Medizinal-Abteilung: Gesundheitswesen 1903, S. 438–439, nennt für den Regierungsbezirk Münster 48 gemeldete Personen, die gewerbemäßig die Heilkunde ausübten, ohne approbiert zu sein. Im Bezirk Minden waren 62 Personen entsprechend tätig und im Bezirk Arnsberg 86. Weitere Angaben in Kapitel 4. In Württemberg war die Anzahl der „Heilkundigen" wesentlich höher. Vergleiche Faltin: Heil, S. 251. Die Tätigkeit eines Schweizer Laienheilers namens Gottfried Wachter (1776–1861) beschreiben Unterkircher; Ritzmann: Practice.

oder „Quacksalb.(ereien)".[436] In zwei Fällen wurde Salbe „vom Jude" oder „von alt Weibern" erwähnt. Einen weiteren „Juden" hatte eine Patientin aus Altenberge konsultiert, während der Pastor von Selm versucht hatte, zwei anderen Betroffenen mit unbekannten Mitteln zu helfen, und ein Taglöhner aus Glandorf hatte den „Kufer" um Rat gefragt.[437]

Auch die Homöopathie wurde von den approbierten Ärzten sehr kritisch gesehen. Vielfach war in diesem Zusammenhang ebenso von „Kurpfuscherei" oder „Quacksalberei" die Rede, auch wenn die Ausübenden zum großen Teil approbierte Ärzte waren, die ein entsprechendes Studium abgeschlossen hatten. Etwa 80 der Patienten, die später zu Friedrich von Bönninghausen kamen, hatten zuvor schon Erfahrungen mit der Lehre Hahnemanns gemacht.[438] Oft ist jedoch nicht bekannt, welche Mittel gebraucht wurden oder wer die Behandlung durchführte.[439] Möglicherweise handelte es sich in einigen Fällen auch um eine Selbstmedikation. So kann man vermuten, dass die Fieberanfälle eines Adeligen selbst mit Arsen und Pulsatilla behandelt wurden. Gleiches trifft auf einen 50-Jährigen aus Ascheberg zu, der seinen „Schmerz in r. (echten) Oberschenkel" mit nicht näher bestimmten Hausmitteln und Salbe behandelt sowie, nach seinen Angaben, auch zu Arnica in homöopathischer Verwendung gegriffen hatte.[440] Zumindest in einem Fall handelte es sich um eine Behandlung im Rahmen der Nachbarschaftshilfe. So hatte eine Näherin aus Havixbeck von „Fräulein von Twickel" unbekannte homöopathische Mittel bekommen.[441] Auch ein 45 Jahre alter Mann aus Darup muss die Medikamente, die er als Prävention gegen einen Ausbruch der Tollwut genommen hatte, wohl von einem Erfahreneren bekommen haben.[442] Andere Patienten

---

436 In lediglich 21 der 6.832 Krankengeschichten klingt die Nutzung von nicht approbierten Heilpersonen beziehungsweise nicht gebilligten Mitteln an.

437 Die Salbe „von alt Weibern" IGM P 117 Fol. 97, die „Salbe vom Jude" ebenda Fol. 351, P 117 Fol. 470 aus Altenberge „bei Jud Metz". Die beiden Kranken, die beim Pastor von Selm gewesen waren P 123 Fol. 129 und Fol. 324. Leider wird in beiden Fällen nichts über die Behandlung berichtet. Der Pastor von Selm namens Anton Evers (1802–1869), hatte aber offenkundig eine „florierende" Laienpraxis, in der er auch Kranke homöopathisch therapierte. Hierzu Baschin: Homöopathen, S. 108 mit weiteren Angaben. Der Kufer half P 116 Fol. 62.

438 Das entspricht 1,2 % aller Patienten. Bei Clemens von Bönninghausen konnte für 1,8 % der späteren Patienten eine homöopathische Vorkur nachgewiesen werden.

439 Diese Angaben sind bei elf der 83 Betroffenen nicht vorhanden.

440 IGM P 117 Fol. 1 (der Adlige) sowie P 119 Fol. 219 (der 50-Jährige). Der gesamte Eintrag bei „Allop. gebr." lautet „Wachholderräuch, Hausmittel; Salbe; homöop. Arn.". Arnica ist ein „Heilmittel bei jeder Art von Verletzung" sowie Schmerzen. Brandl: Homöopathie, S. 90. Auch bei einer weiteren adeligen Dame (P 143 Fol. 275) könnte die Einnahme von „Bell. N. v. Sep. Caust. Rhus." „nach Kummer" selbständig erfolgt sein.

441 IGM P 123 Fol. 82. Dass die Homöopathie in den Kreisen des westfälischen Adels verbreitet war belegt Baschin: Homöopathen, S. 182–184. Mehrere Angehörige der Familie von Twickel waren bei Clemens und Friedrich von Bönninghausen in Behandlung.

442 IGM P 116 Fol. 243. In der Erstanamnese heißt es „Vor einigen Wochen von toll Hunde gebißen, dagegen 1. 3. 5. Bell. 2. Hyos. 4 Stram.; nach dem ersten Pulver viel Schwindel; jetzt beß. – Große Besorgniß vor Tollwuth. – Schwindel bei Bewegung, Bücken." Dieselben Mittel in derselben Reihenfolge verwendete er bei Betroffenen, die mit „tollen" Tie-

waren bei Friedrichs Bruder Carl in der Behandlung gewesen oder hatten noch vom Vater Mittel erhalten, ohne dass dieser die Behandlung aber in den Büchern festgehalten hätte.[443] So erschien eine mittlerweile 41 Jahre alte Frau bei Friedrich und berichtete über ihre aktuellen Beschwerden. Der Homöopath notierte, die Frau sei bereits homöopathisch therapiert worden und verwies auf ein früheres Journal. Dort hatte Clemens von Bönninghausen die Erstanamnese des Vaters der jetzigen Patientin niedergeschrieben. Er war 1842 wegen einer Krätzeerkrankung behandelt worden. Die Jugendliche hatte damals von dieser Kur profitiert.[444] Eine 17-Jährige hatte dagegen 1881 zunächst Carl in Darup aufgesucht, bevor sie Friedrich wegen ihrer „scrof.(ulösen) Halsdrüsen" um Rat fragte.[445] Fünf der Kranken hatten sogar von Friedrich selbst Mittel bekommen, ohne dass dieser in seinen Journalen einen Eintrag angelegt hatte.[446] Andere Betroffene hatten bei den Ärzten Gauwerky (1791–1859 Friedrich senior, 1845–1888 Friedrich junior) in Soest oder Weihe (1840–1896) in Herford Rat gesucht.[447] Ebenso war der Laienheiler Arthur Lutze konsultiert worden, ohne dass durch dessen Kur die Beschwerden gelindert werden konnten.[448] Ein anderer Patient aus Trier hatte sich zunächst an den dort praktizierenden Arzt Reis (1836–1898) gewandt, bevor er Friedrich von Bönninghausen ins Vertrauen zog. Ähnlich hatten weitere Patienten Homöopa-

---

ren in Berührung gekommen waren und fürchteten, sich angesteckt zu haben. Beispielsweise P 116 Fol. 368, P 117 Fol. 304, P 119 Fol. 133 oder P 139 Fol. 251. Belladonna, Hyoscyamus niger und Stramonium wurden bereits von Hahnemann als wirkungsvolle Mittel gegen die gefürchtete „Wasserscheu" empfohlen. Hahnemann: Arzneimittellehre 2, S. 925 Fußnote 18.

443 Bei fünf der Patienten wurde auf eine Behandlung durch den Vater verwiesen, ohne dass jedoch in den vorangegangenen Journalen ein eigener Eintrag zu den Betroffenen gefunden werden konnte. Weitere elf Betroffene hatten eine Behandlung bei „C. v. B." gehabt. In drei der Fälle erwähnte Friedrich von Bönninghausen in diesem Zusammenhang einen Doktortitel, so dass es sich hier um Carl von Bönninghausen handeln dürfte. In den anderen Fällen könnte es sich theoretisch auch um eine Behandlung durch Clemens von Bönninghausen handeln.

444 IGM P 117 Fol. 322. Dort findet sich der Verweis auf P 52 Fol. 58, wo die Jugendliche ohne weiteren Kommentar einfach in die Krankengeschichte des Vaters notiert wurde.

445 IGM P 145 Fol. 27. Carl von Bönninghausen hatte nach einer kurzen Tätigkeit in Darup in Köln und Frankreich praktiziert, bevor er ab spätestens 1875 wieder in Darup eine Praxis führte. StAM Regierung Münster Nr. 203 V, S. 34–36 sowie Baschin: Carl.

446 Dies sind IGM P 117 Fol. 426, P 118 Fol. 190, P 121 Fol. 305a und b sowie P 137 Fol. 30. Weshalb er in diesen Fällen keine Vermerke machte, ist nicht bekannt. Allerdings wird dadurch deutlich, dass nicht alle Behandlungen, die der Homöopath tatsächlich durchführte, auch notiert wurden.

447 Den Arzt Weihe in Herford hatten acht Kranke zuvor konsultiert. Zu Weihe Schroers: Lexikon, S. 160–161, Baschin: Homöopathen, S. 111. Der Name Gauwerky wurde drei Mal genannt, wobei ein Betroffener noch von „Gauwerky sen." behandelt worden war. Hierzu Schroers: Lexikon, S. 36, Baschin: Homöopathen, S. 112.

448 Diesen Namen gaben sieben Patienten an. Zu Lutze die knappen Angaben bei Schroers: Lexikon, S. 90, Baschin: Homöopathen, S. 111–112, ausführlicher Streuber: Macher sowie Bettin; Meyer; Friedrich: Bitte.

then aus Bonn oder Lippborg um Rat gefragt.[449] Die Kranken setzten in diesen
Fällen jedoch offenkundig weiterhin ihre Hoffnung auf eine Heilung auf homöopathischem Wege.

Allerdings wird in den Krankengeschichten einiger Patienten auch deutlich, dass diese sich nicht an die Vorgabe hielten, neben der homöopathischen
Kur gänzlich auf „allopathische" Anwendungen zu verzichten. So hatte die
schwangere Gattin eines „Webefabrikarbeiters" zwar gegen ihre „angehende
Krätze" den Rat des Homöopathen Weihe in Herford eingeholt, gleichzeitig
aber „äußerlich" „Sulph.(ur) und Pech" aufgetragen. Ihr Mann hatte ebenfalls
bereits eine beachtliche Palette an Maßnahmen ergriffen und war im „hies.
(igen) Krankenhäuschen" gewesen. Bei ihm konnte der Arzt Weihe keine erfolgreiche Kur verbuchen, zumindest gab der Betroffene an, er habe diesen
„umsonst gebraucht".[450] Auch ein adeliges Fräulein, das in der Erstanamnese
zu Protokoll gab: „Jetzt Asthmatische Anfälle mit Blauwerden der Lippen und
Zunge, u.(nd) Kälte der Extremitäten; meist trockener Husten, mit wenigem,
phthisischverdächtigem Auswurf", setzte ihr Vertrauen nicht allein in die Anwendung von „Ipec.(acuanha)" und „Hyos.(cyamus)", als „antipsoristisch",
sondern hatte einen anderen Arzt konsultiert, Morphium, Lebertran und Blutegel genutzt und war in einem Kurbad gewesen.[451] Bei einigen anderen Betroffenen ist ebenso klar, dass sie zwar in der Vergangenheit „homöopathisch
gebraucht" hatten, dieser Therapie aber nicht das alleinige Vertrauen schenk-
ten, sondern vielmehr wieder zu den üblichen Mitteln zurückkehrten, ehe sie
es später noch einmal bei Bönninghausen mit der Lehre Hahnemanns pro-
bierten.[452]

Vier der Kranken hatten zuvor Erfahrungen mit der Anwendung von Elektrizität gemacht. Sie alle hatten entweder mit Lähmungserscheinungen oder

449 Der Arzt Matthias Reis praktizierte seit 1872 in Trier. Hierzu Schroers: Lexikon, S. 113.
     Die Patientin IGM P 148 Fol. 159. Zu Wilhelm Stens (1810–1878), Bonn, und Joseph Va-
     lentin Sulzer, Lippborg, Schroers: Lexikon, S. 140 und S. 143. Die Patienten P 139
     Fol. 144 sowie P 123 Fol. 256. Auch ein Arzt namens „Vornhegge" war einmal konsultiert
     worden (P 116 Fol. 250). Die Betroffene hatte 1864 bereits seit einem Jahr dessen Dienste
     in Anspruch genommen. Eventuell handelt es sich um einen Verwandten des Arztes
     Bernhard Vornhecke, der sich später kurzzeitig in Münster niederließ. In den Notizen
     heißt es „Vornhegge" praktiziere bei Laer. Der Arzt Bernhard Vornhecke war erst 1868
     geboren worden und hatte 1892 die Approbation erlangt. StdAM Stadtregistratur Medi-
     zinalangelegenheiten Fach 201 Nr. 11, Fasz. 3, Medizinalangelegenheiten Fach 202 Nr. 8,
     Fasz. 40. In Schroers: Lexikon ist der Name Vornhecke/Vornhegge nicht erwähnt.
450 Die beiden sind IGM P 116 Fol. 54 und Fol. 55 notiert.
451 IGM P 121 Fol. 6. Bei den Mitteln handelt es sich um Bilsenkraut und Brechwurzel.
     Beide Mittel sind in Hahnemann: Arzneimittellehre 2, S. 918–933 (Hyoscyamus niger)
     und S. 974–980 (Ipecacuanha), aber nicht als antipsorische Wirkstoffe ausgewiesen. Auch
     in Bönninghausen: Repertorium, S. 27–32, werden beide Mittel nicht geführt. Allerdings
     gelten sie mittlerweile als schwache antipsorische Arzneien, wie die Ergänzungen des
     Nachdrucks von Bönninghausen: Repertorium, S. c [sic!], belegen.
452 Bei wenigstens 28 der 83 Patienten waren neben den zuvor verwendeten homöopathi-
     schen Mitteln auch andere „allopathische" Anwendungen vermerkt worden.

Schwächegefühlen in den Gliedern zu kämpfen.[453] Die Leidenszeit dauerte bei den Betroffenen seit längerem und sie hatten schon mehrere „allopathische" Maßnahmen erfolglos versucht.[454] Einem anderen Patienten aus dem Kreis Beckum war es gelungen, eine „trockene Flechte" durch „Mesmerism.(us)" zu vertreiben, allerdings litt er bei der Konsultation Bönninghausens nach wie vor an einer „Kopfflechte" und klagte über „Leibweh" und „Intestinalkr.(ämpfe)".[455]

Nur bei einem sehr kleinen Teil der späteren Patienten Bönninghausens kann eine vorangegangene Behandlung nachgewiesen werden, die aus Sicht der damaligen approbierten Ärzte unter die Rubrik „Kurpfuscherei" gefallen wäre.[456] Daher zeigt sich in den Krankengeschichten meist, dass die in Anspruch genommenen Behandlungen von den Betroffenen nur dann als „Alternative" genutzt wurden, wenn andere Wege bereits gescheitert waren, oder es sich um „komplementäre" Maßnahmen handelte, die die herkömmlichen Mittel nicht obsolet machten.

5.3 Approbierte Medizinalpersonen: Hebammen, Chirurgen und Ärzte

Auch Hebammen zählten zu den approbierten Heilpersonen und waren an speziell dafür eingerichteten Schulen ausgebildet worden. Doch war das Ansehen des Berufes nicht hoch. Die Mehrheit der Geburten wurde im 19. Jahrhundert von Hebammen betreut, auch wenn Ärzte bei drohenden Komplikationen hinzuzuziehen waren.[457] Außerdem war die Hebamme, besonders in kleineren Städten und Dörfern des Regierungsbezirks Münster, oft die einzige zugelassene Medizinalperson deren Rat dann als erstes in Anspruch genommen wurde.[458] Aber die Konsultation von Hebammen wurde nur bei zwei Patienten Bönninghausens erwähnt. Zum einen hatte eine Wöchnerin aus Amelsbüren „Frost und Leibschmerzen" gehabt, die von der Hebamme durch Kamille vertrieben worden waren. Zum anderen war ein Säugling, der „nach Genuß der Milch aus der Pulle (Kuhmilch) Erbrechen erst der geronnenen Milch, dann Wasser" bekommen hatte, von der Hebamme mit „Magnes.(ium)" behandelt worden. Mit Sicherheit dürfte der Anteil der Kranken, die zuvor die Dienste einer Hebamme in Anspruch genommen hatte, höher liegen. Doch wurde dies in den Angaben verschwiegen. Fraglich bleibt, inwie-

453 Bei derartigen Leiden war eine elektrische Therapie üblich. Zu den verschiedenen Anwendungsmöglichkeiten der Elektrizität Sundelin: Anleitung oder Erdmann: Anwendung. Zur Geschichte der Elektrizität in der Medizin Schott: Heilkräfte oder Hochadel: Wissenschaft.

454 Dies sind IGM P 116 Fol. 115, P 126 Fol. 128, P 139 Fol. 126 sowie P 145 Fol. 114.

455 IGM P 140 Fol. 140. Ausführlicher zum Mesmerismus Jütte: Geschichte, S. 103–114, Schott: Mesmer, Bauer; Schott: Mesmer, John: Magnetismus, Teichler: Charlatan.

456 Hierzu Spree: Kurpfuscherei.

457 Schmitz: Hebammen, S. 46, allgemein Seidel: Kultur. Zu den Aufgaben der Hebammen Horn: Medicinalwesen, S. 46.

458 Die Übersicht zu den Medizinalpersonen im StAM Regierung Münster 190 V-17 sowie 203 I bis 203 XX. Dazu auch Huerkamp: Aufstieg, S. 38–39 und Schwanitz: Krankheit, S. 128.

weit von den Betroffenen die Hilfe einer Hebamme, gerade bei Geburten, überhaupt als eine vorangegangene „allopathische Kur" verstanden wurde.[459]

Seit der Reform des Medizinalwesens in Preußen im Jahr 1852 waren alle Ärzte gleichermaßen zu Operationen zugelassen. Die Trennung von Chirurgie und „innerer" Medizin bestand nicht mehr. Erst gegen Ende des 19. Jahrhunderts ermöglichten die Durchsetzung verschiedener Betäubungsverfahren, die Entwicklungen in der Desinfektion und eine bessere Kenntnis der Anatomie beziehungsweise der Pathologie die Einführung neuer Operationstechniken.[460]

Mehr als 150 Patienten hatten sich einem im weitesten Sinne chirurgischen Eingriff unterzogen, bevor sie zu Bönninghausen kamen.[461] Doch handelte es sich kaum um schwerwiegende Eingriffe im Körperinneren. Vielmehr wurden äußerliche Geschwulste und Gewächse operativ entfernt. Oft waren bei Kindern „scrofulöse" Halsgeschwulste geöffnet worden.[462] Eitrige Fingerentzündungen waren ebenfalls „geschnitten" worden.[463] Auch wenn Frauen, häufig im Wochenbett, unter hart geschwollenen und eiternden Brüsten zu leiden hatten, wurde zum Messer gegriffen.[464] Doch die meisten Kranken berichteten, dass ihnen Zähne ausgezogen worden waren.[465] Bei der Mehrheit der Betroffenen hatte aber die Entfernung der Zähne kaum eine Besserung der Schmerzen zur Folge. So hatte sich eine 36 Jahre alte Patientin bereits elf Zähne ziehen lassen und litt dennoch unter „viel Zahnweh" und bei einer weiteren Kranken hieß es: „Schon lange Zeit Zahnschmerz an von der Seite hohlen Zähnen, mehrere ausziehen laßen". Bei einer anderen Leidenden hatte das „Ausziehen des Augenzahnes" zu einer Knocheneiterung geführt.[466]

Die Entfernung von Polypen in Nase und Ohren, wie auch der Rachenmandeln, gehörte schon zu den neueren chirurgischen Eingriffsbereichen, waren aber bei 14 Patienten Bönninghausens durchgeführt worden.[467] Auch im

---

459 Zum Faktor des Verschweigens Ruisinger: Patientenwege, S. 126–127. Die Beispiele IGM P 116 Fol. 334 und P 117 Fol. 216.

460 Hierzu Eckart: Geschichte, S. 231–238 und Duffin: History, S. 229–234.

461 In 174 Krankengeschichten wird ein chirurgischer Eingriff deutlich.

462 Eingriffe im Hals- und Nackenbereich wurden bei 27 Patienten durchgeführt. Davon waren elf Kinder.

463 Operationen dieser sogenannten „Panaritien" wurden bei zwölf Betroffenen erwähnt. Eingriffe an der Hand hatten zehn, an den Armen acht weitere Betroffene zu ertragen. An Füßen und Beinen waren insgesamt 17 Eingriffe durchgeführt worden.

464 Zehn Frauen berichteten von Operationen an der Brust, bei vier waren die Beschwerden aber nicht eindeutig auf eine Schwangerschaft oder das Wochenbett zurückzuführen. In drei dieser Fälle war von einem „angebl. Krebs" (P 119 Fol. 382), einem „Sarkom" (P 149 Fol. 153) und „hart klein Knot" (P 148 Fol.107) in den Brüsten die Rede.

465 41 Patienten hatten sich einen oder mehrere Zähne ziehen lassen. Am Mund- und Kieferbereich wurden drei Eingriffe durchgeführt und bei drei Betroffenen war am Gaumen operiert worden. Zwei Kranke hatten sich im Gesicht operieren lassen und bei zwei weiteren waren Geschwulste an der Zunge chirurgisch behandelt worden.

466 Die Beispiele IGM P 121 Fol. 61, P 117 Fol. 64 und P 116 Fol. 95.

467 Eckart: Geschichte, S. 237. Eingriffe an Nasen und Ohren waren bei vier beziehungsweise acht Betroffenen durchgeführt worden. Die Mandeln hatte man IGM P 148 Fol. 189 und P 149 Fol. 214 „exstirp.(iert)".

Bereich der Augenheilkunde etablierten sich in den 1870er Jahren „Spezialkli-niken", in denen neu entwickelte Techniken zum Einsatz kamen. Die früher von reisenden „Starstechern" durchgeführten Behandlungen wurden nun von den selbsterklärten Spezialisten operiert.[468] Bisweilen wurden die erduldeten schmerzhaften Strapazen jedoch nicht mit dem gewünschten Erfolg belohnt. So hatte eine 65-Jährige ihr linkes Auge „in Folge Operation bei Dr. Moore [sic!] in Düsseld.(orf) verloren" und bei der Frau eines Polizeidieners hatte der in Münster praktizierende Arzt Josten „bereits 4 mal" den grauen Star „ohne Erfolg operirt".[469]

Manchmal sollte der Homöopath Nachwirkungen der Operation behan-deln, beispielsweise wenn Wunden nicht richtig verheilten. So hatte man bei einem mittlerweile 16 Jahre alten Jungen einen Eingriff an der Hüfte durchge-führt. Die Heilung war jedoch nicht richtig erfolgt und der Beckenknochen eiterte. Einer weiteren Patientin hatte man unter dem Arm ein Drüsenge-schwulst „durchgeschnitten", an derselben Stelle befand sich aber nach wie vor ein Knoten, den sie nun durch homöopathische Mittel zu beseitigen hoffte, und bei einem „Ackersmann" war nach der chirurgischen Behandlung einer Fingerentzündung der Daumen noch immer geschwollen und es kam zu einer „Fleischwucherung".[470]

Andererseits kamen aber auch Betroffene, die hofften, durch die homöo-pathischen Mittel im letzten Moment einen Eingriff oder gar eine Amputation zu verhindern. So plante der Arzt Josten bei einem neunjährigen Knaben, das Auge „auszuschneiden", weil der Junge dort eine nicht näher bestimmte Ge-schwulst hatte. Eine Frau „sollte heute oper(iert) werd(en)", wie der Homöo-path notierte. Doch erschien sie im Januar 1886 zunächst bei Bönninghausen, um ihm die Anschwellung am Arm zu zeigen. In beiden Fällen berichteten die Krankengeschichten von Besserungen, so dass die geplanten Eingriffe tatsäch-lich überflüssig geworden war. Der Knabe blieb bis 1890 in der Behandlung.[471] Eine 30-Jährige hatte sich „vor 4 Woch(en) das Vorderglied des r.(echten) Zei-gefingers in der Hexelmaschine abgequetscht", anschließend war „das Mittel-glied aboperirt" worden und „nun soll der ganz Finger fort". Da der Homöo-path in den zwei folgenden Konsultationen von einer Besserung des Zustan-des berichtete, mag in diesem Fall eine Amputation vermieden worden sein.

468 Zur Entwicklung der Augenheilkunde Münchow: Geschichte, knapp aber mit Bildern einzelner Instrumente und Gegenstände Deutsches Hygiene-Museum Dresden: Augen-heilkunde. Zu fahrenden Starstechern Probst: Heiler, S. 39–41 und S. 199–201. Auch in Münster gab es eine derartige Spezialklinik. Hierzu Dost: Provinzial-Augenheilanstalt. Insgesamt berichteten zwölf Patienten von Operationen am Auge.
469 IGM P 118 Fol. 475. Der Arzt aus Düsseldorf wurde ferner in P 119 Fol. 432 und P 123 Fol. 302 genannt. Das zweite Beispiel P 123 Fol. 142. Der Arzt Josten wurde auch von P 140 Fol. 97 und P 143 Fol. 205 konsultiert. Josten selbst war bei Albert Mooren (1828–1899) in Düsseldorf Assistenzarzt gewesen. Dost: Provinzial-Augenheilanstalt, S. 20.
470 IGM P 148 Fol. 198a, P 133 Fol. 181 und P 116 Fol. 35. Weitere Beispiele in Kapitel 7.3.
471 IGM P 143 Fol. 205 und P 147 Fol. 118. Es wurde von sechs geplanten Eingriffen berich-tet. In zwei Fällen waren bereits Amputationen durchgeführt worden und der Homöo-path behandelte Nachwirkungen.

Weniger zuversichtlich war er aber bei einer anderen Patientin, die 47 Jahre alt war. Diese litt seit drei Jahren an „Vereiter(un)g u.(nd) starke Geschwulst der r.(echten) Mittelhand u.(nd) Knochen". Ein chirurgischer Eingriff war bereits durchgestanden worden, doch notierte Friedrich von Bönninghausen: „Wird müß amput.(iert) werden." Ob es tatsächlich dazu kam, ist nicht bekannt. Immerhin notierte der Homöopath bei der nächsten Konsultation eine Besserung, doch brach die Behandlung dann ab.[472]

Mehr als 500 Kranke hatten zuvor Rat bei der „schulmedizinischen" Konkurrenz geholt. Gelegentlich waren schon mehrere Ärzte konsultiert worden, ohne dass eine Besserung der empfundenen Leiden erzielt werden konnte.[473] Wenn die Betroffenen nicht unmittelbar in Münster wohnten, waren meist zunächst die Mediziner „vor Ort" um Rat gefragt worden. So hatten die 20 Kranken, die vornehmlich aus dem Kreis Coesfeld kamen, zuvor den dortigen Kreisarzt Johann Wiesmann (1800–1883) konsultiert. Einer 50-Jährigen hatte dieser „wohl 50 Rezepte" verschrieben und noch bis ins hohe Alter hinein führte er selbst chirurgische Eingriffe durch.[474] Gleiches traf auf den in Senden praktizierenden Arzt Stegehaus (1815–1887) oder den in Telgte angesiedelten Arzt Achtermann (1818–?) zu.[475] August Stegehaus war der Wirkung des Wassers gegenüber aufgeschlossen und hatte zwei Patienten eine entsprechende „Kur" verordnet.[476] Franz Bohle (1812–?) war noch an der Chirurgenschule zum Wundarzt erster Klasse ausgebildet worden. Er arbeitete in Albersloh

---

472 IGM P 122 Fol. 113 und P 142 Fol. 211.

473 Bei 537 Patienten wurde in der Erstanamnese oder in der Zeile „Allop. gebr." auf eine Behandlung durch einen oder mehrere Ärzte verwiesen. Oft wurde aber der Name nicht genannt. Bei wenigstens 41 der Betroffenen war eine Kur von mehreren unbekannten Ärzten durchgeführt worden. Dabei waren es meist zwischen zwei und drei zuvor konsultierte Ärzte, aber deren Anzahl konnte auch bis zu 20 reichen. Beispielsweise IGM P 145 Fol. 5, wo es heißt: „Wohl 20 Ärzte gebr." P 147 Fol. 171 erwähnt die Dienste von zehn Therapeuten.

474 Johann Heinrich Franz Wiesmann war 1825 als Arzt, Wundarzt und Geburtshelfer vereidigt worden und hatte 1833 die Stelle des Kreisarztes für den Kreis Coesfeld erhalten. Er wohnte in Dülmen und wurde 1851 zum Sanitätsrat ernannt. Zur Vereidung StAM Regierung Münster 207 III II-13, S. 225. Zur Übertragung der Kreisarztstelle Amts-Blatt Münster 1833, S. 470. Die Ernennung in Amts-Blatt Münster 1851, S. 323. Das Beispiel IGM P 119 Fol. 223. Die Operationen in den Jahren 1866 (P 126 Fol. 122) und 1871 (P 138 Fol. 17). In Dülmen wohnte auch der Arzt Franz Wesener (1816–1885), der ebenfalls von zwölf Kranken konsultiert wurde. Er hatte sich dort 1841 niedergelassen. Amts-Blatt Münster 1841, S. 174, Lebensdaten nach online LWL-Medienzentrum für Westfalen: 002 Slg. Historische Landeskunde_2, Archivnummer 02_15.

475 Sieben Kranke waren bei Stegehaus gewesen. Klier: Adreßbuch 1852, S. 329. StAM Regierung Münster 207 VIII II-13, S. 31. Der Name Achtermann wurde bei zehn Kranken erwähnt. Bernhard Achtermann war in Greifswald ausgebildet worden und hatte sich nach seiner Zeit als Militärarzt 1846 in Telgte niedergelassen. StAM Medizinalkollegium 41, nicht paginiert und StdAM Landratsamt Münster Kreis-A-Archiv 971, S. 92.

476 Es heißt „Waßerkur bei Dr. Stegehaus" in IGM P 121 Fol. 112 und P 122 Fol. 91. Zu dessen Lebensdaten http://www.online-ofb.de/famreport.php?ofb=lingen&ID=I8322&nachname=STEGEHAUS&lang=no, Zugriff vom 9. September 2013.

und war dazu berechtigt, eine Hausapotheke zu führen.[477] Doch konnten die befragten Ärzte nicht zur Zufriedenheit der Patienten handeln, denn diese wandten sich, wie in den Journalen ersichtlich, an Bönninghausen.

Auch zahlreiche Ärzte aus Münster waren zunächst konsultiert worden, bevor man den Homöopathen ins Vertrauen zog. Unter diesen war zum Beispiel Johannes Rump (1820–?), der zugleich von der Stadt als Armenarzt angestellt worden war. Er hatte einem Kind bei „Mundklamm" ein warmes Bad verordnet oder versucht, die geschwürige und eiternde Hand eines Schäfers mit Salbe und Kamille zu heilen.[478] Medizinalrat Falger (1814–1878) hatte hingegen einem 24 Jahre alten Kranken erklärt, die „rechte Lungenspitze" sei krank.[479] Auch der Arzt Wilhelm Sarrazin (1829–1894), der als Chirurg im Clemenshospital tätig war, hatte eine eigene Privatpraxis, in der er einige Betroffene behandelte, bevor diese sich an den Homöopathen wandten.[480] Theodor Riefenstahl (1807–1871) war, ähnlich wie Sarrazin, Mitglied im Medizinalkollegium. Er hatte einen Sohn (1835–?), der seit 1858 in Münster praktizierte, doch mit zwei Ausnahmen waren alle Kranken noch von dem Älteren therapiert worden.[481] Gleiches traf auf den Arzt Richard Heidenheim (1840–1910)

477 14 Patienten waren bei ihm gewesen. Zu Bohle selbst StAM Regierung Münster 190 V-17, S. 39. Vereidet wurde er 1836, zwei Jahre später bestand er die Geburtshelferprüfung nicht. StAM Regierung Münster 207 VII II-13, S. 146. IGM P 117 Fol. 49 belegt die Hausapotheke.

478 Johannes Rump promovierte in Greifswald 1847 und wurde im Juli 1848 in Münster als praktischer Arzt, Wundarzt und Geburtshelfer approbiert. Als Armenarzt für das Amt Mauritz ist er in StAM Regierung Münster Nr. 203 III, S. 118–125, StdAM Medizinalangelegenheiten Fach 202 Nr. 2, S. 306, nachgewiesen. Sein Gehalt betrug 25 Taler. Später arbeitete er auch als Polizeiarzt. StAM Regierung Münster Nr. 203 V, S. 42. Er erhielt dafür 450 Mark Gehalt. StAM Regierung Münster Nr. 203 XII, S. 43–51. Bis Adressbuch 1892, S. 52, ist sein Name genannt. Wann er gestorben ist, ist nicht bekannt. Ich danke Frau Pelster, Münster, für die Hilfe bei der Recherche. 18 Patienten hatten bei ihm Rat gesucht. Die Beispiele IGM P 117 Fol. 297 und P 119 Fol. 293.

479 In der Erstanamnese IGM P 139 Fol. 35 lautete der Eintrag: „Seit 2 J. Kopfhitz; Träumen; nach Bewegg aus d Freien; – (angeblich die r. Lungspitz krank: Dr. Falger). – Kalte Füße. – schl. Speichelschl. – kurzsichtig. –". Franz Falger war 1838 als Arzt, Wundarzt und Geburtshelfer approbiert worden. StAM Regierung Münster 190 V-17, S. 58 und 207 VII II-13, S. 167. 1849 war er zum Assessor des Medizinalkollegiums ernannt worden Amts-Blatt Münster 1849, S. 251. Drei Jahre später wurde er zum Medizinalrat des Medizinalkollegiums der Provinz Westfalen ernannt. Amts-Blatt Münster 1852, S. 327. Der Arzt wurde im Adressbuch 1875, S. 150, geführt, auch Jungnitz: Krankenhäuser, S. 124. Er hatte insgesamt acht Patienten zuvor behandelt.

480 Jungnitz: Krankenhäuser, S. 121–122. Sarrazin hatte in Göttingen und Berlin Medizin studiert, nachdem er zunächst Jura belegt hatte, und war seit 1853 promovierter Arzt. Er wurde 1861 Assessor im Medizinal-Collegium und später ständiges Mitglied. Amts-Blatt Münster 1861, S. 71. Er erhielt den Titel eines Geheimen Medizinalrates und war ab 1869 bis 1891 Arzt am Franziskushospital in Münster. 17 Patienten hatten Sarrazin konsultiert. Sein Nachfolger im Hospital wurde der Arzt Franz Schölling (1851–1944), dessen Name ebenfalls in zwei Behandlungen erwähnt wurde.

481 In 30 Behandlungen wurde der Name Riefenstahl erwähnt. Dabei nennen IGM P 117 Fol. 162 und P 136 Fol. 117 ausdrücklich „jun.". Zu den beiden die Ausführungen in Baschin: Homöopathen, S. 121–123 und S. 128–129. „Regierungs- und Medizinalrath" Dr.

zu, der seit 1864 seine Dienste in Münster anbot.[482] Den Eltern eines zwei
Jahre alten Mädchens, das „seit 3 Monat schlimme Augen" hatte, hatte der
spätere Sanitätsrat Bahlmann (1811–1889) erklärt, „es ließe sich Nichts daran
machen, da es Scrofel sei."[483] Auch die Herren Vagedes (1824–1893), Werlitz
(1805–?) und Pröbsting (1807–?) hatten zum großen Teil vergeblich versucht,
den Leiden der Patienten Abhilfe zu schaffen.[484]

Als Spezialarzt tat sich Dr. Josten hervor. Er hatte nachweislich alle Patienten, die hinterher noch zu Bönninghausen kamen, wegen Augenleiden behandelt. So hatte er beispielsweise einen 74-Jährigen, dessen Sehkraft „seit mehreren Jahr" „erst links nun auch rechts" abgenommen hatte, „ohne Erfolg" therapiert.[485]

Diesen Namen ließe sich der eine oder andere von weiteren „Kollegen"
beziehungsweise „Konkurrenten" Bönninghausens hinzufügen.[486] Deutlich
wird jedoch, dass die Kranken, gerade bei länger anhaltenden Beschwerden
bereit waren, einen Arzt aufzusuchen. Gelegentlich hatten sie nicht nur einen,
sondern mehrere um Rat gefragt. Erst dann wandten sich die Betroffenen an
den Homöopathen.

Riefenstahl wird bis Adressbuch 1870, S. 150, genannt. Von 1857 bis 1870 hatte er die
Innere Abteilung des Clemenshospitals geleitet. Der Nachfolger Riefenstahls in dem
Krankenhaus wurde der Arzt Theodor Brinkschulte (1835–1904), der ebenfalls von zwei
Kranken zuvor konsultiert worden war. Jungnitz: Krankenhäuser, S. 118–119.

482 StdAM Münster Medizinalangelegenheiten Fach 202 Nr. 2, S. 332, ebenda Fach 201
     Nr. 3, S. 212 und S. 216 sowie StAM Regierung Münster Nr. 203 XII, S. 43–51. Heiden-
     heim war jüdischer Konfession und hatte 1863 die Promotion in Berlin abgeschlossen,
     wo er 1864 approbiert wurde. Im Deutsch-Französischen Krieg hatte er eine Auszeich-
     nung für „Nichtkombattanten" erhalten. Er war 1895 nach Wiesbaden verzogen und
     starb dort. Vergleiche http://www.alemannia-judaica.de/images/Images%20287/Wies-
     baden%20AZJ%2004021910.jpg, Zugriff vom 9. September 2013 sowie den Nachruf im
     Münsterischen Anzeiger vom 21. Januar 1910.

483 IGM P 116 Fol. 399. Bahlmann hatte insgesamt 27 Patienten zuvor behandelt. Der Arzt
     war seit 1837 in Münster tätig. Zu seiner Vereidung StAM Regierung Münster 207 VII
     II-13, S. 135.

484 Zu den einzelnen Ärzten nähere Details in Baschin: Homöopathen, S. 117–133. Die Na-
     men erschienen 14 (Vagedes), sieben (Werlitz) und zehn (Pröbsting) Mal bei den Vorbe-
     handlungen der Kranken.

485 Insgesamt wurde der Name von 22 Patienten erwähnt. Das Beispiel IGM P 138 Fol. 182.
     Zu Josten die ausführlichen Angaben in Dost: Provinzial-Augenheilanstalt, S. 20–37. Carl
     Josten war am 8. April 1861 in Berlin approbiert worden. Er trug den Titel eines Sanitäts-
     rates und hatte das Eiserne Kreuz Zweiter Klasse sowie den Rothen Adler Orden erhal-
     ten. Auch in den Feldzügen 1866 und 1870/71 hatte er Auszeichnungen erhalten. Der
     „Spezial=Arzt für Frauenkrankheiten und Operationen" Dr. Graffelder (1852–1907)
     wurde von drei Patienten konsultiert. Er war im Juli 1878 approbiert worden. StAM Re-
     gierung Münster Nr. 203 XII, S. 43–51.

486 Insgesamt werden fast 100 Ärzte namentlich erwähnt. Einige praktizierten jedoch außer-
     halb der Provinz Westfalen (IGM P 121 Fol. 69 erwähnt einen Arzt aus Berlin) und es
     kann an dieser Stelle nicht jeder einzelne besprochen werden.

5.4 Krankenhäuser und Kurbäder

Krankenhäuser und Kurbäder sind Institutionen des Medizinalsystems, in denen die Betroffenen unter ärztlicher Aufsicht stehen. Auch sie gehörten zum Weg der Patienten durch das medizinische Angebot. Ein Aufenthalt in einem Kurbad war noch immer eher Wohlhabenderen vorbehalten. Krankenhäuser hatten zum Ausgang des 19. Jahrhundert zum Teil den Charakter als Armen- und Pflegeanstalten verloren. Aber es begaben sich mehr Kranke dorthin, die zu Hause nicht von Angehörigen gepflegt werden konnten.[487]

Von 32 Patienten wurde berichtet, sie hätten bereits eine Zeit lang in einem Krankenhaus verbracht. Männer waren bisweilen in Einrichtungen des Militärs versorgt worden.[488] In anderen Fällen ist nicht überliefert, in welchem Hospital die Betroffenen gelegen hatten.[489] Viele waren im Clemenshospital gewesen, das im 19. Jahrhundert immer noch das größte Krankenhaus in Münster war.[490] Andere waren in Einrichtungen in Königsberg, Hamburg, Dülmen oder St. Mauritz behandelt worden.[491] Eine 43-Jährige, die extra den langen Weg von Unna nach Münster auf sich genommen hatte, war zuvor in einer speziellen Augenklinik operiert worden. Doch hatte auch dieser Eingriff ihr rechtes Auge nicht retten können und eine heftige Entzündung plagte sie nach wie vor am linken Auge. Sie äußerte wegen des Misserfolges bei der vorangegangenen Behandlung, dass sie „bei l.(inken) Aug kein Allop.(athen) gebrauchen" wolle.[492] In den Krankenhäusern wurden jedoch nicht nur Operationen durchgeführt, sondern auch andere Krankheiten behandelt, wiewohl über die genau durchgeführten Therapien kaum etwas bekannt ist.[493] Eine 25-jährige Patientin berichtete von einer Krätzebehandlung im „hiesig(en) Krankenhaus". Dabei sei der Hautausschlag „mit gelber Salbe, Seife, Baden u.(nd) heiß Kammer, binnen 4 Stund verschmiert" worden.[494]

---

487 Zur Entwicklung des Krankenhauswesens Labisch; Spree: Kranken, Eckart: Geschichte, S. 206–212 sowie S. 242–245.

488 In IGM P 116 Fol. 351 sowie P 118 Fol. 342 wird die Behandlung in einem nicht weiter bestimmten „Militärlazareth" erwähnt. Insgesamt waren 0,5 % der Patienten zuvor in einem Krankenhaus gewesen.

489 Es heißt dann nur „Spital" oder „Lazareth". Dies ist bei sieben Betroffenen der Fall.

490 Zum Clemensspital und dessen Entwicklung ausführlich Schwanitz: Krankheit, S. 66–81, Jungnitz: Krankenhäuser, S. 25–126. Es handelt sich um 14 der 32 Patienten.

491 IGM P 148 Fol. 29 (Königsberg), P 126 Fol. 44 (Billerbeck), P 117 Fol. 298 (Hopsten), P 147 Fol. 159 (Hamburg), P 117 Fol. 132 (Dülmen), P 149 Fol. 117 (Olfen), P 116 Fol. 290 und P 138 Fol. 228 (beide St. Mauritz).

492 IGM P 148 Fol. 138. Eine solche Augenklinik gab es auch in Münster. Die neuen Entwicklungen im Bereich der Augenheilkunde machten dies möglich. Näheres bei Dost: Provinzial-Augenheilanstalt. Von den 32 Kranken, die in einer solchen Einrichtung gewesen waren, waren 16 jeweils männlichen und weiblichen Geschlechts.

493 Eine Liste der im Clemenshospital behandelten Krankheiten aus den Jahren 1826 bis 1833 in Schwanitz: Krankheit, S. 36–37, Jungnitz: Krankenhäuser, S. 187–195, für das Franziskushospital. Es wurden Bäder verordnet oder Fiebertherapien mit China, Pfeffer oder blausaurem Eisen durchgeführt. Schwanitz: Krankheit, S. 80.

494 IGM P 118 Fol. 128.

Demgegenüber waren wesentlich mehr Patienten zuvor in einem Kurbad gewesen.[495] Wenig erstaunlich ist, dass sich darunter relativ viele Angehörige der Mittel- und Oberschicht befanden.[496] Zwar verfügten einige Kurorte, wie beispielsweise Ems, über Einrichtungen für weniger Begüterte, doch blieb ein solcher Aufenthalt teuer.[497] Besonders oft wurden von den Betroffenen die Orte Rheme und Carlsbad erwähnt. Das Luftlinie etwa 90 Kilometer von Münster entfernte Bad Rheme beziehungsweise Oeynhausen, war durch die daran vorbeiführende „Cöln-Mindener Eisenbahn" gut zu erreichen. Dort wurde in stark kohlesäurehaltigen Kochsalzthermen gekurt.[498] Im böhmischen Carlsbad konnten alkalische Glaubersalzquellen genutzt werden.[499] In den beiden westfälischen Kurorten Driburg und Lippspringe waren „erdig-salinische Eisenwässer" beziehungsweise „alkalisch-salinische Mineralwasser" in Anspruch genommen worden.[500] Ferner hatten einzelne Patienten zuvor in Aachen, Kissingen, Kreuznach, Neuenahr oder Schwalbach gekurt.[501] Auch See-

495 Es handelt sich um 72 Kranke. Das sind 1,1 % aller Patienten.
496 Eine Berufsbezeichnung war lediglich bei sieben der ehemaligen Krankenhauspatienten vorhanden. Davon waren zwei der Mittelschicht und die übrigen der Unterschicht zuzuordnen. Bei den Betroffenen, die angegeben hatten, ein Kurbad besucht zu haben, war in 32 Fällen eine Schichtzuordnung möglich. Davon wurden 18 der Mittel- und zehn der Oberschicht zugewiesen. Vier Patienten waren Angehörige der Unterschicht.
497 Allgemein zur Geschichte der Wasser- beziehungsweise Badekuren Jütte: Geschichte, S. 115–135. Eine Übersicht zur Geschichte der Verwendung von Wasser und Bädern bieten: Porter: History, für die Entwicklung in Großbritannien Hembry: Spa, in Frankreich Mackaman: Settings, in Deutschland Martin: Badewesen, Döhner: Krankheitsbegriff, S. 67–70. Teilweise wurden die verschiedenen Bäder von den Angehörigen der sozialen Schichten unterschiedlich stark in Anspruch genommen. Hierzu Eßer; Fuchs: Bäder. Ein ähnlicher Befund auch Baschin: Homöopathen, S. 133–137. In Ems waren sieben Kranke zuvor gewesen. Zu der Einrichtung Medicinal-Kalender 1895, S. 195. Es gab dort alkalische Wässer mit wesentlichem Kochsalzgehalt.
498 Einen Aufenthalt in Rehmen nannten elf Patienten. Zu den Informationen Medicinal-Kalender 1857, S. 123, Medicinal-Kalender 1895, S. 164. Das Bad wurde bei Scrofeln, Rheumatismus, Gicht und Lähmungen empfohlen. Auch in dem Städtchen Werne gab es Kochsalzquellen. Hier waren zwei Patienten gewesen.
499 In Carlsbad waren sieben Patienten gewesen. Die ebenfalls in Böhmen liegenden Orte Marienbad, Franzensbad und Teplitz waren jeweils von einem Patienten besucht worden. Zu den Bädern Medicinal-Kalender 1857, S. 117, S. 122 und S. 125, Medicinal-Kalender 1895, S. 160–161. Weiter entfernt befanden sich die Bäder Meran und Gastein in Österreich. Medicinal-Kalender 1895, S. 177 und S. 186.
500 Zu Lippspringe Medicinal-Kalender 1857, S. 122. Über die Wirkung des Wassers beziehungsweise die homöopathischen Indikationen, wann der Besuch dieser Therme empfohlen werden sollte, Bolle: Lippspringe. In Lippspringe waren sechs, in Driburg fünf Patienten gewesen. Zu Driburg Medicinal-Kalender 1857, S. 118, zu beiden Medicinal-Kalender 1895, S. 168–169. Erdige Wässer hatte auch das Bad Wildungen aufzuweisen, das ein weiterer Patient besucht hatte.
501 Zu den einzelnen Kurorten Medicinal-Kalender 1857, S. 115–126, Medicinal-Kalender 1895, S. 157–194. Je zwei Patienten waren in Aachen (Schwefel) und Schwalbach (Eisenwasser) gewesen. Drei beziehungsweise fünf Patienten hatten in Kreuznach (jod- und bromhaltige Salzwasser) und Neuenahr (alkalische Wässer) gekurt und je ein Patient hatte Kissingen (Bitterwasser und Kochsalz), Kösen (Salzwasser) oder Wildbad (Wasserkuren

bäder, beispielsweise auf Norderney, Borkum oder in Ostende, hatten Betroffene aufgesucht, in der Hoffnung, ihre Leiden zu lindern.[502] Allerdings konnten die Kuraufenthalte nicht immer gleichermaßen erfolgreich sein. Ein „Appellations-Gerichts-Rath" hatte vier Jahre vor seiner Konsultation bei Bönninghausen im Jahr 1864 in dem Bad Teplitz „mit Erfolg" die „paresis rheumatica des rechten Arms u.(nd der) Seite" behandelt. Nach einer Erkältung hatte er eine „Entzündung der Nase" mit Hilfe anderer Mittel vertrieben. Doch litt er, wiederum nach einer „Erkältung", mittlerweile „seit ¾ Jahr" an „Lähmung in allen Gliedern, wogegen Teplitz ohne Erfolg" geblieben war. Nun gab er der Homöopathie eine Chance, erschien jedoch nur ein einziges Mal.[503]

Das Aufsuchen diverser Kurorte war im ausgehenden 19. Jahrhundert in Mode und erlebte bis in die 1890er Jahre hinein einen starken Aufschwung.[504] So muss es nicht wundern, dass viele von Bönninghausens späteren Patienten dieses Angebot genutzt hatten. Was den Aufenthalt in einem Krankenhaus angeht, mag es erstaunen, dass der Anteil derjenigen, die zuvor in einer solchen Institution gewesen waren, recht gering ist. Doch führt auch heute nur ein Bruchteil der Erkrankungen zu einer Krankenhausbehandlung.[505]

5.5 Motive und Verhalten der Patienten im „medizinischen Markt"

Da Friedrich von Bönninghausen nachweislich nicht der einzige Arzt in Münster war, sondern sich im Gegenteil einer sehr großen Konkurrenz ausgesetzt sah, bleibt zu fragen, was man aus den vorliegenden Krankengeschichten über

und Elektrotherapie) besucht. In Medizinal-Abteilung: Sanitätswesen beziehungsweise dieselbe: Gesundheitswesen wurden die Kur- und Badeorte ebenfalls aufgelistet und nachgewiesen, wie hoch die Anzahl der Gäste gewesen war. Beispielsweise hatte das Bad Neuenahr 1870 etwa 1.500 Badegäste. Die Anzahl stieg bis 1890 auf rund 6.500 Gäste und nahm dann wieder ab. Medizinal-Abteilung: Sanitätswesen 1895, 1896 und 1897, S. 98–103.

502 Seebäder wurden von elf Patienten erwähnt. Drei Kranke waren auf Norderney gewesen, drei auf der Insel Borkum und einer in dem belgischen Seebad Ostende. Ein Patient war in der pommerschen Stadt Colberg an der Ostsee gewesen. Bei den übrigen ist der Ort nicht bekannt.

503 IGM P 116 Fol. 50. Der Ausgang der Behandlung muss somit unbekannt bleiben.

504 Nicht nur die Anzahl der Gäste in den einzelnen Kurorten nahm zu, auch die Anzahl der Kurorte selbst stieg. Dies ist beispielsweise Medizinal-Abteilung: Sanitätswesen 1895, 1896 und 1897 zu entnehmen. Dies wird auch daran deutlich, dass der Anteil derjenigen Patienten, die in einem Kurbad gewesen waren bei Friedrich mit 1,1% höher ist als bei seinem Vater. Von den hier untersuchten 14.266 Kranken waren 93 (0,7%) zuvor in einem Kurbad gewesen. Einen Überblick zur Entwicklung der Anzahl der Kurgäste unter besonderer Berücksichtigung von Bad Ems bietet Sommer: Kur, S. 85–140. Im Allgemeinen erlebte der Kurbadbetrieb eine gewisse Rezension in den 1850er Jahren sowie zu Beginn des 20. Jahrhunderts.

505 Der Anteil derjenigen, die zuvor in einem Krankenhaus gewesen waren, war gegenüber der Praxis des Vaters relativ stabil. Dort waren von 14.266 Personen 79 (0,6%) in einem Krankenhaus gewesen. Als bildliche Darstellung zu diesen Verhältnissen Larsen: Case Histories, S. 142.

die Motive der Einzelnen, sich an den Homöopathen zu wenden, erfahren kann. Zweifelsohne war bekannt, dass Bönninghausen nach der Lehre Hahnemanns therapierte, so dass man bei den Betroffenen wohl eine bewusste Entscheidung für das „alternative" Konzept voraussetzen kann.[506] Welche Überlegungen genau zu der zumindest einmaligen Konsultation des homöopathischen Arztes geführt haben, ist im Einzelfall nicht bekannt. Doch lassen sich aus den verschiedenen Aufzeichnungen einige Motive erschließen.

Letztendlich hatte die Mehrheit der Kranken zuvor Erfahrungen mit den „allopathischen" Behandlungsversuchen gemacht, sei es in Eigenregie oder unter der Anleitung eines Arztes. Bei Betroffenen, die von außerhalb Münsters kamen, waren zudem erst die Ärzte vor Ort konsultiert worden, bevor der mehr oder minder lange Weg in die Provinzialhauptstadt angetreten wurde. Insofern waren die wenigsten, als sie ihre Wahl für Bönninghausen fällten, überzeugte Anhänger der Homöopathie. Am ehesten trifft dies auf den kleinen Bruchteil derjenigen zu, die schon zuvor entsprechende Mittel ausprobiert oder andere Homöopathen um Rat gefragt hatten. Doch zeigt sich auch bei deren Geschichten zum Teil, dass nach einer ersten Bekanntschaft mit der Lehre Hahnemanns zunächst wieder herkömmliche „schulmedizinische" Maßnahmen in Anspruch genommen wurden, ehe man sich an Bönninghausen wandte.

Plausibel scheint die Annahme, dass die Betroffenen, die bei Bönninghausen in der Praxis erschienen, bisher nicht mit den gewählten Mitteln zufrieden waren. Explizit deutlich wird das an denjenigen, die angaben, die seitherigen Behandlungsversuche hätten zu einer steten Verschlimmerung geführt oder seien ohne Erfolg geblieben. Beispielsweise wandte sich ein 38 Jahre alter Kranker, der seit sieben Jahren an „Unterleibsbeschwerden" litt, aus dem fernen Nürnberg an Bönninghausen. Er hatte bereits „Allerlei mir Verschl.(immerung)" versucht.[507] Ob dann die Homöopathie als letzter Ausweg gesehen wurde oder ob weitere Gründe für deren Gebrauch sprachen, kann nicht mehr entschieden werden. Häufig wird man jedoch von Ersterem ausgehen müssen.[508]

---

506 Ähnliche Überlegungen Stahl: Geschichte, S. 216. Anders im Falle der niederländischen Laienhomöopathen Rudolph (1860–1932) und Femia (1874–1948) Haverhoek deren Patienten offenbar nicht immer klar war, dass diese nach der Lehre Hahnemanns therapierten. Gijswijt-Hofstra: Haverhoeks, S. 214–215. Ähnlich bei van den Berghe Baal: Homoeopathy, S. 252–253.

507 Das Beispiel IGM P 138 Fol. 152. Explizit mit „Verschl.(immerung)" findet sich in zwei weiteren Krankengeschichten. Die Abkürzung „o.(hne) E.(rfolg)" gibt es in sechs Behandlungen, sinngemäß außerdem in P 116 Fol. 369, P 118 Fol. 471, P 121 Fol. 47 und Fol. 342b sowie P 123 Fol. 142. In vier der Fälle war ein Arzt ohne Erfolg konsultiert worden. Ein „vergebens" oder „vergeblich" findet sich in P 116 Fol. 441, P 117 Fol. 431 und P 123 Fol. 225. Clemens von Bönninghausen notierte wesentlich häufiger einen Misserfolg vorangegangener Kurversuche. Baschin: Homöopathen, S. 88–89.

508 Darüber machten sich auch die Homöopathen selbst keine Illusionen. Baschin: Homöopathen, S. 143. Sehr deutlich beispielsweise die Aussage „Allerlei; zuletzt homöop." in IGM P 123 Fol. 30. Dies gilt sicherlich dann, wenn die Krankheiten als „chronisch" einzustufen sind. Explizit wurde bei 26 Patienten von „chronischen" Leiden gesprochen. Bei

Misslungene Operationen oder der Tod von Angehörigen im Zusammenhang mit einer offenkundig erfolglosen „allopathischen" Behandlung waren
starke Motive, sich nach einer anderen Heilmethode umzusehen. Wenn beispielsweise ein durchgeführter chirurgischer Eingriff zum Verlust eines Auges
geführt hatte, kann man sich lebhaft vorstellen, weshalb der Betroffene zunächst alle anderen Möglichkeiten ausschöpfte, ehe er sich erneut zu einer
Operation durchrang. In anderen Fällen hatten Eltern bereits ein Kind an
Diphtherie oder Keuchhusten trotz ärztlicher Hilfe verloren und waren nun
auf der Suche nach einer weiteren Behandlungsweise für den an denselben
Symptomen leidenden Nachwuchs, geleitet von der Hoffnung, die „neue"
Therapie würde mehr Erfolg zeigen.[509]

Auch wenn die bisher konsultierten Ärzte die Kranken aufgegeben bezie-
hungsweise deren Leiden für unheilbar erklärt hatten, liegt die Wendung zur
Lehre Hahnemanns als letztem Strohhalm nahe. So hatte ein 45 Jahre alter
„Buchführer" nach eigenen Angaben „alles durch gebraucht" und war fünf
Wochen in einem Kurbad gewesen. Keines der Mittel oder der Behandlungsversuche hatte ihm helfen können. Ein Bäcker aus Münster war „von Dr.
Bahlmann aufgegeben" worden. Er lag „bereit[s] ein Jahr lang krank [und
hatte] viel mediziniert". Nach Aussage des Arztes sollte er „gemüthskrank
sein". Die Eltern eines fast zweijährigen Mädchens wollten sich und ihr Kind
ebenfalls nicht nur dem Schicksal überlassen, nachdem der behandelnde Arzt
die Hoffnung aufgegeben hatte, den hitzigen „Waßerkopf" des Kindes zu heilen.[510]

Ähnliches mag gelten, wenn es um die Absicht ging, eine Operation oder
gar Amputation zu verhindern. In einem solchen Fall konnte ein Ausprobieren der Globuli im Idealfall den Eingriff abwenden, schlimmer konnte die Situation aber kaum werden. So hatte ein 50-Jähriger „vor der r.(echten) Schul-
ter eine Speckgeschwulst", die „seit einem Jahre stark gewachsen" war. Er
hatte deswegen bereits die beiden Ärzte Riefenstahl und Bahlmann konsultiert. Diese jedoch „rathen die Operation", wie Bönninghausen vermerkte. In
einem anderen Fall war der Patient ebenfalls mit der Prognose des bisher konsultierten Heilers unzufrieden. Den jungen Burschen aus Lienen im Kreis
Tecklenburg plagten „seit 2 Jahren Geschwüre u.(nd) Fluß am l.(inken) Unter-

---

3.514 der 6.832 Kranken (51,4 %) wurden Angaben dazu gemacht, wie lange das Leiden
schon anhielt. Darunter waren wenigstens 1.561 Betroffene (22,8 %), die seit mindestens
einem Jahr durch die Beschwerden geplagt wurden. Das trifft heute in noch viel größerem Maße zu. Sharma: Medicine, S. 24–26, Avina; Schneiderman: Why und in Bezug
auf die Konsultation von Heilpraktikern Leonhard: Motive, S. 183–185. Vergleiche
hierzu die Angaben in Fußnote 716.

509 Bei wenigstens 18 Krankengeschichten wird der Tod eines Angehörigen an den ähnlichen Symptomen, wie sie Bönninghausen nun behandeln sollte, erwähnt. Beispielsweise
IGM P 117 Fol. 237, P 122 Fol. 78 oder P 123 Fol. 295a und P 148 Fol. 115. Erfolglose
Operationen beispielsweise in P 118 Fol. 475 oder P 148 Fol. 138 andere erfolglose Behandlungen auch in P 118 Fol. 473.

510 Die Beispiele der Reihe nach IGM P 118 Fol. 230, P 121 Fol. 16 und P 119 Fol. 48. In
weiteren drei Krankengeschichten wird Ähnliches deutlich.

schenkel". Das Leiden war erfolglos mit Salbe therapiert worden und „der behandelnde Arzt befiehlt mehrwöchentl.(iche) Enthaltung von jeder Arbeit, widrigen falls das Bein abgenommen werden müße." Ein Arbeitsausfall kam aber nicht in Frage und der Homöopath konnte in diesem Fall einen glücklichen Ausgang notieren, indem „trotz der fortgesetzt[en] Arbeit [das Leiden, M. B.] bis jetzt geheilt" wurde.[511]
Was sich nicht in den Notizen niederschlägt, ist eine Konsultation aus finanziellen Erwägungen. Es ist weder bekannt, dass Bönninghausen kostenlos behandelte noch waren seine Tarife wesentlich günstiger als diejenigen seiner „schulmedizinischen" Konkurrenz. Da er auch nicht als Kassenarzt arbeitete, war eine Übernahme der Behandlungskosten durch diese wohl nicht möglich. Insofern fehlen für dieses ökonomische Argument die Belege, auch wenn es nicht ganz ausgeschlossen werden kann.[512]
Deswegen war die große Mehrheit der Kranken kaum „überzeugte" Nutzer der Homöopathie.[513] Unter Berücksichtigung der Tatsache, dass zudem fast 40 % aller Behandlungen bereits nach einer Konsultation wieder beendet war, ist festzustellen, dass es sich in den meisten Fällen um eine in höchstem Maße sporadische Inanspruchnahme der Methode Hahnemanns handelte.[514] Gerade bei der dokumentierten einmaligen beziehungsweise kurzzeitigen Behandlung mag der Gang zum Homöopathen eher als eine zusätzliche Option genutzt worden sein, ohne dass man sich völlig darauf einlassen wollte.[515] Freilich gab es auch diejenigen, die über Jahre hinweg immer wieder kamen, wobei hier selten geklärt werden kann, inwieweit diese in Erkrankungsfällen ausschließlich Bönninghausen aufsuchten oder doch weiterhin die „Schulmedizin" nutzten. Daher wäre es zu unsicher in diesen Fällen von zur Homöopathie „konvertierten" Kranken auszugehen.[516] So kann man die Inanspruchnahme Bönninghausens wohl in den meisten Fällen darauf zurückführen, dass neben den vielen anderen Möglichkeiten auch die Homöopathie ausprobiert

---

511 Die Beispiele IGM P 118 Fol. 199 und P 123 Fol. 269. Die Mitteilung wurde dem Homöopathen vom Vater des Erkrankten gemacht. In insgesamt sieben Krankengeschichten klingt ein solches Motiv an.

512 Das Argument der preisgünstigeren Medikamente und Behandlungen findet sich sehr häufig. Beispielsweise Stahl: Geschichte, S. 216, Gijswijt-Hofstra: Popularity, S. 219. Zu den tatsächlichen Preisen homöopathischer Mittel Baschin: Selbstmedikation, S. 180–183. Mehr zu den Kosten der Behandlung in Kapitel 8.6.

513 Die im Folgenden genannten „Typen" von Patienten beziehungsweise deren Nutzungsverhalten lehnen sich an Dinges: Introduction, S. 18–20, an. Er spricht von „random patient", „shopper", „habitual patient", „convert" und „activist". Zumindest den letzten Fall gibt es in den vorliegenden Quellen nicht. Ein Engagement zu Gunsten der Homöopathie würde in den Krankengeschichten kaum Niederschlag finden.

514 Von den 6.832 Patienten hatten 2.622 lediglich eine Konsultation. Vergleiche hierzu Kapitel 8.3. Ähnlich Baal: Homoeopathy, S. 252–253.

515 Ähnliches stellen für andere Homöopathen Stahl: Geschichte, S. 216, Baschin: Homöopathen, S. 141–145, Gijswijt-Hofstra: Popularity, S. 221–224 und S. 231, Baal: Homoeopathy, S. 252–253, fest.

516 Vergleiche hierzu Kapitel 8.3.

wurde. Half sie nicht, wandte man sich den anderen Angeboten zu.[517] Infolgedessen kann man die Therapieweise kaum als eine wirkliche „Alternative" auf
dem „medizinischen Markt" Münsters sehen. Vielmehr war die Homöopathie
ein „komplementär" genutztes Konzept.[518]

517 Allerdings betraf der Arztwechsel aufgrund von Erfolglosigkeit der bisherigen Behandlung nicht nur die Inanspruchnahme der Homöopathie. Oft wurden dann prinzipiell an-
dere Ärzte um Rat gefragt, was teilweise auch in den Aufschrieben der „allopathischen"
Ärzte Niederschlag findet. Vergleiche Balster: Wissenschaft, S. 202–208, Jütte: Ärzte,
S. 97–99, Lachmund; Stollberg: Patientenwelten, S. 106–112, Lindemann: Health, S. 365,
Loetz: Kranken, S. 244, Martin-Kies: Alltag, S. 44, McCray Baier: Sufferers, S. 57, Oberhofer: Landarztpraxis, S. 171, Stolberg: Patientenschaft, S. 27, Taddei: Ottenthal, S. 129,
Frevert: Krankheit, S. 286–287. Für andere Homöopathen Schuricht: D16 Kommentar,
S. 27, Sauerbeck: Hahnemann, Baal: Search, S. 110.
518 Zu diesem Schluss kommt für die Patienten Hahnemanns in Leipzig auch Schreiber:
Leipzig, S. 135. Auf die Patienten Clemens von Bönninghausens trifft dasselbe zu. Ba-
schin: Homöopathen, S. 141–145. Zu Friedrich und Clemens von Bönninghausen zusammenfassend Baschin: Choice. Dies ist heute nach wie vor der Fall Sharma: Medicine,
S. 53–59, Schultheiß; Schriever: Warum, S. 76–79, Avina; Schneiderman: Why, S. 368.

6 Patientinnen und Patienten

Die Frage, wer in der Vergangenheit einen Arzt konsultierte, ist bereits vielfach diskutiert worden. In der älteren Forschungsliteratur dominierte die Klage der Ärzte, gerade Kranke aus ärmeren Bevölkerungsschichten hätten sie gar nicht oder viel zu spät zu Rate gezogen. Doch kann diese Feststellung mittlerweile als widerlegt gelten. Zu beachten ist, dass noch bis weit in das 19. Jahrhundert hinein eben nicht nur approbierte Ärzte konsultiert wurden, wenn es um gesundheitliche Belange ging, sondern der „Patientenweg" auch nicht zugelassene Heiler und Therapeuten umfasste.[519]

Auch für die Praxis Friedrich von Bönninghausens ist es entscheidend zu wissen, wer ihn konsultierte. Erst so kann im Vergleich mit der Klientel anderer Arztpraxen beurteilt werden, ob die Patientenschaft sich in bestimmten sozialen Merkmalen abhebt. Heute beispielsweise entscheiden sich besonders jüngere und durchschnittlich höher gebildete Kranke vornehmlich weiblichen Geschlechts für eine homöopathische Behandlungsmethode.[520]

Zugleich spielt die räumliche Umgebung der Praxis und die dort vorherrschende soziale Struktur der Bevölkerung eine wesentliche Rolle. Die Provinz Westfalen war 1816 aus den Gebieten des ehemaligen Fürstbistums Münster und anderer kleinerer Herrschaften gebildet worden. Sie bestand aus drei Regierungsbezirken, wobei derjenige um Münster herum mit rund 7.250 Quadratkilometern und 353.356 Einwohnern zunächst der zweitgrößte der Provinz war.[521] Die ehemaligen Herrschaften Anholt und Gemen, die Grafschaften Steinfurt und Tecklenburg, die Obergrafschaft Lingen und das vormals kurkölnischen Vest Recklinghausen sowie eine Teil des ehemaligen Fürstbistums Münster waren darin aufgegangen.[522] Nur Ober-Lingen und Tecklenburg waren bereits seit dem 18. Jahrhundert unter preußischer Hoheit gewesen und die Bevölkerung dort war der überwiegenden Mehrheit nach evangelisch. Ansonsten waren rund 90 % der Bevölkerung des Regierungsbezirks katholisch.[523] Seit der neuen Verwaltungseinteilung war der Regierungsbezirk in

519 Baschin; Dietrich-Daum; Ritzmann: Doctor, Baschin: Homöopathen, S. 162–169 und S. 301–309, Loetz: Kranken, Stolberg: Heilkunde, Kinzelbach: Gesundbleiben, Hoffmann: Gesundheit.
520 Günther: Patient, S. 134, Schultheiß; Schriever: Warum, S. 133, Dinges: Entwicklungen.
521 Die Bevölkerungszahl ist aus dem Jahr 1818. Nach Köllmann: Bevölkerung, S. 195. 1867 lebten im Regierungsbezirk Münster 439.213 Einwohner, im Bezirk Minden 477.152 Einwohner und im Bezirk Arnsberg 791.361 Einwohner. StAM Medizinalkollegium 7, nicht paginiert. Eine zeitgenössische Schilderung der Provinz und ihrer Bewohner, die jedoch nicht frei von Idealisierungen ist, bietet Droste-Hülshoff: Schilderungen.
522 Diening: Uebersicht, S. 3.
523 Diening: Uebersicht, S. 10. Im Jahr 1843 lebten 415.506 Personen im Regierungsbezirk Münster. Davon waren 38.487 evangelisch (9,3 %), 3.215 jüdischen Glaubens und 373.795 katholisch (90 %). In allen Landkreisen des Regierungsbezirks überwog der Anteil der katholischen Einwohner, nur im Kreis Tecklenburg waren 59,5 % der Einwohner evangelisch und 40 % katholisch. Reekers: Bevölkerung, S. 12. In der Provinz Westfalen waren 1858 insgesamt 47 % der Einwohner evangelisch und 52 % katholisch. In der Stadt Münster selbst waren 90,5 % aller Einwohner katholisch und 8,4 % evangelisch. Der Anteil der

zehn Landkreise gegliedert. Die „Immediat-Stadt" Münster war ein Stadt-
kreis.[524]

Im Hinblick auf die Sozial- und Wirtschaftsstruktur unterschied sich der
Bezirk Münster deutlich von den beiden anderen, deren Sitz in Minden und
Arnsberg war. Das Münsterland war überwiegend agrarisch geprägt und auf
seinen mittleren bis größeren Bauernhöfen herrschte das Anerbenrecht vor,
was eine eigene Familiengründung der Nachgeborenen nicht begünstigte.
Erbberechtigt war nur der älteste Sohn, jüngere Geschwister mussten sich als
Mägde oder Knechte verdingen. Durch diese Rechtsgewohnheit wurde die
Kinderzahl gering gehalten.[525] Daher galt dieser Regierungsbezirk noch um
die Mitte des 19. Jahrhunderts als „eine Musterregion traditionell später Hei-
raten und niedriger Geburtenraten".[526] Dagegen prosperierte im Regierungsbezirk Minden das Leinengewerbe, das häufig von Kleinbauern und Heuer-
lingen betrieben wurde und diesen eine frühe Familiengründung ermöglichte.
Eine höhere Geborenenziffer war die Folge. Allerdings führte der Niedergang
des Leinengewerbes bis zur Mitte des 19. Jahrhunderts zu einer Stagnation des
Bevölkerungswachstums.[527] Der Regierungsbezirk Arnsberg war demgegenüber vom Metallgewerbe geprägt. Da die Anfänge der Ruhrindustrie ebenfalls
in diesen Raum fielen, waren Geburtenrate und Bevölkerungswachstum dort
am höchsten und der Bezirk verfügte bis zum Ende des 19. Jahrhunderts mit
Abstand über die größte Bevölkerung.[528]

Münster war seit 1815 die Hauptstadt der preußischen Provinz Westfalen.
Als solche beherbergte sie eine Reihe wichtiger Verwaltungsbehörden. Neben
der Regierung waren dies beispielsweise das Oberlandesgericht sowie zahlreiche weitere Kollegien, wie die Provinzialsteuerdirektion oder die Westfälische
Provinzial-Hilfskasse.[529] Zudem war Münster in der zweiten Hälfte des
19. Jahrhunderts eine der größten Garnisonsstädte des Königreiches.[530] Bis
1875 wies die Stadt, wie der gesamte Regierungsbezirk Münster, nur ein lang-

katholischen Bevölkerung nahm bis zum Beginn des Ersten Weltkrieges auf etwa 80 % ab.
Teuteberg: Bevölkerungsentwicklung, S. 336.

524 Diening: Uebersicht S. 4. Dies waren die Kreise Ahaus, Beckum, Borken, Coesfeld, Lüdinghausen, Münster, Recklinghausen, Steinfurt, Tecklenburg und Warendorf. Die Kreis-
grenzen blieben weitgehend stabil. Knapp zu den Grenzveränderungen Reekers: Gebietsentwicklung, S. 17.

525 Die Geburtenrate im Regierungsbezirk Münster lag bei rund 30 Geburten auf 1.000 Einwohner, für den Regierungsbezirk Minden lang sie im Zeitraum von 1820 bis 1850 bei
40 auf 1.000 Einwohner. Wischermann: Schwelle, S. 45, Köllmann: Bevölkerung, S. 218.

526 Wischermann: Schwelle, S. 152.

527 Wischermann: Schwelle, S. 151–152, Köllmann: Bevölkerung, S. 217–218.

528 Wischermann: Schwelle, S. 151, Köllmann: Bevölkerung, S. 203.

529 Die Aufzählung aller bis 1836 in Münster angesiedelten Behörden bei Guilleaume: Beschreibung, S. 187–188. Zum gesamten Vorgang Walter: Haupt- und Residenzstadt,
S. 56.

530 Die Aufstellung und Stationierung der Truppenteile in Guilleaume: Beschreibung,
S. 186–187, Haunfelder: Preußen, S. 5. Allgemein zur Geschichte Münsters als Garnisonsstadt Sicken: Münster und Rülander: Münster.

sames Bevölkerungswachstum auf.[531] Gerade die Stadt Münster profitierte eher von Zuwanderungen, als dass die Geburtenrate für eine Zunahme der Bevölkerung gesorgt hätte.[532] Bis in die Mitte des 19. Jahrhunderts war Münster die am dichtesten besiedelte Stadt in Westfalen.[533] Durch die erste Eingemeindung 1875 wuchs die Einwohnerzahl beträchtlich. Dennoch war die Erweiterung der Stadtgrenzen zu knapp bemessen, so dass 1903 das Stadtgebiet erneute vergrößert wurde. Bis 1910 erhöhte sich die Zahl der Bewohner der Stadt auf 90.254 Einwohner.[534]

Die Berufsfelder einer Verwaltungs- und Garnisonsstadt prägten die Sozialstruktur.[535] Der Anteil von Beamten und von Angehörigen kirchlicher Einrichtungen war daher hoch, ebenso bevorzugten viele Adelige, Akademiker und Künstler Münster als Wohnort.[536] Im Jahr 1849 gehörten 51 % der Stadtbevölkerung der Unterschicht, bestehend aus Taglöhnern, Gesinde und Arbeitern, an. Weitere 33,2 % waren Handwerker. Kleinhändler und Kaufleute stellten 5,9 %, während sich der Anteil der Beamten und Geistlichen auf 3 % beziehungsweise 0,5 % belief. Die Militärbevölkerung nahm 1843 11,3 % ein.[537] Gerade der Anteil der Erwerbstätigen in öffentlichen Diensten, worunter auch Kirche und Militär gefasst wurden, stieg bis in die 1880er Jahre beträchtlich an.[538] Demgegenüber waren nur wenige Münsteraner Bürger im landwirtschaftlichen Sektor beschäftigt. Doch nahm die Agrarwirtschaft in dem ländlichen Gebiet, das die Stadt umgab, eine bedeutende Rolle ein. Handwerk und Industrie sowie Handel richteten sich in erster Linie an die „gehobenen Bedürfnisse ihrer Einwohner und der wohlhabenden Umlandbewohner". Der Arbeiteranteil in Münster war immer verhältnismäßig gering, da die Stadt

---

531 Teuteberg: Bevölkerungsentwicklung, S. 331. So nahm die Bevölkerung von 1816 von 15.088 Einwohner bis 1874 auf 26.248 Einwohner zu. Zur Entwicklung im Regierungsbezirk Münster Köllmann: Bevölkerung.
532 Behr: Vormärz, S. 79, Teuteberg: Bevölkerungsentwicklung.
533 Behr: Vormärz, S. 79, Krabbe: Eingemeindungen, S. 133.
534 1890 lebten in Münster 49.340 Einwohner, 1900 waren es bereits 63.754. Teuteberg: Agrar- zum Industriestaat, Krabbe: Wirtschafts- und Sozialstruktur, Teuteberg: Bevölkerungsentwicklung.
535 Teuteberg: Bevölkerungsentwicklung, Krabbe: Wirtschafts- und Sozialstruktur.
536 Walter: Haupt- und Residenzstadt, S. 62.
537 Nach Behr: Vormärz, S. 79. Detaillierte Angaben Kaufleute 3 %, Kleinhändler 2,9 %, Rentiers 1,9 %. Auch im Original ergeben die Zahlen nur 95,5 %, ohne dass dies näher kommentiert wird. Ausführlicher Kill: Bürgertum, S. 114–133.
538 Eine Aufschlüsselung der Bevölkerung Münsters nach Hauptberufen wies 1882 24,6 % den öffentlichen Diensten oder freien Berufen zu. „Ohne Beruf", worunter Pensionäre, Studenten, Schüler und Anstaltsinsassen gefasst wurden, waren 18,7 %. In Taglohn oder häuslichem Dienst standen 7,2 %. Im Bereich der Land- und Forstwirtschaft verdienten 3,1 % ihr Brot, Handel und Verkehr waren 14,1 % zugeordnet. Handwerk und Industrie boten 32,3 % Beschäftigung. Im Zuge der Eingemeindungen nahm der Anteil in der Landwirtschaft Beschäftigten bis 1907 auf 5,2 % zu. Ebenso stieg der Bevölkerungsanteil, der „ohne Beruf" war. Während Handwerk und Industrie geringfügig auf 30,8 % abnahm, stieg der Anteil von Handel und Verkehr auf 18,6 %. Teuteberg: Eingemeindungen, S. 332–333 und Krabbe: Eingemeindungen.

über nur wenig Industrie verfügte.[539] Der hohe Anteil an Soldaten, Studenten, Ordensmitgliedern und „Nicht-Selbständigen" innerhalb der Bevölkerung bedeutete eine verhältnismäßig geringe Zahl von Eheschließungen und infolgedessen eine niedrige Geburtenrate.[540] Entsprechend war der Anteil der älteren Menschen höher als derjenige der Kinder. Bedingt durch die Wanderungsüberschüsse war demgegenüber die Altersklasse der 20- bis 30-Jährigen überproportional besetzt.[541]

Friedrich von Bönninghausen hielt, wie auch schon sein Vater, die sozialstrukturellen Merkmale derjenigen Betroffenen, die ihn konsultierten, in seinen Journalen fest. Diese ermöglichen es, die Zusammensetzung der Patientenschaft zu rekonstruieren. Dabei gelten den Kriterien Geschlecht, Familienstand, Alter und Berufsangabe sowie Wohnort besondere Aufmerksamkeit.[542] Die konfessionelle Zugehörigkeit spielte für den Homöopathen hingegen keine Rolle. Solche Vermerke waren in den Journalen nicht zu finden, und es ist daher davon auszugehen, dass jeder Hilfesuchende unabhängig von seinem Bekenntnis behandelt wurde.[543] Insofern geht es im Folgenden um die „Sozialstruktur" der Kranken, die Bönninghausen besuchten.[544]

539 Krabbe: Wirtschafts- und Sozialstruktur, S. 199 und S. 205 sowie Tabelle S. 203, Langefeld; Spree: Organisation, S. 331–332, Köllmann: Bevölkerung, S. 210 und Tilly: Handel.

540 Im ganzen 19. Jahrhundert waren nur zwischen 24 % und 29 % der Münsteraner Gesamtbevölkerung verheiratet. Der Anteil stieg erst im 20. Jahrhundert auf 34 % bis 36 %. Teuteberg: Bevölkerungsentwicklung, S. 334, Schwanitz: Krankheit, S. 18–19.

541 Krabbe: Wirtschafts- und Sozialstruktur, S. 204–205, Teuteberg: Bevölkerungsentwicklung, S. 334, Wichmann: Wohnen, S. 21. Da Frauen auch im 19. Jahrhundert eine etwas höhere Lebenserwartung hatten, überwog bei der älteren Bevölkerung der weibliche Anteil. Die Militärpräsenz sorgte im Gegenzug dafür, dass der Anteil der männlichen Bevölkerung in den übrigen Altersklassen höher war.

542 Mit Hilfe dieser sozialen Kriterien werden Gruppen beschrieben und einzelne Individuen innerhalb einer Gruppe verortet. Geißler: Sozialstruktur, S. 21. Dabei konnte das Geschlecht bei 151 Personen (2,2 %) und das Alter bei 253 Personen (3,7 %) nicht bestimmt werden. Der Familienstand war für 3.633 Personen (53,2 %) bekannt. Der Wohnort war bei 85 Personen (1,2 %) unbekannt. Eine Berufsbezeichnung fand sich bei lediglich 910 Betroffenen (13,3 %).

543 Gleiches gilt für die Praxis des Vaters. Entsprechend der konfessionellen Gliederung der Stadt Münster und deren Umgebung waren die meisten der Behandelten wohl katholisch. Insbesondere bei Angehörigen der öffentlichen Verwaltung kann es sich aber auch um Protestanten gehandelt haben. Baschin: Homöopathen, S. 203–204, Teuteberg: Materialien, S. 43–47, Behr: Westfalen, S. 65, Walter: Haupt- und Residenzstadt, S. 54. Ob die konfessionelle Zugehörigkeit überhaupt eine große Rolle für die Entscheidung, einen Homöopathen zu konsultieren, spielt, ist unbekannt. Zumindest bei den Patienten der niederländischen Laienheiler Haverhoek hatte die Konfession keinen Einfluss darauf. Gijswijt-Hofstra: Haverhoeks, S. 220. Zum Verlust der Bedeutung der Religion im Hinblick auf die Ausgestaltung einer Arztpraxis auch Jankrift; Schilling: Practice.

544 Damit ist die sozialstatistische Verteilung der zuvor genannten Merkmale innerhalb der Gruppe gemeint. Zur Vielschichtigkeit des Begriffs „Sozialstruktur" Geißler: Sozialstruktur, S. 19–21. Zur Verbindung von soziologischen Kategorien mit der medizinhistorischen Forschung Labisch: Sozialgeschichte. Problematisierend dazu Ellermeyer: „Schichtung" sowie mit weiterer Literatur Baschin; Dietrich-Daum; Ritzmann: Doctor.

6.1 Geschlecht und Familienstand

Das Geschlecht der Kranken war in 97,8 % aller Fälle zu ermitteln.[545] In der gesamten Praxiszeit überwog der Anteil der Patientinnen denjenigen der Patienten. Wohl liegt er noch nicht bei weit über 60 %, dennoch dominieren die Frauen auch in der Praxis Friedrich von Bönninghausens mit 57,1 % deutlich.[546] Dabei nahm der weibliche Anteil der Klientel von anfangs 55,3 % zunächst auf 59,1 % und sogar 60,3 % zu, fiel jedoch in den letzten Jahren des Untersuchungszeitraums wieder auf 58,3 % zurück. Männer stellten zunächst 42,8 % der Klientel. Deren Anteil ging jedoch auf 37,6 % zurück, um in den Jahren zwischen 1886 und 1889 wieder auf 40,9 % anzusteigen. Insgesamt waren in den berücksichtigten Jahren 40,7 % der Kranken, die Bönninghausen behandelte, männlich.[547]

Im Unterschied zur Klientel des Vaters hatte in Friedrichs Praxis eindeutig das weibliche Geschlecht die Mehrheit. Insgesamt waren bei Clemens von Bönninghausen 51,3 % der Patienten Frauen, wobei der Anteil in den Anfangsjahren der Praxis mit annähernd 53 % höher lag als in den übrigen untersuchten Jahren.[548] Dies ist umso erstaunlicher, als das Überwiegen des weiblichen Geschlechts auch nicht aus der Grundgesamtheit erklärt werden kann. In all den untersuchten Jahren, lag der Anteil der weiblichen Bevölkerung Münsters immer knapp unter demjenigen der Männer.[549] Die hier festgestellte Entwicklung in der Geschlechterrelation reiht sich problemlos in die Ergebnisse einer Untersuchung ein, welche für den Zeitraum von 1600 bis 2000 die geschlechtsspezifische Zusammensetzung der Patientenschaft von verschiedenen Arztpraxen verglich. Hier wurde mit Ausnahme der Klientel von Wundärzten häufig ein Überwiegen der Patientinnen bis zum Beginn des 19. Jahrhunderts konstatiert. Es folgten dann Jahre, in denen zumeist männliche Kranke die Mehrheit

---

545 Das Geschlecht wurde mit Hilfe des Namens ermittelt. Aufgrund der vorangegangenen Erfahrung bei der Auswertung der Krankenjournale des Vaters wurde in der vorliegenden Untersuchung bei eindeutig abgekürzten Vornamen das Geschlecht erschlossen. Erleichternd kam hinzu, dass Friedrich im Gegensatz zu Clemens weibliche Abkürzungen zuverlässig durch eine „a"-Endung kennzeichnete. So wurde beispielsweise bei „Theod." „Theodor" gelesen und „Theod.a" als die weibliche Form des Namens verstanden. Beim Vater war bei Patientinnen die „a"-Endung seltener vorhanden. Daher wurde hier sicherheitshalber darauf verzichtet, die Abkürzungen einem Namen und damit Geschlecht zuzuweisen. Eine solche „eindeutige" Abkürzung betraf 945 Personen männlichen und zwölf Personen weiblichen Geschlechts. In der Datenbank ist jedoch ersichtlich, bei welchen Patienten das Geschlecht auf diese Weise festgelegt wurde. Hier wurde ein „[m]" beziehungsweise „[w]" im Feld des Vornamens eingefügt.

546 Dinges: Immer, S. 304.

547 Die absoluten Angaben in Tabelle 4 im Anhang, graphische Darstellung Schaubild 1.

548 Der Anteil der Frauen in der Praxis des Vaters betrug zunächst 53,2 % (1829/1833), ging dann auf 50,3 % (1839/1843) zurück, um wieder auf 51,4 % (1849/1853) beziehungsweise 51,6 % (1859/1864) anzusteigen. Baschin: Homöopathen, S. 148–149.

549 Er schwankte zwischen 49,8 % in den Jahren von 1886 bis 1889 und 47,6 % in den Jahren von 1879 bis 1882. Selbst berechnete Angaben nach Teuteberg: Materialien, S. 24–25 sowie allgemein Teuteberg: Bevölkerungsentwicklung, S. 333.

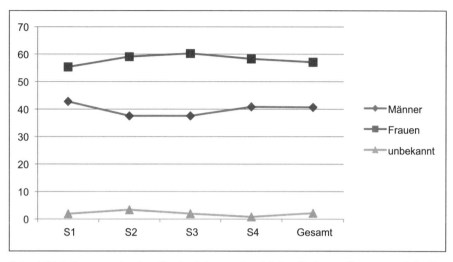

Schaubild 1: Prozentualer Anteil männlicher und weiblicher Patienten (bezogen auf die Gesamtpatientenschaft, eigene Berechnung).

der Klientel stellten, bevor ab 1870 wiederum Frauen die Patientenschaft dominierten.[550]

In den Praxen der beiden Homöopathen Bönninghausen waren Frauen
zwar immer in der Mehrheit, gleichwohl war diese beim Vater weniger ausgeprägt als im letzten Drittel des 19. Jahrhunderts. Auch für die annähernd zeit-
gleich tätigen Ärzte Langstaff in Kanada beziehungsweise van den Berghe in
Belgien wurde ein Überwiegen der weiblichen Klientel nachgewiesen.[551] Gleiches trifft auf den Tiroler Arzt Ottenthal zu. Der Pariser Homöopath Vannier
(1880–1963) wurde in den 1930er Jahren ebenfalls überwiegend von weiblichen Kranken aufgesucht.[552]

Was die Patientenschaft Hahnemanns angeht, waren in den Anfangsjahren, Frauen in der Mehrheit. In der Leipziger Zeit von 1811 bis 1821 überwogen hingegen die männlichen Patienten. Als der Begründer der Homöopathie
in Köthen einen Neustart unternahm, stellten Frauen erneut die Mehrheit. In
den 1830er Jahren suchten zunächst mehr Männer seinen Rat, dann war das
Verhältnis nahezu ausgeglichen, ehe wiederum mehr Frauen vertreten waren.
In Paris, wo er ab 1835 tätig war, waren mehr männliche Kranke vorstellig

550 Dinges: Immer, S. 306 sowie S. 303–304 mit den Daten. Ergänzend zu deren Interpreta-
    tion Dinges: Paradigmen, S. 31–33. Zu der Zeit zwischen 1800 und 1850 relativierend
    Baschin; Dietrich-Daum; Ritzmann: Doctor. Zur heutigen Situation Grobe; Dörning;
    Schwartz: GEK-Report, S. 41.
551 Es handelt sich um die Zeiträume von 1849 bis 1889 und 1869 bis 1902. Duffin: Langstaff,
    S. 94 und S. 124, Baal: Search, S. 55 und S. 116.
552 Oberhofer: Landarztpraxis, S. 182, Roilo: Historiae, S. 67, Unterkircher: Praxis sowie
    Faure: Clientèle, S. 194.

geworden.[553] Demgegenüber war der Männeranteil in den Praxen von Wundärzten höher.[554] Auch die Mehrheit der Briefe an den dänischen Homöopathen Jensen (1811–1887) stammte aus der Feder von Männern.[555] Die Klientel
des Stuttgarter Homöopathen Rapp (1818–1886) wurde in den 1880er Jahren
ebenso von Männern dominiert.[556] Heutzutage ist der Anteil der Frauen in
„allopathischen" und in homöopathischen oder naturheilkundlichen Praxen
noch höher und liegt bei etwa 63%.[557]
    Der Familienstand war bei etwas mehr als der Hälfte der Patienten zu er-
mitteln. Dabei spielte eine große Rolle, dass für Kinder und Jugendliche bis
einschließlich einem Alter von 18 Jahren davon ausgegangen wurde, dass
diese noch nicht verheiratet waren. Prinzipiell lag das durchschnittliche Heiratsalter der Münsteraner Bevölkerung auch in der zweiten Hälfte des 19. Jahrhunderts noch recht hoch, so dass diese Annahme gerechtfertigt werden
kann.[558] Zudem war unter den Erwachsenen der Anteil der Bevölkerung, der
zeitlebens nie eine Ehebindung einging, sehr groß.[559] Auch dies stützt die methodische Entscheidung. Friedrich von Bönninghausen vermerkte recht konsequent nur bei verheirateten Patientinnen den Zusatz „Frau" oder „nupta",
was zu einer Feststellung des Familienstandes genutzt wurde. Auch die Bezeichnung einer Kranken als Witwe gab den Zivilstand preis. Aus manchen
Krankengeschichten war ersichtlich, dass der oder die Betroffene verheiratet
oder verwitwet war. Durch diese Bemerkungen ist auch verständlich, dass der
Familienstand am häufigsten bei Frauen erschlossen werden konnte. Bei dop-
pelt so vielen Männern war der Zivilstand unbekannt.[560]

553 Jütte: Patientenschaft, S. 31, Vogl: Landpraxis, S. 169, Papsch: D38 Kommentar, S. 25,
    Hörsten: D2–D4 Kommentar, S. 37, Mortsch: D22 Kommentar, S. 45–48. In D16 (1817–
    1818) ist der Anteil männlicher Behandelter höher. Schuricht: D16 Kommentar, S. 17. Für
    Leipzig Schreiber: Hahnemann, S. 151, Fischbach-Sabel: D34 Kommentar, S. 28, Ehin-
    ger: D36 Kommentar, S. 20.
554 Jütte: Barber-Surgeon, S. 188, Dinges: Immer.
555 Brade: Jensen, S. 189. Dieser Befund könnte jedoch auch mit Schreibfähigkeit der Patien-
    ten zusammenhängen.
556 Dessen Aufzeichnungen stammen aus den Jahren 1884 bis 1886. Held: Außenseitertum,
    S. 82–83.
557 Schultheiß; Schriever: Warum, S. 35. Bei der Studie von Günther: Patient, S. 121, war der
    Anteil der weiblichen Patienten zwar geringer. Dennoch waren mehr Frauen in Behand-
    lung.
558 Das Heiratsalter der Münsteraner lag im 19. Jahrhundert bei etwa 29 Jahren. Diese
    Grenze hätte daher noch höher gesetzt werden können. Walter: Beamtenschaft, S. 40.
559 Teuteberg: Bevölkerungsentwicklung, S. 334–343 und S. 348, Teuteberg: Materialien,
    S. 37–39. In Münster waren beispielsweise 1861 nur 25,5% der Bevölkerung verheiratet.
    Dieser Anteil sank bis 1871 auf 24,5% und stieg in den folgenden Jahren zunächst auf
    26,8% (1880) beziehungsweise 27,8% (1900) und 28,9% (1910). Gleiches galt für den
    Bereich des Regierungsbezirks Münster, wo bis in die 1870er Jahre hinein die Heiratszif-
    fer niedriger lag als im preußischen Staat insgesamt. Köllmann: Bevölkerung, S. 217–218.
560 Insgesamt war für 46,8% aller Betroffenen der Familienstand unbekannt. Dies traf auf
    67,5% der Männer und 31,3% der Frauen zu. Bei den Patienten unbekannten Geschlechts
    war für 49 aufgrund ihres Alters die Zuordnung „ledig" getroffen worden, für die übrigen
    102 Patienten konnte der Familienstand nicht festgestellt werden. Die absoluten Anga-

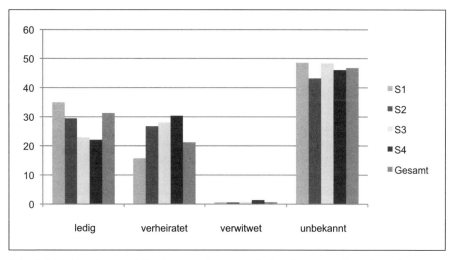

Schaubild 2: Familienstand der Patienten (prozentuale Angabe, eigene Berechnung).

Ledig waren 31,3 % und verheiratet 21,2 % aller Kranken. Bei 0,7 % der Betroffenen war der Ehepartner bereits verstorben, als sie sich in eine homöopathische Behandlung begaben. Bei einer Frau erwähnte Friedrich von Bönninghausen explizit, dass sie von ihrem Manne „getrennt" lebe.[561]
Es ist ungewöhnlich, dass Ledige eher den Rat eines Arztes suchten. In vielen der anderen Praxen, deren Aufzeichnungen dahingehend ausgewertet werden konnten, war der Anteil der verheirateten Patienten höher als derjenige der Ledigen.[562] Aber auch in der Praxis des Vaters überwog der Anteil der ledigen Kranken denjenigen der Verheirateten.[563] Daher wurde bereits in diesem Zusammenhang erwogen, dass das Ergebnis in erster Linie durch die gesellschaftliche Struktur der Stadt wie des Regierungsbezirks Münster zu erklären ist. Die Ledigenquoten waren jeweils recht hoch und die Heiratsziffer lag

ben in Tabellen 5 bis 7 im Anhang, graphische Darstellung Schaubilder 2 und 3. Dies war auch für die Patientenschaft des kanadischen Arztes Langstaff der Fall. Duffin: Langstaff, S. 94–96, kann in der Untersuchung ebenfalls nur zwischen verheirateten und ledigen Frauen unterscheiden.

561 Die genaue Angabe in IGM P 123 Fol. 208 lautet: „Regel ausbleibend nach Ärger; vorher stark; – Urin scharf u. zerfrißt die Leinwand. – Lebt vom Manne getrennt." Die absoluten Angaben in Tabelle 5 im Anhang, graphische Darstellung Schaubild 2.

562 Beispielsweise bei dem Bochumer Arzt Kortum, Balster: Wissenschaft, S. 107, in der Praxis van den Berghes, Baal: Search, S. 118, bei dem Stuttgarter Arzt Rapp, Held: Außenseitertum, S. 82. Für die bisher ausgewerteten Teile der Patientenschaft Samuel Hahnemanns Vogl: Landpraxis, S. 169 und S. 176, Jütte: Patientenschaft, S. 31. In der letzten Zeit in Leipzig und dem Anfang in Köthen überwog ebenfalls der Anteil verheirateter Patienten. Mortsch: D22 Kommentar, S. 74–75.

563 Etwa 34 % der Patienten Bönninghausens waren ledig, 10 % verheiratet und knapp 1 % verwitwet. Baschin: Homöopathen, S. 153.

niedriger als im preußischen Staat.[564] Dies ist durch die gesellschaftliche Struktur der Stadt bedingt, in der viele Personen relativ spät oder nie heirateten. Hierzu zählen Soldaten, Studenten und Dienstboten. Ordens- und Weltklerus hatten außerdem das Zölibatsversprechen abgelegt.[565] Die agrarische Bevölkerungsweise des Regierungsbezirks Münster machte ferner für nicht erbende Kinder eine Familiengründung nahezu unmöglich.[566] Ähnliche Überlegungen wurden für die Praxis des Bieler Arztes Bloesch angestellt, um den dort ebenfalls festgestellten hohen Anteil lediger Patienten zu erklären.[567] Doch nahm der Anteil der verheirateten Kranken in der Praxis Friedrich von Bönninghausens im Laufe der Zeit zu und in den letzten Jahren war der Anteil Verheirateter sogar höher als derjenige der Ledigen.

Bei den Männern stellten die Ledigen mit 30,9 % den größeren Anteil.[568] Als verheiratet waren nur 1,6 % der Patienten zu erkennen.[569] Die Tatsache, dass deren Ehefrau verstorben war, ging aus drei Erstanamnesen von männlichen Kranken hervor. So hatte ein 44 Jahre alter Mann aus Ochtrup „vor 4 Woch(en) die Frau verloren" und war „seitdem nach Gram krank; [mit, M. B.] Gallerbrech(en), Kopfweh, Halsweh; appetitlos".[570] 36 % der Patientinnen des Homöopathen waren zum Zeitpunkt ihrer Erstkonsultation verheiratet; 1,2 % waren verwitwet. 31,5 % der Betroffenen waren noch ledig. Es ist keineswegs ungewöhnlich, dass für Frauen der Zivilstand leichter zu ermitteln ist.[571] Die Mehrheit der Frauen war auch beispielsweise bei dem belgischen Homöopathen van den Berghe verheiratet.[572] Gleiches galt für diejenigen Patientinnen, die den Bochumer Arzt Kortum (1745–1824) oder den kanadischen Arzt Langstaff um Rat baten.[573]

564 Teuteberg: Bevölkerungsentwicklung, S. 334–343 und S. 348, Teuteberg: Materialien, S. 37–38, Köllmann: Bevölkerung, S. 217–218. Das Ergebnis könnte aber auch mit der Erschließung des Familienstandes zusammenhängen, da hier relativ viele Kinder waren und diese als ledig eingestuft wurden, während bei Erwachsenen – besonders den Männern – eine Ehe nicht festgestellt werden konnte.

565 Teuteberg: Bevölkerungsentwicklung, S. 339–340.

566 Köllmann: Bevölkerung, S. 217.

567 Baschin; Dietrich-Daum; Ritzmann: Doctor.

568 Der Anteil der männlichen Ledigen in Münster war jedoch in der Zeit zwischen 1867 und 1905 immer höher als der Anteil weiblicher Lediger und lag in diesen Jahren zwischen 34,6 % und 39,2 %. Teuteberg: Materialien, S. 38–39.

569 Allerdings lag der Anteil männlicher Verheirateter an der Anzahl der Einwohner in Münster zwischen 1867 und 1905 bei maximal 14,4 %. Teuteberg: Materialien, S. 38–39. Die absoluten Angaben in Tabelle 7 im Anhang, graphische Darstellung Schaubild 3.

570 IGM P 126 Fol. 235. Bei P 123 Fol. 146 war die Frau kurz zuvor an der „Schwindsucht" gestorben und P 147 Fol. 186 hatte seine Frau im Wochenbett verloren. Die absoluten Angaben in Tabelle 6 im Anhang, graphische Darstellung Schaubild 3.

571 Gleiches stellten Balster: Wissenschaft, S. 107, Held: Außenseitertum, S. 83, Baal: Search, S. 117 und Baschin: Homöopathen, S. 154, fest.

572 Baal: Search, S. 118.

573 Balster: Wissenschaft, S. 107, Duffin: Langstaff, S. 94. Bei den anderen untersuchten Arztpraxen, insbesondere derjenigen Hahnemanns wurde der Familienstand nicht geschlechtsspezifisch untersucht.

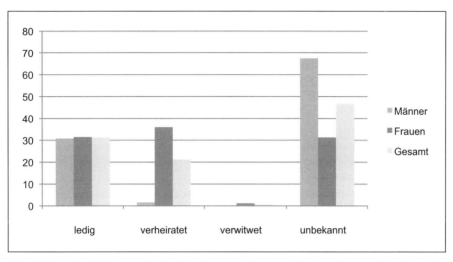

Schaubild 3: Geschlechtsspezifischer Familienstand (prozentualer Anteil, eigene Berechnung).

Insofern bietet sich, was die Merkmale „Geschlecht" und „Familienstand" angeht, für die Klientel Friedrich von Bönninghausens kein entscheidender Unterschied zu anderen bereits untersuchten Arztpraxen. Vielmehr ordnet sich die zahlenmäßige Dominanz der Frauen in der Patientenschaft in den bereits beobachteten Anstieg des Anteils des weiblichen Geschlechts im Zusammenhang mit Arztbesuchen ein. Im Hinblick auf den Familienstand mag das Überwiegen lediger Kranker zwar zunächst erstaunen. Doch zum einen scheint dieser Faktor durch die besondere Sozialstruktur der Stadt und ihrer Umgebung erklärt werden zu können. Zum anderen ist zu vermuten, dass aufgrund der Erschließungsmöglichkeiten der Anteil Lediger leicht überrepräsentiert ist. Allerdings nahm der Anteil Verheirateter in der Praxis zu und stimmt daher wiederum mit den Resultaten anderer Untersuchungen überein.

6.2 Alter

Die Mehrheit der von Bönninghausen Behandelten waren Erwachsene zwischen 19 und 49 Jahren.[574] Kinder in einem Alter von fünf bis 14 Jahren sowie Erwachsene von 50 bis 65 Jahre stellten weitere große Gruppen.[575] Säuglinge und Kleinkinder bis zu einem Alter von vier Jahren waren mit 5 % beziehungsweise 6,8 % in der Klientel vertreten. Jugendliche zwischen 15 und 18 stellten 5,8 %. Patienten, die älter als 65 waren, machten 2,6 % der Kranken aus.

---

574 Diese Gruppe stellte 55,3 % der Patientenschaft. Die absoluten Angaben in Tabelle 8 im Anhang, graphische Darstellung Schaubild 4. Bei 253 (3,7 %) der Betroffenen war keine Altersangabe vorhanden.

575 Zwischen fünf und 14 Jahren waren 10,3 % und zwischen 50 und 65 Jahren 10,5 % der Betroffenen.

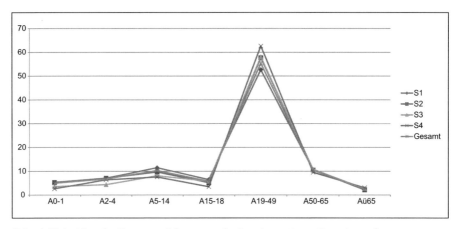

Schaubild 4: Alter der Patienten 1 (prozentuale Angaben, eigene Berechnung).

Während über die Jahre hinweg der Anteil der Kinder und Jugendlichen bis
einschließlich 18 Jahre zurückging, nahm der Prozentsatz der Erwachsenen innerhalb der Klientel leicht zu. Dies schloss aber nicht diejenigen Kranken, die
zwischen 50 und 65 Jahre alt waren, ein. Hingegen suchten im Laufe der Zeit
mehr Betroffene, die älter als 65 waren, die Praxis des Homöopathen auf.[576]
       Wenn man die Altersstruktur der Betroffenen in Fünfjahresschritte glie-
dert, bietet sich ein differenzierteres Bild. Die größte Gruppe der Patienten
war demnach diejenige der Säuglinge und Kleinkinder bis einschließlich fünf
Jahren. Dieser folgten die Kranken, die zwischen 26 und 30 Jahre alt waren,
als sie den Homöopathen zum ersten Mal konsultierten. Einen wenig geringe-
ren Anteil hatten 21- bis 25-Jährige.[577] Zwischen 7 % und 10 % der Betroffen
gehörten jeweils den Altersgruppen „16–20", „31–35" und „36–40" an.[578] Auf
die übrigen gebildeten Gruppen entfielen zwischen 3 % und 5,6 %.[579] Bemer-

---

576 Die absoluten Angaben im Anhang Tabelle 8, graphische Darstellung Schaubild 4. So
     nahm der Anteil der Säuglinge von 5,4 % (S1) auf 2,7 % (S4) ab. Für die Altersgruppe
     „A2–4" war der Rückgang im selben Zeitraum von 7,1 % auf 6,4 %, wobei deren Anteil in
     S3 nur 4,4 % betrug. Noch einschneidender war die Abnahme des Anteils von Kindern
     und Jugendlichen zwischen fünf und 14 Jahren von 11,5 % auf 7,6 %. Teenager zwischen
     15 und 18 Jahren stellten zu Beginn 6,5 % der Klientel, am Ende nur noch 3,5 %. Der
     Rückgang der älteren Patienten zwischen 50 und 65 Jahren war von 10,5 % (S1) auf 9,5 %
     (S4).
577 Der Altersgruppe „A0–5" wurden 12,9 % der Patienten zugeteilt. 12,3 % stellten diejeni-
     gen, die zwischen 26 und 30 Jahren alt waren und 11,7 % entfielen auf die 21- bis 25-Jäh-
     rigen. Die absoluten Angaben in Tabelle 9 im Anhang, graphische Darstellung Schaubild
     5.
578 Die absoluten Angaben im Anhang Tabelle 9, graphische Darstellung Schaubild 5. Die
     genauen Angaben der Altersgruppen „A16–20" 8,8 %, „A31–35" 9,9 % und „A36–40"
     7,8 %.
579 Die Angaben „A6–10" 5,5 %, „A11–15" 4,8 %, „A41–45" 5,6 %, „A46–50" 5,5 %, „A51–
     55" 3,5 % und „A56–60" 3 %.

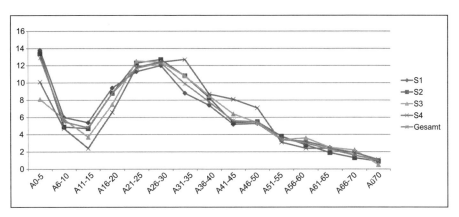

Schaubild 5: Alter der Patienten 2 (prozentuale Angaben, eigene Berechnung).

kenswert ist, dass unter den betagteren Betroffenen 1,6 % zwischen 66 und 70
Jahren beziehungsweise 1 % sogar älter als 70 Jahre waren. Die älteste Patientin war eine 96-Jährige aus Ochtrup, die den Homöopathen wegen „Rheuma"
konsultierte, die ältesten Patienten waren 85 Jahre alt.[580]
Da im Laufe der Jahre immer weniger jüngere Patienten dem Homöopathen vorgestellt wurden, schrumpfte deren Anteil in der Altersstatistik. In den
letzten Jahren der Praxis waren Säuglinge und Kleinkinder weniger unter den
Kranken vertreten als diejenigen der Erwachsenen von 21 bis 30 Jahren. Doch
selbst wenn der Anteil der bis zu 18-Jährigen von etwa 30 % auf 20 % abnahm,
bedeutete dieser Rückgang nicht, dass Kinder in der Praxis Bönninghausens
unterrepräsentiert waren. Denn Stadt und Regierungsbezirk Münster hatten
auf Grund geringer Geburtenzahlen eine im Vergleich zu Gesamtpreußen ab-
weichende und ungewöhnliche Altersstruktur mit vergleichsweise wenig Kindern und vielen älteren Einwohnern.[581] Zugleich legte von 1886 bis 1889 der
Anteil derjenigen Patienten zu, die bei der Erstkonsultation zwischen 31 und
35 Jahre alt gewesen waren.[582] Auch die Altersgruppen bis einschließlich 50
konnten ihren Anteil an der Klientel seit der Praxisübernahme Friedrichs aus-
bauen. Das Durchschnittsalter der Kranken, die den Homöopathen erstmals

580 Die Patientin IGM P 147 Fol. 178, die Patienten P 136 Fol. 145 und P 140 Fol. 1. Zwischen
     61 und 65 Jahren alt waren 2,3 % der Betroffenen.
581 Teuteberg: Bevölkerungsentwicklung, S. 334–335, Krabbe: Bevölkerung, S. 216. S1 1.135
     der 3.720 Patienten (30,5 %), S4 126 der 621 Patienten (20,2 %).
582 Die prozentualen Anteile bezogen auf die Patienten des jeweiligen Samples betrugen
     „A0–5" 13,8 % (S1), 13,4 % (S2), 8,1 % (S3) und 10,1 % (S4). Auch die übrigen Gruppen der
     Kinder und Jugendlichen nahmen seit Beginn der Praxis ab. Für „A6–10" von 6,0 % (S1)
     auf 4,7 % (S4), für „A11–15" von 5,4 % (S1) auf 2,4 % (S4) und für „A16–20" von 9,4 % (S1)
     auf 6,6 % (S4). Für die Altersgruppen „A21–25" 11,3 % (S1), 12,3 % (S2), 12,5 % (S3) und
     11,8 % (S4), „A26–30" 12,0 % (S1), 12,7 % (S2), 12,4 % (S3) und 12,4 % (S4) sowie „A31–
     35" 8,8 % (S1), 10,8 % (S2), 10,8 % (S3) und 12,7 % (S4).

konsultierten stieg daher über die Jahre hinweg.[583] Dieser Trend galt jedoch
nicht im selben Maße für diejenigen, die 51 Jahre und älter waren. In diesen
Gruppen war bis einschließlich 65 Jahren eher ein Abnehmen zu erkennen.[584]
Demgegenüber legte der Anteil derjenigen ab einem Alter von 66 geringfügig
zu.[585] Dennoch müssen „ältere" Patienten im Hinblick auf die Altersstruktur
der Bevölkerung eher als unterrepräsentiert gelten.[586]

Im direkten Vergleich der Patientenschaft Friedrichs mit derjenigen, die
seinen Vater konsultiert hatte, fallen interessante Unterschiede auf. Zum einen
hat Friedrich in seiner Praxis insgesamt mehr Säuglinge und Kleinkinder bis
zu einem Alter von fünf Jahren behandelt. Der Anteil von fast 13 % liegt über
demjenigen, den diese Gruppe in der Klientel des Vaters mit 11,0 % eingenommen hatte. Allerdings war, wie zuvor ausgeführt, dieser Prozentsatz bis
1889 rückläufig. Während der Tätigkeit des Vaters hatte die Anzahl der Patienten im entsprechenden Alter jedoch bis 1864 zugenommen.[587] Insofern hatte
der junge Homöopath zunächst den Trend, in der Praxis mehr Kinder zu therapieren, fortsetzen können, bevor in der Zeit von 1879 bis 1882 die Eltern
weniger oft ihr Vertrauen in die homöopathische Kur ihres Nachwuchses setzten. Immerhin nahm dann der Anteil der jungen Patienten wieder leicht zu,
ohne jedoch die zuvor genannten Werte zu erreichen.

Im weiteren Vergleich zeigt sich, dass in der Praxis Friedrichs weniger Jugendliche und junge Erwachsene behandelt wurden.[588] Auch waren die Gruppe
der Erwachsenen, denen die meisten Kranken angehörten, verschieden. Während bei Clemens von Bönninghausen diejenige der Kranken, die zwischen 21
und 25 Jahre alt gewesen waren, die größte Gruppe stellten, waren es bei
Friedrich zunächst die Kinder bis zu fünf Jahren und dann die Erwachsenen

583 Die Zunahmen waren für die einzelnen Gruppen zwischen S1 und S4 für „A36–40" von
7,4 % auf 8,7 %, für „A41–45" von 5,2 % auf 8,1 % und für „A46–50" von 5,3 % auf 7,1 %.
584 Die Abnahmen beliefen sich für die einzelnen Gruppen von S1 bis S4 für „A51–55" von
3,4 % auf 3,1 %, für „A56–60" von 3,2 % auf 2,4 % und für „A61–65" von 2,5 % auf 2,4 %.
Wobei der Anteil dieser letzten Gruppe in S2 auf 1,9 % gesunken war. Ansonsten war
deren Anteil relativ konstant und betrug auch in S3 2,5 %.
585 Die Angaben für die Altersklassen „A66–70" 1,6 % (S1), 1,3 % (S2), 2,2 % (S3) und 1,9 %
(S4) sowie für „Aü70" 1,0 % (S1), 0,9 % (S2), 0,5 % (S3) und 1,1 % (S4).
586 Teuteberg: Bevölkerungsentwicklung, S. 334–335. Zu „älteren" Patienten in Arztpraxen
allgemein Baschin; Dietrich-Daum; Ritzmann: Doctor.
587 Die Angaben wie folgt für die Altersgruppe „A0–5" bei Clemens 4,3 % (1829/33), 9,9 %
(1839/43), 12,2 % (1849/53) und 12,9 % (1859/64), gesamt 11,0 % und bei Friedrich 13,8 %
(S1), 13,4 % (S2), 8,1 % (S3), 10,1 % (S4), gesamt 12,9 %. Graphische Darstellung Schaubild
6. Zu der Hypothese, dass jüngere Ärzte eher Kinder behandelten Steinke: Arzt, S. 83.
Hierzu würde aber der Befund in der Praxis von Clemens von Bönninghausen nicht
passen, da er im Laufe der Zeit immer mehr Kinder behandelt hat.
588 So ist auch die Anzahl der „Kinder", das heißt der Betroffenen bis einschließlich einem
Alter von 18 Jahren, in der Praxis Friedrichs mit 27,3 % etwas geringer als beim Vater mit
28,6 %. Baschin: Homöopathen, S. 187. Graphische Darstellung der Altersstruktur der
Patienten im Vergleich Schaubild 7. Allerdings war die Altersgruppe der Kinder in der
Münsteraner Bevölkerung eher unterbesetzt im Vergleich zu Gesamtpreußen. Teuteberg:
Bevölkerungsentwicklung, S. 334–335.

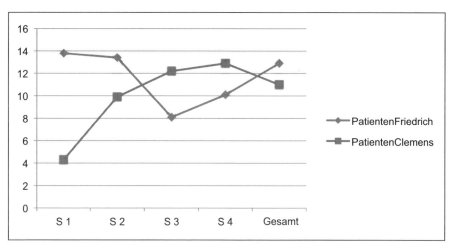

Schaubild 6: Prozentualer Anteil der Altersklasse „A0–5" an der Gesamtklientel in den Praxen von Clemens und Friedrich von Bönninghausen im Vergleich.[589]

zwischen 26 und 30 Jahren. Bereits zwischen 1859 und 1864 hatte sich in der
Praxis des Vaters ein ähnliches Bild abgezeichnet. In dieser Zeit übertraf die
Gruppe der kranken Kinder und Säuglinge mit 12,9 % ebenfalls anteilsmäßig
die Größte der erwachsenen Patienten, welche in einem Alter zwischen 26
und 30 Jahren waren und 12,5 % der Klientel stellte.[590] So setzt sich der Trend
zu einer durchschnittlich älteren Kundschaft, der sich bereits bei den Behandelten des Vaters abgezeichnet hatte, in der Altersstruktur derjenigen von
Friedrich fort. Zudem therapierte der Sohn tendenziell eher Personen, die zwischen 26 und 50 Jahre alt waren. In den Jahren von 1886 bis 1889 war zudem
die größte Altersgruppe diejenige zwischen 31 und 35 Jahren und Kranke, die
bis zu 50 Jahre alt waren, fanden ebenfalls häufiger als in den früheren untersuchten Zeiträumen den Weg in die Praxis.[591]
      Ähnlich wie bei Friedrich von Bönninghausen hatten in den frühen Jah-
ren, die durch Hahnemanns Krankenjournale dokumentiert sind, verstärkt
Personen in einem Alter von 26 bis 30 Jahren bei dem Begründer der Homöopathie Rat gesucht.[592] In der Praxis des Tiroler Landarztes Ottenthal überwog

---

589 Die zeitlichen Angaben entsprechen den jeweils ausgewählten untersuchten Jahren: Bei
      Clemens von Bönninghausen S1 1829 bis 1833, S2 1839 bis 1843, S3 1849 bis 1853 und
      S4 1859 bis 1864, bei Friedrich von Bönninghausen S1 1864 bis 1867, S2 1872 bis 1875,
      S3 1879 bis 1882 und S4 1886 bis 1889. Der Anteil „Gesamt" gibt den Anteil der Kinder
      in Relation zu allen untersuchten Patienten in diesen Jahren an.
590 Bis dahin war in der Praxis des Vaters die Altersgruppe „A21–25", mit Ausnahme der
      Anfangsjahre, die größte Gruppe gewesen. Auf sie entfielen in den letzten Praxisjahren
      12,1 % der Klientel. Hierzu Baschin: Homöopathen, S. 156–157.
591 Vergleiche Schaubild 5.
592 Dies war die größte Gruppe, der sich 10,6 % der Patienten zuordnen ließen, womit der
      Anteil aber geringer ist wie bei Bönninghausen. Hörsten: D2–D4 Kommentar, S. 39. In
      Leipzig waren die meisten Patienten zwischen 21 und 25 Jahre alt (14,5 %). Es folgte die

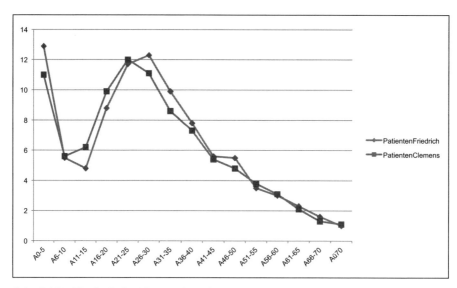

Schaubild 7: Vergleich der Altersstruktur der Patientenschaft in den Praxen von Clemens und
Friedrich von Bönninghausen (prozentuale Anteile, eigene Berechnung).

zwar der Anteil der älteren erwachsenen Patienten, wobei sowohl Säuglinge
und Kinder als auch ältere Patienten von ihm betreut wurden und diese Gruppen hinsichtlich ihrer Rolle in der Gesamtbevölkerung nicht stark unterrepräsentiert waren.[593] Der Bochumer Bergarzt Kortum therapierte mehr Kranke,
die jünger als 30 Jahre alt waren.[594] Die Patienten des belgischen Homöopathen van den Berghe waren demgegenüber der Mehrheit nach zwischen 21
und 50 Jahren alt, wobei die größte Altersgruppe von den 21- bis 30-Jährige

Gruppe der 26- bis 30-Jährigen (12,5 %). Größer war der Anteil der 31 bis 40 Jahre alten
Kranken (zusammen 21,3 %). Schreiber: Hahnemann, S. 153. In den Jahren 1831/82 war
die Klientel eher jünger. Am größten war die Gruppe der Null- bis Fünfjährigen mit 12 %
und die Gruppen „11–15" sowie „16–20" mit je 10,5 %. Jeweils 9,2 % gehörten den Altersstufen „21–25" und „26–30" an. Ehinger: D36 Kommentar, S. 21. Ein Überwiegen der
erwachsenen Patienten auch bei Stolberg: Patientenschaft, S. 19.
593 Oberhofer: Landarztpraxis, S. 186. Das Gros der Patienten gehörte der Altersgruppe
zwischen 19 und 65 Jahren an. Differenzierter für ältere Patienten Unterkircher: Männer,
S. 186 und S. 303–305 sowie für jüngere Patienten derselbe: Praxis.
594 Balster: Wissenschaft, S. 103. Den Altersdekaden gehörten jeweils „A0–10" 13,3 % (184),
„A11–20" 12,7 % (176) und „A21–30" 14,4 % (199) der Patienten an. In Klammern die
absoluten Zahlen, insgesamt waren es 1.382 Kranke, eigene Berechnung nach den vorge-
gebenen Angaben. Die übrigen Dekaden erreichten jeweils weniger als 10 %. Ähnlich für
die Patienten, die Johann Zimmermann (1728–1795) in Bern zwischen 1752 und 1754 behandelte. Boschung: Schritte. Die Aufzeichnungen beziehen sich auf 78 Personen, von
denen zwölf zwischen vier und 13 Jahre alt waren, 18 zwischen 20 und 30 Jahren, 13
zwischen 31 und 50 Jahre und 10 über 50 Jahre. Bei den übrigen fehlte die Angabe.

gestellt wurde. Der Anteil von Kindern in dieser Praxis betrug 16%.[595] Ähnliches trifft auf untersuchte bayrische Arztpraxen zu. Dort war die größte Gruppe von Patienten zwischen 30 und 40 beziehungsweise 50 Jahren alt.[596]

Mit dem hohen Anteil von Kindern und Säuglingen in der Klientel hebt sich die Praxis Bönninghausens von vielen bereits untersuchten Arztpraxen ab. Samuel Hahnemann hat beispielsweise erst in den späteren Jahren einen größeren Anteil von Kindern unter fünf Jahren behandelt.[597] In den meisten europäischen Praxen des 18. und 19. Jahrhunderts, machten Kinder durchschnittlich zwischen 7% und 14% der Klientel aus.[598] Wenn man darüber hinaus unter Kinder alle Betroffenen bis einschließlich 18 Jahre fasst, dann war der Anteil mit 27,3% auch höher als in der Praxis des Schweizer Arztes Haller (1708–1777) oder der des kanadischen Arztes Langstaff, obwohl Kinder und Jugendliche in deren Praxen mit 22% bereits deutlich stärker vertreten waren als in anderen. Gleiches gilt für die Betroffenen bei Hahnemann und van den Berghe. Bei Clemens von Bönninghausen waren 28,6% der Klientel 18 Jahre und jünger gewesen.[599] Die Praxis des Tiroler Arztes Ottenthal belegt ebenfalls, dass die Eltern für ihre Sprösslinge professionelle medizinische Hilfe in Anspruch nahmen. Fast täglich war ein kleiner Patient in der Behandlung, und Säuglinge und Kinder bis zu 14 Jahren machten ein gutes Fünftel der Klientel aus.[600] Neuere vergleichende Forschungen haben schließlich gezeigt, dass für Kinder und Jugendliche durchaus ärztliche Hilfe in Anspruch genommen

---

595 Baal: Search, S. 48 und S. 54. Wenn man für die Patientenschaft Friedrich von Bönninghausens das Alter ebenfalls in Dekaden zusammenfasst, ist auch hier die Gruppe „A21–30" die größte. Ihr werden dann 23,3% (S1), 25,0% (S2), 24,9% (S3), 24, 2% (S4) und 24% (Gesamt) zugeordnet.

596 Stolberg: Patientenschaft, S. 19. Je nach Einteilung und Praxis ergaben sich für 1854 von 865 Patienten 20% (173) Patienten im Alter von null bis 15, 26,5% (229) zwischen 15 und 30 Jahren, 29,9% (259) zwischen 30 und 50 und 23,6% (204) über 50 Jahre. 1861/62 beziehungsweise 1862/63 wurden der Gruppe „21–30" je 20,4% und 19,7% und derjenigen „31–40" 23,1% und 20,6% zugeordnet.

597 Jütte: Patientenschaft, S. 31–33, Schuricht: D16 Kommentar, S. 17, Ritzmann: Patienten. Ein Vergleich der Altersstrukturen ist aufgrund der unterschiedlich zusammengefassten Altersgruppen schwierig. In der Zeit in Leipzig waren Kinder zwischen null und fünf Jahren mit 9,8% vertreten. Schreiber: Hahnemann, S. 153, Fischbach-Sabel: D34 Kommentar, S. 152–153, Ehinger: D36 Kommentar, S. 21, Papsch: D38 Kommentar, S. 40. Mortsch: Patientenschaft, S. 28 sowie derselbe: D22 Kommentar, S. 37–39, belegt für die Köthener Zeit im Vergleich zu der Praxis in Leipzig eine Zunahme von jüngeren Patienten. Genneper: Patient, S. 23, spricht von einem relativ hohen Anteil der bis zu Zehnjährigen in den Jahren 1815/16, nennt aber keine Angaben.

598 Dinges: Immer, S. 303–304, derselbe: Gesundheit, S. 112–114, Ritzmann: Sorgenkinder, S. 106–108.

599 Dies entspricht 1.865 Kindern. Für Haller Boschung: Patient Records, S. 8, für Langstaff Duffin: Langstaff, S. 94, für Hahnemann Jütte: Patientenschaft, S. 31–33, für van den Berghe Baal: Search, S. 140 (15,7% der Kranken waren 16 Jahre alt und jünger), für Clemens von Bönninghausen Baschin: Homöopathen, S. 187 sowie die weiteren Ausführungen.

600 Unterkircher: Konkurrenz, S. 162–163.

wurde und deren Anteil an den behandelten Kranken meist zwischen 20 %
und 30 % lag, was auch für Friedrich von Bönninghausens Praxis der Fall ist.[601]
    Was die geschlechtsspezifische Altersstruktur angeht, fällt auf, dass mehr
männliche Kranke bis zu vier Jahren in der Behandlung waren. Die folgende
Altersgruppe ist nahezu ausgeglichen, während ab 15 Jahren mehr Patientinnen behandelt wurden. Bei den Erwachsenen ist das Überwiegen der weiblichen Klientel sehr deutlich, wohingegen ab einem Alter von 50 Jahren mehr
männliche Kranke den Homöopathen aufsuchten.[602] Ein ähnliches Bild ergibt
zunächst die geschlechtsspezifische Altersstruktur der Patientenschaft Ottenthals. Auch hier zeichnet sich das Überwiegen der Knaben bis etwa fünf Jahren
ab, doch scheinen Frauen ab dem Jugendalter und in den älteren Jahren öfter
bei dem Arzt gewesen zu sein. Berechnet man jedoch mit Hilfe der Ottenthal-
Datenbank prozentuale Angaben, wird deutlich, dass in der Altersgruppe ab
65 Jahren der männliche Anteil immer höher liegt. Insofern zeigt sich, dass
ältere Männer durchaus bereit waren, einen Arzt aufzusuchen. In den Jahren
1870 und 1890 waren zudem mehr männliche Jugendliche bis 18 Jahren in der
Klientel vertreten.[603]
    Eine differenziertere Betrachtung der geschlechtsspezifischen Altersstruk-
tur bietet näheren Aufschluss. Sehr deutlich fällt das Überwiegen der Knaben
bis zu einem Alter von zehn Jahren ins Auge.[604] Bei den Jugendlichen von elf
bis 15 Jahren sind Jungen und Mädchen nahezu gleich stark vertreten. Dann
liegt der Anteil der Frauen deutlich über demjenigen der Männer in der Praxis. Ab einem Alter von 41 Jahren wendet sich das Blatt und es finden sich
mehr ältere Männer in der Patientenschaft Bönninghausens.
    Im direkten Vergleich mit der Klientel des Vaters wiederum zeigt sich,
dass Friedrich von Bönninghausen zwar weniger weibliche Jugendliche behandelt hat. Dafür aber kamen deutlich mehr ältere Frauen ab 26 Jahren in
seine Praxis. Im Übrigen verlaufen die Linien relativ ähnlich. Insbesondere
für die Altersstruktur der männlichen Kranken lassen sich keine derartigen
Abweichungen wie für die Patientinnen erkennen.[605] Allenfalls ist der Anteil

601 Baschin; Dietrich-Daum; Ritzmann: Doctor.
602 Absolute Angaben in Tabellen 10 und 12 im Anhang, graphische Darstellung Schaubild 8.
603 Oberhofer: Landarztpraxis, S. 187 gibt die absoluten Zahlen. Die mit Hilfe der Ottenthal-
    Datenbank, Zugriff vom 5. Januar 2011, ermittelten prozentualen Angaben, ergeben aber
    folgendes Bild 1850 „A0–1" 5,2 % m, 1,6 % w, „A2–4" 4,8 % m, 3,3 % w, „A5–14" 4,0 % m,
    7,3 % w, „A15–18" 1,2 % m, 2,3 % w, „A19–65" 64,0 % m, 69,9 % w, „Aü65" 10,4 % m,
    6,7 % w. 1870 „A0–1" 7,9 % m, 3,4 % w, „A2–4" 4,7 % m, 4,5 % w, „A5–14" 6,3 % m, 6,0 %
    w, „A15–18" 3,3 % m, 3,1 % w, „A19–65" 61,2 % m, 72,2 % w, „Aü65" 11,8 % m, 6,9 % w.
    1890 „A0–1" 6,6 % m, 3,9 % w, „A2–4" 5,0 % m, 3,7 % w, „A5–14" 8,8 % m, 7,1 % w,
    „A15–18" 4,7 % m, 2,5 % w, „A19–65" 57,3 % m, 67,1 % w, „Aü65" 15,8 % m, 14,7 % w.
    Differenzierter Unterkircher: Praxis, S. 220. Allgemein zu Männern als Patienten bei Ot-
    tenthal und deren Motive für einen Arztbesuch Unterkircher: Männer, S. 311–316.
604 Allgemein zum „Gesundheitsstatus" männlicher Kinder Dinges: Gesundheit. Die absolu-
    ten Angaben in Tabellen 11 und 13 im Anhang, graphische Darstellung Schaubild 9.
605 In der Praxis des Vaters betrugen die prozentualen Anteile der Gruppen „A11–15" 6,7 %,
    „A16–20" 11,1 % und „A21–25" 14,3 % für die weiblichen Patienten. Bei Friedrich lagen
    die prozentualen Anteile für die Gruppen bei „A11–15" 4,9 %, „A16–20" 10,4 % und

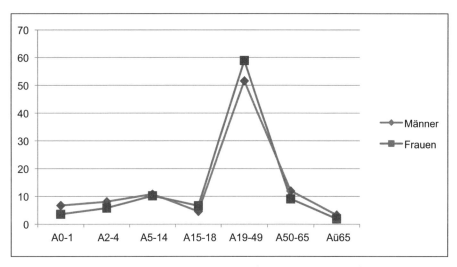

Schaubild 8: Geschlechtsspezifische Altersstrukur 1 (prozentuale Angaben).

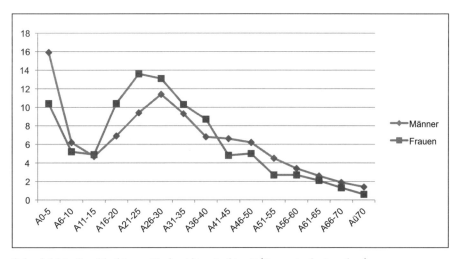

Schaubild 9: Geschlechtsspezifische Altersstruktur 2 (Prozentuale Angaben).

der älteren Männer zwischen 41 und 50 Jahren sowie ab 60 Jahren in der Klientel Friedrichs geringfügig höher. Es ist daher kaum möglich, Hypothesen über einen Zusammenhang zwischen Alter und Geschlecht der Patienten und der Person des Arztes zu ziehen. Zwar könnte man spekulieren, dass Friedrich

„A21–25" 13,6 % für die weiblichen Patienten. In den höheren Altersgruppen waren von den Frauen bei Clemens den Gruppen „A31–35" 8,6 % beziehungsweise „36–40" 7,1 % zugeordnet worden. Bei Friedrich lag dieser Anteil jeweils höher mit „A31–35" 10,3 % und „A36–40" 8,7 %. Für die Patientenschaft Clemens von Bönninghausens ausführlich Baschin: Homöopathen, S. 156–162. Graphische Darstellung Schaubild 10.

als er mit seinen 36 Jahren und noch unverheiratet die Praxis des Vaters 1864
übernahm, auf eine eher weibliche Klientel attraktiv wirkte. Doch scheint
diese Überlegung angesichts der Tatsache, dass die Altersgruppen der Frauen
ab 26 Jahren in den Anfangsjahren keinen deutlich höheren Anteil an der
Klientel einnehmen, weniger plausibel.[606] Weshalb dann wiederum eher ältere
Männer Vertrauen zu dem Arzt fassten, ist ebenfalls nicht zu erklären. Im Gegenteil ist dieser Befund erstaunlich, weil man vermuten könnte, dass ältere
Patienten der Homöopathie eher skeptisch gegenüber standen, weil sie nicht
bereit waren, den intensiven Selbstbeobachtungen nachzukommen oder eine
gewisse Scham verspürten, intime Details preiszugeben.[607]
    Nur für wenige andere Arztpraxen wurde die Altersstruktur der Patienten
auch nach Geschlecht differenziert. Das Überwiegen männlicher Säuglinge,
Kinder und Jugendlicher ist in diesen Praxen ebenfalls nachgewiesen worden
und prägt noch heute den Alltag von Ärzten. Dies ist daher eher der erhöhten
Krankheitsanfälligkeit des männlichen Geschlechts in den ersten Lebensjah-
ren als einer bewussten Bevorzugung der Knaben in Bezug auf deren ärztliche
Versorgung geschuldet.[608] Allein der belgische Homöopath van den Berghe
behandelte mehr Mädchen zwischen null und 16 Jahren.[609] Für dessen Gesamtpatientenschaft lassen sich dagegen keine starken geschlechtsspezifischen
Unterschiede in Bezug auf das Alter feststellen, nur ältere Frauen waren geringfügig weniger vertreten.[610] Der Bochumer Bergarzt Kortum behandelte
eindeutig mehr männliche Kranke bis zu einem Alter von 30 Jahren. Danach
waren Frauen stets in der Mehrheit, ganz im Gegenteil also zu dem Bild das
sich für Bönninghausens Klientel bietet.[611] Was die Kranken angeht, die den
Homöopathiebegründer Hahnemann um Rat fragten, sind lediglich die Angaben eines Journals geschlechtsspezifisch ausgewertet worden. Für 1821 wurde
ein Überwiegen der weiblichen Jugendlichen zwischen zehn und 24 Jahren
und für 30- bis 34-jährige Frauen festgestellt. In einem Alter von 35 bis 44
Jahren überwog der Anteil männlicher Kranker. In den höheren Klassen war
das Geschlechterverhältnis ausgeglichen. Während bei den Fünf- bis Neunjäh-

---

606 Vergleiche hierzu Schaubild 12 und die Ausführungen weiter unten.
607 Anknüpfend an ein mit Alois Unterkircher geführtes Gespräch. Unterkircher: Männer,
    S. 303–304.
608 Für die Praxis des Vaters Baschin: Homöopathen, S. 188–189. Für die Praxis Hahne-
    manns Papsch: D38 Kommentar, S. 41. Für die Praxis Ottenthals Unterkircher: Start,
    S. 54. Für die heutige Situation Köster: Häufigkeit, S. 389 und Grobe; Dörning; Schwartz:
    GEK-Report, S. 62.
609 Baal: Search, S. 142.
610 Baal: Search, S. 53–54, aber ohne Schaubild oder nähere Zahlenangaben.
611 Balster: Wissenschaft, S. 102–103. Die prozentualen Angaben beruhen auf eigener Rech-
    nung nach den von Balster genannten Zahlen. „0–10" 85 (17,1 %) m, 75 (11,3 %) w, „11–
    20" 76 (15,3 %) w, 94 (14,1 %) m, „21–30" 85 (17,1 %) m, 98 (14,7 %) w, „31–40" 29 (5,8 %)
    m, 64 (9,6 %) w, „41–50" 15 (3,0 %) m, 56 (8,4 %) w, „51–60" 17 (3,4 %) m, 45 (6,8 %) w,
    „61–70" acht (1,6 %) m, 21 (3,2 %) w, „71–80" vier (0,8 %) m, zwölf (1,8 %) w, „81–90" ei-
    ner (0,2 %) m, keine Altersangabe bei 176 (35,5 %) Männern und 201 (30,2 %) Frauen,
    insgesamt 496 männliche und 666 weibliche Patienten.

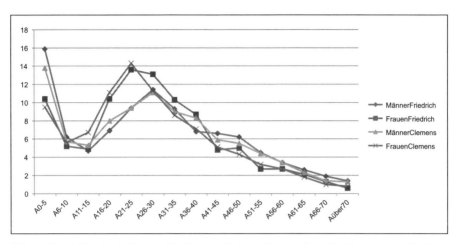

Schaubild 10: Vergleich der geschlechtsspezifischen Altersstruktur der Patienten in den Praxen von Friedrich und Clemens von Bönninghausen (prozentuale Angaben).

rigen etwas mehr Knaben vertreten waren, scheint Hahnemann in dieser Zeit mehr Mädchen bis zu vier Jahren behandelt zu haben.[612]

Im Verlauf der Praxis ergaben sich gewisse Veränderungen in der geschlechtsspezifischen Altersstruktur. Deutlich zeigt sich bei den männlichen Kranken ein Rückgang der behandelten Kinder und Jugendlichen bis zu einem Alter von 20 Jahren, wenn auch der Anteil der Säuglinge und Knaben bis einschließlich fünf Jahre von dem Zeitraum zwischen 1879 und 1882 bis zum Ende der Dokumentation wieder zunahm.[613] Demgegenüber begaben sich besonders von 1879 bis 1882 mehr Männer ab 56 in eine homöopathische Behandlung. In den letzten Jahren, die die Krankenjournale umfassen ist ein besonderer Zuwachs in der Gruppe der 41- bis 45-Jährigen zu erkennen, ohne dass hierfür eine Erklärung gegeben werden kann. Deutlich ist aber, dass, wie in der Gesamtpatientenschaft, in den Jahren von 1886 bis 1889 die größte Gruppe der männlichen Erwachsenen, diejenige von 31 bis 35 Jahren ist.

Bei den weiblichen Kranken fällt demgegenüber ins Auge, dass Mädchen und junge Frauen immer in geringerem Ausmaß therapiert wurden als weibliche Erwachsene.[614] Abweichend von der Gesamtklientel waren Frauen während der gesamten untersuchten Praxiszeit häufiger zwischen 21 und 25 Jahren alt, als sie den Homöopathen erstmals konsultierten. Damit ist diese Gruppe bei den Patientinnen die größte, allerdings dicht gefolgt von derjenigen der 26- bis 30-Jährigen. Ferner ist auffällig, dass in den letzten dokumentierten Praxisjahren Mädchen und weibliche Jugendliche wesentlich weniger

---

612 Mortsch: D22 Kommentar, S. 34–35. Dies trifft auf die Patientenschaft in Leipzig und Köthen zu. Mortsch: Patientenschaft, S. 27–28.
613 Die absoluten Angaben in Tabelle 11 im Anhang, graphische Darstellung Schaubild 11.
614 Die absoluten Angaben in Tabelle 13 im Anhang, graphische Darstellung Schaubild 12.

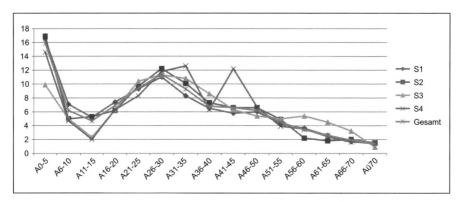

Schaubild 11: Altersstruktur der männlichen Kranken im Praxisverlauf (prozentuale Angaben).

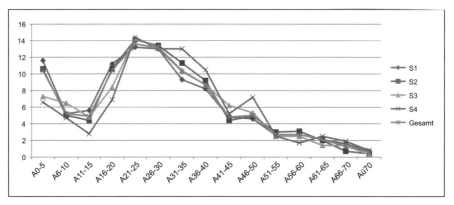

Schaubild 12: Altersstruktur der weiblichen Kranken im Praxisverlauf (prozentuale Angaben).

Anteil an der Patientenschaft hatten, als noch in den Jahren zuvor. Demgegenüber erreichten in den Jahren von 1886 bis 1889 die Gruppen von 31 bis 40 Jahren ihren höchsten Punkt.

Insofern entspricht die Altersstruktur der Klientel Bönninghausens fast derjenigen in heutigen homöopathischen Arztpraxen. In diesen findet man eher erwachsene Kranke zwischen 21 und 40 Jahren.[615] Im direkten Vergleich mit den Patienten, die bis 1864 den Vater von Bönninghausen um Rat gefragt hatten, fällt auf, dass die Gesamtpatientenschaft älter wurde. Dies trifft besonders auf die männlichen Kranken zu. Dabei ist zu berücksichtigen, dass die Münsteraner Bevölkerung im reichsweiten Durchschnitt mehr Ältere als Kinder aufwies und die Sterbeziffer mit starken Schwankungen seit der Mitte des 19. Jahrhunderts rückläufig war.[616] Dennoch zeigt sich damit, dass ältere Menschen zunehmend bereit waren, ärztliche Hilfe in Anspruch zu nehmen, an

615 Schultheiß; Schriever: Warum, S. 35.
616 Teuteberg: Bevölkerungsentwicklung, S. 334–336 und S. 364.

statt die zunehmenden Beschwerden duldsam zu ertragen. Insbesondere das Überwiegen männlicher Säuglinge und Kleinkinder konnte auch in anderen Praxen nachgewiesen werden. Dennoch wären weitere Vergleichsstudien aus anderen Arztpraxen, die das Erwachsenenalter in kleineren Altersstufen und geschlechtsspezifisch differenziert betrachten, wünschenswert.

6.3 Schicht und Berufsfeld

Die Meinung, ärmere Menschen hätten in der Vergangenheit nur sehr selten einen Arzt aufgesucht, darf mittlerweile als überholt gelten.[617] Gerade im Hinblick auf die Homöopathie ist jedoch die Frage, welchen „sozialen Stand" die Hilfesuchenden innehaben, ausgesprochen interessant. Es wurde vielfach belegt, dass die Verbreitung der „alternativen" Heilmethode gerade dadurch begünstigt wurde, dass Samuel Hahnemann wohlhabende Kranke von sich überzeugen und an sich binden konnte. Zeitweise, besonders als Hahnemann mit seiner zweiten Frau Mélanie (1800–1878) in Paris praktizierte, war seine Lehre gleichsam eine „Modeerscheinung" in der Welt der Reichen.[618] Andererseits wurde von Seiten der Homöopathen selbst immer wieder auf die Erschwinglichkeit ihrer Behandlungen verwiesen, da die Mittel nicht so teuer seien, wie die Arzneigemische der „allopathischen" Ärzte. Daher galt die Behandlung für weniger Begüterte als eine günstigere Alternative.[619]

---

617 Vergleiche Loetz: Grenzen, Baal: Search, S. 248, Thümmler: Rekonstruktion, S. 70–75, Stolberg: Homo, S. 90, Dinges: Arztpraxen, S. 52, Jütte: Barber-Surgeon, S. 189, McCray Baier: Sufferers, S. 56, Baschin; Dietrich-Daum; Ritzmann: Doctor mit weiterer Literatur.

618 Entsprechend der bereits erfolgten Journalauswertungen war Hahnemann immer ein Arzt der Mittel- und Oberschicht, auch wenn prinzipiell aus allen Schichten Kranke zu ihm kamen. Hörsten: D2–D4 Kommentar, S. 44, Schreiber: Hahnemann, S. 157–160, Mortsch: D22 Kommentar, S. 58, Jütte: Patientenschaft, S. 35–38. Insofern ist die Klientel Hahnemanns wohl auch nicht in allen Punkten repräsentativ für die Gesamtheit der homöopathischen Patienten. Stolberg: Krankheitserfahrung, S. 172. Der Vater profitierte vom Ruf und der Werbetätigkeit seiner ersten Patientin Annette von Droste-Hülshoff (1797–1848). Kottwitz: Leben, S. 62. Zu Beamten als Mediatoren Busche: Patientennetzwerk, S. 175. Stolberg: Homo, S. 282–283, betont, dass sich das „sanfte" Heilverfahren der Homöopathie gerade bei der Oberschicht zu Beginn des 19. Jahrhunderts großer Beliebtheit erfreute, weil sie deren „modernem" Körperverständnis mehr entsprach.

619 Beispielsweise Stahl: Vereinigung, S. 216. Andererseits boten auch viele Homöopathen unentgeltlichen Rat für arme Kranke. Für Hahnemann Jütte: Honorarfrage, allgemeiner Baschin: Homöopathen, S. 368–382 mit weiterer Literatur. Auch in den zahlreichen Laienvereinen waren eher Mitglieder der Unterschicht vertreten und diese begünstigten durch ihren Einsatz für die Homöopathie deren Verbreitung. Stolberg: Geschichte Bayern, vermutet das Überwiegen von Patienten aus Unter- und Mittelschicht in Praxen ärztlicher Homöopathen aus Bayern mangels Quellen nur, wobei Unterschriftensammlungen und publizierte Fälle dies stützen. Zu Laienvereinen allgemeiner Wolff: Nutzen, derselbe: Gesundheitsverein, derselbe: rôle, derselbe: Concurrenz oder Staudt: Blick sowie Baschin: Selbstmedikation, S. 209–272.

Friedrich von Bönninghausen behandelte, wie auch im Nachruf zum Ausdruck kam, Betroffene aus sämtlichen sozialen Schichten.[620] Wie es mit den Kosten einer solchen Behandlung stand, wird später zu klären sein, doch ließen sich in jedem Fall Angehörige der Unterschicht nicht davon abschrecken. Leider vermerkte der Homöopath nur bei annähernd 13 % seiner Patienten eine Berufsbezeichnung.[621] Dennoch würde ein wesentlicher Aspekt der Sozialstruktur der Klientel fehlen, wenn diese nicht im Hinblick auf die Schichtzugehörigkeit ausgewertet würde. Zwar ist eine solche Zuordnung nicht unproblematisch, trotzdem wird im Folgenden eine relativ grobe Unterteilung der Kranken in Unter-, Mittel- und Oberschicht vorgenommen.[622] Ergänzend werden die Berufsfelder benannt, denen die einzelnen Betroffenen oder ihre männliche Bezugsperson zugerechnet werden können.[623] Diese Kombination verspricht, trotz der Bedenken, eine Schichtzuordnung allein aufgrund der Berufsbezeichnung zu treffen, eine zuverlässige Aussage im Hinblick auf die soziale Zugehörigkeit der Patienten.

Die 13 % der bestimmbaren Klientel gehörten zu 2,2 % der Ober-, 4,9 % der Mittel- und 6,1 % der Unterschicht an. Von diesen Kranken, bei denen eine solche Bestimmung überhaupt möglich war, entfielen 46,2 % auf die Unter-, 37 % auf die Mittel- und 16,8 % auf die Oberschicht.[624] Daher stellten Patienten aus der Unterschicht innerhalb der Praxis des Homöopathen die größte Gruppe. Die Betroffenen arbeiteten vor allem in den Bereichen „Handwerk und Industrie" sowie den „Sozialen Diensten" und der „Öffentlichen Verwaltung".[625] Da Münster in seiner Sozialstruktur durch die Berufsfelder als Provinzialhauptstadt geprägt wurde, wundert es kaum, dass Beschäftigte aus

620 Schnütgen: Sanitätsrat AHZ, S. 351.

621 Die absoluten Angaben in Tabelle 14 im Anhang. Insgesamt war eine Schichtzuordnung für 13,3 % aller Patienten möglich. In S1 betrug der Anteil 14,5 %, in S2 8,7 %, in S3 15,1 % und in S4 18,4 %.

622 Schraut: Wandel, S. 345–361, Vogl: Landpraxis, S. 170, Ellermeyer: „Schichtung". Die Schichtzuordnung erfolgte nach der Orientierung an Hippel; Mocker; Schraut: Wohnen, S. 61–62. Die Klassifizierung der Berufsangaben orientierte sich in erster Linie an Vogl: Landpraxis, S. 171 und Schraut: Wandel, S. 350.

623 Dies sind Landwirtschaft (3), Persönliche Dienste (1), Handwerk und Industrie (2), Heimgewerbe (2), Handel/Transport/Verkehr (2), Soziale Dienste (5), Öffentliche Verwaltung (6), Militär (4) und Adel (7). In Klammern die Nummer, die diese Gruppen bei Vogl: Landpraxis, S. 171, haben, auch Hörsten: D2–D4 Kommentar, S. 42–44. Die Trennung von Gruppe zwei war bei der Klientel Bönninghausens empfehlenswert. Gleiches gilt für die Klientel Hahnemanns in späteren Jahren. Papsch: D38 Kommentar, S. 36, Mortsch: Patientenschaft, S. 29, derselbe: D22 Kommentar, S. 47. Zum Begriff der „männlichen Bezugsperson", worunter üblicherweise Vater oder Ehemann verstanden werden, und demselben Vorgehen Becker: Leben, S. 33, Thümmler: Rekonstruktion, S. 69, Balster: Wissenschaft, S. 92.

624 Tabelle 14 im Anhang mit den absoluten Zahlen, graphische Darstellung Schaubild 13.

625 Tabelle 15 im Anhang mit den absoluten Zahlen, graphische Darstellung Schaubild 14. Im Bereich „Handwerk und Industrie" arbeiteten 3,5 % der Patienten, auf das Berufsfeld „Soziale Dienste" entfielen 2,8 % der Betroffenen und die „Öffentliche Verwaltung" bot 1,6 % der Kranken ein Einkommen. Eine Struktur der sektoralen Erwerbstätigkeit der Bevölkerung Münsters im Laufe der Zeit bietet Tilly: Handel, S. 543.

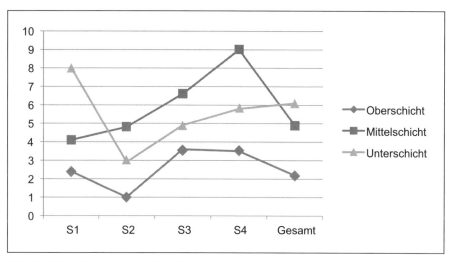

Schaubild 13: Schichtzugehörigkeit aller Patienten (prozentuale Angabe, eigene Berechnung).

diesen Bereichen einen wichtigen Teil der Klientel stellten. Doch letztendlich war auch in Münster die Mehrheit der Bevölkerung eher der Unterschicht zu zurechnen.[626] So verdienten andere Patienten des Homöopathen ihren Lebensunterhalt als Magd beziehungsweise Knecht oder Hausangestellte sowie durch eine Tätigkeit in der Landwirtschaft. Adelige waren mit 1,4 % in der Patientenschaft vertreten.[627] Diese Struktur entspricht damit weitgehend dem Gefüge der Bevölkerung, obwohl die Unterschicht tendenziell unterrepräsentiert erscheint. Ähnliches trifft auf das Militär zu. Immerhin war Münster eine der größten preußischen Garnisonsstädte. Allerdings waren die Soldaten an das heereseigene Medizinalwesen gebunden und hatten hier einen „Anspruch auf unentgeltliche, ärztliche Behandlung".[628]

Im Laufe der Jahre war der Anteil derjenigen Kranken, die aus den unteren gesellschaftlichen Gruppen stammten, rückläufig. Während sie in den Anfangsjahren der Praxis überwogen, waren in den Jahren ab 1872 mehr Kranke aus der Mittelschicht in Behandlung. Der Anteil der Oberschichtangehörigen nahm ebenfalls im Verlauf der Praxis leicht zu, lag jedoch unter denjenigen der beiden anderen Schichten.[629]

626 Vergleiche Krabbe: Wirtschafts- und Sozialstruktur, Köllmann: Bevölkerung, S. 208, Behr: Vormärz, S. 79, für die Provinz und den Regierungsbezirk Wischermann: Schwelle, S. 113.
627 Tabelle 15 im Anhang mit den absoluten Zahlen. Den „Persönlichen Diensten" wurden ebenfalls 1,4 % der Betroffenen zugeordnet und eine Tätigkeit in der Landwirtschaft übten 1,1 % der Patienten aus.
628 Friedens-Sanitäts-Ordnung, Berlin 1891, § 4 (Anspruch auf Krankenpflege) sowie Baschin: Homöopathen, S. 166. Das Militär stellte 1843 11,3 % der Bevölkerung. Ein Anteil, der bis 1860 weiter anstieg. Zu Münster als Garnisonsstadt Sicken: Münster und Rülander: Münster.
629 Die absoluten Angaben in Tabelle 14 im Anhang, graphische Darstellung Schaubild 13.

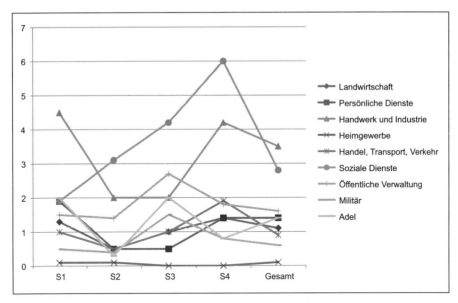

Schaubild 14: Berufsfelder aller Patienten (prozentuale Angabe).

Für die Berufsfelder ist eine klare Zu- oder Abnahme nicht zu bestimmen. Passend zu der Feststellung, dass mehr Kranke aus der Mittelschicht stammten, nahm der Anteil derjenigen zu, die im Bereich der „Sozialen Dienste", das heißt vornehmlich als Lehrer oder Geistliche, arbeiteten. Gleiches traf auf die Beschäftigen in „Handel, Transport und Verkehr" zu, wohingegen Angehörige der „Öffentlichen Verwaltung" vor allem zwischen 1879 und 1882 unter den neuen Patienten waren. Adelige und „persönlich Dienende" waren bis 1889 in geringerem Maße unter den Kranken zu finden.[630] Patienten, die einem Handwerk nachgingen oder in der Industrie arbeiteten, waren eher in den Anfangs- und den Spätjahren der Praxis vertreten. Ähnliches galt für diejenigen, die im Bereich der Landwirtschaft tätig waren. Auch Militärangehörige suchten den Rat des Homöopathen, wobei deren Anteil starken Schwankungen unterlag.

Daher rekrutierte sich die Klientel Friedrich von Bönninghausens in den späteren Jahren, die durch die Journale dokumentiert werden, eher aus der Mittelschicht und der Branche der „Sozialen Dienste" sowie „Handwerk und Industrie". Entsprechend der zugrundeliegenden Sozialstruktur der Stadt Münster und ihrer Umgebung ist dieser Befund nicht außergewöhnlich. Dennoch überrascht er, wenn man diese Entwicklung mit derjenigen in der Praxis des Vaters vergleicht. Dieser hatte in seinen ersten Praxisjahren überwiegend Personen aus der Oberschicht, vornehmlich Adelige aus dem eigenen Freundes- und Verwandtenkreis, behandelt. Bis 1864 stieg jedoch der Anteil der Patienten aus der Unterschicht, die seinen Rat suchten.[631] Auch der belgische

---

630 Tabelle 15 im Anhang mit den absoluten Zahlen, graphische Darstellung Schaubild 14.
631 Baschin: Homöopathen, S. 164.

Homöopath van den Berghe behandelte vorwiegend Kranke aus der gesellschaftlichen Unterschicht. Er hielt sogar eine spezielle Armensprechstunde
und therapierte viele Mittellose unentgeltlich. Somit kann das Überwiegen
dieser sozialen Gruppe in dessen Praxis durch das besondere Angebot erklärt
werden.[632] Für die Praxen Clemens von Bönninghausens und van den Berghes
kann man daher von einer „Popularisierung" sprechen, in deren Verlauf die
zunächst als „modisch" genutzte alternative Heilmethode in den unteren gesellschaftlichen Schichten bekannt gemacht und akzeptiert wurde.

In der Praxis Friedrichs wird der umgekehrte Weg deutlich. Sein Angebot
wurde ab den 1870er Jahren verstärkt von den Angehörigen der Mittelschicht
genutzt, so dass gegenüber der Klientel des Vaters ein gewisser „Aufstieg" zu
bemerken ist. Allerdings trifft dies auch auf andere Homöopathen zu, die im
letzten Drittel des 19. und zu Beginn des 20. Jahrhunderts praktizierten. So
rekrutierte sich die Patientenschaft des Stuttgarter Arztes Rapp ebenfalls aus
der Mittel- und Oberschicht und der Pariser Therapeut Vannier konnte in
diesen gesellschaftlichen Gruppen auch am meisten Kranke von sich und seiner Methode überzeugen.[633] Heutzutage ist der Gebrauch von „Komplement-
ärmedizin" jeglicher Art nach wie vor in der Mittel- und Oberschicht weiter
verbreitet.[634]

Möglicherweise zeichnet sich daher nach einer ersten „Popularisierung"
der homöopathischen Methode deren Weg zurück zu einer „besonderen"
Heilmethode ab. Hierzu mag nach Einführung der Krankenkassen beigetragen haben, dass diese Behandlungen oft nicht bezahlt wurden und viele Homöopathen „privat" therapierten und abrechneten. Andererseits bleibt zu berücksichtigen, dass es für jede soziale Schicht unterschiedliche Motive gibt,
sich einer „alternativen" Methode zuzuwenden, und diese Entscheidung in
keinem Fall nur von der finanziellen Lage der Betroffenen abhängig war.[635]

Eine Berufsbezeichnung war vor allem bei Männern zu finden.[636] Ähnlich
wie in der Gesamtpatientenschaft stammten beim männlichen Geschlecht insgesamt die Betroffenen eher aus der Unterschicht. Im Laufe der Praxis wurde
auch hier eine stärkere Rekrutierung aus der Mittelschicht deutlich. Die Kran-

---

632 Baal: Search, S. 120–126 und S. 130–136.

633 Held: Außenseitertum, S. 85, Faure: Patients, S. 202. Auch der berühmte Arzt Soemmer-
    ring muss vornehmlich als Arzt der Mittel- und Oberschicht gelten. Dumont: Hölderlin,
    S. 128–129, wobei dieser Befund für das 18. Jahrhundert nicht allzu ungewöhnlich ist.
    Gleiches gilt für den dänischen Arzt Hahn, der um 1800 praktizierte. Wulff; Jungersen:
    Physician, S. 328.

634 Sharma: Medicine, S. 18–24, Günther; Römermann: Patients, S. 283–284, Schultheiß;
    Schriever: Warum, S. 38–41.

635 Am Beispiel Großbritanniens verweist darauf Nicholls: Class. Er betont in dem Aufsatz,
    dass die soziale Schichtzugehörigkeit bei der Entscheidung für die Nutzung der Homöo-
    pathie eine wesentliche Rolle spiele. Zweifelsohne kann eine solche Entscheidung meist
    nicht nur auf ein Motiv zurückgeführt werden, sondern es spielen verschiedene Faktoren
    eine Rolle.

636 Für 8,4 % der Frauen und für 20,7 % der Männer war eine Schichtzuordnung möglich.
    Die absoluten Angaben in Tabellen 16 bis 18 im Anhang. Dies ist auch in anderen Unter-
    suchungen der Fall Baschin: Homöopathen, S. 165.

ken waren zumeist im Bereich von „Handwerk und Industrie", den „Sozialen Diensten" und der „Öffentlichen Verwaltung" tätig. Bei den Patientinnen war zwar ebenfalls der Anteil derjenigen, die aus den unteren gesellschaftlichen Gruppen stammten, am größten, doch ist er nicht so hoch wie bei den Männern. Hingegen überwiegt der Prozentsatz der Damen, die der Oberschicht zugeordnet werden konnten, sowohl in der Anfangszeit der Praxis als auch in den Jahren zwischen 1879 und 1882 denjenigen der Frauen aus der Mittelschicht. Insgesamt war der Anteil der Frauen aus der Oberschicht in der Praxis des Homöopathen sogar größer als derjenige der Männer aus dieser Schicht.[637] Die Aufgeschlossenheit der Oberschicht allgemein gegenüber den medizinischen Diskursen der jeweiligen Zeit und den Medikalisierungsbestrebungen zeigen sich hier ebenso wie das Interesse vorwiegend wohlhabenderer Damen an der Homöopathie.[638]

Dabei ist vor allem ausschlaggebend, dass eine große Gruppe der Patientinnen dem Adel zugerechnet wurde. Innerhalb der Praxis waren adelige Damen viel stärker vertreten als Herren mit einem Adelstitel.[639] Berücksichtigt man lediglich diejenigen Kranken, für die eine Zuordnung zu einer „Branche" möglich war, wird zudem deutlich, dass Frauen auch eher in den „Persönlichen Diensten" beschäftigt waren als Männer.[640] Ebenso ist der Anteil derjenigen Damen, deren männliche Bezugsperson in der „Öffentlichen Verwaltung"

637 Bezogen auf alle Patienten des männlichen beziehungsweise weiblichen Geschlechts waren 2,2 % der Männer der Oberschicht zuzuordnen, aber 2,3 % der Frauen. Dies ist noch deutlicher, wenn man die prozentualen Angaben lediglich für diejenigen Betroffenen ermittelt, für die überhaupt eine Schichtzuordnung möglich war. In diesem Fall waren 26,7 % der Frauen und 10,8 % der Männer Angehörige der Oberschicht. In der gesamten untersuchten Zeit war der Anteil der Frauen aus der Oberschicht größer als derjenige der Männer.

638 Allgemein hierzu: Stolberg: Homo, S. 213–220, S. 241–248 und S. 281–286. Samuel Hahnemann war ganz überwiegend ein Arzt der Mittel- und Oberschicht und behandelte zahlreiche wohlhabende Patientinnen. Jütte: Patientenschaft. Für Clemens von Bönninghausen stellte zumindest in dessen ersten Behandlungsjahren Baschin: Homöopathen, S. 165, ähnliches fest. Vergleiche auch die Angaben in Fußnote 621.

639 Dem Adel wurden 1,1 % aller Männer, aber 1,6 % aller Frauen zugeordnet. Bezieht man den Anteil auf diejenigen Kranken, die überhaupt einer Branche zugeordnet werden konnten, dann waren 19,1 % der Damen adelig, aber nur 5,4 % der Herren. Der Anteil von adeligen Patientinnen war im Verlauf der ganzen Praxis größer als derjenige der Patienten. Dies war auch in der Praxis des Vaters der Fall. Baschin: Homöopathen, S. 168. Es trifft ebenso auf diejenige des Arztes Kortum zu. Balster: Wissenschaft, S. 114. Die absoluten Angaben in Tabellen 19 und 20 im Anhang.

640 Doch ist bekannt, dass mehr Frauen als Mägde und Dienstbotinnen arbeiteten. Teuteberg: Bevölkerungsentwicklung, S. 339. Dies war auch in der Klientel des Vaters der Fall. Baschin: Homöopathen, S. 168. Bezogen auf alle Patienten männlichen beziehungsweise weiblichen Geschlechts waren 1,5 % der Männer und 1,3 % der Frauen im Bereich der „Persönlichen Dienste" tätig, bezogen auf die jeweilige Anzahl derjenigen, bei denen eine solche Zuordnung überhaupt möglich war, waren es 7,1 % der Männer und 15,8 % der Frauen. Die absoluten Angaben in Tabellen 19 und 20 im Anhang.

arbeitete, höher als derjenige der Männer in diesem Bereich.[641] In allen übrigen Berufsfeldern waren mehr männliche Kranke vertreten.[642]

Was die medizinische Betreuung von Kindern angeht, waren diese ebenfalls aus allen sozialen Schichten und Berufsfeldern in der Praxis präsent. Es konnten jeweils gleich viele Kinder der Ober-, Mittel- und Unterschicht zugeordnet werden.[643] Wie bei den Erwachsenen waren die Väter der Kinder besonders in „Handwerk und Industrie" tätig.[644] Dann folgte der Adelsstand, dem 1,4 % der Kinder zugewiesen wurden. Die Bereiche „Soziale Dienste" und „Öffentliche Verwaltung" sorgten jeweils bei weiteren 1,1 % der Kinder für das Familieneinkommen. Im Vergleich zu den Erwachsenen waren damit Kinder aus der Mittel- und Unterschicht weniger in der Praxis vertreten. Deutlich wird bei einer direkten Gegenüberstellung der einzelnen Berufsfelder, dass gerade Adelige und Militärangehörige eher ihre Kinder homöopathisch behandeln ließen. Ähnliches trifft auf den Bereich der „Öffentlichen Verwaltung" zu. Aus den übrigen Branchen kamen Kinder tendenziell weniger in eine Behandlung.[645] Bei den „Sozialen Diensten" könnte dies aber dadurch erklärt werden, dass viele Geistliche diesem Bereich zugewiesen wurden, die aber aufgrund der Ehelosigkeit in der katholischen Kirche keine Kinder hatten. Gleiches mag auf die Gruppe der „Persönlich Dienenden" zutreffen, da Hausangestellte üblicherweise noch keine Familie hatten. Stellten sich dennoch Kinder ein, war die Lage der Betroffenen schwierig und die unzureichende medizinische Versorgung unehelich geborener Kinder wurde bereits in verschiedenen Untersuchungen belegt.[646] Im Zusammenhang mit der Frage, ob eine medizinische Betreuung von Kindern Luxus war, muss daher für die Praxis Bönninghausens festgestellt werden, dass tatsächlich nur die An-

---

641 In der Praxis des Vaters war das Geschlechtsverhältnis in diesem Berufsfelder nahezu ausgeglichen, wobei bei der „Öffentlichen Verwaltung" die Patientinnen leicht überwogen. Baschin: Homöopathen, S. 168. Bezogen auf diejenigen Frauen und Männer, die einer Branche zugeordnet werden konnten, betrug der Anteil der Männer im Bereich der „Öffentlichen Verwaltung" 10,6 %, derjenige der Frauen 14,3 %.

642 Ähnliches ließ sich bei der Klientel des Vaters feststellen, wobei hier mehr Frauen in der Landwirtschaft beschäftigt waren. Baschin: Homöopathen, S. 168.

643 Eine Schichtzuordnung war nur für 127 der 1.865 Kinder (6,8 %) möglich. Gerundet wurden jeweils 2,3 % der Kinder einer der drei Schichten zugewiesen. Die absoluten Angaben in Tabelle 21 im Anhang.

644 Die Grundzahlen sind „Landwirtschaft" 10, „Persönliche Dienste" 3, „Handwerk und Industrie" 31, „Heimgewerbe" 0, „Handel/Transport/Verkehr" 6, „Soziale Dienste" 20, „Öffentliche Verwaltung" 21, „Militär" 9, „Adel" 27, unbekannt 1.738, gesamt 1.865 Kinder.

645 Berechnet man die prozentualen Anteile für die einzelnen Berufsfelder bezogen auf diejenigen Kranken, die entsprechend zugeordnet werden konnten, ergeben sich folgende Ergebnisse für Kinder (K, Grundzahl 127) und Erwachsene (E, Grundzahl 910): „Landwirtschaft" 7,9 % (K und E), „Persönliche Dienste" 2,4 % (K), 10,2 % (E), „Handwerk und Industrie" 24,4 % (K), 26,6 % (E), „Heimgewerbe" 0 (K), 0,5 % (E), „Handel/Transport/Verkehr" 4,7 % (K), 7,0 % (E), „Soziale Dienste" 15,7 % (K), 21,0 % (E), „Öffentliche Verwaltung" 16,5 % (K), 11,9 % (E), „Militär" 7,1 % (K), 4,3 % (E), „Adel" 21,3 % (K), 10,5 % (E). Die absoluten Angaben in Fußnote 644.

646 Teuteberg: Bevölkerungsentwicklung, S. 345–346 und S. 353–354, Spree: Soziale Ungleichheit.

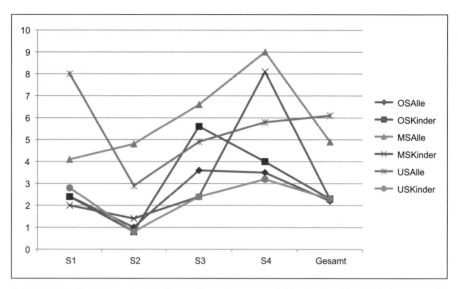

Schaubild 15: Schichtzugehörigkeit von Erwachsenen und Kindern im Vergleich (prozentuale Angaben).

gehörigen der Oberschicht in einem ähnlichen Ausmaß wie sich selbst auch ihren Kindern eine homöopathische Therapie angedeihen ließen. Demgegenüber waren deutlich weniger Kinder aus der Unterschicht in Behandlung. In der Mittelschicht waren die Jüngsten in geringerem Maße unterrepräsentiert.[647]

Bereits in der Praxis des Vaters war deutlich geworden, dass Kinder aus der Mittel- und Oberschicht öfter in den Genuss einer homöopathischen Kur kamen. So muss eine entsprechende Behandlung wohl mehr als Luxus denn als Selbstverständlichkeit gesehen werden.[648]

Gleichwohl zeigt die Analyse der Schichtzugehörigkeit der einzelnen Patienten in der Praxis Friedrich von Bönninghausens, dass dieser von Betroffenen aus allen Gesellschaftsebenen konsultiert wurde. Im Gegensatz zu seinem Vater war er aber doch eher ein Ansprechpartner für Angehörige der Mittel- und Oberschicht.

647 Tabellen 16 und 21 im Anhang mit den absoluten Zahlen, graphische Darstellung Schaubild 15.
648 Baschin: Homöopathen, S. 189. Zu der These, dass eine Behandlung von Kindern eher Luxus war, Ritzmann: Patienten, S. 198, Baal: Search, S. 139. Zu der Frage von Behandlungen von Kindern allgemein und den unterschiedlichen Motiven der Eltern bezüglich der Durchführung oder Unterlassung von medizinischen Maßnahmen auch Ritzmann: Sorgenkinder oder Wolff: Würgeengel.

6.4 Wohnorte und Einzugsgebiet der Praxis

Wenn Ärzte eine „Hausbesuchspraxis" führten, richtete sich deren Einzugsgebiet vornehmlich nach den Grenzen des physisch Leistbaren.[649] Die Konsultation per Brief erlaubte es dagegen, größere räumliche Entfernungen zu überwinden. Allerdings hatten nur sehr berühmte Ärzte eine ausgedehnte „Briefpraxis".[650] Die meisten Patienten suchten und suchen üblicherweise zunächst Hilfe „vor Ort". Eine aufwendige Anreise war bei „gewöhnlichen" Erkrankungen selten. Dennoch scheuten die Kranken keine weiten Wege, wenn sie sich von der Kur eines bestimmten Heilers Erfolg versprachen. Daher gibt das Einzugsgebiet einer Praxis über den Ruf eines Arztes Auskunft. Zugleich legt es Zeugnis darüber ab, inwieweit Betroffene von der Tätigkeit eines bestimmten Heilers oder dem Vorhandensein eines Angebots Kenntnis genommen hatten und wie viel Aufwand ihnen die Wiederherstellung ihrer Gesundheit wert war.[651]

Friedrich von Bönninghausen hatte eine stationäre Praxis in der Servatiistraße in Münster. Das bedeutete, dass die Betroffenen zu ihm kommen mussten, um seine Dienste in Anspruch zu nehmen.[652] Doch woher kamen die einzelnen Kranken? Welche Entfernungen legten sie zurück, um eine Konsultation in Münster wahrzunehmen?

Mehr als 80 % aller Betroffenen stammte aus dem Regierungsbezirk Münster. Etwa 40 % hatte ihren Wohnsitz in der Stadt Münster beziehungsweise dem sie umgebenden Landkreis gleichen Namens. Aus dem südlich von Münster liegenden Kreis Lüdinghausen waren knapp 11 % der Betroffenen und im nördlich gelegenen Kreis Steinfurt wohnten etwas mehr als 9 % der Kranken. In den Kreisen Tecklenburg und Coesfeld lagen zu 7 % beziehungsweise 6 % die Heimatorte der Betroffenen. Aus den östlich von Münster befindlichen Kreisen Warendorf und Beckum waren jeweils knapp 3 % der Patienten aufgebrochen. Die relativ weit von der Provinzialhauptstadt entfernten westlichen Kreise des Regierungsbezirks Münster um Ahaus, Borken und Recklinghausen waren von wesentlich weniger Kranken als Wohnort genannt worden.[653] Das bedeutet, dass die überwiegende Mehrheit aller Patienten in

---

649 Bei dem Arzt Heinrich Grotjahn, der eine solche Praxis führte, betrug das Einzugsgebiet etwa elf bis 33 Kilometer. Engel: Patientengut, S. 25.

650 Vergleiche die Briefsammlung der Ärzte Tissot (1728–1797), Haller, Heister (1683–1758) oder Hahnemann. Deren Auswertung beispielsweise in Stolberg: Homo, Stuber; Hächler; Lienhard: Netz, Ruisinger: Patientenwege, Brockmeyer: Selbstverständnisse, Mortsch: D22 Kommentar, Schaubild 20, S. 89. Allgemein Dinges; Barras: Krankheit.

651 Vogl: Landpraxis, S. 170, Schreiber: Hahnemann, S. 154.

652 Damit folgte Bönninghausen nicht nur seinem Vater, sondern den Ansichten, die bereits Hahnemann vertreten hatte. Jütte: Arzt-Patient-Beziehung, S. 113, Baschin: Homöopathen, S. 315 und S. 324 mit weiterer Literatur.

653 Die absoluten Angaben in Tabelle 22 im Anhang, graphische Darstellung Schaubild 16. Hier sind die genauen Prozentangaben wiedergegeben. Die „Kuchenstücke" sind wegen der gewählten Darstellung prozentual etwas größer. Insgesamt stammten 84,3 % der Patienten aus dem Regierungsbezirk Münster.

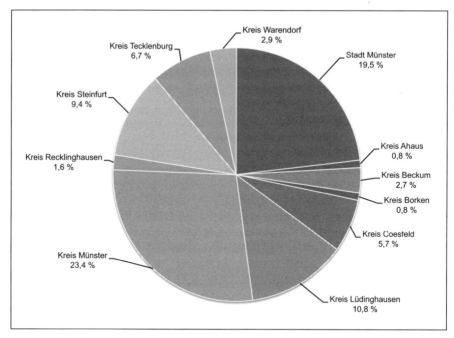

Schaubild 16: Wohnort der einzelnen Patienten im Regierungsbezirk Münster (prozentuale Anteile der Gesamtpatientenschaft, Kreiseinteilung nach den Grenzen von 1857).

einem Umkreis von rund 50 Kilometern um Münster lebte.[654] Meist legten sie sogar eine geringere Entfernung zurück. Damit ist das hauptsächliche Einzugsgebiet von Bönninghausens homöopathischer Praxis der eines „allopathischen" Arztes jener Zeit vergleichbar.[655]

Auch bei dem Tiroler Arzt Ottenthal rekrutierte sich die Klientel überwiegend aus der näheren Umgebung des Tauferer und Ahrntals. Etwa 28 % wohnten unmittelbar in Sand, dem Ort an dem die Praxis geführt wurde, oder im Umkreis von etwa drei Kilometern. 49 % der Betroffenen kamen aus einem Umkreis von etwa zehn Kilometern.[656] Für die Patientenschaft des belgischen

654 Dieser Umkreis um die Stadt Münster schließt in Luftlinie die Kreise Coesfeld, Lüdinghausen, Warendorf, Steinfurt und Münster komplett ein, die Kreise Tecklenburg und Beckum zum größten Teil (bei einem Umkreis von 55 Kilometern wären beide Kreise komplett eingeschlossen) und einen kleineren Teil der Kreise Ahaus, Borken und Recklinghausen, aus denen jeweils weniger als 2 % der Patienten stammten. Einen ähnlichen Radius hatte das Einzugsgebiet Hahnemanns in den Jahren 1834/35. Papsch: D38 Kommentar, S. 67.
655 Balster: Wissenschaft, S. 117–121 und S. 142–147. Die meisten Patienten stammten aus einem Umkreis von etwa 16 Kilometern. Kein Patient wohnte weiter weg als 70 Kilometer. Wolff; Wolff: Profil, S. 569. Für das 18. Jahrhundert Thümmler: Rekonstruktion, S. 54. Jütte: Patientenschaft, S. 39, nennt einen Umkreis von rund 40 Kilometern um den Praxisort herum als denjenigen einer durchschnittlichen „allopathischen" Praxis.
656 Taddei: Ottenthal, S. 96–97. Die am weitesten entfernt wohnenden Kranken legten etwa 20 Kilometer zurück. Oberhofer: Landarztpraxis, S. 178–180.

Homöopathen trifft Ähnliches zu. Die Mehrheit der Betroffenen wohnte in
der Provinz Ostflandern, die von Gent aus verwaltet wurde. Knapp 60 % der
Kranken wohnte direkt in Gent, wo van den Berghe seine Praxis führte.[657]
Einige konsultierten den Arzt zwar auch aus dem Ausland, doch war dies ein
geringer Anteil.[658] Die Patienten, die den Stuttgarter Homöopathen Rapp um
Rat fragten, wohnten ebenso meist in einer Umgebung von etwa 50 Kilometern oder in der württembergischen Landeshauptstadt selbst. Doch hatte der
Ruf des Heilers dafür gesorgt, dass verschiedene ausländische Kranke sich an
ihn wandten.[659] Samuel Hahnemann hatte in seiner Zeit in Eilenburg eher
Patienten aus der näheren Umgebung in seiner Behandlung. Dies traf auch
auf seine Tätigkeit in Köthen zu. Als er in Leipzig praktizierte, war das Einzugsgebiet seiner Praxis erheblich gestiegen und mehr als 30 % der Betroffenen konsultierten den Homöopathiebegründer aus einer Entfernung von
mehr als 100 Kilometern.[660]

Eine Strecke von 40 Kilometern entsprach etwa einer Tagesreise, wenn
der Betroffene den Weg hin und zurück zu Fuß bewältigen musste.[661] So weit
entfernt von Münster sind beispielsweise die Städte Ochtrup oder Rheine.[662]
Wesentlich näher waren die Orte Amelsbüren, Telgte, Albersloh, Altenberge,
Greven und Havixbeck. Von dort sind es zwischen zehn und 15 Kilometer
nach Münster und den Weg hatten etwas mehr als 800 Betroffene zurückgelegt.[663] In einem vergleichbaren Umkreis befinden sich die Städte Drenstein-
furt und Sendenhorst, welche von ähnlich Vielen als Wohnort genannt wurden.[664] Die Stadt Lienen im Kreis Tecklenburg wurde von 169 Patienten als
Heimat angegeben. Diese liegt Luftlinie etwa 30 Kilometer von Münster entfernt.

Einen vergleichbaren Weg hatten diejenigen, welche sich aus der Stadt
Glandorf auf den Weg nach Münster gemacht hatten. Diese Stadt lag aber
bereits im Königreich Hannover, beziehungsweise der späteren preußischen

---

657 Von den 2.552 Patienten lebten 2.423 in Belgien, 2.297 in Ostflandern und 1.456 in Gent.
    Baal: Search, S. 57–58. Damit lebte die Mehrheit der Betroffenen ebenfalls in einem Ra-
    dius von etwa 50 Kilometern um Gent.

658 Baal: Search, S. 66. Die ausländische Klientel machte 2 % der Patientenschaft aus. Bis
    zum Ende der Tätigkeit nahm der Anteil solcher Kranken zu.

659 Held: Außenseitertum, S. 83–84. Von den 184 Betroffenen, deren Wohnort bekannt war,
    wohnten 73 ständig in Stuttgart und 32 in einer Umgebung bis 50 Kilometer. 15 Kranke
    konsultierten Rapp aus dem europäischen Ausland, zwei aus den Vereinigten Staaten.
    Insgesamt wurden 618 Patienten in den Unterlagen dokumentiert.

660 Jütte: Patientenschaft, S. 39, Hörsten: D2–D4 Kommentar, S. 40–41. In Köthen war das
    Einzugsgebiet geringer. Mortsch: Patientenschaft, S. 28, derselbe: D22 Kommentar,
    S. 41–42. Später betrug das Einzugsgebiet bis zu 50 Kilometer. Papsch: D38 Kommentar,
    S. 67–69. Für Leipzig Schreiber: Hahnemann, S. 154.

661 Jütte: Patientenschaft, S. 39.

662 Ochtrup (85) im Kreis Steinfurt ist Luftlinie rund 40 Kilometer von Münster entfernt,
    Rheine (114) im selben Kreis 37 Kilometer, in Klammern die Anzahl der dort wohnen-
    den Patienten.

663 Die absoluten Angaben für die einzelnen Städte in Tabelle 23 im Anhang.

664 Zu den absoluten Angaben Tabelle 23 im Anhang. Dort werden weitere Städte genannt.

Provinz gleichen Namens. Von dort kamen 148 Kranke, um den Rat Bönninghausens einzuholen. Insgesamt stammten aus diesem Teil des Landes 6,1 %
der Betroffenen.[665] Das ist die größte Gruppe von Kranken, die ihren Wohnsitz nicht im Regierungsbezirk Münster hatte. Aus den übrigen Bezirken der
Provinz Westfalen waren zusammen gerade einmal 3,7 % der Patienten. Weitere 1,3 % verteilten sich auf andere preußische Provinzen und weniger als 1 %
wandten sich aus dem Ausland oder den übrigen deutschen Ländern an den
Homöopathen.[666]
    Männer stellten den größeren Teil der Klientel aus dem Ausland, den üb-
rigen deutschen Ländern sowie dem Regierungsbezirk Arnsberg und den
Kreisen Ahaus, Beckum, Borken, Coesfeld, Lüdinghausen und Steinfurt.[667]
Sie legten damit meist einen wesentlich weiteren Anreiseweg zurück als die
Patientinnen. Frauen wandten sich dagegen mehr aus den anderen preußischen Provinzen sowie dem Kreis und der Stadt Münster an ihn. Allerdings
war der Frauenanteil in der Bevölkerung der Stadt etwas niedriger als derjenige der Männer, so dass der Überhang nicht durch die Grundgesamtheit erklärt werden kann. Vielmehr sind Frauen damit im Hinblick auf die Grundgesamtheit in der Klientel überrepräsentiert.[668] In den übrigen Kreisen und dem
Regierungsbezirk Minden war das Verhältnis ausgeglichen.[669]
    Über die Jahre hinweg nahm der Anteil derjenigen Kranken, die aus dem
Regierungsbezirk Münster stammten, ab, wenngleich meist mehr als Dreiviertel der Betroffenen dort ihren Wohnsitz hatten.[670] Demgegenüber suchten bis
zum Ende des Untersuchungszeitraums mehr Kranke aus Hannover und dem
Rheinland den Rat des Homöopathen. Gleiches traf auf den Regierungsbezirk

665 Dies sind 35,7 % aller Patienten, die aus dem Königreich Hannover stammten, und 2,2 %
    aller Patienten. Nach Bönninghausen: Beschwerden, S. 485, brauchte man für den Weg
    von Glandorf nach Münster zu Fuß sechs Stunden.
666 Im Regierungsbezirk Minden wohnten 1,1 % der Betroffenen und im Bezirk Arnsberg
    2,6 %. Neben der Provinz Hannover stammten andere Kranke aus den Provinzen Bran-
    denburg, Hessen-Nassau, Sachsen, Schlesien, Pommern, Posen, Preußen und Rheinland.
    Die übrigen Gebiete im späteren Deutschen Reich, aus denen 0,3 % der Betroffenen ka-
    men, waren Oldenburg, Elsaß, Baden, Bayern, Sachsen, Thüringen und Württemberg.
    Aus dem weiteren Ausland stammten 0,4 % der Kranken, hierzu zählten die Niederlande
    (20), Belgien (drei), Frankreich (einer), Österreich (vier) und Amerika (zwei). Die absolu-
    ten Angaben in Tabelle 22 im Anhang.
667 Die absoluten Angaben in Tabelle 24 im Anhang.
668 Walter: Beamtenschaft, S. 41 und S. 255, Teuteberg: Materialien, S. 35. Nach eigenen
    Berechnungen betrug der durchschnittliche Anteil der weiblichen Bevölkerung Münsters
    an der Bevölkerung insgesamt S1 49,6 %, S2 48,6 %, S3 49,0 % und S4 49,8 %,. Es wohn-
    ten 1.329 Kranke direkt in der Stadt Münster, davon waren 542 Männer, 771 Frauen und
    bei 16 war das Geschlecht unbekannt. Der Anteil der weiblichen Patienten aus Münster
    war in den Jahren S1 57,7 % (m 293, w 409), S2 58,9 % (m 149, w 224), S3 62,4 % (m 49,
    w 83) und S4 51,4 % (m 51, w 55). Die jeweiligen absoluten Angaben zu den Patienten,
    die aus Münster stammten, in Tabelle 23 im Anhang. In den Jahren zuvor war der Anteil
    der Frauen an der Münsteraner Bevölkerung stets höher. Krabbe: Wirtschafts- und Sozi-
    alstruktur, S. 202, Baschin: Homöopathen, S. 151–152.
669 Die absoluten Angaben in Tabelle 24 im Anhang.
670 Die absoluten Angaben in Tabelle 22 im Anhang, graphische Darstellung Schaubild 17.

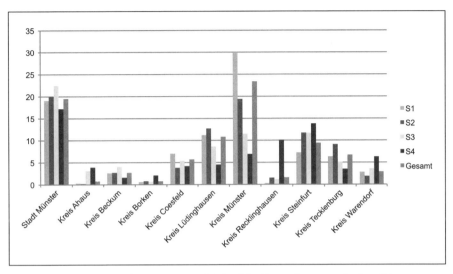

Schaubild 17: Wohnorte der Patienten im Verlauf der Praxis (prozentuale Anteile).

Arnsberg zu. Aus den westlichen Kreisen des Bezirks Münster stammten bis 1889 ebenfalls mehr Patienten. Die Kreise Steinfurt und Warendorf wurden dann ebenso häufiger als Wohnorte genannt. Demgegenüber nahm der Anteil derjenigen Kranken, die aus der Stadt und dem Kreis Münster waren, ab. Zumindest aber für die Stadt Münster war zunächst eine Zunahme des Anteils zu verzeichnen, bevor dieser auf 17,2 % abfiel. Dies trifft auch auf die Kreise Beckum, Coesfeld, Tecklenburg und besonders Lüdinghausen zu.[671]

Die Erhöhung des Anteils der Klientel, die sich aus weiteren Distanzen an Bönninghausen wandte, kann möglicherweise mit einem zunehmenden Bekanntheitsgrad des Homöopathen erklärt werden. Die Abnahme der Klientel aus Stadt und Kreis Münster wiederum mag damit zusammenhängen, dass Bönninghausen ab 1886 Konkurrenz in Form des sehr engagierten und werbend auftretenden (Kassen-)Arztes Schnütgen bekommen hatte. Es könnte aber auch sein, dass bereits in den Jahren nach der Praxisübernahme alle Interessierten seine Dienste in Anspruch genommen hatten und der „Markt für Neupatienten" somit erschöpft war. Eine derartige „Sättigung" der Nachfrage der homöopathischer Behandlungen könnte auch bei der Patientenschaft des Vaters eingetreten sein. Hier war ebenfalls deutlich, dass zwischen 1829 und 1864 der Anteil der Kranken, die in Münster wohnten, leicht rückläufig war.[672]

---

671 Die absoluten Angaben in Tabelle 22 im Anhang, graphische Darstellung Schaubild 17. Beispielsweise nahm der Anteil der Patienten aus dem Kreis Münster von 30 % (S1) auf 6,9 % (S4) ab. Für die Kreise Lüdinghausen und Coesfeld waren die Rückgänge im Verlauf der Praxis mit 11,2 % auf 4,5 % beziehungsweise 7 % auf 4,2 % nicht ganz so gravierend. Beachtlich ist die Steigerung der Patientenschaft aus dem Kreis Recklinghausen von 0,3 % (S1) auf 10,1 % (S4) im selben Zeitraum.
672 Für die Patientenschaft des Vaters Baschin: Homöopathen, S. 176.

Dies kann man als einen gewissen Rückgang des Interesses gegenüber dem Laienheiler und seiner Methode interpretieren. Als dann aber der junge Arzt Friedrich von Bönninghausen, der zudem „schulmedizinisch" ausgebildet worden war, die Praxis übernahm, könnte dies zu der Erneuerung des Interesses beigetragen haben.

Demgegenüber hatte die Anzahl derjenigen, die aus dem Kreis Münster stammten, beim Vater stetig zugenommen. Gleiches galt für die Betroffenen mit Heimatort im Regierungsbezirk Münster. Ebenso war der Anteil von Betroffenen aus dem damaligen Königreich Hannover in der Praxis des Vaters recht hoch. Besonders als dieser zwischen 1839 und 1843 eigentlich nicht offiziell praktizieren durfte, stammten viele der neuen Patienten aus der nicht allzu weit entfernten Stadt Glandorf. Zumindest in diesem Punkt unterscheidet sich die Klientel Friedrichs nicht gravierend von derjenigen seines Vaters. Der Anteil ausländischer Kranker war bei Clemens von Bönninghausen aber wesentlich höher. Dies ist nicht verwunderlich, wenn man sich den Bekanntheitsgrad von Hahnemanns „Lieblingsschüler" in Erinnerung ruft.[673] Sehr viel deutlicher kann man an den Herkunftsorten der Klientel von Samuel Hahnemann den Aufstieg von einer durchschnittlichen Praxis zu der eines gefragten Arztes mit internationaler Patientenschaft ablesen.[674] Dergleichen kann für die Tätigkeit Bönninghausens nicht festgestellt werden. Vielmehr stammte der Großteil der Kranken aus dem unmittelbaren Umfeld um Münster oder aus der Stadt selbst. Es wurde bereits deutlich, dass viele Betroffene erst das medizinische Angebot vor Ort nutzten, bevor sie den Weg nach Münster in Kauf nahmen. Insgesamt legten sie dann Wege nach Münster zurück, die damals von Kranken bewältigt wurden, wenn sie sich von einem Therapeuten behandeln lassen wollten, der einen besonderen Ruf genoss beziehungsweise sich auf ein bestimmtes Heilverfahren spezialisiert hatte.[675]

Auch bei dem belgischen Homöopathen van den Berghe war zu beobachten, dass im Laufe der Zeit der Anteil der Patienten, die direkt in Gent wohnten, rückläufig war.[676] Insofern ähnelt der für die Tätigkeit Friedrich von Bönninghausens festgestellte Prozess diesem Vorgang. Im Hinblick auf den Gesamtumfang der Klientel und den recht geringen Anteil ausländischer Patienten gleichen sich die Praxen der beiden Ärzte ebenfalls. Dies unterstreicht einmal mehr die Bedeutung von Bönninghausens Arbeit als derjenigen eines „durchschnittlichen" praktischen homöopathischen Mediziners.

673 Der Anteil ausländischer Patienten an der Gesamtklientel betrug beim Vater 1,8 %. Baschin: Homöopathen, S. 171.
674 Vergleiche die zuvor gemachten Angaben und Fußnote 660.
675 Loetz: Kranken, S. 238–239. Auch heute fahren Patienten oft weit, um ein bestimmtes Behandlungsangebot zu nutzen. Schultheiß; Schriever: Warum, S. 133.
676 Baal: Search, S. 60.

7 Krankheiten

Da die Homöopathie die Beschwerden des Kranken gemäß dem Simile-Prinzip mit demjenigen Mittel heilen will, das bei einem Gesunden die ähnlichsten Symptome hervorruft, über die der Betroffene gerade klagt, entsprechen die Angaben der Anamnese nicht denjenigen der „Schulmedizin". Darüber hinaus lehnte Samuel Hahnemann die Verwendung sogenannter „Krankheitsnamen" ab.[677] Dementsprechend findet man kaum „Diagnosen" im herkömmlichen Sinn bei den homöopathischen Krankheitsbeschreibungen, sondern eine Aufzählung einzelner Symptome mit ausführlichen Beschreibungen, wann diese beispielsweise verstärkt auftreten oder sich bessern. Dazu ist der Therapeut aufgefordert, am besten die wortwörtlichen Äußerungen der Patienten aufzuzeichnen.[678]

Bönninghausen verwendete dennoch gelegentlich „Krankheitsnamen". Außerdem stellt sich bei der Beschreibung des Krankheitsspektrums, das der Homöopath in seiner Praxis zu behandeln hatte, die Frage, wie dieses zu charakterisieren ist. Die vielfältigen Informationen aus den Erstanamnesen müssen hierfür, obwohl sie an sich individuell sind, strukturiert und gewissermaßen quantifiziert werden.[679] Dies geschieht mit Hilfe eines Leitfadens, der ursprünglich dazu dienen sollte, weit von ihren homöopathisch Ärzten entfernt wohnenden Patienten zu helfen, eine vollständige Beschreibung aller sie quälenden Symptome zu erstellen. Diesen hat Clemens von Bönninghausen entworfen und publiziert.[680] Er enthält von Kopf bis Fuß nicht nur sämtliche Körperteile und Organe, sondern umfasst ebenso Körperausscheidungen und psychische Aspekte. Zudem gab Clemens von Bönninghausen genaue Beispiele, was zu den jeweiligen Rubriken zu zählen sei, so dass die Zuordnung der geschilderten Beschwerden erleichtert wird. Entsprechend wurden alle „Krankheitsmerkmale", die in den Aufzeichnungen festgehalten sind, den einzelnen Kategorien des Leitfadens zugeordnet.[681] Dieses Schema ist ebenso anderen vergleichbar, die bereits bei der Auswertung der Krankenjournale Sa-

677 Hahnemann: Organon 6 § 81.
678 Hierzu Kapitel 3.2. Auch „schulmedizinische" Ärzte verzichteten bisweilen auf eine „Diagnose" oder vermieden eine solche weitgehend. Vergleiche Gafner: Aspects, Roilo: Historiae, S. 62, Balster: Wissenschaft, S. 159–162, Thümmler: Rekonstruktion, S. 83, Boschung: Patient Records, S. 10, Martin-Kies: Alltag, S. 38–39, Wulff; Jungersen: Physician, S. 328–239.
679 Eine solche Quantifizierung widerspricht der Vorstellung der Homöopathie von der Individualität jedes Kranken und jeder Krankheit, sie bleibt aber die einzige Möglichkeit. Hörsten: D2–D4 Kommentar, S. 33 und S. 57, Wiesemann: Reform, S. 35–36, Meyer: Patientenbriefe, S. 74–75. Allerdings kann durch eine Gruppierung, die sich möglichst eng an den Originalbezeichnungen orientiert, das Problem einer Falschinterpretation gemindert werden. Hierzu Bleker: Krankenjournale, S. 87.
680 Diese Schrift gab außerdem allgemeine Hinweise für eine zweckmäßige Diät. Bönninghausen: Diät, S. 19–39. Auch Hahnemann verwendete dieses Schema in seiner Praxis und verschickte es an seine Patienten. Jütte: Arzt-Patient-Beziehung, S. 115. Ähnliche Schemata finden sich in der Gliederung von Bönninghausen: Taschenbuch sowie derselbe: Hülfs-Blätter.
681 Es handelt sich um 50 Rubriken. Eine Liste in Tabelle 26 im Anhang.

muel Hahnemanns zum Einsatz kamen, so dass die nachfolgende Beschreibung derjenigen Leiden, mit denen sich Friedrich von Bönninghausen konfrontiert sah, in einen weiteren Zusammenhang gestellt werden kann.[682]

Die Krankheiten, die ein Arzt behandelt, geben darüber Auskunft, womit er sich tagtäglich zu befassen hat. Dabei ist die Frage, ob manche Beschwerdekomplexe häufiger in einer Praxis zu finden sind, sich also eine „Spezialisierung" abzeichnet. Insofern wird zunächst das gesamte Krankheitsspektrum im Verlauf der Praxis dargestellt. Es ist zudem bekannt, dass verschiedene Beschwerden Individuen in unterschiedlichem Maß betreffen.[683] So spricht man von „Kinderkrankheiten", die „Multimorbidität" des Alters ist im Zusammenhang mit den demographischen Veränderungen in der heutigen Gesellschaft bekannter geworden.[684] Die Verbindung von sozialem Status und dem Beschwerdepotential wird seit dem 19. Jahrhundert thematisiert.[685] Außerdem wird immer wieder die Frage aufgeworfen, ob Männer und Frauen unterschiedlich stark an einzelnen Beschwerden leiden, manche Krankheitsbilder typisch „männlich" beziehungsweise „weiblich" sind.[686] Daher wird das Krankheitsspektrum nach diesen soziodemographischen Unterschieden differenziert. Da Bönninghausen auch ausgebildeter Wundarzt und Geburtshelfer war, soll auf die Bereiche Chirurgie und Gynäkologie gesondert eingegangen werden.

7.1 Krankheitsspektrum

Die 6.832 in der Datenbank erfassten Patienten schilderten Bönninghausen im Verlauf der Praxis insgesamt 28.279 Krankheitsmerkmale.[687] Im Mittel entspricht dies 4,1 Beschwerden je Patient. Allerdings konnten manche Erstanamnesen wesentlich ausführlicher sein und umfassten dann bis zu 17 oder 18 Symptome, manchmal waren die Betroffenen aber auch nicht sehr auskunftsfreudig oder hatten lediglich eine Beschwerde, die der genaueren Aufmerksamkeit bedurfte.[688] Bis 1889 nahm die durchschnittliche Anzahl der in der Erstkonsultation geschilderten Beschwerdegruppen sogar zu. Dabei scheint bei einer

682 Vergleiche Varady: Pharmakotherapie, S. 333, Hörsten: D2–D4 Kommentar, S. 34. Dabei wurden die beiden Kategorien „körperliche Verfassung" und „Genussmittelverbrauch" ergänzt. Dieselbe Liste wurde bei der Auswertung der Krankenjournale des Vaters verwendet. Baschin: Homöopathen, S. 222–223.

683 Prinzing: Handbuch, S. 85–86.

684 Für Kinder als Patienten Ritzmann: Sorgenkinder, für ältere Patienten Moses: Alt.

685 Beispielsweise Pappenheim: Handbuch, S. 625. Hierzu ausführlicher Krieger: Arme, S. 261–265, Frevert: Krankheit. Bis heute hat sich daran nichts geändert. Vergleiche Gesundheitsberichterstattung des Bundes: Gesundheit, S. 7–9.

686 Allgemein Hurrelmann; Kolip: Geschlecht.

687 Die Übersicht mit den absoluten Angaben in Tabelle 26 im Anhang.

688 Dies kann man der Zeile Anzahl der Krankheitsmerkmale in der Datenbank entnehmen. Je 17 beziehungsweise 18 Gruppen waren jeweils bei einem Patient vermerkt worden. Lediglich ein Symptom hatten 1.040 Patienten genannt. Am häufigsten (4.105 Fälle) wurden fünf Beschwerden beschrieben.

Durchsicht der Originaleinträge immer weniger notiert worden zu sein. Eine
Erklärung hierfür ist, dass Friedrich von Bönninghausen in den späteren Jahren
nur noch Stichworte aufschrieb, die zwar als Symptom gewertet werden konnten, die jedoch zugleich nur noch sehr wenige Informationen enthalten. So
kann man lediglich erfahren, dass der Betroffene Husten hatte, weiß aber nichts
Näheres zu der Art des Hustens, ob er stark oder schwach, mit Auswurf oder
ohne war. Zudem verzichtete der Arzt immer häufiger auf begleitende Um-
stände der Erkrankung, wie deren Ursache oder Dauer.[689] In den ersten Praxisjahren umfassten die Anamnesen etwa 3,7 Beschwerdegruppen, sie wurden
dann etwas ausführlicher mit 4,1 Kategorien und in den Jahren ab 1878 notierte
der Homöopath 5,6 beziehungsweise bis 1889 sogar 5,8 Symptome.

Insgesamt gesehen waren die Erstanamnesen Friedrichs damit ähnlich
lang, wie die seines Vaters, der im Mittel 4,2 Beschwerden je Patient festgehalten hatte.[690] Allerdings war Friedrich anfangs sehr sorgfältig, was die Dokumentation der Krankengeschichten anging, wohingegen Clemens in seinen
ersten Jahren dieser nicht so viel Aufmerksamkeit widmen konnte. Während
aber bei Clemens von Bönninghausen die Anamnesen dann ausführlicher
wurden und erst in den letzten Praxisjahren bis 1864 wieder etwas knapper
ausfielen, steigerte er zumindest die Anzahl der vermerkten Beschwerden.
Dennoch blieb der Vater, was die Details der einzelnen Symptome und deren
Umfeld anging, zeitlebens ausführlicher. Die Eintragungen Friedrich von Bönninghausens waren kürzer als diejenigen Hahnemanns, wobei dieser ebenfalls
im Lauf seiner Tätigkeit immer mehr Krankheitsmerkmale festhielt.[691]

Die geschilderten Symptome verteilen sich nicht gleichmäßig auf die
Gruppen des Leitfadens. Vielmehr verlangten bestimmte Leiden sehr viel
häufiger als andere therapeutische Leistungen. Die meisten Betroffenen klagten, wenn man Angaben zur „Menstruation", die nur Frauen betrafen, außer
Acht lässt, über „Fieberzustände", worunter nicht nur akute Erkrankungen,
die mit starken Temperaturerhöhungen verbunden waren, zu verstehen sind,
sondern jede auftretende ungewöhnliche Art von Frost, Hitze, Schauder und
Schweiß sowie der „Blutlauf".[692] Es folgten Angaben zu „Appetit". In 27,9%

689 Derartige Begleitumstände wurden als Stichwort in dem Feld „Weitere Bemerkungen" in
    der Datenbank erfasst. Die Krankheitsdauer wurde in S1 bei 2.276 Patienten (61,2%) und
    in S4 bei 282 (45,4%) Patienten vermerkt. Im Fall der Ursache der Erkrankung traf dies
    auf 1.057 (28,4% S1) beziehungsweise 116 (18,7% S4) der Kranken zu.
690 Baschin: Homöopathen, S. 223. Clemens von Bönninghausen führte seine Praxis bis
    1835 nebenberuflich und hatte in den Anfangsjahren noch nicht sein detailliertes Doku-
    mentationssystem, so dass die knappen Erstanamnesen hierdurch zu erklären sind.
691 Hahnemann notierte während den Anfängen seiner Journalaufzeichnungen durchschnitt-
    lich 4,8 Symptombereiche je Erstkonsultation. Hörsten: D2–D4 Kommentar, S. 56 und
    S. 60. Prinzipiell hängt die Ausführlichkeit der Anamnese von verschiedenen Faktoren
    ab, neben Zeit und Interessen des Heilers, sind dies die Art der Konsultation und die
    Auskunftsfreudigkeit des Patienten. Mortsch: D22 Kommentar, S. 104.
692 Darüber klagten 28,6% aller Patienten. Bönninghausen: Diät, S. 38. Angaben zu „Mens-
    truation" bei Frauen waren mit 46,8% noch häufiger. Zu den absoluten Zahlen dieser wie
    aller folgende Angaben Tabelle 26 im Anhang. Eine Übersicht in Tabelle 25.

aller Erstanamnesen wurden unter dieser Rubrik Informationen zu dem Er-
nährungsbedürfnis, sowohl „nach der Tageszeit" als auch „nach den Empfin-
dungen", gemacht. Es wurde vermerkt, ob die Betroffenen eine Abneigung
gegen oder Neigung zu gewissen Speisen oder Getränke hätten, wie schnell
sich ein Sättigungsgefühl einstellte und ob bestimmte Nahrungsmittel gar nicht
vertragen wurden.[693] An dritter Stelle folgte mit 26 % die Gruppe „Stuhlausleerung". Die Beschreibung dieser Körperausscheidung weist eindrücklich auf
Probleme im Magen-Darm-Trakt und mit der Verdauung hin. „Kopfschmerzen" machten etwa 24 % der Betroffenen zu schaffen und sie hofften, dass die
homöopathische Kur eine Linderung bewirkte. Ähnliches galt für „Husten",
den 22,4 % der Patienten behandeln lassen wollten.

Diese „großen" Gruppen waren in den Praxen von Clemens und Friedrich von Bönninghausen relativ ähnlich. Während bei Friedrich jedoch sehr
viele Betroffene über „Kopfweh" klagten, hatte Clemens wesentlich mehr Beschwerden an den „Untergliedern" zu behandeln.[694] Im Vergleich zu den
Symptomen, die der Homöopathiebegründer Hahnemann bei seinen Patienten festhielt, fallen die Unterschiede nicht allzu groß aus. Auch hier waren die
drei größten Beschwerdekomplexe „Fieberzustände", „Appetit" und „Stuhlausleerung". Allerdings widmete Hahnemann der „körperlichen Verfassung"
seiner Patienten eine größere Aufmerksamkeit. Husten war ebenso unter den
häufigsten geschilderten Symptomen.[695]

Nahezu 20 % der Betroffenen hatte auch bei Friedrich von Bönninghausen
Beschwerden an den „Untergliedern". Knapp 18 % litt an solchen im Brustraum und etwa 16 % der Betroffenen hatte Schlafprobleme. Ferner beschrieben etwa 15 % der Kranken Symptome, die den ganzen Körper betrafen. Solche Dinge, wie „Abmagerung", „Anfälle von Fallsucht" oder „Unruhe im Körper" wurden unter der Rubrik „Gemeinsame Beschwerden" subsumiert.[696]
Ähnlich viele hatten ein Leiden im Mundbereich. Ungewöhnliche Durstge-
fühle oder Symptome in „Magen und Herzgrube" schilderten jeweils 14 % der
Betroffenen. „Übelkeit" und Hautprobleme sorgten bei etwa 13 % für einen
Besuch bei dem Homöopathen. Die Körperregionen des Rückens, der Ober-
glieder, des Gesichts und der Unterleib waren Sitz weiterer Übel, die behandelt werden sollten. Beschwerden im Kopfbereich waren überhaupt für 5 %
bis 7 % aller Patienten der Anlass eines Arztbesuches. Dann ging es unter anderem um Leiden der Augen, der Zähne, der Nase oder auch der Ohren.[697]

---

693 Bönninghausen: Diät, S. 30.

694 Baschin: Homöopathen, S. 225 und S. 229.

695 Hörsten: D2–D4 Kommentar, S. 58–59. Die größte Kategorie waren „Schmerzen", wel-
    che in 73 % der Erstanamnesen genannt wurden. Diese Gruppe, die mit Sicherheit auch
    bei Bönninghausen am größten gewesen wäre, wurde im vorliegenden Fall nicht berück-
    sichtigt, weil sie keinen Aufschluss darüber gibt, wo die Schmerzen auftraten und so zu
    undifferenziert bleibt.

696 Bönninghausen: Diät, S. 36–37.

697 Die absoluten Angaben in Tabelle 26 im Anhang. Zu den Gruppen der Krankheitsmerk-
    male, die zwischen 5 % und 7 % aller Patienten schilderten gehören „Aeußere Kopfbe-
    schwerden", „Augenbeschwerden" „Außerer Hals und Nacken", „Schwindel", „Ohren

Bei dem belgischen Homöopathen van den Berghe wurde am häufigsten über Husten und damit verbundene Beschwerden geklagt. Ähnlich viele Kranke waren wegen Magen-Darm-Problemen in die Behandlung gekommen. Über Kopfschmerzen oder Hautprobleme sprachen 3,9% beziehungsweise 3,6% aller Patienten.[698] Husten plagte die belgischen Patienten damit häufiger, und in Münster waren eher Kopfschmerzen und Hautprobleme aufgetreten. Aber van den Berghe behandelte ebenso Augen- sowie Hals-Nasen-Ohren-Leiden.[699] Husten war auch in der Praxis des Arztes Kortum in Bochum der häufigste Anlass für eine Konsultation, doch zählten Krankheiten des Magen-Darm-Traktes und Fieber zu den weiteren großen Beschwerdegruppen. Die Symptome Husten, Fieber und Schwitzen sowie Veränderungen im Stuhl und Erbrechen machten ein Drittel aller von Kortum behandelten Leiden aus. Dieser Arzt therapierte ebenso viele Frauen wegen Menstruationsbeschwerden.[700] Selbst bei dem frühneuzeitlichen Arzt Götz (1688–1733) aus Nürnberg stellten „auf den Frauenkörper bezogene Beschwerden" den dritthäufigsten Behandlungsanlass dar. Häufiger waren lediglich die Behandlung von „Fiebererkrankungen" und präventive Aderlässe.[701] Der Arzt Glaser aus dem Harz hatte bei etwa 30% seiner Patienten Verdauungsbeschwerden und Krankheiten des Magen-Darm-Traktes zu heilen. Mit einer erhöhten Körpertemperatur verbundene Leiden stellten in dieser Praxis knapp 12% aller Erkrankungen. Frauenbeschwerden waren die drittgrößte Beschwerdegruppe, wohingegen Krankheiten der Atmungsorgane und des Bewegungsapparates mit jeweils 8,5% vertreten waren.[702] Wegen Magen-Darm-Problemen wurde auch der Tiroler Arzt Ottenthal in den meisten Fällen konsultiert, während Erkrankungen der Atemwege oder Husten ebenfalls sehr oft auftraten.[703] Insofern zeigen sich bei den Beschwerden, die der Homöopath Friedrich von Bönninghausen behandeln sollte, keine starken Unterschiede zu denjenigen, die andere Ärzte in ihren Praxen vorfanden.

Im Verlauf der Praxis ergaben sich bei den „großen Gruppen" des Beschwerdespektrums gewisse Änderungen. Da aber in zwischen 40% und 56% der Erstanamnesen von Frauen Bemerkungen zu deren Menstruation gemacht

---

und Gehoer", „Zähne und Zahnfleisch" sowie „Nase und Geruch". Alle anderen bisher nicht erwähnten Kategorien wurden bei weniger als 5% der Erstanamnesen genannt.

698 Baal: Search, S. 170 sowie S. 286–289. Allerdings bildete Baal keine Symptombereiche, sondern nennt in ihrem Anhang die Beschwerden mit Einzelnamen.

699 Baal: Search, S. 175.

700 Balster: Wissenschaft, S. 159–162.

701 Kinzelbach; Grosser; Jankrift; Ruisinger: Observationes.

702 Thümmler: Rekonstruktion, S. 86–87, gibt folgende Übersicht: Erkrankungen der Verdauungssystems (31,8%), akute Allgemeinerkrankungen wie Fieber (11,9%), Frauenbeschwerden (10,0%), Erkrankungen der Respirationsorgane und des Bewegungsapparates (8,5%), Augen- und HNO-Beschwerden (7,5%), Hautkrankheiten (5,0%), Urogenitalerkrankungen und Gemütsleiden (4,2% und 4,4%), Verletzungen (1,5%) und chirurgische Behandlungen (0,2%), unklare Zustände (4,2%). Für Bönninghausen die vorangegangenen Angaben sowie Tabelle 26 im Anhang.

703 Roilo: Historiae, S. 69 und S. 70, Unterkircher: Männer, S. 244.

wurden, sind diese an erster Stelle zu finden.[704] In den übrigen Jahren wird deutlich, dass Angaben zu „Stuhlausleerungen" immer von einem Großteil der Betroffenen genannt wurden und daher Probleme im Magen-Darm-Trakt stets zu denjenigen gehörten, die von Bönninghausen behandelt werden sollten.

Tab. 25: „Große Gruppen" der Krankheitsmerkmale im Praxisverlauf.

Große Gruppen	S1	S2	S3	S4	Gesamt
1	Menstruation	Menstruation	Menstruation	Menstruation	Menstruation
2	Fieberzustände	Appetit	Schlafbeschwerden	Fieberzustände	Fieberzustände
3	Appetit	Stuhlausleerung	Inneres Kopfweh	Schlafbeschwerden	Appetit
4	Stuhlausleerung	Inneres Kopfweh	Mund	Inneres Kopfweh	Stuhlausleerung
5	Husten	Husten	Fieberzustände	Mund	Inneres Kopfweh
6	Unterglieder	Brust	Stuhlausleerungen	Stuhlausleerungen	Husten

In den ersten Jahren von 1864 bis 1867 wurden Beschwerden an den „Untergliedern" von einem Fünftel der Betroffenen geschildert, während Kopfschmerzen für nur 15 % der ausschlaggebende Grund war, den Homöopathen aufzusuchen. Damit ähneln die häufigsten Leiden denjenigen, die in der Praxis des Vaters genannt wurden.[705] Von 1872 bis 1875 klagten erstmals so viele Patienten über Kopfschmerzen, dass diese unter den häufigsten Beschwerden zu finden waren. Auch Leiden der Brust waren in dieser Zeit unter den „großen Gruppen" vertreten. Während in den letzten beiden Praxisabschnitten Angaben zu „Appetit" immer seltener wurden, maß Bönninghausen solchen zum Schlafverhalten der Patienten eine größere Bedeutung bei. Erstaunlicherweise findet sich in sehr vielen Erstanamnesen der Jahre ab 1879 das Stichwort „Träumen", ohne dass auf deren genaue Art oder Motive eingegangen wird.[706] Der plötzliche „Aufstieg" der Kategorie „Mund" lässt sich ebenso durch die Verwendung eines bestimmten Begriffes erklären. Ab 1879 notierte er bei 164 Kranken „Fieberzunge". Dieses Symptom wurde dem Mundbereich zugeord-

704 Die absoluten Angaben in Tabelle 26 im Anhang, Darstellung in Tabelle 25.
705 Baschin: Homöopathen, S. 229. Die größten Gruppen waren für die gesamte Praxis Fieberzustände, Appetit, Stuhlausleerung, Unterglieder und Husten. In den letzten Jahren von 1859 bis 1864 war allerdings unter den größten Beschwerdegruppen in der Praxis des Vaters auch „Durst" zu finden, während „Husten" nicht so oft auftrat.
706 Das Stichwort „Träum" findet sich 770 Mal. Die Endung wurde von Bönninghausen meistens nicht ausgeschrieben. Davon entfallen auf S1 41, auf S2 230, auf S3 235 und auf S4 255 Nennungen.

net, wie es Clemens von Bönninghausen in seinem Leitfaden tat.[707] Husten
zählte hingegen in dieser Zeit nicht mehr zu den großen Gruppen, während
„Fieberzustände" wieder häufiger zu einer Konsultation bei dem Homöopathen führten. Auch in der Praxis des Vaters hatten sich im Verlauf gewisse
Änderungen im Gesamtkrankheitsspektrum feststellen lassen. Dabei waren
jedoch Angaben zu „Appetit" und „Durst" bis 1864 häufiger verzeichnet worden.[708] Offensichtlich gewannen diese beiden Aspekte auch im Hinblick auf
das zu wählende Mittel bei Clemens von Bönninghausen an Bedeutung, wohingegen bei Friedrich beidem weniger Aufmerksamkeit gewidmet wurde.
Aber sein Interesse am Schlaf und den Träumen der Patienten war nicht ungewöhnlich. Auch Hahnemann hatte in seinen ersten Praxisjahren bei etwa einem Fünftel seiner Patienten derartige Symptome vermerkt.[709]

Neben den Bereichen „Schlafbeschwerden", „Mund" und „Kopfweh"
wurden auch Leiden am Kopf insgesamt, mit dem Magen, den Ohren und im
Intimbereich häufiger geschildert. Schnupfen wurde im Laufe der Praxis weniger oft erwähnt.[710] Doch ist bei vielen übrigen Krankheitsmerkmalen keine
stetige Zu- oder Abnahme in Bezug auf die Häufigkeit der Nennungen zu erkennen.

Die verschiedenen geschilderten Symptome waren nicht gleichmäßig
über das Jahr hinweg verteilt. Vielmehr lassen sich in den Beschwerdebildern
saisonale Unterschiede feststellen. So verlangten in den Winter- und Frühjahrsmonaten Erkrankungen der Atemwege mehr Aufmerksamkeit, wie sich
an den Bereichen „Husten" und „Schnupfen" erkennen lässt.[711] Auch Hautleiden wurden eher in dieser Zeit geschildert.[712]

In den Sommermonaten waren dagegen Beschwerden an Nase und Oh-
ren, allgemein im Kopfbereich und am Mund häufiger.[713] Ebenso plagten
Schwindelgefühle und Probleme mit dem Schlaf in diesem Zeitraum mehr.
Wenig überraschend ist, dass sich Symptome wie Übelkeit, Magen- und Un-

707 Bönninghausen: Diät, S. 29. Zu diesem Begriff konnte in keinem medizinischen Nach-
schlagewerk eine Erklärung gefunden werden.
708 Baschin: Homöopathen, S. 230.
709 Hörsten: D2–D4 Kommentar, S. 58–59. Der Symptombereich „Schlaf" wurde von 21,2 %
der Kranken erwähnt. Bei Clemens von Bönninghausen war dieser Krankheitsbereich in
7,8 % Teil der Erstanamnesen. Baschin: Homöopathen, S. 233.
710 Tabelle 26 im Anhang mit den absoluten Angaben.
711 Dies ist kein ungewöhnlicher Befund. In den Wintermonaten fordern allgemein Erkrankungen der Atmungsorgane mehr Todesopfer. Oesterlen: Handbuch, S. 556, S. 562,
S. 573, S. 586 und S. 913, Hirsch: Handbuch 2, S. 28–31, Prinzing: Handbuch, S. 412–413.
Die absoluten Zahlen in Tabelle 27 im Anhang, graphische Darstellung Schaubild 18.
712 Die absoluten Zahlen in Tabelle 27 im Anhang, graphische in Darstellung Schaubild 18.
In der medizinischen Statistik ist von einer Häufung der durch Hauterkrankungen verur-
sachten Todesfälle in den Wintermonaten die Rede. Oesterlen: Handbuch, S. 692, S. 700,
S. 704.
713 Siehe Tabelle 27 im Anhang, graphische Darstellung Schaubild 19. Für „Aphten", eine
Erkrankung im Mundbereich, wird durch die Statistik eine Häufung der dadurch verur-
sachten Todesfälle in den Sommermonaten belegt. Oesterlen: Handbuch, S. 589.

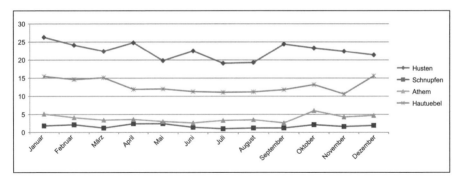

Schaubild 18: Saisonales Auftreten einzelner Symptome 1 (prozentuale Angaben).

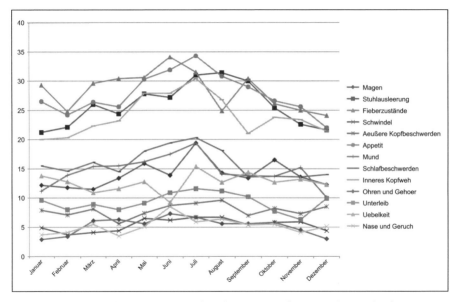

Schaubild 19: Saisonales Auftreten einzelner Symptome 2 (prozentuale Angaben).

terleibsbeschwerden und auffällige Stuhlausleerungen verstärkt im Sommer zeigten. Durchfallerkrankungen haben in diesen Monaten leichtes Spiel, weil sich die Bakterien in der Hitze schneller verbreiten und länger aktiv bleiben.[714] Ebenso waren „Fieberzustände" im Sommer eher zu behandeln.

Andere Symptome waren zu jeder Jahreszeit in ähnlichem Maß in der Praxis vertreten. Hierzu zählten insbesondere Leiden im Brustbereich, den oberen und unteren Extremitäten, dem Rücken und den Augen. Gleiches gilt für die Zähne und „Durst" sowie „Harn".[715]

714 Für Münster Baschin: Homöopathen, S. 77–79. Allgemein Baschin: Untersuchung, S. 45, S. 55, S. 66–68, Oesterlen: Handbuch, S. 599, S. 604, S. 608, S. 612, S. 616, S. 913, Hirsch: Handbuch 2, S. 222–224, Prinzing: Handbuch, S. 412, S. 422–423.
715 Siehe Tabelle 27 im Anhang, graphische Darstellung Schaubild 20.

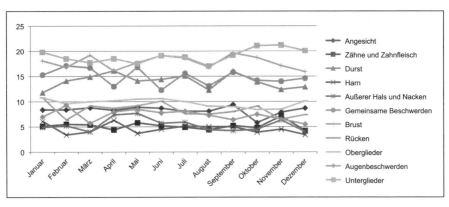

Schaubild 20: Saisonales Auftreten einzelner Symptome 3 (prozentuale Angaben).

Der Homöopath hatte sowohl akute als auch chronische Erkrankungen zu behandeln. Etwa 3.500 Personen erwähnten im Verlauf der Erstanamnese wie
lange sie bereits an einzelnen Beschwerden litten. Davon wiederum war die
Mehrheit als „chronisch" einzustufen. Sie hielten bereits länger als einen Monat an. Einige der Betroffenen blickten auf eine jahrelange Leidensgeschichte
zurück und wurden teilweise seit bis zu zehn Jahren von den Symptomen geplagt.[716] Derzeit ist der Anteil chronisch Kranker in den Praxen von Homöopathen noch höher. Dabei handelt es sich meist um Patienten mit langanhalten-
den Schmerzen oder Allergien.[717]

Obgleich sich Friedrich von Bönninghausen weitgehend an die Vorgabe
Hahnemanns hielt, „Krankheitsnamen" zu vermeiden, verwendete er in
34,2 % aller Krankengeschichten eine Diagnose im „schulmedizinischen"
Sinn.[718] Dabei nahm der Anteil solcher Bezeichnungen im Laufe seiner Praxis
zu.[719] Dies betraf nicht nur die lateinische Bezeichnung einzelner Symptome,

716 Der Vermerk „Krankheitsdauer" wurde bei 3.514 Kranken (51,4 %) gemacht. Bei einigen
     waren verschiedene Symptome sowohl akut als auch chronisch. Chronische Leiden, also
     solche, die länger als einen Monat bestanden, hatten 2.595 Betroffene (38,0 %). Akut
     waren die Beschwerden bei 741 Patienten (10,8 %). Dies galt für Leiden, die bis zu zwei
     Wochen anhielten. Als „subakut", das heißt mit einer Dauer zwischen zwei und vier Wo-
     chen wurden 181 Beschwerden eingestuft. Zu den Definitionen Ahlheim: Duden, S. 76–
     77, S. 179 und S. 673. Seit einem Jahr litten 269 Betroffene an den Beschwerden, seit zwei
     Jahren 183 und seit drei Jahren 158. 43 weitere Patienten hatten angegeben, seit zehn
     Jahren an den Symptomen zu leiden.
717 Sharma: Medicine, S. 24–26, für Heilpraktiker Leonhard: Motive, S. 183–185. Es muss
     dabei berücksichtigt werden, dass sich das Krankheitsspektrum allgemein verändert und
     chronische Erkrankungen auch in schulmedizinischen Arztpraxen zunehmend behandelt
     werden. Allerdings stehen systematische vergleichende Untersuchungen aus.
718 Von den 6.832 Krankengeschichten wurde bei 2.338 Patienten ein „Krankheitsname"
     erwähnt.
719 Er stieg von 34,4 % (1.279 Fälle) in S1 auf 38,6 % (240 Fälle) in S4. Für S2 31,5 % (598
     Fälle), für S3 37,5 % (221 Fälle).

wie beispielsweise „incontinentia" anstelle von „Bettnässen".[720] Auffällig sind
die Feststellung von „Herz(klappen)fehlern" und die teilweise detaillierte Beschreibung des Herzschlags.[721] Dies deutet darauf hin, dass Bönninghausen
zumindest bei den Patienten, die über derartige Beschwerden geklagt hatten,
sich nicht nur auf die mündliche Schilderung verließ, sondern die Töne vermutlich mit Hilfe eines Stethoskops abhörte.[722] Die verwendeten Diagnosen
spiegeln das übliche Spektrum von Krankheiten und Beschwerden, welches in
einer allgemeinärztlichen Praxis auftrat:[723] Keuch- oder Stickhusten und Bettnässen sowie Diphtherieerkrankungen, Skrofeln, Scharlach und Masern bei
Kindern[724], Hauterkrankungen wie Flechten, Krätze und Ausschläge verschiedener Art[725], Bleichsucht vorwiegend bei Patientinnen[726], Leistenbrüche bei
männlichen Betroffenen[727], Gicht, Rheuma[728], diverse Fiebererkrankungen,
besonders Nerven- oder Wechselfieber[729], und Lungenerkrankungen[730], wie

720 Ähnliche Übersetzungen finden sich auch bei anderen Ärzten. Vergleiche Kinzelbach;
   Grosser; Jankrift; Ruisinger: Observationes, Unterkircher: Praxis, S. 230.
721 Es werden 39 Herz(klappen-)fehler in den untersuchten Journalen benannt. In je einem
   weiteren Fall ist von einer „Herzkrankheit" und einer „Herzbeutelerweiterung" die Rede.
   Einen knappen Überblick zur Geschichte der Herzkrankheiten bietet Leibowitz: History,
   S. 104–145, für das 19. Jahrhundert.
722 Kinzelbach; Neuner; Nolte: Medicine sowie Lachmund: Scrutiny. Wie man sich eine solche Auskultation vorzustellen hat, beschreibt Sundermann: Zustand, S. 107–116.
723 Dazu ausführlicher Baschin: Homöopathen, S. 249–264 oder Balster: Wissenschaft,
   S. 163–164.
724 Keuch- und Stickhusten 298 Fälle, Bettnässen und Incontinentia (nocturna) 68 Fälle, Diph-
   therie (auch Bräune genannt) 40 Fälle, Skrofeln 76 Fälle, Scharlach 32 Fälle und Masern 69
   Fälle. Hierzu mit weiteren Informationen für die Behandlung von Kinderkrankheiten bei
   Clemens von Bönninghausen Baschin: Homöopathen, S. 297–301. Speziell zur Diphtherie
   Baschin: Selbstmedikation, S. 87–91. Unter Skrofeln verstand man hauptsächlich die Anschwellung verschiedener Körperdrüsen. Vergleiche Höfler: Krankheitsnamen-Buch,
   S. 654–655, mit eingehenderen Beschreibungen Baschin: Homöopathen, S. 257–258.
725 Flechten 146 Fälle, Krätze beziehungsweise Scabies 107 Fälle. Zur besonderen Rolle der
   Krätze in Hahnemanns „Psora-Theorie" Hahnemann: Krankheiten, S. 8, Fischer: Miasmen. Der „Krankheitsname" Psora wurde von Friedrich von Bönninghausen interessan-
   terweise nie verwendet.
726 Bleichsucht in 51 Fällen, bei zwei davon war das Geschlecht nicht bekannt, alle anderen
   waren weiblich. Nach Höfler: Krankheitsnamen-Buch, S. 702, verstand man darunter die
   Armut an rotem Blutfarbstoff oder Blutarmut bei „sich entwickelnden Mädchen", auch
   Chlorosis oder Jungfernkrankheit genannt. Zur geschlechtsspezifischen Konnotation
   Günther: Frauenkrankheiten, S. 113–117, Hardach-Pinke: Bleichsucht, S. 116–125, Stukenbrock: Mädchen, mit weiterer Literatur Eckart; Jütte: Medizingeschichte, S. 191–203.
727 Leisten- oder Hodenbrüche bei 111 Patienten. Es gab aber auch Gebärmutterbrüche (24
   Fälle) und Nabelbrüche (17 Fälle). Baschin: Homöopathen, S. 300, Pschyrembel, S. 742.
728 Gicht bei 61 und Rheuma bei 82 Patienten. Zu beiden Krankheitsbildern Stolberg:
   Homo, S. 129–137.
729 Auch von Brustfieber war die Rede. Während Nervenfieber (71 Nennungen) als Bezeichnung für Typhus gilt (Höfler: Krankheitsnamen-Buch, S. 142), sind unter Wechselfieber
   (88 Nennungen) periodisch wiederkehrende Fieberanfälle zu verstehen (Höfler: Krankheitsnamen-Buch, S. 145). Zu beiden ausführlicher Baschin: Homöopathen, S. 258–260.
730 Asthma in 20 Fällen, Lungenentzündung in 12 Fällen, Schwindsucht in fünf Fällen, Phthi-
   sis in 29 Fällen. Außerdem Baschin: Homöopathen, S. 260–261.

Asthma oder tuberkulöse Formen. Auch einige Fälle von Wassersucht, Tollwut und Epilepsie[731] oder Wurmkrankheiten[732] waren darunter.

Das allgemeine Krankheitsspektrum in der Praxis Friedrich von Bönninghausens weist daher keine Besonderheiten auf, die dieses von demjenigen in anderen Praxen unterscheiden würde.[733] Vielmehr wurde der Homöopath bei jedem Leiden um Rat gebeten und war, wenn man den modernen Begriff verwenden möchte, ein „Allgemeinmediziner".

7.2 Geschlecht, Alter, Schicht und Krankheit

Menschen sind je nach ihrer Konstitution, ihrem Alter und ihren Lebensumständen unterschiedlichen Krankheitsgefahren ausgesetzt und für einzelne Beschwerden verschieden anfällig.[734] Untersuchungen belegen, dass Frauen und Männer zum Teil unterschiedlich stark von bestimmten Leiden betroffen sind. Über die genauen Ursachen dafür und die Gewichtung der diversen biologisch-genetischen und sozialen Faktoren besteht bisher noch keine Einigkeit.[735] Kinder sind aufgrund noch nicht erworbener Immunitäten anfälliger für bestimmte Beschwerden und sind als „Schwächere" eher der Erkrankungsgefahr ausgesetzt. Mit zunehmendem Alter verändert sich das Krankheitsspektrum ebenfalls.[736] Auch der Zusammenhang zwischen sozioökonomischem Status und Krankheit ist Gegenstand zahlreicher Studien. Schließlich stehen mit höherem Wohlstand auch bessere Hygienezustände und Möglichkeiten, gegebenenfalls Krankheiten vorzubeugen in Verbindung.[737]

---

731 Zu allen Krankheitsbildern Baschin: Homöopathen, S. 256–257, S. 263 und S. 267. Alle drei Krankheiten galten in der „Allopathie" als schwer heilbar, weswegen sich die Homöopathie um deren Behandlung Leiden besonders bemühte. Baschin: Selbstmedikation, S. 87.

732 Insgesamt waren 56 Patienten von Würmern betroffen.

733 Vergleiche die Ausführungen zum allgemeinen Gesundheitszustand in Kapitel 4, vor allem Fußnote 335.

734 Prinzing: Handbuch, S. 2–3.

735 Hierzu der Sammelband von Hurrelmann; Kolip: Geschlecht. Einen Überblick zur medizinhistorischen Forschung im Bereich der Geschlechtergeschichte bieten Eckart; Jütte: Medizingeschichte, S. 191–203 sowie Unterkircher: Männer, S. 27–39.

736 Für Kinder siehe Prinzing: Handbuch, S. 90 sowie die Untersuchungen Ritzmann: Sorgenkinder, dieselbe: Faktor, dieselbe: Patienten. Ältere Patienten rücken in der medizinhistorischen Forschung erst langsam in den Fokus. Überblicke bieten Blessing: Geschichte, Borscheid: Altersforschung, außerdem Moses: Alt, Schäfer: Alter. Eine Untersuchung die zumindest für das männliche Geschlecht auch die altersspezifischen Krankheitsspektren berücksichtigt ist Unterkircher: Männer.

737 Zeitgenössische medizinisch-statistische Handbücher, wie Oesterlen: Handbuch oder Prinzing: Handbuch, differenzieren die Krankheits- und Todesfälle ebenfalls nach Schichtzugehörigkeit. Zentral für diesen Forschungsbereich in Deutschland Spree: Ungleichheit. Die Frage unterschiedlicher Sterblichkeit je nach Zugehörigkeit zu einer sozialen Gruppe wird seit dem 18. Jahrhundert diskutiert, vergleiche Perrenoud: Ungleichheit. Neuere Publikationen Mielck: Krankheit oder Babitsch: Ungleichheit. Für die aktuelle Situation Gesundheitsberichterstattung des Bundes: Gesundheit, S. 7–9.

Bei Betrachtung des geschlechtsspezifischen Krankheitsspektrums fallen Unterschiede ins Auge. Dies betrifft zunächst den biologischen Gegensatz zwischen Mann und Frau. Erfahrungen von Monatsblutungen, Schwangerschaft und Wochenbett sind den Frauen vorbehalten. Bei rund der Hälfte seiner Patientinnen notierte Bönninghausen in den Erstanamnesen Angaben zu deren Periode. Daher nimmt die Kategorie „Menstruation" bei den Frauen den ersten Rang ein.[738] Dabei wurden die Länge und Stärke der Blutungen, die Beschaffenheit des Abgangs und mit dem Vorgang verbundene Beschwerden, wie Bauchschmerzen, Kopfschmerzen oder Übelkeit, geschildert.[739] In diesem Zusammenhang dürfte auch die häufigere Nennung von Leiden im Bereich des „Unterleibes" gesehen werden.[740] Infolge dieser Angaben sind die Erstanamnesen der Frauen länger als diejenigen der Männer. Während für Patientinnen im Durchschnitt 4,4 Beschwerden vermerkt wurden, waren es bei den Patienten 3,8.[741] Dennoch ist dieser Unterschied nicht so deutlich, wie beispielsweise in den Anamnesen des Vaters.[742] Auf den biologischen Unterschied lässt sich ebenso die häufigere Benennung von Beschwerden im Bereich „Brust" bei Frauen zurückführen. Dies hängt mit Stillproblemen beziehungsweise entzündeten Brüsten zusammen.[743] Darüber hinaus litten die Patientinnen eher an Kopfschmerzen[744], wohingegen die Kategorien „Fieberzustände", „Appetit" und „Stuhlausleerungen" sowohl bei männlichen als auch weiblichen Kranken ähnlich oft notiert wurden. Demgegenüber wurden bei Männern häufiger Beschwerden an den „Unterglidern" bemerkt. Husten war bei den Patienten ebenfalls weiter verbreitet. Da ferner die Bereiche „Schnupfen", „Athem", „Kehlkopf und Luftröhre" von mehr Männern benannt wurden, waren Erkrankungen der Atemwege in der Praxis Friedrichs überwiegend ein männliches Phänomen.[745] Dies war auch in den Arztpraxen von Johann Gla-

---

738 Bei 46,8 % der Patientinnen (1.826 Fälle) fanden sich entsprechende Angaben.

739 Die Schilderungen entsprechen denjenigen, die die Patientinnen des Vaters äußerten. Vergleiche Baschin: Homöopathen, S. 282–286. Auch bei anderen Homöopathen war dies der Fall. Für van den Berghe Baal: Search, S. 230, für Hahnemann Brehme: Krankheit.

740 Bei 11,8 % der Frauen wurde dieser Bereich markiert, aber nur bei 6,0 % der Männer. Die absoluten Angaben werden in Tabellen 29 und 30 im Anhang genannt.

741 Insgesamt wurden für die 2.782 Männer 10.535 Krankheitsmerkmale genannt. Für die 3.899 Frauen waren es 17.276 Kategorien, wovon 1.826 auf „Menstruation" entfielen. Lässt man diese Beschwerde jedoch außer Acht, sinkt die Anzahl der durchschnittlich benannten Kategorien bei den Frauen auf knapp 4. Für diese und die folgenden Angaben siehe Tabellen 29 und 30 im Anhang.

742 Bei den Patienten des Vaters waren die Erstanamnesen der Patientinnen auch ohne Angaben zu „Menstruation" deutlich länger. Baschin: Homöopathen, S. 273.

743 Von den 801 Fällen (20,5 %), in denen „Brust" markiert wurden, entfallen 329 auf Schwangere oder Stillende. Zieht man diese Fälle ab, würden Beschwerden der „Brust" nur noch 12,1 % bei den Patientinnen ausmachen. Ausführlich zu diesen Problemen anhand der Patientinnen des Vaters Baschin: Homöopathen, S. 293–295. Die Darstellung der größten Gruppen in Tabelle 28.

744 Dies ist in der Praxis van den Berghes der Fall. Baal: Search, S. 176.

745 „Schnupfen" 2,1 %, „Athem" 4,5 %, „Kehlkopf und Luftröhre" 1,5 %.

ser, Clemens von Bönninghausen und Gustave van den Berghe der Fall.[746] Wenig verwunderlich ist die häufigere Erwähnung der Kategorie „Schooß und Bauchring" durch Männer, denn darunter wurden vor allem Hernien gefasst – ein Leiden, das bis heute überwiegend das männliche Geschlecht betrifft.[747] Hauterkrankungen traten vorwiegend bei Patienten auf und diese wurden ebenso stärker von Hämorrhoidalleiden geplagt.[748] In den Krankenjournalen des Vaters wurden Hautleiden eher bei Frauen notiert, während Männer auch hier in größerem Maße über Beschwerden an „After und Mastdarm" berichteten.[749] Eine „geschlechtsspezifische" Erklärung von Hauterkrankungen scheint daher nicht möglich. Hämorrhoidalbeschwerden wurden häufig mit einer überwiegend sitzenden Lebensführung in Verbindung gebracht und könnten daher in den beruflichen Kontext der Betroffenen verweisen.[750]

Tab. 28: Geschlechtsspezifisches Krankheitsspektrum (Größte Gruppen).

Große Gruppen	Männer	Frauen
1	Husten	Menstruation
2	Fieberzustände	Fieberzustände
3	Appetit	Appetit
4	Stuhlausleerung	Inneres Kopfweh
5	Unterglieder	Stuhlausleerungen
6	Inneres Kopfweh	Brust

Auffallend sind außerdem einige Beschwerdebereiche, bei denen sich soziale Zuschreibungen beobachten lassen.[751] So vermerkte der Homöopath bei

746 Thümmler: Rekonstruktion, S. 90, Baschin: Homöopathen, S. 275, Baal: Search, S. 170.

747 Hierzu die vorangegangenen Ausführungen zu „Krankheitsnamen" sowie Baschin: Homöopathen, S. 275. Bei Ottenthal war dies nicht so deutlich. Allerdings werden für die Beschreibung des geschlechtsspezifischen Krankheitsspektrums recht große Gruppen verwendet. Unterkircher: Praxis, S. 228–233.

748 „Hautübel" wurden von 11,1 % der Frauen und 15,2 % der Männer geschildert. Die Beschwerdekategorie „After und Mastdarm" wurde von 2,8 % der Männer und 1,1 % der Frauen benannt. Zu den absoluten Angaben Tabellen 30 und 31 im Anhang. Der Krankheitsname „Hämorrhoiden" wurde in 15 Erstanamnesen von Frauen (0,4 %) und 39 Erstanamnesen von Männern (1,4 %) verwendet.

749 Baschin: Homöopathen, S. 277. Zu den Deutungen beider Krankheitsbilder Stolberg: Homo, S. 123–125 und S. 144–150.

750 Bei 22 der an „Hämorrhoiden" Leidenden wurde ein Beruf angegeben. Diese weisen in der Tat auf eine überwiegend sitzende Tätigkeit, wie beispielsweise Goldschmid, Amtmann, Lehrer, Schneidermeister, Postbeamter oder Major.

751 Ausgehend von den biologisch offenkundigen Unterschieden zwischen den Geschlechtern werden soziale Interpretationen und Ausgestaltungen der jeweiligen Rollen wirksam, die zu unterschiedlichen Verhaltensstrategien in Bezug auf Krankheit und Gesundheit führen. Diese gesellschaftlichen Rahmenbedingungen sind ihrerseits einem ständigen Wandel unterworfen. Dies erläutert am Beispiel der Männergesundheit Dinges: For-

männlichen Patienten mehr Angaben zu „Genußmittelverbrauch" und dem „Geschlechtstrieb". Weniger deutlich war die geschlechtsspezifische Ausprägung von Aussagen zur „Gemuethsbeschaffenheit", auch wenn hier die Patientinnen geringfügig überwogen. Die sieben Fälle, in denen eine „Hysterie" diagnostiziert wurden, betrafen aber allesamt Frauen.[752]

Die altersspezifische Analyse der Beschwerden offenbart zunächst, dass Husten bei Kindern, egal welcher Altersgruppe, wesentlich häufiger vorkam, als im Gesamtkrankheitsspektrum.[753] Darüber hinaus litten die jungen Patienten des Homöopathen öfter an Erbrechen, welches in der Kategorie „Übelkeit" fiel. Probleme im Magen-Darm-Bereich wurden auch bei der Beschreibung der „Stuhlausleerungen" deutlich. Fiebererkrankungen wurden ebenso behandelt, waren aber beispielsweise weniger häufig Anlass, den Homöopathen aufzusuchen, als in der Praxis des Vaters.[754] Ganz ähnlich waren die Konsultationsgründe für jungen Patienten in den Praxen Ottenthals und Hahnemanns.[755] Besonders oft litten die Kleinen auch an Hautübeln. So entfielen beispielsweise von den 74 Krätzeerkrankungen allein 30 auf Kinder und Jugendliche bis zu 18 Jahren. In den meisten Fällen handelte es sich aber um nicht näher bestimmte Ausschläge. In der Praxis des belgischen Homöopathen war dies ganz ähnlich. Van den Berghe musste bei seinen jüngsten Patienten ebenfalls mehr Husten, Durchfälle und Hauterkrankungen behandeln.[756] Auch Clemens von Bönninghausen hatte viele kleine Patienten mit Ausschlägen in seiner Praxis.[757]

Eine genauere Untersuchung der Beschwerden der Säuglinge und Kleinkinder in einem Alter von bis zu fünf Jahren zeigt, dass nicht alle „Krankheitskategorien" belegt sind.[758] Zudem sind die Erstanamnesen der Jüngsten we-

schung, S. 24–35, derselbe: Männlichkeit. Zu dem Zusammenwirken der je nach Geschlecht unterschiedlich ausgeprägten Faktoren und deren schematischer Darstellung Degenhardt; Thiele: Modelle, Brähler; Schumacher; Felder: Geschlechtsabhängigkeit. Eingehend analysiert Brockmeyer: Selbstverständnisse solche Zuschreibungen.

752 Die „Gemuethsbeschaffenheit" wurde in 3,8 % der männlichen und 4,4 % der weiblichen Erstanamnesen thematisiert. Der „Genußmittelverbrauch" wurde von 1,0 % der Männer erwähnt, aber von keiner einzigen Frau. Der „Geschlechtstrieb" spielte bei 1,7 % der Männer und 0,2 % der Frauen eine Rolle. Ausführlicher hierzu anhand der Praxis von Clemens von Bönninghausen Baschin: Homöopathen, S. 275–281. Außerdem Brockmeyer: Selbstverständnisse oder Baal: Search, S. 209–222.

753 Die absoluten Angaben in Tabelle 32 im Anhang, eine Übersicht zu den großen Gruppen in Tabelle 31.

754 Dort waren sie der häufigste Konsultationsanlass für Patienten zwischen null und 18 Jahre. Baschin: Homöopathen, S. 298–299.

755 Für Ottenthal Unterkircher: Männer, S. 142–147 und S. 191–205. Zu den häufigsten Konsultationsanlässen zählten Erkrankungen der Verdauungsorgane, Erkrankungen der Atemwege sowie rachitische Krankheitsformen beziehungsweise Infektionskrankheiten. Für Hahnemann Ritzmann: Patienten, S. 198.

756 Baal: Search, S. 144–146.

757 Baschin: Homöopathen, S. 299.

758 Von den 50 Krankheitskategorien waren 14 bei Kindern bis zu einem Jahr nicht erwähnt worden. Eine genaue Übersicht in Tabelle 32 im Anhang.

Tab. 31: Altersspezifisches Krankheitsspektrum (Größte Gruppen).

Große Gruppen	Kinder (0–18 Jahre)	Kinder (0–1 Jahre)	Kinder (0–5 Jahre)	Ältere Patienten (über 65 Jahre)
1	Husten	Husten	Husten	Stuhlausleerung
2	Menstruation	Stuhlausleerung	Übelkeit	Appetit
3	Stuhlausleerung	Übelkeit	Stuhlausleerung	Fieberzustände
4	Übelkeit	Angesicht	Angesicht	Husten
5	Fieberzustände	Hautübel	Hautübel	Unterglieder
6	Hautübel	Gemeinsame Beschwerden/ Schlafbeschwerden	Gemeinsame Beschwerden	Magen und Herzgrube/ Inneres Kopfweh

sentlich kürzer. Bei allen Patienten bis zu einem Alter von 18 Jahren umfassen sie durchschnittlich 3,4 Nennungen, bei den Kleinsten lediglich 2,9 Kategorien.[759] Das ist wenig verwunderlich, denn die Anamnese muss sich in diesen Fällen auf die nach außen hin sichtbaren Symptome beziehungsweise die von den Eltern oder anderen Begleitpersonen vermuteten Leiden konzentrieren. Die Patienten selbst konnten sich höchstens durch Gebrüll artikulieren.[760] Entsprechend notierte der Homöopath für ein zehn Monate altes Mädchen: „Laxiren grün, Brechen seit einig Tag; trocken Hitze; schlummert viel; scheint ohne Schmerz."[761] Auch die recht häufig vorkommende Kategorie „Gemeinsame Beschwerden" weist darauf hin, dass die Eltern und der Homöopath in vielen Fällen keine konkreteren Angaben machen konnten und auf ihre eigenen Vermutungen über das Leiden angewiesen blieben. Außerdem zeigt sich, dass bei Babys und Kleinkindern bis zu fünf Jahren viele der Beschwerden im Gesicht auftraten. Dabei ist in erster Linie an Hautausschläge zu denken, die sich in dieser Körperregion am häufigsten bemerkbar machten. Oft betrafen die Ausschläge nicht nur den Gesichtsbereich, sondern den gesamten Kopf, so dass auch dieser Körperteil häufiger als Sitz des Übels erwähnt wurde.[762] Augenentzündungen waren ebenfalls ein Leiden der frühen Lebensjahre und der Homöopath wurde diesbezüglich um Rat gebeten. Gleiches galt für sogenannte „Druesen-Leiden".[763] Des Weiteren erstaunt der recht hohe Anteil der

759 Dies war auch in den Praxen des Vaters und van den Berghes der Fall. Baschin: Homöopathen, S. 198, Baal: Search, S. 140, Ritzmann: Patienten, S. 205.
760 Ritzmann: Patienten, S. 190, Baal: Search, S. 140. Mit einem Beispiel, in dem eine Magd Auskünfte über den Zustand eines Kindes erteilte, Kinzelbach; Grosser; Jankrift; Ruisinger: Observationes.
761 IGM P 123 Fol. 127, Hervorhebung im Original.
762 „Aeußere Kopfbeschwerden" machten 10,2% der Erkrankungen von Kindern aus, bei allen Patienten waren es nur 7,8% der Fälle.
763 „Augenbeschwerden" wurden bei 12,8% der Kinder und 7,4% aller Patienten behandelt. Die „Druesen-Leiden" betrafen meist die sogenannten „Skrofeln", deren auffälligstes Symptom angeschwollene Körperdrüsen waren. Vergleiche hierzu Baschin: Homöopa-

Beschwerden an den „Geschlechtstheilen" bei den Kleinsten. Allerdings entfallen hier nahezu alle Nennungen auf „Hodenbrüche", die in einem solchen Alter noch nicht operativ behoben wurden.[764] Auch beim Vater waren die jüngsten Patienten mit ähnlichen Beschwerden in die Behandlung gekommen.[765] Insofern lässt sich für die Praxis Friedrich von Bönninghausens ebenso feststellen, dass Eltern für ihre Sprösslinge die Dienste eines Arztes in Anspruch nahmen. Dies betraf in der Mehrheit der Fälle keine lebensbedrohlichen Krankheiten. Von einer Vernachlässigung der medizinischen Fürsorge kann also keine Rede sein.[766]

Ältere Patienten kämpften im Vergleich zur Gesamtpatientenschaft stärker mit Magen-Darm-Problemen.[767] Dabei betrafen diese des Öfteren Blähungen.[768] Auch wurden „Magen und Herzgrube" weitaus häufiger als Sitz eines Leidens benannt. Die übrigen hauptsächlichen Beschwerden ähneln denjenigen aller Patienten. Da neben Husten auch verstärkt Probleme mit dem „Athem" berichtet wurden, lässt sich vermuten, dass Erkrankungen der Atemwege eher bei Älteren zu behandeln waren.[769] Einfach zu erklären ist die geschwundene Rolle der „Menstruation". Einige ältere Frauen thematisierten zwar, wie das „Monatliche" früher beschaffen war, doch hatten sie alle in einem Alter von über 60 die Menopause überstanden.[770] Auffällig ist ferner, dass ältere Menschen eher über Schwindelgefühle klagten. Darüber hinaus waren Probleme im Urogenitaltrakt häufiger Anlass, den Homöopathen um Rat zu bitten.[771] Die Erstanamnesen der älteren Patienten waren mit durchschnittlich

---

then, S. 257–258 und S. 297–301, zeitgenössische Ausführungen in Hellmund: Kinderkrankheiten 2, S. 52–86.

764 Von den 24 Fällen (7,1%), in denen Beschwerden an den Geschlechtsteilen vermerkt wurden, betrafen vier geschwollene Hodensäcke, die übrigen waren sogenannte „Hodenbrüche". Hierzu Hartmann: Kinderkrankheiten, S. 76–78. Für die Praxis Ottenthals Unterkircher: Männer, S. 142.

765 Baschin: Homöopathen, S. 297–301.

766 Hierzu auch Baschin: Homöopathen, S. 186 und S. 301. Allgemein Buchholz: Erkenntnismöglichkeiten, S. 7–11, oder Ritzmann: Sorgenkinder.

767 Als „ältere" Patienten werden diejenigen Betroffenen verstanden, die über 65 Jahre alt waren. Die Einteilung der Altersgruppen erfolgte im Rahmen der Zusammenarbeit für den Forschungsverbund „Ärztliche Praxis 17.–19. Jahrhundert" und folgt heutigen Regeln und Untersuchungsinteressen. Dazu Baschin; Dietrich-Daum; Ritzmann: Doctor.

768 Dies beklagten 2,3% der älteren Patienten, gegenüber 0,9% aller Kranken.

769 Husten bei 23,7% der älteren Patienten gegenüber 22,4% für alle Patienten. Die Kategorie „Athem" wurde bei 11,3% der älteren Kranken, aber nur bei 3,8% aller Kranken erwähnt.

770 Zu den absoluten Angaben Tabelle 32 im Anhang. Das „Klimakterium" und damit verbundene Beschwerden wurden von 30 Frauen zwischen 45 und 55 Jahren in den Erstanamnesen erwähnt. Hierzu mit ausführlicher Literatur Stolberg: Hell.

771 „Schwindel" wurde in 10,2% der Erstanamnesen älterer Patienten und in 5,4% derjenigen jüngerer Patienten erwähnt. Beschwerden im Urogenitalbereich betrafen in den Kategorien „After und Mastdarm" 5,1% der älteren und 1,8% aller Patienten, „Harn" 10,2% der älteren und 4,6% aller Patienten, „Harnorgane" 2,3% der älteren und 0,6% aller Patienten sowie „Geschlechtstheile" 3,4% der älteren und 3,1% aller Patienten. Die absoluten Angaben in Tabellen 26 und 32 im Anhang.

3,8 geschilderten Symptomen geringfügig kürzer als diejenigen aller Kranken. Auch in der Praxis des Tiroler Arztes Ottenthal wandten sich ältere Patienten überwiegend mit Magen-Darm-Beschwerden und Erkrankungen der Atemwege an ihn. Leiden im Urogenitalbereich sorgten ebenso für eine Konsultation des Arztes.[772] Diese Krankheiten waren auch schon im ausgehenden 19. Jahrhundert als „Krankheiten des Alters" bekannt.[773] Dabei wurde besonders für männliche Patienten die Zunahme von Problemen mit der Prostata als Erklärung für die gehäuften Probleme mit dem „Harnlassen" in Betracht gezogen. Auch in der Praxis Bönninghausens kann festgestellt werden, dass die Bereiche „Harn" beziehungsweise „Harnorgane" meistens von älteren männlichen Patienten angegeben wurden.[774]

Betrachtet man die Krankheitsspektren nach einzelnen Schichten, zeigen sich kaum gravierende Unterschiede.[775] Die „großen" Gruppen, die in der Gesamtpatientenschaft dominierten, stellten, wenn auch in unterschiedlichen Reihenfolgen, im Wesentlichen in den einzelnen Schichten die größten Beschwerdepotentiale dar. Zu bemerken ist aber, dass in der Mittelschicht Schlafbeschwerden wesentlich häufiger geschildert wurden und in der Unterschicht Leiden an den Untergliedern öfter die Aufmerksamkeit des Homöopathen erforderten. Dies mag mit der höheren Arbeitsbelastung der zumeist als Bauern oder Handwerker arbeitenden Patienten erklärt werden können.[776]

Tab. 33: Schichtspezifische Krankheitsspektren (Größte Gruppen).

Gruppe	Oberschicht	Mittelschicht	Unterschicht
1	Menstruation	Menstruation	Menstruation
2	Husten	Appetit	Appetit/ Fieberzustände
3	Fieberzustände	Stuhlausleerung	Husten
4	Inneres Kopfweh	Fieberzustände	Unterglieder
5	Appetit	Inneres Kopfweh	Stuhlausleerung
6	Stuhlausleerung	Husten/Schlafbeschwerden	Inneres Kopfweh

772 Unterkircher: Männer, S. 321–335. Ebenda wird das Krankheitsspektrum älterer Patienten auch nach Geschlecht untersucht. Bedingt vergleichbar sind diese Beschwerden mit denjenigen, welche in der Tübinger Universitätsklinik bei älteren Patienten behandelt wurden. Für 1880 führten dort für Männer vor allem Erkrankungen des Respirationstraktes, Magen-Darm-Beschwerden sowie Infektionskrankheiten und parasitäre Erkrankungen zur Aufnahme in das Hospital. Moses: Alt, S. 196. Es wurden in diesem Jahr nur wenige Frauen verzeichnet, weswegen deren Beschwerden noch weniger aussagekräftig sind.
773 Besonders für Atemwegserkrankungen Prinzing: Handbuch 1930, S. 518.
774 Elf der 18 Patienten, die solche Beschwerden genannt hatten, waren Männer. Ausführlicher Unterkircher: Männer, S. 330–332.
775 Die absoluten Angaben in Tabelle 34 im Anhang.
776 Vergleiche Tabelle 33, für die absoluten Angaben Tabelle 34 im Anhang.

Auffällig ist zudem, dass in der Oberschicht relativ häufig Beschwerden am Zahnfleisch und mit den Zähnen in Behandlung kamen. Dies konnte auch bei den Patienten des Vaters festgestellt werden, ohne dass der Befund näher erklärt werden kann. Möglicherweise schreckten die Angehörigen der Oberschicht davor zurück, den Zahn sofort „ausreißen" zu lassen.[777] Die Gefühle von „Schwindel" plagten eher Leute aus der Mittelschicht.[778] In der Unterschicht waren Leiden am Rücken und der Haut weiter verbreitet. Auch in der Praxis des Vaters war dies der Fall.[779] Bei dem belgischen Homöopathen van den Berghe waren in der Oberschicht Asthma, Kopfweh und Hautleiden sowie allgemein Erkrankungen der Atemwege der Anlass für eine Konsultation, während Angehörige der Arbeiter- und Unterschicht überwiegend mit Magen-Darm-Problemen und Husten zu kämpfen hatten.[780]

Insofern weisen die Beschwerden, die dem Homöopathen in seiner Praxis geschildert wurden gewisse Unterschiede hinsichtlich des Geschlechts, des Alters und der sozialen Schicht der Betroffenen auf. Da aber insgesamt nur für einen kleinen Teil der Patienten eine Zuordnung zu einer sozialen Schicht getroffen werden konnte, können zumindest die diesbezüglichen Ergebnisse nur als erste Hinweise auf das jeweilige Krankheitsspektrum gewertet werden. In Bezug auf Alter und Geschlecht bestätigen auch die Journale Friedrich von Bönninghausens, die in anderen Arztpraxen festgestellten Besonderheiten. Allerdings gilt hier ebenso, dass weitere Untersuchungen, die beispielsweise sowohl nach Geschlecht als auch Alter differenzieren, wünschenswert wären, um die Ergebnisse zu vertiefen oder gegebenenfalls zu korrigieren.

7.3 „Wundarzt und Geburtshelfer" – Chirurgische und gynäkologische Beschwerden

Friedrich von Bönninghausen war ausgebildeter Arzt, Wundarzt und Geburtshelfer. Homöopathen beschränken sich aber zumeist auf die „innere" Behandlung ihrer Patienten und führen selten chirurgische Eingriffe selbst durch. Dass im Falle einer äußeren Wunde zunächst „chirurgische" Hilfe angebracht war, war unbestritten. Dennoch beharrten Samuel Hahnemann und seine Nachfolger darauf, dass auch in diesem Bereich die Homöopathie wichtige Dienste leisten könne.[781] Für die Praxis sind keine Operationen belegt. Ähnliches gilt für den Bereich der Geburtshilfe. Wohl war Friedrich von Bönning-

777 Erkrankungen an „Zähnen und Zahnfleisch" schilderten 12,4 % der Oberschicht. Für die Patienten bei Clemens von Bönninghausen Baschin: Homöopathen, S. 306.

778 „Schwindel" wurde in 12,5 % der Erstanamnesen von Angehörigen der Mittelschicht geschildert.

779 „Hautuebel" wurden von 12,9 % der Unterschichtsangehörigen geschildert, Beschwerden am Rücken von 11,4 %. Zu den Patienten des Vaters Baschin: Homöopathen, S. 307–308.

780 Baal: Search, S. 177.

781 Zu den wichtigen Diensten eines Chirurgen zählte das Einrenken und die Stabilisierung von Körperteilen und Knochenbrüchen, die Hemmung und Stillung von Blutungen, das Verschließen von Wunden durch fachgerechte Binden und Nadeln sowie das Entfernen

hausen als Geburtshelfer zugelassen, doch war er offenbar an keiner Geburt durch seine Patientinnen beteiligt. Vielmehr erhielten diese von ihm als medikamentöse Unterstützung meist schon vor der Entbindung „Geburtspulver".[782] Allerdings behandelte der Homöopath gynäkologische und chirurgische „Spätfolgen". Das bedeutet, er übernahm bei manchen Frauen eine Nachsorge, wenn sich beispielsweise die Brüste infolge des Stillens entzündet hatten oder die Geburt gesundheitliche Einbußen mit sich gebracht hatte. Im Fall von Operationen oder Verletzungen behandelte er nach wie vor anhaltende Schmerzen oder versuchte, noch immer bestehende Entzündungen zu heilen.[783]

So hatte sich ein 48 Jahre alter Mann zwei Monate vor seinem ersten Besuch bei Friedrich von Bönninghausen die rechte Hand gequetscht. Die Verletzung war so stark, dass man ihm dieselbe in einem Krankenhaus amputieren musste. Doch nun eiterte der Stumpf und es hatten sich Gangräne gebildet. Eine 30-Jährige hatte sich „das Vorderglied des rechten Zeigefingers in der Hexelmaschine abgequetscht". Dieses war daraufhin „aboperirt" worden. Dennoch war die Wunde nicht gut verheilt, denn „nun soll der ganz Finger fort", wie der Homöopath notierte. Da infolge der homöopathischen Therapie eine Besserung eintrat, konnte dieser Eingriff wohl verhindert werden.[784] Ein 51-Jähriger hatte sich „vor 1 Jahre im l.(inken) Fußgelenke das Bein gebrochen" und litt „seitdem [an einer, M.B.] Entzündung, Geschwulst, [und, M.B.] Röthe des ganzen Unterschenkels mit Ausfluß wäßer.(iger) Materie".[785] Deswegen bat er nun Bönninghausen um Rat. Wie er wollten auch andere Patienten bei Stürzen, Stößen, Stichen oder Schnitten nicht nur auf eine „wundärztliche" Versorgung vertrauen.[786] Gleiches traf auf Bisse zu. Viele fürchteten gerade nach Attacken von Hunden, die für „toll" gehalten wurden, eine Ansteckung mit der meist tödlich verlaufenden Tollwut.[787] Die offenen Feuerstel-

---

von Fremdkörpern aus den verletzten Teilen. Hahnemann: Organon 6 § 186 sowie zur Entfernung der veranlassenden Ursache ebenda § 7.

782 Auf diese „Geburtspulver" wird in Kapitel 8.5 näher eingegangen.

783 Gleiches galt für Götz Kinzelbach; Grosser; Jankrift; Ruisinger: Observationes.

784 Die beiden Beispiele IGM P 117 Fol. 132 und P 122 Fol. 113. Quetschungen wurden in acht Fällen erwähnt. Nicht näher definierte Verletzungen und deren Folgen führten für drei weitere Patienten zur Konsultation des Homöopathen. Außerdem waren drei Betroffene „überfahren" worden.

785 Das Beispiel IGM P 117 Fol. 308. Gebrochene beziehungsweise infolge eines Bruches nicht gut verheilte Körperteile wollten sieben Betroffene behandeln wissen. Weitere Beispiele in Kapitel 5.3.

786 Die Folgen von Stürzen galt es in 35 Fällen zu behandeln, 22 Patienten waren gestoßen worden oder hatten durch Gegenstände „Schläge" erhalten. Zehn Betroffene hatten sich an verschiedenen spitzen Dingen oder Pflanzenteilen gestochen und sieben weiteren an scharfen Gerätschaften oder Glas geschnitten. IGM P 133 Fol. 87 hatte einen Fremdkörper verschluckt.

787 Bönninghausen verzeichnete 25 Behandlungen infolge von Bissen, wobei ein Biss (IGM P 149 Fol. 144) von einem Pferd stammte. Zur Tollwut Burghard: Hundswuth, King; Fooks; Aubert; Wandeler: Perspective, Pemberton; Worboys: Dogs. Drei Patienten waren von Pferden getreten worden und litten noch unter den Folgen.

len in den Häusern waren eine weitere Gefahrenquelle, und der Homöopath hatte einige Verbrennungen zu behandeln. Diese betrafen insbesondere Kinder, wie jene Dreijährige, die ins Feuer gefallen war und sich „Gesicht, Hände und Leib verbrannt" hatte.[788] Etwas ungewöhnlicher sind die vier Schussverletzungen, die Friedrich von Bönninghausen zu therapieren hatte. Auch hier handelte es sich zum Teil um Spätfolgen der eigentlichen Verwundung. So hatte ein mittlerweile 33 Jahre alter Mann während des Deutsch-Dänischen Krieges 1864 und der Erstürmung der Düppeler Schanzen „ein [sic!] Kugel durch die l.(inke) Wade erhalten, mit Verletzung des Wadenbeins". Deswegen war er bereits zwei Jahre in einem Lazarett gewesen und hatte ein Kurbad aufgesucht. Doch war die Wunde noch nicht verheilt, sondern hatte sich infiziert. Daher suchte der ehemalige Soldat den Rat Bönninghausens.[789]

In der Praxis des Vaters waren etwa 3,6 % der Behandlungen auf „äußere Einwirkungen" zurückzuführen. Chirurgische Eingriffe hatte auch er nicht durchgeführt. Bei Friedrich von Bönninghausen ist der Anteil der Patienten mit derartigen Leiden mit 2,2 % geringer.[790] Bei entsprechend ausgebildeten „schulmedizinischen" Ärzten waren durchaus chirurgische Eingriffe durchgeführt worden und teilweise mehr Betroffene mit Verletzungsfolgen behandelt worden. Beide Homöopathen hatten aber mehr Patienten mit Verletzungen als der Stadtarzt Glaser in der Harzer Praxis, bei dem 1,5 % Verletzungen und 0,2 % chirurgische Eingriffe unter den Behandlungen waren.[791] Bei dem kanadischen Arzt Langstaff, der ebenfalls chirurgisch ausgebildet worden war, machten solche Eingriffe zwischen 10,7 % (1849–1854) und 5,4 % (1872–1875) aus.[792] Bei zwischen 2,4 % und 10,0 % der von verschiedenen Ärzten in Bayern therapierten Patienten wurde ein chirurgischer Eingriff vorgenommen.[793] Diese Angaben zeigen, dass eine Qualifikation für ein bestimmtes Fachgebiet dieses nicht zu einem Schwerpunkt in der tatsächlich praktizierten Tätigkeit machen muss.

Etwa 900 Frauen wandten sich mit gynäkologischen Problemen im weitesten Sinn an den Homöopathen. Im Verlauf der Praxis schwankte der Anteil der Patientinnen, die Friedrich von Bönninghausen im Verlauf von Schwangerschaft, Geburt und Wochenbett betreute. Allerdings nahm er von anfäng-

788 Das Beispiel IGM P 116 Fol. 204. Es gab 20 Fälle von Verbrennungen, 14 davon entfielen auf Kinder. Ähnliches war auch in der Praxis des Vaters festgestellt worden. Baschin: Homöopathen, S. 269. Auch heute zählen Verbrennungen zu den größten Unfallursachen im Kindesalter. Walther; Hofmann: Minderung, S. 80 und Flach; Ehlers; Schmolke; Dinkelacker: Unfallgefährdung, S. 50.

789 IGM P 126 Fol. 287. An einer Kriegsschussverletzung litten auch P 137 Fol. 172 und Fol. 204. P 126 Fol. 213 hatte sich den Mittelfinger selbst „abgeschossen".

790 Es handelt sich um 148 Fälle. Diese sind mit dem Stichwort „Kurioses" in der Datenbank gekennzeichnet. Für Clemens von Bönninghausen Baschin: Homöopathen, S. 265.

791 Thümmler: Rekonstruktion, S. 86.

792 Duffin: Practice, S. 8–13, dieselbe: Langstaff, S. 97.

793 Stolberg: Patientenschaft, S. 22–23.

lich knapp 19% auf 22% in den letzten Praxisjahren zu.[794] Doch kann das Engagement des Homöopathen im obstetrischen Bereich den Überhang von Patientinnen in seiner Klientel nicht allein erklären. Selbst wenn man diese Fälle ausschließt, wurden mehr Frauen durch den Homöopathen behandelt als Männer.[795]

Die Frauen berichteten in ihrem ersten Gespräch von Früh-, Tod- oder Fehlgeburten, waren kinderlos geblieben oder hatten den Tod eines oder mehrerer Kinder verkraften müssen.[796] Oftmals waren nach einem vorzeitigen Ende der Schwangerschaft nicht nur die anhaltenden Blutungen zu stillen, sondern die Frauen klagten über zahlreiche weitere Beschwerden wie Schmerzen im Unterleib oder dem ganzen Körper, Magenbeschwerden und Anschwellung der Füße.[797] Viele Patientinnen hatten in ihrem Leben außerdem nicht nur eine Fehl- oder Todgeburt erleben müssen, sondern zum Teil sogar bis zu fünf oder sieben.[798] Einige waren dann kinderlos geblieben.[799] Gerade jüngere Frauen hofften noch auf Nachwuchs, auch wenn es nicht in allen Fällen so deutlich war wie bei jener 36 Jahre alten Frau in deren Erstanamnese es ausdrücklich heißt: „Will gern ein Kind haben." Ob sich ihr Wunsch erfüllte, geht aus den Eintragungen nicht hervor. Der gleichaltrigen Frau eines Maschinenbauers aus Münster konnte Bönninghausen hingegen helfen. Sie war zum Zeitpunkt ihrer Erstkonsultation seit drei Jahren verheiratet und hatte gleich im ersten Ehejahr ein Kind ausgetragen, das jedoch nach zwei Wochen gestorben war. Seither war sie nicht wieder schwanger geworden. Nach den zwei Konsultationen 1864 erschien die Patientin zunächst nicht wieder. Als sie 1867 jedoch erneut vorstellig wurde, hatte sie unterdessen zwei gesunden Kindern das Leben geschenkt.[800]

794 Von den 896 „gynäkologischen" Fällen im weitesten Sinn, befassen sich 754 mit den Vorgängen von Schwangerschaft, Geburt und Wochenbett. Es entfielen davon 385 (18,7%) auf S1, 228 (20,3%) auf S2, 60 (16,9%) auf S3 und 81 (22,4%) auf S4. Auch während der Menopause betreute der Homöopath Patientinnen, bei 30 von ihnen verwendete er den lateinischen Fachbegriff „Klimakterium" beziehungsweise „klimakterisch".

795 Von den insgesamt 6.832 Patienten waren 3.899 weiblich (57,1%). Schließt man die 754 geburtshilflichen Fälle im engeren Sinn aus, sind von den verbliebenen 6.078 Patienten noch immer 3.145 weiblich. Dies entspricht 51,2%. Auch in den anderen Sampeln reduziert sich der Anteil für S1 auf 50,2% Frauen, für S2 auf 53,5% Frauen, für S3 auf 55,8% Frauen und S4 auf 52,0%. Zu den Geschlechtsverhältnissen in der Klientel Kapitel 6.1.

796 Es berichteten 95 Frauen von Fehlgeburten („Abortus"), vier von Frühgeburten und sieben von Todgeburten. Den Tod eines Kindes nach der Geburt thematisierten 16 Frauen.

797 Beispielsweise IGM P 122 Fol. 406, P 123 Fol. 36 und Fol. 333, P 137 Fol. 161, P 140 Fol. 194, P 144 Fol. 82, P 148 Fol. 202.

798 Beispielsweise IGM P 117 Fol. 462, P 119 Fol. 25, P 126 Fol. 152, P 133 Fol. 171, P 137 Fol. 219, P 138 Fol. 167, P 148 Fol. 206.

799 Von einer Kinderlosigkeit nach einer oder mehrere Fehlgeburten berichteten vier Frauen. Insgesamt waren 53 Frauen zum Zeitpunkt ihrer Erstkonsultation kinderlos gewesen. Friedrich von Bönninghausen verwendete hier meist die Worte „sine prole".

800 Die beiden Beispiele IGM P 121 Fol. 151 und P 116 Fol. 253. Im letzten Fall hatte die Frau beim Erstbesuch ein Päckchen Calcarea und drei Portionen Milchzucker und beim zweiten Sulphur und drei Milchzuckerpäckchen erhalten. Die erstgenannte Patientin suchte den Homöopathen im Dezember 1866 zum ersten Mal auf und erschien im dar-

Eine Schwangerschaft thematisierten etwa 250 Frauen. Bei neun davon wurde eine solche vorerst nur vermutet. Gelegentlich wurde die Tatsache, dass die Frauen ein Kind erwarteten nur als Information zu deren körperlichen Befinden in der Erstanamnese genannt. Einige hatten aber mit unangenehmen Begleiterscheinungen zu kämpfen. Sie litten an Übelkeit, Völlegefühlen nach dem Essen, dicken Beinen oder Schmerzen in verschiedenen Körperteilen.[801] Andere Patientinnen hatten bereits in vorangegangenen Schwangerschaften Kinder verloren und hofften nun, durch die Einnahme homöopathischer Mittel eine weitere Fehlgeburt zu verhindern.[802]

Im Zusammenhang mit der Geburt war der Homöopath in zweierlei Hinsichten gefordert. Einerseits wandten sich Frauen an ihn, wenn die Wehen kurz bevorstanden oder begonnen hatten.[803] Bei dem eigentlichen Prozess des Gebärens war der Homöopath selbst wohl nie anwesend, sondern beschränkte seine Hilfe auf die Abgabe von Mitteln. Dies wird durch eine Krankengeschichte deutlich, in der zwar „Geburtspulver" mitgegeben wurden, aber die Überwachung der Entbindung in der Hand der Hebamme lag, deren Aussage zufolge „sonst alles in Ordnung" war.[804] Andererseits galt es Folgen einer „schweren Geburt" zu behandeln, wenn die Verwendung von Instrumenten oder andere Komplikationen zu körperlichen Beeinträchtigungen geführt hatten.[805]

Komplikationen im Wochenbett waren bei mehr als 400 Betroffenen aufgetreten und veranlassten sie, den Homöopathen um Rat zu bitten. Zu den häufigsten Beschwerden der Mütter gehörten geschwollene und entzündete Brüste.[806] Andere litten an Fieber, Magenbeschwerden oder Kopfweh.[807] Diese Beschwerden konnten zum Teil jahrelang anhalten.[808] Auch das Stillen bereitete den Betroffenen mitunter große Probleme. Allerdings wurden Kinder teilweise bis zu einem Alter von zwei oder drei Jahren durch die Mutter-

---

auffolgenden Jahr nach drei Monaten wieder. Von einer Schwangerschaft ist nicht die Rede. Dann brechen die Aufzeichnungen ab.

801 Beispielsweise IGM P 116 Fol. 176, P 117 Fol. 391, P 118 Fol. 72, P 119 Fol. 93 und Fol. 350, P 121 Fol. 132, P 122 Fol. 391, P 136 Fol. 162, P 139 Fol. 86, P 140 Fol. 48, P 143 Fol. 217, P 147 Fol.190.

802 Dies war bei 33 Patientinnen der Fall.

803 Häufig verschrieb er dann „Geburtspulver". Hierzu mehr in Kapitel 8.5. Beispielsweise IGM P 118 Fol. 90 und Fol. 271, P 121 Fol. 94, P 126 Fol. 25, P 123 Fol. 98, P 136 Fol. 181, P 138 Fol. 184, P 140 Fol. 47.

804 IGM P 122 Fol. 20.

805 Beispielsweise IGM P 116 Fol. 411, P 123 Fol. 340, P 137 Fol. 8, P 139 Fol. 66, P 145 Fol. 95, P 149 Fol. 118. Insgesamt wurden in 71 Erstanamnesen Vorgänge rund um die Geburt genannt.

806 Bei 253 Patientinnen wurden im Zusammenhang mit dem Wochenbett Beschwerden an der Brust geäußert. Beispielsweise IGM P 116 Fol. 377, P 118 Fol. 184, P 121 Fol. 125, P 137 Fol. 65, P 139 Fol. 60, P 143 Fol. 121, P 147 Fol. 192, P 148 Fol. 64.

807 Beispielsweise IGM P 116 Fol. 343 oder Fol. 388, P 117 Fol. 146, P 119 Fol. 31, P 121 Fol. 129, P 126 Fol. 60, P 139 Fol. 104.

808 Beispielsweise IGM P 116 Fol. 53, P 117 Fol. 328, P 118 Fol. 172, P 137 Fol. 119, P 138 Fol. 243, P 141 Fol. 7 oder P 144 Fol. 25.

milch ernährt und in diesen Fällen das Stillen möglicherweise als Teil der Familienplanung praktiziert.[809]

Auch Clemens von Bönninghausen war nie direkt an den Geburten durch seine Patientinnen beteiligt. In seiner Praxis hatte sich bereits die gestiegene Nachfrage nach homöopathischer Betreuung in diesem Bereich abgezeichnet.[810] Die beiden Homöopathen Samuel Hahnemann und van den Berghe behandelten ebenfalls zahlreiche Patientinnen mit derartigen Leiden.[811] Auch der kanadische Arzt Langstaff war zum Geburtshelfer ausgebildet worden. Allerdings lag der Schwerpunkt seiner Arbeit tatsächlich bei der Geburt selbst. Der postpartalen Betreuung widmete er weniger Zeit.[812] Sollte das auch auf die Ärzte in Münster zutreffen, so mag dies die verstärkte Inanspruchnahme des Homöopathen im Zusammenhang mit Wochenbettbeschwerden erklären. Ganz davon abgesehen war bis zum ausgehenden 19. Jahrhundert die Anwesenheit einer Hebamme bei der Geburt üblich. Erst wenn Komplikationen auftraten, war diese angewiesen, einen Arzt hinzu zu ziehen. Auch die Versorgung nach der Geburt lag eigentlich in den Händen der Hebammen. Doch auch hier galt, dass diese keine „inneren" Therapien durchführen durften.[813] So wäre es bei Frauen, welche unter stärkeren postpartalen Beschwerden litten, verständlich, sich an einen Arzt beziehungsweise im vorliegenden Fall an den Homöopathen von Bönninghausen zu wenden. Auch bei anderen Ärzten ist sichtbar, dass sie das Feld der Geburtshilfe nur in schweren oder gar Ausnahmefällen übernahmen. So behandelte der Tiroler Arzt Ottenthal Schwangere und Gebärende sowie Wöchnerinnen meistens medikamentös. Die Einsätze direkt bei der Geburt weisen auf solche hin, bei denen durch die Hebammen Komplikationen festgestellt oder befürchtet wurden.[814] Der Bieler Arzt Bloesch hielt sich von der Geburtshilfe

---

809 Äußerungen, ob eine Kranke stillte, finden sich in 65 Erstanamnesen. Beispielsweise IGM P 118 Fol. 396, P 122 Fol. 384, P 123 Fol. 76, P 125 Fol. 247, P 145 Fol. 78 oder P 147 Fol. 198. Etwas Ähnliches war auch in der Praxis des Vaters festgestellt worden. Baschin: Homöopathen, S. 294, Imhof: Einführung, S. 76–79, Unterkircher: Start, S. 66–68.

810 Clemens von Bönninghausen betreute etwa 16 % seiner Patientinnen in „gynäkologischen" Fragen. Bei 11,3 % handelte es sich um Probleme mit Schwangerschaft, Geburt und Wochenbett im engeren Sinne. Bis 1864 stieg dieser Anteil von knapp 4 % auf 15,5 %. Baschin: Homöopathen, S. 296.

811 Papsch: D38 Kommentar, S. 50–54, ebenso bei van den Berghe: Baal: Search, S. 229–239. An diesem Spektrum hat sich bis heute kaum etwas geändert. So deckt das Buch Roy; Roy: Homöopathie alle genannten Gebiete mit homöopathischen Ratschlägen und Hinweisen ab.

812 Der ebenfalls steigende Anteil der Behandlungen im Bereich der Geburtshilfe machte in der Praxis Langstaffs zwischen 6,8 % und 12,4 % aus. Duffin: Practice, S. 8–13, dieselbe: Langstaff, S. 97 sowie S. 178–217.

813 Vergleiche Seidel: Kultur, S. 419–420.

814 Hilber: Landarzt sowie Dietrich-Daum; Hilber; Wolff: Context. Mit diesem Aufsatz werden die Vermutungen, die weibliche Dominanz der Patientenschaft, sei auf die Geburtshilfe zurückzuführen, widerlegt. Hierzu Oberhofer: Landarztpraxis, S. 182, Roilo: Historiae, S. 67, Taddei: Ottenthal, S. 88.

ebenfalls weitgehend fern.[815] Gleiches traf auf den Bochumer Arzt Kortum zu.[816]

Insofern lässt sich feststellen, dass Friedrich von Bönninghausen zwar die damals übliche medizinische Ausbildung durchlaufen und in deren Rahmen auch die mittlerweile obligatorisch gewordenen Qualifikationen als „Wundarzt" und „Geburtshelfer" erworben hatte. Diese beiden Tätigkeitsfelder wirkten sich in seiner tagtäglichen Praxis aber kaum aus und der Homöopath nutzte sie auch nicht, um damit ein Alleinstellungsmerkmal seiner Praxis zu erzielen.[817] In einem so dicht besetzten „medizinischen Markt", wie es die Stadt Münster zu dieser Zeit aber war, wäre dies eher schwierig geworden. Anstatt daher, die von Hausärzten ohnehin als nicht besonders attraktiv empfundenen medizinischen Felder von Chirurgie und Geburtshilfe auszuüben, konzentrierte sich Bönninghausen vielmehr auf eine Nische, die seine Praxis noch sehr viel mehr von denjenigen der anderen Ärzte unterschied: die Homöopathie beziehungsweise die Behandlung nach deren Prinzipien.

---

815 Klaas: Bloesch. Zu den allgemeinen Vor- und Nachteilen einer geburtshilflichen Praxis Seidel: Kultur, S.327–336.
816 Balster: Wissenschaft, S. 22, S. 33 und S. 163. Ähnliches beobachteten Kinzelbach; Grosser; Jankrift; Ruisinger: Observationes, für den Nürnberger Arzt Götz in der Frühen Neuzeit.
817 Hierzu Seidel: Kultur, S. 321.

8 „Praxisalltag"

Wie genau der Alltag in der Praxis Friedrich von Bönninghausens ausgesehen hat, ist nicht bekannt. Es sind keine Dokumente von ihm überliefert, in denen er darüber schreibt, wann er seine Sprechstunde hatte, wann er morgens den ersten Patienten sah oder wann er sich seinem Feierabend widmen konnte. Auch wie die einzelnen Gespräche und Begegnungen mit den Betroffenen im Detail verliefen, ist unklar. Überliefert ist nur, was der Homöopath davon in seine Journale notierte. Ob Bönninghausen sich wohl manchmal über diejenigen wunderte, die lediglich ein einziges Mal zu ihm kamen und ihn dann im Unklaren über ihr Befinden ließen oder ob er wütend war, wenn er feststellen musste, dass sich die Kranken nicht nur an die homöopathische Kur hielten, ist ebenso wenig festzustellen. Dass allerdings viele Betroffene wirklich nur ein einziges Mal in der Praxis in der Servatiistraße erschienen und dass einige weiterhin an „schulmedizinischen" Therapien festhielten, ist in den Krankenjournalen belegt. Diese bieten die einzige Möglichkeit, die Praxis des Homöopathen zu rekonstruieren und geben auf Fragen zu deren Alltag Antworten. Sie ermöglichen es so, einige „harte Fakten", wie die Anzahl der Konsultationen und diejenige der Erstpatienten annähernd zu benennen. Annähernd deswegen, weil vermutlich nicht jede Konsultation so sorgfältig aufgezeichnet wurde, wie es zu wünschen wäre, und besonders deswegen, weil infolge der patientenzentrierten Form und der Auswertung bestimmter Jahre der Praxis, bei den Berechnungen der Konsultationsdaten diejenigen der Patienten fehlen, die in den nicht berücksichtigten Zeiträumen in die Praxis kamen.[818] In weiteren Schritten kann man aus den erhobenen Daten ableiten, an welchen Tagen und zu welchen Jahreszeiten Bönninghausens Dienste eher nachgefragt waren und an welchen er sich zurücklehnen konnte. Annäherungsweise kann man dann sogar sagen, wie viel Zeit der Homöopath theoretisch jedem Betroffenen widmen konnte. Auch über die verschriebenen Mittel geben die Dokumente Auskunft. Die Frage der Medikation als Teil der Behandlung wird daher ebenfalls dargestellt. Einzelne Notizen in den Journalen ermöglichen es, zusammen mit dem Conto-Buch auch etwas über die Kosten einer homöopathischen Therapie beziehungsweise in beschränktem Umfang über die Einnahmen der Praxis zu sagen. Insofern werden in den folgenden Teilkapiteln die „Aspekte der administrativen, kommunikativen und therapeutischen Gestaltung der ärztlichen Tätigkeit"[819] zusammengetragen, um den „Alltag" in der Praxis von Bönninghausens fassbar zu machen.

---

818 Dasselbe Problem haben alle Auswertungen, die sich auf eine derartig geführte Quelle stützen. Baal: Homoeopathy, S. 243. Es wurde sogar von Clemens von Bönninghausen selbst in dessen Aufsatz: Triduum, S. 38, thematisiert. Samuel Hahnemann verzeichnete ebenfalls nicht immer alle Behandlungen konsequent. Bußmann: D6 Kommentar, S. 3. Vergleiche Kapitel 3.2.

819 Nach der Beschreibung der „Frage nach dem Praxisalltag" des Forschungsverbundes auf http://www.medizingeschichte.uni-wuerzburg.de/aerztliche_praxis/index.html, Zugriff vom 19. August 2013.

8.1 Gestaltung und Entwicklung der ärztlichen Tätigkeit

Friedrich übernahm drei Tage vor dem Tod seines Vaters die Eintragungen der Erstanamnesen. Sogar am 26. Januar, dem Tag, an dem Clemens von Bönninghausen starb, wurden sechs Patienten behandelt. Anschließend führte er die Praxis allein weiter. 1864 konnte er weitere 621 Patienten erstmals in seinen Räumlichkeiten willkommen heißen und ihnen homöopathische Mittel verschreiben.[820] Die Gesamtentwicklung der Anzahl derjenigen Kranken, die bis 1889 eine neue Seite in den Journalen erhielten, zeigt eine steigende Nachfrage nach den Diensten des „jungen" Arztes in den ersten Jahren.[821] Ihren Höhepunkt erreichte sie 1866 und 1867, als mehr als 1.000 Patienten die Praxis in der Servatiistraße zum ersten Mal für eine Behandlung betraten. Dann war das Interesse nach einer homöopathischen Kur rückläufig. In Schaubild 21 werden die Eintragungen aus den beiden verlorenen Journalen berücksichtigt, da die darin notierten Kranken definitiv in der Behandlung waren, auch wenn darüber nichts gesagt werden kann. So nimmt die Anzahl der Patienten mit einem kleinen Plateau in den Jahren 1869 bis 1871 stetig ab.[822] Erst 1877 und 1878 stieg die Anzahl der Erstpatienten wieder leicht an, um dann erneut bis 1883 zu einem Tiefpunkt von 99 erstmals Behandelten in diesem Jahr zu fallen. Kurze Zeit später, 1886 und 1887, entschlossen sich wieder etwas mehr Kranke, auch die „alternative" Heilmethode auszuprobieren, und Bönninghausen verzeichnete einen kleinen Zuwachs, war aber weit davon entfernt, an die Erfolge in seinen Anfangsjahren anzuknüpfen. Zusammengenommen suchten zwischen 1864 und 1889 fast 11.500 Patienten den Rat des Homöopathen. Da die Bücher nach 1889 nicht mehr regelmäßig geführt sind, Bönninghausen aber nachweislich weiterhin tätig war, ist von einer wesentlich größeren Anzahl auszugehen.[823]

---

820 Die Erstanamnesen ab dem 23. Januar 1864 erfolgten in Friedrichs Handschrift. IGM P 116 ab Fol. 17. Die sechs Patienten vom 26. Januar 1864 in P 116 Fol. 26 bis Fol. 32. Zwischen dem 23. und dem 26. Januar kamen 15 Patienten erstmals in die Praxis. Insgesamt hat Bönninghausen in diesem Jahr 636 Betroffene behandelt.

821 Vergleiche Schaubild 21. Die Angaben beruhen zum einen auf den ausgewerteten Jahren und zum anderen auf der Basis einer Zählung aller anderen Eintragungen. Dabei können einzelne Doppelnennungen übersehen worden sein, so dass in den nicht weiter untersuchten Jahren die Anzahl der Erstkonsultationen höher sein kann.

822 Die Journale IGM P 120 und P 135 sind verloren gegangen. Sie umfassten den Zeitraum von Mai bis Oktober 1866 beziehungsweise September 1871 bis März 1872. In P 120 waren mindestens 305 Kranke verzeichnet und in P 135 mindestens 333. Für die Auswertungen wurden die fehlenden Angaben aus den Jahren 1868 und 1871 ergänzt. Vergleiche Kapitel 1.3. Die absoluten Zahlen, die diesem Schaubild zugrunde liegen in Tabelle 35 im Anhang. Ohne die Angaben in den fehlenden Journalen würden zwei tiefe Einschnitte in den Jahren 1868 und 1871 das Schaubild prägen.

823 Außerdem kam es ab und zu vor, dass Bönninghausen selbst die Konsultationen nicht verzeichnete. Vergleiche Fußnote 446.

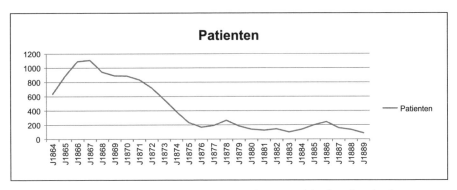

Schaubild 21: Anzahl der Erstpatienten im Verlauf der Praxis (absolute Angaben).

Für die untersuchten Jahre bedeutet das konkret, dass die Anzahl der neuen Patienten je Jahr im Mittel zwischen 930 in den der Anfangsphase der Praxis und 148 in den Jahren zwischen 1879 und 1882 schwankte.[824] In den letzten Jahren, die durch die Aufzeichnungen verlässlich dokumentiert werden, stieg das Mittel leicht auf 155 Kranke, die eine homöopathische Kur begannen. In den Jahren nach dem Deutsch-Französischen Krieg waren durchschnittlich 475 Betroffene erstmals zu Bönninghausen gekommen. Insofern ergibt sich aus den untersuchten 16 Jahren ein durchschnittliches Aufkommen von 427 Patienten je Jahr. Diese Anzahl sinkt leicht, wenn man alle Jahre berücksichtigt. Im Mittel entschieden sich zwischen 1864 und 1889 dann 416 Kranke je Jahr erstmals für eine homöopathische Therapie.[825] Damit lag die Praxis Bönninghausens unter derjenigen des belgischen Homöopathen van den Berghe. Dieser behandelte zwischen 1869 und 1902 21.340 Patienten, was im Mittel 647 neuen Patienten im Jahr entspricht. Allerdings hatte auch dieser Arzt nach 1881 einen starken Rückgang in der Anzahl der Erstpatienten, wenn auch auf höherem Niveau, hinzunehmen.[826] Andere Mediziner verzeichneten um 1862/63 zwischen 600 und 825 Neuzugängen. Einige Ärzte hatten sogar mehr als 2.000 Kranke neu aufgenommen.[827] Doch ist letzteres sicherlich die Ausnahme. Selbst Hahnemann hatten 1820, als er auf dem Höhepunkt seines Ansehens in Leipzig stand, 407 Betroffene erstmals um Rat gefragt. In den übrigen Jahren, die er dort tätig war, schwankte die Anzahl der Erstpatienten zwischen 99 und 342 und lag im Mittel bei 217 neuen Patienten im Jahr.[828] Diese Menge wiederum liegt unter der für Friedrich von Bönninghausen im Durch-

824 Einen Überblick bieten Tabellen 36 und 37 im Anhang, graphische Darstellung Schaubild 22.
825 Vergleiche Tabelle 37 im Anhang.
826 Baal: Search, S. 51 beziehungsweise S. 49 Schaubild 2.
827 Stolberg: Patientenschaft, S. 14–15.
828 Schreiber: Was, S. 58–59, eigene Berechnung nach Schaubild 3. Für die übrigen Jahre Schreiber: Hahnemann, S. 141–149, eigene Berechnungen nach den Graphiken 7 bis 17.

schnitt ermittelten Angabe in den ersten beiden Sampeln, übertrifft jedoch
diejenige für die beiden letzten untersuchten Zeitabschnitte.

Die Konsultationen insgesamt liegen selbstverständlich über der Anzahl
der Erstkontakte je Jahr, da die Behandlungen in vielen Fällen nicht nur eine
Konsultation umfassten.[829] So summierten sich in den ersten Jahren von Bönninghausens Tätigkeit die Patientenkontakte auf wenigstens 11.200 stattgefun-
dene Begegnungen.[830] Im Mittel sind das 2.811 Sitzungen je Jahr von 1864 bis
1867. In den nachfolgenden Jahren ging mit der Zahl der neuen Patienten
auch die Zahl der durchgeführten Konsultationen zurück und betrug nur noch
1.756. Zwischen 1879 und 1882 konnten nur noch 552 Arzt-Patienten-Kontakte im Durchschnitt erfasst werden und obwohl bis 1889 die Anzahl der
neuen Patienten wieder leicht anstieg, fiel diejenige der im Mittel durchgeführten Konsultationen weiter auf 516 je Jahr. Gerade hier mag jedoch eine
Rolle spielen, dass die Beratungen derjenigen Kranken, die nicht in den näher
untersuchten Jahren erstmals in die Praxis kamen, unberücksichtigt bleiben
mussten. Denn bis 1882 stieg der Anteil derjenigen Betroffenen an, die ihre
Behandlung über den Erstbesuch hinaus fortsetzten. Wenn man die Fortsetzung dieses Trends für diejenigen Kranken annimmt, die zwischen 1883 und
1885, den nicht weiter untersuchten Jahren, in die Praxis kamen, dann fehlen
in der Erhebung ab 1886 einige Konsultationen.[831] In den gesamten hier ausgewählten 16 Jahren der Praxis lassen sich mit Hilfe der Datenbank 22.537 Kontakte von Bönninghausen mit Patienten belegen. Im Durchschnitt entspricht
dies etwa 1.409 durchgeführten Beratungen im Jahr. Die wenigen Aufzeichnungen, die die Tätigkeit des Stuttgarter Homöopathen Rapp dokumentieren,
weisen aus, dass dieser innerhalb von zwei Jahren nur 618 Kontakte mit seinen Patienten hatte.[832] Samuel Hahnemann hatte 1820 fast 5.200 Konsultationen durchgeführt. Doch handelt es sich auch hier um eine Spitzenzahl. Allerdings kam der Homöopathiebegründer in seiner gesamten Leipziger Zeit

829 Hierzu Kapitel 8.3. Allerdings kamen 38,4 % der Betroffenen tatsächlich nur ein Mal.
830 Diese Angaben sind als Untergrenzen zu verstehen. Denn auch hier besteht das Problem,
    dass Betroffene, die zuvor den Vater konsultiert hatten und daher nicht in der Datenbank
    berücksichtigt sind, ihre Behandlungen nun beim Sohn in diesen Jahren fortsetzten. Von
    mindestens 500 Kranken ist bekannt, dass sie nach dem Tod Clemens von Bönninghau-
    sens weiter bei Friedrich in der Praxis waren. Diese weiteren Konsultationsdaten können
    aber nicht in der Datenbank abgefragt werden. Gleiches gilt in noch viel stärkerem Maß
    für die nachfolgenden untersuchten Jahre, da hier nicht nur die ehemaligen Patienten des
    Vaters, sondern auch die Patienten, die Friedrich in den nicht ausgewerteten Jahren um
    Rat fragten, nicht erfasst sind. Außerdem verzeichnete Friedrich, wie in Fußnote 446 er-
    klärt, nicht alle Konsultationen. Die Anzahl der in der Datenbank belegbaren Konsultati-
    onen in Tabellen 36 und 38 im Anhang, graphische Darstellung des Mittelwertes in
    Schaubild 22.
831 Zu der Entwicklung der Anzahl einzelner Konsultationen im Rahmen einer Behandlung
    Kapitel 8.3.
832 Held: Außenseitertum, S. 82. Es handelt sich hierbei um ein Conto-Buch und nicht um
    Krankenjournale. Möglicherweise notierte Rapp nicht alle Betroffene in diesem Buch,
    ähnlich wie es Friedrich von Bönninghausen tat. Hierzu Kapitel 8.6.

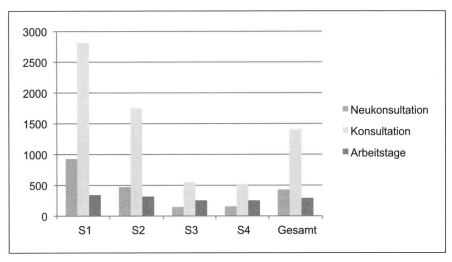

Schaubild 22: Mittlere Werte der Erstkonsultationen, Konsultationen und Arbeitstage je Jahr im Vergleich.

auf etwa 2.600 Konsultationen im Jahr.[833] Damit übertraf er Friedrichs Arbeitsaufkommen weit. Auch Clemens von Bönninghausen hatte im Verlauf seiner Praxis durchschnittlich mehr Konsultationen. Wobei in den unterschiedlichen Phasen seiner Tätigkeit zwischen etwa 1.000 und 3.700 Arzt-Patienten-Kontakte im Mittel je Jahr stattfanden.[834]

Ferner bleibt zu fragen, an wie vielen Tagen im Jahr Friedrich von Bönninghausen arbeitete. Ein Nachfahre Bönninghausens behauptete, der Homöopath habe lediglich an zwei Tagen in der Woche praktiziert.[835] Zumindest für den durch die Journale belegten Zeitraum stimmt dies nicht. Vielmehr hat er während der 16 Jahre im Mittel 291 Tage je Jahr gearbeitet. Aber es stimmt, dass er im Laufe der Praxis an immer weniger Tagen Dienst tat. Von anfänglich 341 Tagen, an denen er Konsultationen durchführte, fiel diese Anzahl zunächst auf 316 zwischen 1872 und 1875. In den späteren Phasen war Bönninghausen jedoch an noch weniger Tagen für seine Patienten zu sprechen und die durch die Datenbank belegbaren Arbeitstage reduzierten sich auf etwas mehr als 250 im Jahr.[836] Bei Clemens von Bönninghausen war im Laufe

---

833 Schreiber: Was, S. 58 und S. 60, eigene Berechnung nach Schaubild 3, Schreiber: Hahnemann, S. 141–145, eigene Berechnung nach Grafiken 7 bis 17. Insgesamt ergeben sich aus den elf Jahren 28.590 Konsultationen, wobei 1811 nur 766 nachgewiesen wurden (dabei wurden aber nur die Monate Mai bis Dezember 1811 berücksichtigt, Hahnemann zog im August 1811 nach Leipzig). Die übrigen Zahlen schwanken zwischen 1.075 (1812) oder 1.234 (1821, allerdings nur Januar bis Juli, Hahnemann verließ Leipzig im Juni 1821) und 5.190 (1820) beziehungsweise 5.117 (1819).

834 Baschin: Homöopathen, S. 318.

835 Bönninghausen: Stammväter, S. 97.

836 Die genauen Angaben in Tabelle 39 im Anhang, graphische Darstellung Schaubild 22.

seiner Tätigkeit genau das Gegenteil zu beobachten. Bis zu seinem Tod ver-
brachte er immer mehr Zeit in seiner Praxis beziehungsweise stand gerade in
den letzten Jahren fast jeden Tag den Kranken, die seinen Rat suchten, zur
Verfügung.[837]

Mit Hilfe dieser Angaben lässt sich nun die Auslastung der Praxis ermitteln. Dabei ergeben sich letztendlich recht bescheidene Zahlen von ungefähr
fünf Sitzungen je Arbeitstag, etwa zwei davon hatte Bönninghausen mit Personen, die ihm zum ersten Mal gegenüber saßen.[838] Wie bereits die zuvor ge-
schilderte abnehmende Nachfrage nahe legt, war auch der Aufwand je Arbeitstag im Laufe der Tätigkeit rückläufig. Zu Beginn hatte der Homöopath
noch etwa acht Konsultationen durchgeführt und knapp drei Kranke wagten
erstmals eine „alternative" Therapie bei ihm. Zwischen 1872 und 1875 fanden
knapp sechs Gespräche und Untersuchungen statt, wovon 1,5 auf Erstpatienten entfielen. In den letzten beiden untersuchten Phasen kam nicht einmal
mehr ein neuer Patient an jedem Tag in die Praxis, sondern die Anzahl sank
auf 0,6. Diejenige der durchgeführten Konsultationen ging sogar auf ungefähr
zwei je Tag zurück. Auch wenn man davon ausgeht, dass gerade in der Zeit
von 1886 bis 1889 mehr Arzt-Patient-Kontakte stattgefunden haben, bleibt deren Anzahl damit auf einem verhältnismäßig niedrigen Niveau.

Warum sich immer weniger Kranke für eine Therapie bei dem Homöopathen interessierten beziehungsweise eine solche durchführten ist nicht bekannt. Zum einen ist ein solcher Rückgang gerade in den späten Jahren der
Tätigkeit und mit zunehmendem Alter des Arztes in anderen Praxen beobachtet worden.[839] Allerdings war Friedrich von Bönninghausen 1879 gerade 51
Jahre alt, was eine solche Vermutung weniger wahrscheinlich macht, wobei
auch bei dem kanadischen Arzt Langstaff das tägliche Arbeitspensum ab einem Alter von etwa 55 Jahren abnahm.[840] Clemens von Bönninghausen und
der Tiroler Arzt Ottenthal waren beide älter als 70, als die Anzahl der Patienten in der Praxis sank.[841] Zum anderen könnte man vermuten, dass sich ein
gewisser „Sättigungseffekt" eingestellt hat. Die „alternative" Methode setzt immerhin einen gewissen Anteil an interessierter Kundschaft voraus und möglicherweise war dieser „Markt" nach den Anfangsjahren ausgeschöpft und diejenigen, die die Homöopathie zumindest einmal hatten testen wollen, hatten

---

837 Baschin: Homöopathen, S. 319.
838 Die Zahlen ergeben sich, wenn man die Anzahl der Erstpatienten und Konsultationen
    durch die Anzahl der Arbeitstage teilt. Die genauen Angaben in Tabelle 36 im Anhang,
    graphische Darstellung Schaubild 23.
839 Dieses Phänomen wurde sowohl in der Praxis des Vaters als auch bei dem kanadischen
    Arzt Langstaff, dem Tiroler Arzt Ottenthal und dem französischen Homöopathen Van-
    nier beobachtet. Baschin: Homöopathen, S. 317, Duffin: Langstaff, S. 36, Tabelle 2.2,
    Oberhofer: Landarztpraxis, S. 181, Roilo: Historiae, S. 65, Faure: Clientèle, S. 181, Ro-
    land; Rubashewsky: Status, S. 35.
840 Duffin: Langstaff, S. 36, Tabelle 2.2, er war 1825 geboren worden und die Angaben be-
    ziehen sich auf die Jahre 1880 bis 1882.
841 Für Bönninghausen Baschin: Homöopathen, S. 317, für Ottenthal Oberhofer: Landarzt-
    praxis, S. 181.

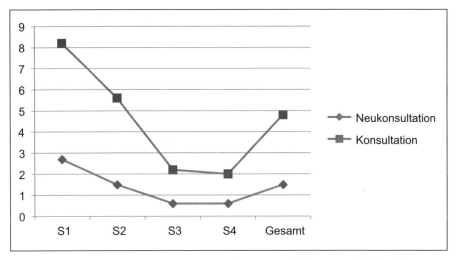

Schaubild 23: Neukonsultationen und Konsultationen je Arbeitstag im Verlauf der Praxis (Mittelwerte).

dies getan.[842] Allerdings darf man nicht übersehen, dass Bönninghausen seit 1878 Konkurrenz in seinem Spezialgebiet bekommen hatte.[843] Diejenigen, die also die Heilmethode Hahnemanns ausprobieren wollten, hatten ab diesem Zeitpunkt eine gewisse Wahlmöglichkeit. Eventuell könnte die Entdeckung des Tuberkuloseerregers 1882 und die damit verbundene Euphorie für die „Schulmedizin" in den 1880er Jahren zu einer weiteren Dämpfung der Nachfrage nach homöopathischen Kuren beigetragen haben. Nicht zuletzt war der Homöopath kein Arzt mit Kassenvertrag. Daher war eine Kostenübernahme durch eine Krankenversicherung unmöglich. Auch dies könnte weitere Interessierte von einem Besuch bei dem Homöopathen abgehalten haben.

Die verhältnismäßig hohe Anzahl an Konsultationen in den ersten Praxisjahren ist eher unüblich. Meist mussten sich junge Ärzte zunächst einen Patientenstamm aufbauen und steigerten dann mit wachsendem Ruf die Intensität ihrer Tätigkeit.[844] Gleiches galt aber oft auch nach einem Umzug, denn selbst Hahnemann musste sich nach seiner Niederlassung in Leipzig erst einer neue Kundschaft bekanntmachen.[845] Friedrich von Bönninghausen kommt wohl

---

842 Ein ähnliches Phänomen beobachtete Schreiber: Hahnemann, S. 144–145, für die Praxis Hahnemanns in den Jahren 1815 und 1816. Sie führt „nachlassende Aufmerksamkeit der Öffentlichkeit gegenüber Hahnemann" als Grund für den Rückgang neuer Patienten an.

843 Der Arzt Petrasch ließ sich 1878 in Münster nieder. Hermann Schnütgen, der sehr offensiv für seine Praxis warb und Öffnungszeiten inserierte, ließ sich 1886 in Münster nieder. Er hatte einen Vertrag mit den Krankenkassen geschlossen und war Vertreter der naturwissenschaftlich-kritischen Richtung. Hierzu Kapitel 4.

844 Stolberg: Patientenschaft, S. 15. Der Arzt, der dort mit 328 Neuzugängen im Jahr die kleinste Praxis führte, war Berufsanfänger. Ferner Thümmler: Rekonstruktion, S. 39, Oberhofer: Landpraxis, S. 180, Klaas; Steinke; Unterkircher: Business.

845 Schreiber: Hahnemann, S. 141–142.

zugute, dass er bereits eine etablierte Praxis mit einem gewissen Patienten-stamm übernehmen konnte.[846] Doch konnte er die Patientenzahlen in den ersten drei Jahren noch steigern. Da er auch „schulmedizinisch" ausgebildet war, mag dies zunächst einigen Betroffenen den Schritt zu der „alternativen" Heilweise erleichtert und deren Interesse zusätzlich geweckt haben.

Vergleicht man die so ermittelten Werte zu den durchgeführten Arzt-Pati-enten-Kontakten und der Anzahl der Kranken, die an einem Tag erstmals in der Praxis erschienen, direkt mit denjenigen aus der Praxis des Vaters, muss man feststellen, dass Friedrich wesentlich weniger durch seine Tätigkeit einge-spannt war. Lediglich in den ersten Jahren erreichte er annähernd die durch-schnittliche Anzahl von Erst- und Folgekontakten, die der Vater mit etwa elf Konsultationen und drei neuen Patienten je Tag erreicht hatte. Insbesondere die geringen Werte in den späteren Jahren lagen unter denjenigen, die Cle-mens von Bönninghausen sogar in der Anfangszeit gehabt hatte.[847] Der franzö-sische Homöopath Vannier empfing zwischen 1930 und 1954 etwa drei neue Patienten am Tag.[848] Allerdings hatte auch der Homöopathiebegründer Hahne-mann in einzelnen Phasen seiner langen Tätigkeit gelegentlich nur einen neuen Patienten je Tag, ab und zu auch gar keinen. Doch waren seine Dienste meist begehrter, ganz zu schweigen von seiner Arbeit in Paris, wo ihn bis zu 16 neue Kranke je Tag „belagerten".[849] Die Anzahl der von ihm täglich durch-geführten Konsultationen schwankte meist zwischen vier und zehn.[850] Insofern lag Bönninghausen gerade in den Jahren von 1879 bis 1889 weit darunter. Er war jedoch in dieser Zeit ähnlich beschäftigt wie beispielsweise der Arzt Gla-ser im Harz, der im Jahr 1750 im Schnitt zwar etwa zwei neue Patienten je Tag sah, aber nur drei Konsultationen durchführte.[851] Auch der Arzt Soemmerring (1755–1830) hatte im Jahr 1796 meist nur zwei bis drei Konsultationen am Tag,

846 Auch der Arzt Ottenthal hatte von Anfang an eine gut florierende Praxis. Dietrich-Daum; Hilber; Wolff: Context. Allgemein zur Rolle „familiären Kapitals" für eine ärztliche Pra-xis Jankrift; Schilling: Practice.

847 Baschin: Homöopathen, S. 316–318. Die Mittelwerte der Konsultationen (K) und davon Erstkonsultationen (EK) in der Praxis Clemens von Bönninghausens betrugen in den Jahren 1829/1833 4,8 K, 1,1 EK, 1839/1843 11,4 K, 3,4 EK, 1849/1853 10,5 K, 2,7 EK, 1859/1863 7,4 K, 2,2 EK.

848 Faure: Clientèle, S. 181.

849 Dinges: Arztpraxen, S. 45.

850 Jütte: Patientenschaft, S. 27–29 und S. 37 (1801 und 1831), Dinges: Arztpraxen, S. 45. Für 1815/16 belegt Genneper: Patient, S. 19, zwischen zehn und 15 Konsultationen, wobei es sich bei einem bis zwei Kranken um Erstpatienten handelte. Für 1834/35 nennt Papsch: D38 Kommentar, S. 27, sogar nur drei Behandlungen je Tag. Zu Beginn seiner Zeit in Leipzig hatte Hahnemann beispielsweise zwei neue Patienten je Tag und knapp sieben Konsultationen, in der Hochzeit dort zwischen 1819/20 konnten es aber auch 20 Konsul-tationen täglich sein. Schreiber: Hahnemann, S. 138–141. Im Jahr 1821 schwankte in den einzelnen Monaten die Anzahl der Konsultationen je Tag zwischen knapp fünf und etwa elf. Mortsch: D22 Kommentar, S. 81.

851 Thümmler: Rekonstruktion, S. 39. Im Jahr 1750 behandelte Glaser an 273 Tagen 556 Patienten in 820 Konsultationen. Ähnliche Daten für die Ärzte Magirus (1615–1697) und Götz nennen Schilling; Schlegelmilch; Splinter: Stadtarzt, S. 107 und S. 113.

auch wenn es ab und zu mehr als zehn sein konnten.[852] Insgesamt vergleichbar ist die Auslastung Bönninghausens mit derjenigen des kanadischen Arztes Langstaff, bei dem die durchschnittliche Zahl der Patientenkontakte je Tag von anfänglich lediglich einem auf neun Patienten anstieg.[853] Für die Praxis des Homöopathen ist der Weg jedoch genau umgekehrt, indem das zu bewältigende Pensum nicht etwa zu, sondern abnahm. Andere Ärzte sahen sich demgegenüber einer wesentlich höheren Arbeitsbelastung ausgesetzt. So betreute der Bochumer Arzt Kortum pro Tag etwa zehn Kranke.[854] In der Praxis des Landarztes Goedel (1836–1902) fanden am Tag zwischen einer und 23 Behandlungen statt.[855] Der Arzt Grotjahn im Harz führte täglich bei neun bis 13 Kranken Behandlungstätigkeiten durch.[856] Ganz ähnlich war es bei dem Tiroler Ottenthal.[857] Andere Ärzte betreuten bis zu 80 Patienten täglich. Allerdings beziehen sich diese Angaben nicht nur auf durchgeführte Konsultationen oder, wie im Fall Grotjahns, auf Hausbesuche. Die überwiegende Tätigkeit bestand bei diesen Ärzten im Ausstellen von Rezepten.[858]

Ausweislich dieser ermittelten Zahlen, hielt sich das Arbeitspensum Bönninghausens in einem überschaubaren Rahmen. Bei im Durchschnitt fünf Konsultationen am Tag hatte er sicherlich für jeden, der zu ihm kam, ausreichend Zeit für ein Gespräch und die Auswahl des passenden Mittels. Gerade in den Jahren zwischen 1864 und 1867 führte er aber eine große Praxis, die gemessen an der Anzahl der Erstpatienten und den durchgeführten Konsultationen anderer Arztpraxen vergleichbar ist. Trotz rückläufigen Patientenzahlen bot der Homöopath seine Dienste nachweislich an mehr als zwei Tagen die Woche an. Doch musste er sich trotz der verhältnismäßig geringen Arzt-Patienten-Kontakte keine Sorgen um sein finanzielles Auskommen machen.[859]

852 Dumont: Hölderlin, S. 127.
853 Duffin: Practice, S. 6–7.
854 Balster: Wissenschaft, S. 131.
855 Ein Durchschnittswert wurde nicht ermittelt. Wolff; Wolff: Profil, S. 571.
856 Engel: Patientengut, S. 53 und S. 94. Sie nennt für den Untersuchungszeitraum von neun Jahren 27.239 Rezepte, die Grotjahn ausstellte (3.026 im Jahr) sowie 11.755 gelegentliche und sogenannte „Expreß-Besuche" (1.306 je Jahr). Sie verzeichnete 42.113 verschiedene ärztliche Tätigkeiten.
857 Unterkircher: Praxis, S. 218. Im Durchschnitt lag die Anzahl der pro Tag behandelten Patienten bei 12,5 im Januar 1865 mit Extremwerten von drei beziehungsweise 15 Kranken.
858 Letzteres ist für den Arzt Ernst Heim (1747–1834) im Jahr 1795 belegt. Aber es handelt sich hier kaum um einen Durchschnittswert. Heischkel: Alltag, S. 2666. Einen mittleren Wert von etwa 38 Patienten je Tag berechnete Kirste: Tageslauf, S. 1911, für den Arzt Osterhausen (1765–1839). In Epidemiezeiten konnten daraus auch 60 bis 70 Besuche werden. Es ist nicht bekannt, ob die Ärzte eine stationäre Praxis hatten oder die Patienten zu Hause aufsuchten. Es ist daher bei der Beschreibung und der Beurteilung der ärztlichen Tätigkeit und der ermittelten Durchschnittswerte Vorsicht geboten, weil nicht immer geht aus den Quellen oder den Untersuchungen hervor, ob von direkten Behandlungen oder dem Ausstellen von Rezepten die Rede ist. Darauf verweist auch Stolberg: Patientenschaft, S. 5. Zu Grotjahn Tutzke; Engel: Tätigkeit.
859 Zu der Behauptung, Bönninghausen habe nur an zwei Tagen in der Woche praktiziert, Bönninghausen: Stammväter, S. 97. Hierzu der Hinweis im Nachruf, dass das Ehepaar von Bönninghausen sehr wohlhabend gewesen sei. Schnütgen: Sanitätsrat AHZ. Das

Ob der festgestellte Rückgang daher auf einer freiwilligen Entscheidung beruht oder möglicherweise durch andere Faktoren bedingt war, ist nicht mehr zu klären.

8.2 Begegnung von Arzt und Patient

Friedrich von Bönninghausen verfügte zeitlebens nie über einen Telefonanschluss.[860] Kranke, die seinen Rat wünschten, mussten ihn daher entweder persönlich aufsuchen, sich schriftlich an ihn wenden oder einen Boten schicken. Zumindest in zwei Fällen begründen die Patienten ihre schriftliche Anfrage damit, dass sie selbst das Bett hüten müssten und vorerst nicht in der Lage seien, nach Münster zu kommen.[861] Auch Sprechzeiten sind nicht überliefert. Falls Bönninghausen sich an dem Vorbild seines Vaters orientierte, hielt er möglicherweise nur vormittags Sprechstunde oder gegebenenfalls an wenigen Stunden am Nachmittag.[862] Es mag sich gerade bei Folgebesuchen auch um gezielte Abmachungen gehandelt haben, zu denen die Betroffenen erschienen, ohne dass es eine offizielle Sprechstunde gab. Allerdings waren die Absprachen nicht immer leicht, wie einer der wenigen erhaltenen Briefe zeigt. Der Patient hatte per „Depesche" um eine Konsultation gebeten, erhielt aber die Antwort, dass eine solche „heute und morgen nicht stattfinden könne".[863] Wie bekannt ist, distanzierte sich Samuel Hahnemann sehr deutlich von der damals gängigen Praxis der Hausbesuche und bestand darauf, dass die Betroffenen persönlich zu ihm kamen, wenn sie nicht bettlägerig waren. Diese Vorgabe setzte auch Clemens von Bönninghausen um.[864] Doch auch „allopathi-

---

Paar hatte 1884 geheiratet. Da sich die Witwe nach dem Tod Bönninghausens den Bau einer Villa leisten konnte, muss ein großes Vermögen vorhanden gewesen sein. Woher die Einkünfte stammten, ist nicht bekannt. Vergleiche Kapitel 2.

860 In den Adressbüchern wäre dies durch die Rufnummer beziehungsweise einen kleinen Telefonhörer ab 1902 kenntlich gewesen. Der Kollege Sanders hatte ein Telefon. Adressbuch 1905, S. 89. Münster verfügte seit 1887 über eine Telefonanlage. Bis 1914 gab es etwa 1.000 Anschlüsse in der Stadt. Siehe Tilly: Handel, S. 557.

861 IGM P 218/2 (die Gräfin fragte wegen ihres Kindes um Rat, hatte aber selbst eine Blinddarmentzündung) und P 220 (Aufregung wegen eines zuvor stattgefundenen Umzuges). Insgesamt spielte die Briefpraxis für Bönninghausen jedoch keine so große Rolle. Vergleiche Fußnote 650.

862 Vergleiche zu den Sprechzeiten Clemens von Bönninghausens dessen eigene Ausführungen in Bönninghausen: Regierung. Carl hatte seine Praxis nur für vier Stunden geöffnet, wie ein ausgeschnittener Artikel in IGM P 96 vorn im Deckel belegt. Zu anderen homöopathischen Ärzten die Ausführungen Baschin: Homöopathen, S. 333. Was die Angewohnheiten der anderen Münsteraner Ärzte angeht, siehe deren veröffentlichte Sprechzeiten in den Adressbüchern der Stadt, beispielsweise Adressbuch 1891, S. 50–51 und Kapitel 4. Die meisten Ärzte hatten zwischen vier und fünf Stunden Sprechzeit, meist verteilt auf Vor- und Nachmittag, zwei Zahnärzte hatten sechs beziehungsweise sieben Stunden geöffnet und der Arzt Schnütgen morgens von „8–11 ½ Uhr" und „Nachmittags von 2–4 Uhr".

863 Daher verfasste der Betroffene den nun vorliegenden Brief. IGM P 214/4.

864 Für Hahnemann beispielsweise Jütte: Arzt-Patient-Beziehung, S. 113, Schuricht: D16 Kommentar, S. 11–12. Allerdings führte auch Hahnemann Hausbesuche durch, wie

sche" Ärzte waren nicht in jedem Fall bereit, die Kranken in deren Häusern aufzusuchen und die weiten Wege auf sich zu nehmen. Dies trifft sowohl auf die Ärzte Ottenthal in Tirol und Alfred Grotjahn in Berlin als auch auf die frühneuzeitlichen Ärzte Glaser im Harz und Götz in Nürnberg zu.[865] Meist konnten es sich eher berühmte Ärzte leisten, die Kranken zu sich kommen zu lassen.[866] Allgemein durchgesetzt hat sich eine ärztliche Sprechstunde wohl erst ab der Mitte des 19. Jahrhunderts, wobei deutliche Unterschiede zwischen Stadt- und Landpraxen bestanden.[867] Im Gegensatz dazu, suchten die Ärzte in den Polikliniken des frühen 19. Jahrhunderts bewusst die Kranken zu Hause auf.[868]

Wie verhielt sich dies in der Praxis Friedrich von Bönninghausens? Drei Viertel aller Patienten waren bei ihren Erstanamnesen persönlich anwesend. Kindern wurden dem Homöopathen bei dem ersten Besuch etwas weniger häufig persönlich vorgestellt.[869] Gleiches war in der Praxis des Vaters festzustellen.[870] Der Anteil nicht anwesender Patienten war in anderen Praxen zum Teil höher, bei dem Nürnberger Arzt Götz war beispielsweise jeder zehnte Kranke nicht selbst vorstellig geworden.[871]

Konnten die Kranken nicht selbst in der Praxis erscheinen, wandten sie sich per Brief oder auch per Bote an den Arzt. Teilweise waren dann die Auskünfte über den gesundheitlichen Zustand der Betroffenen nicht allzu ausführlich.[872] Doch konnten auch zwei anwesende Jugendliche die Fragen des Ho-

---

Nachtmann: Behandlung, S. 103, belegt. Für Clemens von Bönninghausen Baschin: Homöopathen, S. 325.

865 Für Ottenthal Oberhofer: Landarztpraxis, S. 174–175, für Grotjahn Weindling: Practice, S. 397, für Glaser Thümmler: Rekonstruktion, S. 38–39, Schilling: Arzt, für Götz Kinzelbach; Grosser; Jankrift; Ruisinger: Observationes.

866 Das beste Beispiel ist Samuel Hahnemann. Zu dessen Einstellung Haehl: Hahnemann 2, S. 153.

867 Stolberg: Patientenschaft, S. 4–6, Vieler: Arztpraxis, S. 2–4, Merkel: Sprechstunden, Huerkamp: Aufstieg, S. 158, Esser: Arzt, S. 54, Heischkel: Alltag, Klaas; Steinke; Unterkircher: Business.

868 Hierzu am Beispiel von Göttingen und Würzburg ausführlich Neuner; Nolte: Training.

869 Von den 6.832 Betroffenen erschienen 5.142 persönlich beim ersten Besuch („ja" im Feld „persönliche Konsultation, 75,3 %), bei zwei war nicht festzustellen, ob sie selbst anwesend waren oder nicht und die übrigen 1.688 (24,7 %) waren als „n. v.", das ist nicht anwesend, vermerkt. Bei den Kindern waren 1.303 der 1.865 (69,9 %) anwesend und die übrigen 562 (30,1 %) nicht. Dass Kinder häufiger zu den in Abwesenheit behandelten Patienten gehörten, stellten auch Baschin: Homöopathen, S. 350–351, Thümmler: Rekonstruktion, S. 79, Kirste: Tageslauf, S. 1911, fest.

870 Baschin: Homöopathen, S. 349.

871 Kinzelbach; Grosser; Jankrift, Ruisinger: Observationes.

872 Eine Erstkonsultation per Brief wird ausdrücklich bei 77 Betroffenen vermerkt. Der Vermerk „sonst nichts zu erfahren", was auf eine Auskunft durch einen Boten hinweist, wenn der Betroffene laut den Notizen nicht selbst anwesend war, findet sich bei 15 Patienten. Einen mangelhaften Bericht vermerkte er beispielsweise in IGM P 116 Fol. 279, P 117 Fol. 5 oder P 119 Fol. 184. Gerade wenn der Kranke bettlägerig war, ist es verständlich, dass dieser nicht selbst bei dem Homöopathen vorstellig wurde. Solches ergibt sich aus wenigstens 20 Krankengeschichten.

möopathen nicht ganz zu dessen Zufriedenheit beantworten und er notierte in
den Erstanamnesen: „Sonst nichts zu erfahren." Ähnlich erging es ihm bei einer 48 Jahre alten Patientin, worauf Bönninghausen in deren Anamnese festhielt: „Ein gehöriges Krankheitsbild ist aus der Frau gar nicht herauszubringen."[873]
In einem Fall hatte ein Student, der aus Paderborn stammte, den Botendienst
für eine dort wohnende Frau übernommen, während zwei andere Boten die
Gelegenheit genutzt hatten, dem Homöopathen auch gleich ihre eigenen gesundheitlichen Beschwerden zu schildern.[874] Ein Kaplan führte für einen Be-
handlungswilligen die Korrespondenz und stellte so den Kontakt her, während
ein weiterer Geistlicher einem Tischler die homöopathische Kur empfahl.[875]
Einige Betroffene kamen wenigstens zu ihrem ersten Besuch nach Münster,
setzten dann aber von ihren Wohnorten aus die Behandlung per Brief fort.[876] In
anderen Fällen wechselten sich persönliche Anwesenheit in der Praxis, Visitationen durch Friedrich von Bönninghausen am jeweiligen Wohnort und briefliche Kontakte in Form von längeren Schreiben oder kurzen Telegrammen ab.
So fuhr er mit der Kutsche zwischen Ende August und Anfang Oktober 1865
nahezu jede Woche einmal knapp 30 Kilometer nach Darfeld, um die Tochter
eines westfälischen Adeligen zu versorgen.[877] In anderen Notizen sind ähnliche
Visiten vermerkt, die den Homöopathen nach Soest, Coesfeld oder Lüdinghausen führten. Doch wurden auch bei Münsteraner Patienten Hausbesuche
aufgezeichnet und berechnet.[878] In dieser Hinsicht hatte Friedrich von Bönninghausen also die Haltung seines Vaters nicht übernommen, sondern erfüllte
eher die Vorstellung eines Arztes, der zu jeder Tag- und Nachtzeit seinen Patienten zu Hilfe eilte. In der Tat notierte der Homöopath auch nächtliche Besuche oder solche, die bereits in den frühen Morgenstunden begannen oder erst
spät am Abend endeten.[879] Auch die Betroffenen suchten Bönninghausen teil-

873 IGM P 122 Fol. 256, P 136 Fol. 22 sowie P 116 Fol. 467.

874 Die Fälle der Reihe nach IGM P 119 Fol. 25, P 149 Fol. 182 und P 143 Fol. 175.

875 IGM P 116 Fol. 162 und P 118 Fol. 420. Ähnliche Fälle in Baschin: Homöopathen, S. 351.
     Zur Mittlerrolle von Geistlichen im Hinblick auf die Homöopathie Valenti: Medicina,
     S. 105–110, Stolberg: Homöopathie, Baschin: Stück.

876 Bönninghausen: Diät, S. 4, hatte den Kranken nahe gelegt, wenigstens zur Erstanamnese
     persönlich zu erscheinen. In einem direkten Gespräch war es für den Homöopathen
     noch immer am einfachsten, die für die Arzneimittelfindung notwendigen Informationen
     zu erhalten. Bei 145 Patienten geht aus dem Verlauf der Behandlung hervor, dass auch
     Briefe geschrieben wurden (Stichwort „Brief" im Feld „Behandlungserfolg).

877 IGM P 118 Fol. 9. Von diesen Besuchen kehrte er beispielsweise einmal „Nachts 1 ½ Uhr
     zurück" oder „nach 10 Uhr Ab.(ends)".

878 Hausbesuche sind vermerkt bei IGM P 116 Fol. 352 (Münster), P 125 Fol. 222 (Soest, nach
     eigenen Angaben acht Meilen von Münster), P 118 Fol. 177 (Coesfeld), P 119 Fol. 86 (Erme-
     linghof), P 122 Fol. 6 (in das Rheinland) und Fol. 68 (Hiltrup), P 122 Fol. 105 (Erpernburg),
     P 122 Fol. 179 (Münster), P 122 Fol. 233 (Mecklenbeck), P 126 Fol. 185 (Herten), P 126
     Fol. 290 (Münster), P 140 Fol. 168 (nach Marienloh bei Paderborn), P 147 Fol. 240 (in
     Münster beim Bischof), P 148 Fol. 42, P 136 Fol. 66 und Fol. 156, P 137 Fol. 291, P 139
     Fol. 78, P 140 Fol. 162 und P 144 Fol. 94 (alle Münster), P 144 Fol. 61 (Lüdinghausen).

879 Vergleiche IGM P 118 Fol. 9 (Abendvisiten) oder zwei nächtliche Visiten in P 122
     Fol. 105 sowie P 117 Fol. 262 („Morgens 4 Uhr vis."). Ein weiterer Hinweis auf Hausbe-

weise noch spätabends in seinem Haus auf oder ein geschickter Bote riss den
Arzt früh morgens aus dem Schlaf.[880] Viele der Visiten betrafen adelige Patienten oder weitere Angehörige der Oberschicht, doch scheint Bönninghausen
auch andere Kranke in ihren Häusern aufgesucht zu haben.[881] Aber der Homöopath war zumindest in späteren Jahren nicht mehr unter allen Umständen
zu derartigen Hausbesuchen bereit. Als ein Patient aus Rheine telegraphierte:
„Bitte heute Nachmittag zur Consultation hierher zu kommen.", lautete die
Antwort Bönninghausens: „Leider unmöglich".[882]

Dabei musste ein Termin bei dem Homöopathen nicht zwangsweise mit
einer Verschreibung enden. So ist beispielsweise bei zwei Betroffenen vermerkt, dass zwar eine „Consultation" und in einem Fall sogar eine Untersuchung stattgefunden habe, doch ein Mittel gab Bönninghausen nicht sofort
mit. Ob es später beispielsweise durch einen Boten nachgeliefert wurde, ist
unbekannt.[883] Neben einem eingehenden Gespräch mit den Patienten, das er
nach den Vorgaben in Hahnemanns *Organon* geführt haben dürfte, untersuchte
er die Kranken auch.[884] Dies schloss „manuelle" Untersuchungen, gezielte
Überprüfungen der Herztöne oder eine Pulsmessung ein.[885] So war beispielsweise dem 21 Jahre alten Diener eines Grafen „in Folge der Untersuchung
schwindlich u.(nd) übel" geworden. Er hatte über „Athembeschwerden mit
Beklemmung in der Herzgrube" geklagt, worauf hin ihn der Homöopath vermutlich abgehört und ihm dabei Anweisungen zum Tiefatmen gegeben hatte.[886] Bei einem Bauern notierte Bönninghausen, dass der „Herzschlag aussetz-
zend" sei. In anderen Fällen vermerkte er „unreine" Herztöne, Geräusche
oder wenn der Herzschlag zu langsam oder „überstürzend" und „unregelmä-
ßig" war.[887] Auch die Technik der Perkussion kam bei verschiedenen Betroffe-

---

suche bei Tag und Nacht findet sich in P 156 S. 18. Dort stellt er einer adeligen Patientin
drei derartige Besuche in Rechnung.

880 IGM P 117 Fol. 222. Die Mutter kam „um 9 1/2 Uhr Abends". Derselben Familie widmete Bönninghausen auch eine „lange Consultat.(ion)" ohne deren genaue Dauer anzugeben. IGM P 118 Fol. 381. Hier heißt es: „Morgens 4 1/2 Uhr bei mir der Bote".

881 Die Besuche in Erpernburg, Soest, Herten oder Darfeld betrafen adelige Patienten. Bei
IGM P 122 Fol. 233, P 126 Fol. 290 oder P 116 Fol. 352 war keine Schichtzuordnung
möglich, doch handelt es sich definitiv nicht um Adelige. Bei P 118 Fol. 177 handelte es
sich um eine Kaufmannsfamilie.

882 IGM P 214/3.

883 Vergleiche IGM P 116 Fol. 221, obwohl Bönninghausen aber „NB Erst nur Consultirt."
vermerkte, hatte er auch eine Medikation notiert. In den anderen Fällen P 116 Fol. 431
und Fol. 453 fehlt eine Medikation. In späteren Journalen konnte kein vergleichbarer
Fall gefunden werden.

884 Zu diesen Vorgaben Kapitel 3.2.

885 Untersuchungen im Allgemeinen wurden bei 92 Patienten vermerkt oder müssen aufgrund der Notizen zu Herztönen stattgefunden haben. Eine manuelle Untersuchung erfolgte bei IGM P 116 Fol. 60. Bei P 117 Fol. 18 nahm sich der Homöopath vor, während
der nächsten Konsultation „Brust und Herz genauer zu untersuchen". Pulsmessungen
beispielsweise bei P 121 Fol. 269, P 136 Fol. 236 und Fol. 260 oder P 138 Fol. 148.

886 IGM P 121 Fol. 69.

887 Das Beispiel IGM P 147 Fol. 165, weitere Patienten, bei denen Herz- oder auch „Mitral-
töne" vermerkt wurden unter anderen P 121 Fol. 265, P 149 Fol. 48, P 148 Fol. 15, P 137

nen zum Einsatz.[888] Außerdem wurde dem Homöopathen ein Mal eine Stuhl-
probe zugeschickt, die es zu untersuchen galt.[889]

Bei länger anhaltenden Krankheiten, bei denen die Behandlung nicht die
gewünschten Erfolge zeigte, wurden auch Atteste ausgestellt. So bestätigte
Bönninghausen die Behandlung einer an „Eierstock-Waßersucht“ leidenden
Frau, die zuvor von dem „längst verstorbenen Herrn Medizinal-Rat Sarrazin“
behandelt worden war. Einem etwa sieben Jahre alten Knaben attestierte er,
dass er derzeit „weder Schule noch Kirche besuchen dürfe“ und der Arbeitge-
ber einer Magd, die 1902 in der Behandlung des Homöopathen gewesen war,
erhielt darüber ein Schreiben für die „Alters- und Invaliditäts Versicherungs
Anstalt“.[890] Zumindest in einem Fall ist die Durchführung einer Totenschau
durch ihn belegt.[891] In einem anderen Fall wurde der Homöopath als behandelnder Arzt in das kirchliche Totenbuch eingetragen.[892]

Über Sprechzeiten ist, wie berichtet, nichts bekannt, doch geben die an
einzelnen Wochentagen durchgeführten Konsultationen in gewissem Maße
Auskunft darüber, wann der Arzt zur Verfügung stand. Zudem waren die
Dienste des Homöopathen nicht zu allen Jahreszeiten gleich stark nachgefragt.

Offensichtlich konnten die Leidenden an jedem Tag der Woche an die Tür
von Bönninghausens Praxis klopfen und wurden behandelt. Zumindest ergeben die Auswertungen durchgeführte Konsultationen von Montag bis Sonntag. Allerdings waren Mittwoch und Samstag für einen Arztbesuch besonders
geschickt.[893] Dies ist nicht verwunderlich, denn genau an diesen Tagen fand
der Wochenmarkt in Münster statt. Eine ähnliche Vorliebe, die Fahrt zum
Markt mit einem Arzttermin zu verbinden, hatten bereits die Patienten des
Vaters an den Tag gelegt.[894] Auch in anderen Arztpraxen konnte dieser Rhythmus nachgewiesen werden.[895] Dem Donnerstag konnte der Homöopath mit

Fol. 187 und Fol. 193, P 139 Fol. 236, P 141 Fol. 16 oder P 144 Fol. 36.

888 IGM P 133 Fol. 207 und Fol. 162 sowie P 141 Fol. 52. Zum Verfahren der Perkussion und
   ihrer Durchsetzung zunächst im Klinikalltag Lachmund: Körper, S. 71–76. Vergleiche
   Fußnote 174.

889 IGM P 118 Fol. 9.

890 Die Beispiele der Reihe nach IGM P 226/1, P 220/2 sowie P 228/2.

891 Die Totenschau und Ausstellung des Totenscheins vermerkte er in IGM P 123 Fol. 330.
   Atteste P 117 Fol. 1, P 144 Fol. 113, P 148 Fol. 170 und Fol. 193, P 149 Fol. 177 und in den
   Briefen P 217/4, P 217/5, P 220/2, P 226/1 und P 228/2.

892 BAM Münster St. Paulus-Dom, KB 8, Bl. 77, Nr. 3/1876. Es handelt sich um den Drechs-
   ler-Gesellen August Laureck, der im Alter von 19 Jahren im März 1876 an „Halsschwind-
   sucht“ gestorben ist. Als behandelnder Arzt ist „Dr. Bönninghausen“ eingetragen. Ich
   danke Frau Fleck, Münster, für die Auskunft. Ein Patient dieses Namens konnte jedoch
   nicht in der Datenbank und im Register IGM P 150 gefunden werden.

893 Die absoluten Angaben in Tabellen 40 bis 44 im Anhang, graphische Darstellung Schaubild 24.

894 Baschin: Homöopathen, S. 331, Werland: Märkte, derselbe: Eröffnung.

895 Oberhofer: Landarztpraxis, S. 184, Balster: Wissenschaft, S. 133, Merkel: Sprechstunden,
   S. 2355, Klaas; Steinke; Unterkircher: Business.

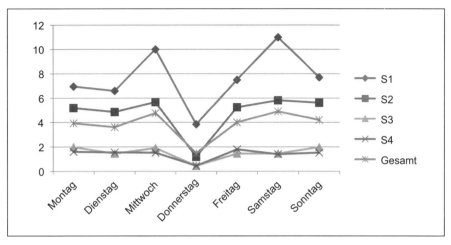

Schaubild 24: Konsultationen an den Wochentagen (Mittelwerte bezogen auf alle Wochentage eines Jahres).

viel Ruhe entgegen sehen. Gerade in den letzten dokumentierten Praxisjahren verteilten sich die wenigen Patienten nahezu gleichmäßig auf alle Tage der Woche mit Ausnahme des Donnerstags.

Im Gegensatz zu anderen Arztpraxen war also Bönninghausen nicht ausgerechnet am Sonntag durch viele Patienten in seiner Praxis gebunden.[896] Doch arbeitete er auch an Feiertagen, wie dem Fest der Heiligen Drei Könige, Ostern oder an Weihnachten. In letzterem Fall waren es aber meistens nur wenige Kranken, die den Homöopathen aufsuchten, so dass es sich hier um Notfälle gehandelt haben dürfte.[897] Heute suchen die meisten am Montag einen Arzt auf. Denn durch das Wochenende „verschobene" Besuche werden an diesem Öffnungstag nachgeholt.[898]

Im Gegensatz zu den Konsultationsdaten, war der Mittwoch bei den meisten neuen Patienten etwas beliebter für den ersten Besuch bei dem Homöopa-

---

896 Thümmler: Rekonstruktion, S. 41, Merkel: Sprechstunden, S. 2355, Kirste: Tageslauf, S. 1910, Balster: Wissenschaft, S. 131–134 und S. 209. Balster vermutet, dass die Menschen sonntags mehr Zeit hatten und einen Arztbesuch mit dem Kirchgang verbanden. In Münster scheint dies nicht in so starkem Maß zuzutreffen.

897 In den Jahren 1865 bis 1867, 1874 und 1875 sowie 1887 und 1888 lassen sich Konsultationen an Ostern nachweisen. Ähnlich ist es für Karfreitag, der lediglich 1875, 1880 bis 1882 und 1888 ohne Besuche blieb. Am 6. Januar arbeitete Bönninghausen mit Ausnahme der Jahre 1882 und 1886. Heilig Abend waren fast in jedem Jahr Betroffene bei dem Homöopathen gewesen, während am 25. Dezember höchstens ein oder zwei Besucher notiert wurden.

898 Grobe; Dörning; Schwartz: GEK-Report, S. 46.

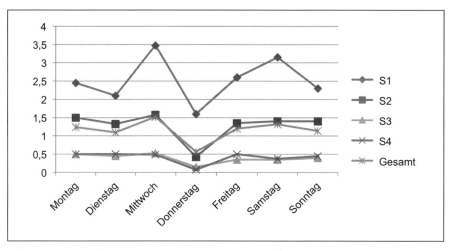

Schaubild 25: Erstkonsultationen an den Wochentagen (Mittelwerte bezogen auf alle Wochentage eines Jahres).

then als der Samstag. Ansonsten zeigt sich dasselbe Muster, was die Anzahl der Erstbesuche angeht.[899]

Zwar sind keine Sprechstundenzeiten überliefert, doch sei das Gedankenspiel erlaubt, wie viel Zeit er jedem einzelnen Patienten widmen konnte, wenn er wie sein Vater fünf Stunden am Tag die Praxis geöffnet hätte.[900] Bei durchschnittlich fünf Krankenbesuchen wären in der Tat 60 Minuten für die Begegnung mit den einzelnen Betroffenen zur Verfügung gestanden. In der Zeit zwischen 1864 und 1866 reduziert sich dies etwas, wenn man von acht Arzt-Patient-Kontakten ausgeht. Dann hätten für Gespräch und Untersuchung etwa 38 Minuten ausreichen müssen. Selbst wenn man den für die Praxis hohen Wert von durchschnittlich elf Konsultationen an einem Samstag in den Anfangsjahren zugrunde legt, wäre noch immer etwa eine halbe Stunde Zeit gewesen. Damit erfüllte Bönninghausen fast den Rahmen, den Samuel Hahnemann verschiedentlich für eine Begegnung von Therapeut und Krankem vorgegeben hatte. Üblicherweise veranschlagte er hierfür 30 bis 45 Minuten.[901] Im Vergleich zu seinem Vater hatte damit Friedrich theoretisch sehr viel mehr Zeit für die Einzelnen, ganz zu schweigen von der aktuellen Situation in den

899 Die absolute Angaben in Tabellen 45 bis 49 im Anhang, graphische Darstellung Schaubild 25.
900 Bradford: Pioneers, S. 187, Dunham: Letter. Dieser Zeitraum ist nicht ungewöhnlich. Hahnemann selbst hielt in Leipzig ebenfalls nur fünf Stunden, verteilt auf Vor- und Nachmittag, Sprechstunde. Schreiber: Hahnemann, S. 134. Auch andere Ärzte Münsters hatten teilweise nicht länger Sprechstunden, siehe die Beispiele in Kapitel 4 und Fußnote 862.
901 Haehl: Hahnemann 2, S. 387 und S. 412–413. Für die Zeit in Paris sprach er davon, dass ein neuer Patient seine Aufmerksamkeit zwischen 60 und 90 Minuten in Anspruch nahm.

Untersuchungsräumen der Ärzte.[902] Derzeit widmen Ärzte sich nur zwischen sechs und zehn Minuten einem Patienten.[903]

Allerdings verteilten sich die Besuche der Betroffenen nicht gleichmäßig über das Kalenderjahr. Für die gesamten untersuchten Jahre stieg die Anzahl der Erstpatienten bis in den Mai hinein an und nahm dann bis zum Ende des Jahres hin tendenziell ab mit zwei kleinen Gipfeln im Juli und Oktober. Die Anzahl der Konsultationen beschrieb eine vergleichbare Kurve, doch fehlt der Gipfel im Juli. Bönninghausen arbeitete im Mittel auch an zwischen 23 und 26 Tagen im Monat. Im September jedoch konzentrierten sich die Besuche auf weniger Tage, so dass die Vermutung nahe liegt, dass Bönninghausen sich in diesem Monat einige freie Tage gönnte.[904]

Zudem gab es gewisse Abweichungen in den Mittelwerten der einzelnen untersuchten Praxisabschnitte. So suchten die meisten neuen Patienten Friedrich von Bönninghausen zwischen 1864 und 1867 im April auf. Ein Sommergipfel lässt sich in diesen vier Jahren nicht ausmachen, während der Anstieg zum Oktober recht deutlich erkennbar ist. Von 1872 bis 1875 waren die Mittelwerte der Erstkonsultationen zwischen März und Juni fast auf einem ähnlichen Niveau, die Zunahme der Nachfrage nach den homöopathischen Dienste fiel im Juli daher bescheidener aus. Der Rückgang im August und der Anstieg zum Oktober sind sehr klar zu erkennen. In den Jahren von 1879 bis 1882 war der Andrang im Mai und Juli am größten. Der sonst übliche Frühjahrs- und Herbstgipfel war kaum zu bemerken. Ab 1886 waren die Monate März, Mai und Juli jeweils sehr beliebt für einen Erstbesuch, in den folgenden Monaten war die Nachfrage demgegenüber geringer.

Für Hahnemanns Praxis ist die saisonale Verteilung der neuen Patienten nur in wenigen Fällen untersucht worden. Zwischen 1811 und 1821 schwanken die Anzahlen derjenigen, die den Homöopathiebegründer zum ersten Mal um Rat fragten beträchtlich innerhalb der einzelnen Monate dieser Jahre. Im Mittel zeigt sich jedoch ein Höhepunkt von Erstkonsultationen im Juli, während diese bis März und ab August sehr stark rückläuft waren.[905]

---

902 Clemens von Bönninghausen hatte bei knapp elf Konsultationen am Tag durchschnittlich genauso viel Zeit. Allerdings war der Andrang bei ihm samstags wesentlich höher, so dass sich hier die Sprechzeit auf zwölf Minuten verkürzte. Baschin: Homöopathen, S. 332–333. Für die Gegenwart ermittelte eine internationale Studie eine durchschnittliche Konsultationslänge von 7,6 Minuten. Damit waren die Konsultationen deutscher Ärzte wesentlich kürzer als diejenigen von Ärzten in den Niederlanden (10,2 Minuten) oder der Schweiz (15,6 Minuten). Hierzu Deveugele; Derese; Brink-Muinen; Bensing; De Maeseneer: Consultation Length.

903 Vergleiche die Angaben in Fußnote 3.

904 Vergleiche die Angaben in Tabellen 37 bis 39 im Anhang, graphische Darstellungen Schaubilder 26 bis 28, jeweils die Linie „Gesamt".

905 Die Angaben nach Schreiber: Hahnemann, S. 141–149. Das Mittel der elf Jahre nach eigener Berechnung. Wie allgemein in der medizinischen Statistik bemerkt wurde, ist es sehr schwer festzustellen, welche Jahreszeit am „ungesundesten" sei. Dies unterliegt Schwankungen je nach Ort und Zeit. Oesterlen: Handbuch, S. 908–914.

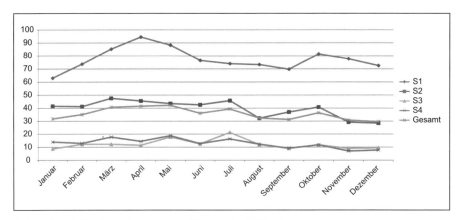

Schaubild 26: Erstkonsultationen im Jahresverlauf (Mittelwerte).

Die Anzahl der Konsultationen entwickelte sich nicht immer parallel zu derjenigen der Erstbesuche. Vielmehr bewegt sich fast in allen untersuchten Jahren der Praxis die Nachfrage nach den Diensten Bönninghausens auf einem ähnlichen Niveau mit einer abnehmenden Tendenz in den Wintermonaten November und Dezember. Verhältnismäßig deutlich zeichnet sich noch in den Anfangsjahren bei den Arzt-Patienten-Kontakten eine Zunahme bis in die Monate Mai und Juni ab. In den Wintermonaten, besonders im Januar und Februar fanden wesentlich weniger Sitzungen statt. Zwischen 1872 und 1875 waren März und Juni die Monate mit den meisten Besuchen. In den Jahren ab 1879 beziehungsweise 1886 ist allenfalls eine leichte Zunahme bis Mai beziehungsweise Juli zu erkennen.

In anderen Praxen wurden deutliche Häufungen der Konsultationen in den Frühjahrsmonaten beobachtet. Insofern unterstützt auch der zumindest leichte Anstieg, der in der Praxis Bönninghausens festgestellt werden konnte, die These für eine allgemein höhere Erkrankungsanfälligkeit der Menschen in diesem Zeitraum.[906] Auch ein Anstieg der Erkrankungsrate in den Sommermonaten ist nichts Ungewöhnliches. Meist weist dies auf vorherrschende Magen-Darm-Erkrankungen hin, die sich in diesen Monaten sehr leicht verbreiten. Eventuell bedeutet die rückläufige Ausprägung des „Sommergipfels" daher, dass die sanitären und hygienischen Bedingungen in Münster ab der zweiten Hälfte des 19. Jahrhunderts verbessert wurden und derartige Erkrankungen weniger häufig auftraten. Denn in der Praxis des Vaters war der Anstieg der Konsultationszahlen in diesen Monaten noch recht deutlich.[907] Ähnliches trifft auch auf die Tätigkeit Hahnemanns zu, soweit dessen Journale hinsichtlich der

906 Thümmler: Rekonstruktion, S. 41–43, Loetz: Kranken, S. 204, Duffin: Practice, S. 7, Klaas; Steinke; Unterkircher: Business.
907 Baschin: Homöopathen, S. 327–328.

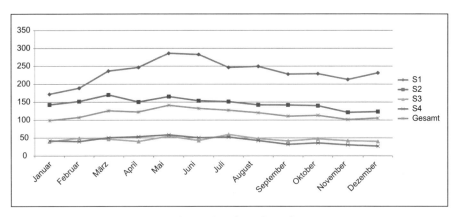

Schaubild 27: Konsultationen im Jahresverlauf (Mittelwerte).

saisonalen Inanspruchnahme seiner Dienste ausgewertet wurden.[908] Üblicherweise lassen sich in den Mortalitätsraten ähnliche „Frühjahrs- und Sommergipfel" ausmachen.[909] In anderen Praxen war die Behandlungsrate in den Wintermonaten bis einschließlich März höher. Auch heute suchen wesentlich
mehr Kranke zwischen November und März als in den Sommermonaten einen Arzt auf.[910]

In Bezug auf die Arbeitstage, die Bönninghausen seinen Patienten widmete, ist deutlich zu erkennen, dass er in den ersten Jahren mit Ausnahme der
Monate Januar und Juli bis Oktober fast an jedem Tag Dienst tat. Dies reduzierte sich bereits in den Jahren ab 1872 erheblich, wobei zu überlegen ist,
dass er möglicherweise in diesen Jahren dazu überging, einen Tag der Woche
keine Sprechstunden zu haben, ohne dass sich dies mit Sicherheit auf einen
Wochentag fixieren ließ, wie die Auswertung zeigte. Ausgesprochen häufig fiel
dieser „freie" Tag jedoch auf den Donnerstag, ohne dass dies näher begründet
werden kann. Die übrigen Tage, an denen kein Patient in die Praxis kam,
scheinen nicht festgelegt gewesen zu sein, so dass möglicherweise weniger der
eigene Wunsch für diese freien Tage sorgte, als vielmehr die mangelnde Nachfrage der Kranken nach seinen Diensten.

---

908 Für die Jahre von 1811 bis 1821 lag das Maximum der Konsultationen im Mittel im November und Juli. Die Anzahl der Arzt-Patienten-Kontakte nahm aber bereits von Januar
bis März zu. Schreiber: Hahnemann, S. 141–149, mit den absoluten Angaben, wonach
das Mittel selbst berechnet wurde. Für die Jahre 1833 bis 1835 lagen die Spitzen in den
Monaten März und August. Papsch: D38 Kommentar, S. 27.

909 In der Praxis Kortums war ebenso ein Anstieg der Konsultationen im Juli zu bemerken.
Balster: Wissenschaft, S. 126–127. Zu der saisonalen Verteilung der Mortalitätsraten Baschin: Untersuchung, S. 39–41 mit weiterführender Literatur.

910 In der Praxis Ottenthals waren die Krankheitsfälle von Januar bis März meist am höchsten. Roilo: Historiae, S. 65–66, Unterkircher: Praxis, S. 226–227. Für die heutige Situation Grobe; Dörning; Schwartz: GEK-Report, S. 49.

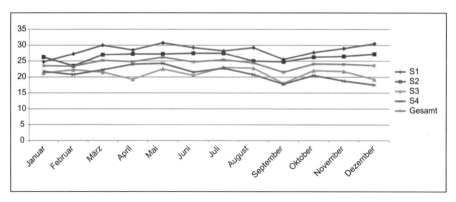

Schaubild 28: Arbeitstage im Jahresverlauf (Mittelwerte).

Im Gegensatz zu seinem Vater verteilte Bönninghausen daher seine Arbeitstage sehr gleichmäßig innerhalb eines Monates beziehungsweise im Jahresverlauf. Clemens von Bönninghausen hatte zunächst besonders in den Sommermonaten von Juni bis August an weniger Tagen für die Betroffenen zur Verfügung gestanden. Gerade in der Anfangszeit seiner Praxis, als er eigentlich
noch als preußischer Katasterbeamter arbeitete, fielen seine zahlreichen Reisen in diese Zeit. Bis zum Ende der Praxis gab es dann aber immer weniger
„freie" Tage für Clemens von Bönninghausen.[911] Auch Hahnemann hatte gelegentlich Tage ohne Patientenbesuche.[912]

Insofern dokumentieren die Krankenjournale, dass Friedrich von Bönninghausen ausreichend Zeit für jeden Betroffenen gehabt hat, auch wenn in
machen Monaten der Andrang etwas größer war. Die meisten Patienten standen oder saßen dem Homöopathen bei der Erstkonsultation in dessen Praxis
persönlich gegenüber. Aber es ist sehr interessant, dass Friedrich sehr viel häufiger als sein Vater Hausbesuche durchführte.

8.3 Verlauf der Behandlung

Jeder Kranke sucht üblicherweise einen Heiler auf, um gesund zu werden
oder zumindest die Leiden zu mindern. Dabei entscheidet letztendlich jeder
selbst darüber, wie oft und wie lange er die Dienste des gewählten Therapeuten in Anspruch nimmt. Zudem hängt die Häufigkeit der Konsultationen beziehungsweise die Dauer einer Kur von mehreren Faktoren ab, wie beispielsweise der Art des Leidens oder der Entfernung des Patienten zur Praxis.[913] Es
ist ausgesprochen schwierig, abzuschätzen, wie die Behandlungen bei Fried-

---

911 Für Clemens von Bönninghausen Baschin: Homöopathen, S. 328–330.
912 Papsch: D38 Kommentar, S. 26.
913 Jütte: Patientenschaft, S. 29, Balster: Wissenschaft, S. 142–146, Ehinger: D36 Kommentar, S. 24–25.

rich von Bönninghausen im Einzelnen verlaufen sind, weil die Journale sehr häufig über die weiteren Entwicklungen schweigen oder diese nur unzureichend wiedergeben. So ist in den Fällen, in denen die Kranken lediglich ein einziges Mal erschienen, in der überwiegenden Mehrheit unklar, ob sie durch eine einmalige Gabe der homöopathischen Mittel geheilt wurden, ob diese gar nicht geholfen hatten oder die Patienten gar gestorben waren.[914] Selbst wenn manche nach einem ersten Kontakt mit dem Homöopathen nach einer Weile erneut eine Konsultation durchführten, wurde nicht immer notiert, ob die ursprünglichen Beschwerden gebessert worden waren oder nicht und ob in der Zwischenzeit vielleicht wieder andere medizinische Maßnahmen zum Einsatz gekommen waren, ehe man nun doch wieder die Hoffnung auf die Globuli setzte. Daher bleibt im Folgenden zu untersuchen, welchen Verlauf einzelne Behandlungen nahmen und zu fragen, was dies für die Bindung an Friedrich von Bönninghausen bedeutete beziehungsweise wie die einzelnen Patienten die Homöopathie nutzten.

Dabei ist festzustellen, dass die Mehrheit der Kranken lediglich ein oder zwei Mal bei Bönninghausen vorstellig wurde.[915] Und selbst, wenn sie häufiger kamen dauerte für mehr als Dreiviertel aller Patienten die homöopathische Kur maximal ein Jahr.[916] Allein dies zeigt, dass es sich in der Mehrheit der Fälle lediglich um eine kurzzeitige Therapie handelte. Allerdings sind ähnliche Ergebnisse auch bei anderen Arztpraxen ermittelt worden. So hatten ebenfalls 78 % aller Kranken, die den belgischen Homöopathen van den Berghe konsultierten, ihre Behandlung innerhalb eines Jahres abgeschlossen. Doch war der Anteil derjenigen, die lediglich ein oder zwei Mal zu dem Arzt kamen, deutlich geringer als bei Bönninghausen und lag bei etwa 43 %.[917] Selbst bei Hahnemann waren mehr als ein Drittel der Patienten nur ein einziges Mal gewesen. Aber er hatte eine andere Aufzeichnungsweise, so dass die Kranken möglicherweise zu einem späteren Zeitpunkt in einem anderen Journal noch einmal genannt wurden.[918] Gleiches trifft auf die bisherigen Auswertungen zweier weiterer Krankenjournale zu. Demnach waren bei dem Bochumer Arzt Kortum etwa 60 % aller Patienten nur ein Mal in der Praxis gewesen. Ein dreimaliger Besuch bei diesem Mediziner war sogar eine Seltenheit. Auch der Arzt Johann Friedrich Glaser aus dem Harz sah 73 % seiner Patienten aus-

---

914 Es handelt sich um 2.622 Patienten, die nur ein einziges Mal bei Bönninghausen waren. Bei 2.559 von diesen ist unbekannt, wie sich die Beschwerden weiter entwickelten. Bei 26 verzeichnete der Homöopath eine Besserung der Symptome und bei 29 konnte er eine Heilung berichten. Allerdings gab es auch acht Patienten, denen die Globuli nicht halfen und von denen zwei starben.

915 Die absoluten Angaben in Tabelle 50 im Anhang. Von den 6.832 Betroffenen kamen 2.622 (38,4 %) nur ein Mal und 1.387 (20,3 %) nur zwei Mal.

916 Die absoluten Angaben in Tabelle 52 im Anhang. Von den 6.832 Patienten war die Behandlung bei 5.326 Betroffenen innerhalb eines Kalenderjahres beendet.

917 Baal: Search, S. 179–180. Eigene Berechnung nach den dort genannten Zahlen.

918 Schuricht: D16 Kommentar, S. 11. Ein einziges Mal erschienen 37 % der Kranken, zwei bis vier Mal 25,6 %. In den ersten Krankenjournalen traf dies sogar auf mehr als 50 % der Patienten zu. Hörsten: D2–D4 Kommentar, S. 51–52.

weislich des bisher untersuchten Journals lediglich ein Mal.[919] Ähnlich war es in der Praxis des Arztes Haller.[920] Der Nürnberger Stadtarzt Götz hatte hingegen durchschnittlich drei Mal mit einem Kranken Kontakt, sei es in direkter oder vermittelter Form per Boten.[921]

Es gab Betroffene, die Bönninghausen mehr als 100 Mal um Rat fragten, was auf eine sehr intensive Nutzung des homöopathischen Angebots schließen lässt. Doch waren dies nur sechs Patienten.[922] Bei 11,4 % der Betroffenen umfasste die Kur immerhin drei Besuche bei Bönninghausen, bis zu zehn Konsultationen hatten weitere 23,2 % der Kranken. Lediglich 6,6 % der Patienten sahen den Homöopathen mehr als zehn Mal.[923]

Auch in der Praxis des Vaters umfasste die Mehrheit der durchgeführten Behandlungen nur eine oder zwei Begegnungen des Homöopathen mit den Patienten.[924] Allerdings kamen diese durchschnittlich 4,4 Mal zu ihm, während bei Friedrich diese Zahl auf 3,9 sank.[925] Insofern waren Friedrichs Behandlungen kürzer als diejenigen seines Vaters. Deutlich zeigt sich, dass der Anteil derjenigen, die lediglich ein Mal bei Friedrich vorstellig wurden, wesentlich höher ist, als bei Clemens von Bönninghausen. Auch Langzeitpatienten waren eher in der Klientel des Vaters zu finden, wobei es zu berücksichtigen gilt, dass die regelmäßig geführten Journale Friedrichs seine Praxis nicht ganz abdecken und daher Konsultationen nach 1889 möglicherweise nicht mehr vollständig erfasst sind.

Dabei war bei Friedrich zunächst der Anteil derjenigen, die nur ein einziges Mal seine Dienste in Anspruch nahmen, rückläufig. In den letzten Jahren erreichte er jedoch mit fast 42 % einen Höhepunkt.[926] Es gelang also dem Homöopathen, nach den Anfangsjahren mehr Patienten zu mehrmaligen Besuchen zu bewegen. Ein ähnliches Phänomen ließ sich auch in der Praxis des Vaters feststellen.[927] Allerdings wurden bei Friedrich von Bönninghausen im Laufe der Praxis längere Behandlungen insgesamt seltener.

Deutliche Unterschiede zeigen sich in der Praxis im Zusammenhang mit dem geschlechtsspezifischen Konsultationsverhalten. Männer waren öfter als

---

919 Balster: Wissenschaft, S. 123. 828 von 1.382 Kranken waren nur ein Mal, 20,4 % (282) ein zweites Mal da. Thümmler: Rekonstruktion, S. 40. Von 556 Patienten kamen 409 (73,6 %) ein Mal, 92 zwei und 29 drei Mal.

920 22,6 % der Patienten (67 von 296 Patienten) waren nur ein Mal da. Boschung: Patient Records, S. 8.

921 Kinzelbach; Grosser; Jankrift; Ruisinger: Observationes.

922 Die absoluten Angaben in Tabelle 50 im Anhang.

923 Dies waren 453 Patienten. Die absoluten Angaben in Tabelle 50 im Anhang. Beim Vater traf dies auf etwa 8,0 % der Betroffenen zu. Baschin: Homöopathen, S. 336.

924 Baschin: Homöopathen, S. 335–337. Die graphische Darstellung des Vergleichs Schaubild 29.

925 Für Clemens von Bönninghausen Baschin: Homöopathen, S. 336. Die durchschnittliche Anzahl der Konsultation bei Friedrich ergibt sich als arithmetisches Mittel nach den Angaben in Tabelle 50 im Anhang.

926 Die absoluten Angaben in Tabelle 50 im Anhang, graphische Darstellung Schaubild 30.

927 Baschin: Homöopathen, S. 338.

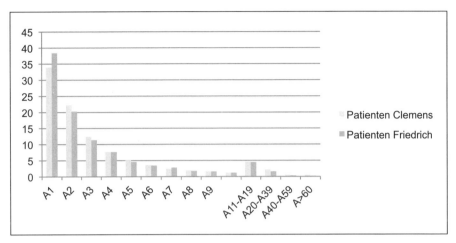

Schaubild 29: Anzahl der Konsultationen in den Praxen von Friedrich und Clemens von Bönninghausen (prozentuale Anteile bezogen auf alle Patienten).

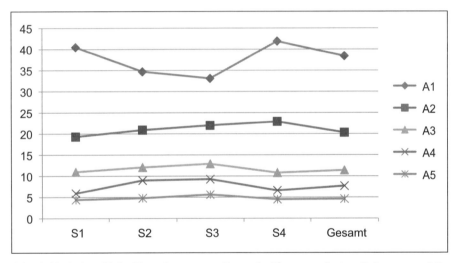

Schaubild 30: Anzahl der Konsultationen im Zeitverlauf (prozentuale Anteile bezogen auf die Patienten des jeweiligen Samples).

Frauen nur ein oder zwei Mal in der Praxis erschienen.[928] Mit Ausnahme von sechs und neun Konsultationen hatten Patientinnen dann immer den größeren Anteil. Besonders deutlich fällt dies ins Auge bei Behandlungen, die mehr als zehn Begegnungen von Arzt und Krankem umfassten. Lediglich bei einer Kur, die zwischen 40 und 59 Konsultationen beinhaltete, waren die Männer wieder leicht in der Überzahl. So umfasste eine durchschnittliche Behandlung bei Patientinnen 4,2 Besuche in der Praxis, diejenige der Patienten aber nur 3,6.

928 Die absoluten Angaben in Tabelle 51 im Anhang, graphische Darstellung Schaubild 31.

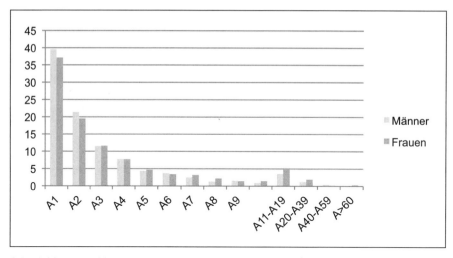

Schaubild 31: Geschlechtsspezifisches Konsultationsverhalten (prozentuale Angaben bezogen auf die Patientinnen und Patienten).

Während in der Praxis des Vaters die geschlechtsspezifischen Unterschiede nicht so deutlich ausgeprägt waren, waren bei dem Bochumer Arzt Kortum wesentlich mehr Frauen nur ein einziges Mal gewesen.[929] Allerdings zeigte sich in dessen Praxis auch, dass Männer zwar eher zwischen zwei und viel Mal bei ihm erschienen, Frauen jedoch letztendlich noch mehr Konsultationen im Laufe ihrer Behandlung hatten.[930] Heutzutage besuchen Frauen noch häufiger einen Arzt als Männer.[931]

Nach dem Alter der Kranken waren sowohl Kinder als auch Patienten ab 65 Jahren mit jeweils 3,5 Begegnungen weniger häufig im Verlauf einer Behandlung bei dem Homöopathen. Für die älteren Kranken gilt dies allerdings nur, wenn man zwei Betroffene, die 67 beziehungsweise 68 Jahre alt waren, bei ihrer Erstkonsultation und die im Verlauf der begonnenen Kur 140 und 143 Mal den Homöopathen aufsuchten, bei der Berechnung des Durchschnitts nicht berücksichtigt. Sonst kämen in dieser Altersgruppe auf einen Kranken fünf Konsultationen. Daher war eine Kur für Kinder in der Regel weniger lang

---

929 Frauen waren sogar leicht häufiger nur ein oder zwei Mal bei Clemens von Bönninghausen gewesen. Baschin: Homöopathen, S. 338–339.

930 Balster: Wissenschaft, S. 123. Prozentuale Angaben selbst berechnet nach den dort genannten absoluten Zahlen. Eine Konsultation hatten 56,3 % aller Männer und 62,5 % aller Frauen. Bei zwei Konsultationen waren es 22,5 % der Männer und 17,8 % der Frauen, für drei Besuche 8,7 % der Männer und 7,3 % der Frauen, vier Konsultationen hatten 4,8 % der Männer und 3,6 % der Frauen. Jeweils fünf Besuche hatten 2,4 % der Männer und Frauen, zwischen sechs und neun Besuchen bei 3,0 % der Männer und 3,2 % der Frauen, mehr als zehn Mal erschienen 1,8 % der Männer und 2,2 % der Frauen.

931 Hierzu mit möglichen Erklärungsansätzen Dinges: Immer. Aktuellere Angaben in Köster: Inanspruchnahme, S. 389 und S. 392, Grobe; Dörning; Schwartz: GEK-Report, S. 41.

als bei Erwachsenen. Bei den Kindern, die Clemens von Bönninghausen betreut hatte, waren diese dem Homöopathen öfter vorgestellt worden, als Erwachsene.[932]

Noch deutlicher zeichnen sich die schichtspezifischen Unterschiede im Konsultationsverhalten ab. Dass üblicherweise Wohlhabende eher und häufiger einen Arzt aufsuchen, ist bekannt. In der Praxis Bönninghausens dauerten die Behandlungen der Oberschichtsangehörigen durchschnittlich sieben Konsultationen. Selbst wenn man die längste Behandlung mit 150 Begegnungen nicht berücksichtigt, waren sechs Konsultationen immer noch deutlich mehr, als bei den übrigen Patienten aus den anderen Schichten. Mittel- und Unterschichtsangehörige suchten den Homöopathen im Mittel 3,8 Mal auf.[933] Ähnliches war in den Praxen Hahnemanns und Clemens von Bönninghausens festgestellt worden.[934] Es traf auch auf die Klientel des Bochumer Arztes Kortum zu.[935]

Spätestens, wenn der Therapeut selbst stirbt, ist keine Behandlung des Patienten mehr möglich. In den seltensten Fällen hielten die Betroffenen die Arzt-Patienten-Beziehung aber so lange aufrecht. Bei Friedrich von Bönninghausen spielt im Zusammenhang mit der Frage nach der Dauer der homöopathischen Kuren außerdem eine Rolle, dass seine regelmäßigen Aufzeichnungen nur bis 1889 reichen. Bei vielen Kranken, die nach diesem Zeitpunkt vom ihm betreut wurden, fehlen somit eventuell die Eintragungen oder konnten aufgrund der verwirrenden Notizen nicht mehr zugeordnet werden.[936] Die längste Behandlung erstreckte sich zwar über 31 Jahre, doch fragte der Betroffene lediglich bei neun Gelegenheiten in diesem Zeitraum nach dem Rat des Homöopathen. Damit wird bereits ersichtlich, dass es unmöglich ist, eine lange Arzt-Patienten-Beziehung auch mit einem intensiven Kontakt gleichzusetzen.[937] Letztendlich waren solche langen Behandlungszeiträume auch die Ausnahme. Die meisten Betroffenen kamen nur innerhalb eines Jahres zu dem Homöopathen. Auf eine Dauer von zwei Jahren brachten es immerhin noch knapp 11 %, während eine Arzt-Patienten-Beziehung über drei Jahre hinweg nur noch in 3 % aller Fälle vorkam. Ähnliches trifft auf eine vierjährige

---

932 Baschin: Homöopathen, S. 339–341.
933 Die absoluten Angaben in Tabelle 51 im Anhang.
934 Jütte: Patientenschaft, S. 35, Vogl: Landpraxis, S. 171, Hörsten: D2–D4 Kommentar, S. 50–51, Papsch: D38 Kommentar, S. 34. Hier wurde die Anzahl der Konsultationen je Patient in verschiedenen Berufsgruppen ermittelt. Allerdings waren die Gruppen Bildung/Wissenschaft, Kirche und Adel sowie aus der Verwaltung, die in der vorliegenden Untersuchung der Oberschicht zugeordnet wurden, diejenigen mit den höchsten Konsultationsanzahlen. Für Clemens von Bönninghausen Baschin: Homöopathen, S. 342–343.
935 Balster: Wissenschaft, S. 138.
936 Wie man in der Übersicht in Tabelle 52 im Anhang sieht, dauerten einige Kuren bis nach 1889. Weitere Notizen, bei denen es sich möglicherweise um eine Fortsetzung der Krankengeschichte handelt, dies aber nicht sicher zu belegen war, finden sich bei mindestens 31 Patienten in der Datenbank.
937 IGM P 117 Fol. 94. Die Behandlung des Patienten, dessen Geschlecht nicht bekannt ist, dauerte bis 1894.

Kur zu. Knapp 2 % aller Kranken hatten fünf Jahre lang den Homöopathen aufgesucht.[938] Dabei nahm im Laufe der Zeit der Anteil derjenigen stetig zu, die nur kurz innerhalb eines Jahres kamen, entsprechend wurden längere Behandlungen seltener.[939] Ähnliches traf auch auf die Praxis des Vaters zu.[940]

Wenn die Kur innerhalb eines Jahres zu Ende war, dann hatte jedoch eine knappe Mehrheit den Betroffenen den Homöopathen immerhin mehr als ein Mal aufgesucht.[941] Doch auch dann war der Heilungsversuch durch Bönninghausen innerhalb von zwei Monaten für die meisten Kranken beendet. Immerhin 14,5 % waren aber drei Monate in der Behandlung.[942] Auch für den belgischen Homöopathen ließ sich ein ähnliches Konsultationsverhalten nachweisen. Der Anteil derjenigen, die ihre Behandlung während zwei Monaten fortsetzten, war sogar geringer wie bei Friedrich von Bönninghausen.[943]

Auch in der Dauer der Behandlung lassen sich geschlechts-, alters- und schichtspezifische Unterschiede feststellen. So waren mehr Frauen länger als fünf Jahre bei Bönninghausen in der Behandlung.[944] Männer hatten demgegenüber noch häufiger nur eine Behandlung innerhalb eines Jahres. Für 97 % der Patienten war die Kur innerhalb von fünf Jahren abgeschlossen. Gleiches galt für Kinder. Doch fällt im direkten Vergleich mit der männlichen Klientel auf, dass „nur" 79,2 % der Kinder innerhalb eines Jahres behandelt wurden. Im Vergleich mit der Gesamtpatientenschaft und besonders den Patientinnen ist dieser Anteil jedoch wiederum höher. Die Jüngsten wurden daher nicht mehr länger und häufiger dem Homöopathen vorgestellt. Dieser Befund steht damit ganz im Gegensatz zu der Praxis des Vaters, in der Kinder und Jugend-

938 Die absoluten Angaben in Tabelle 52 im Anhang. Die Kur dauerte bei 78 % aller Kranken bis zu einem Jahr, bei 10,6 % aller Kranken bis zu zwei Jahre, für 3 % waren es drei Jahre und für 2,6 % vier Jahre. Innerhalb von fünf Jahren kamen 1,9 % der Betroffenen.

939 Die absoluten Angaben in Tabelle 52 im Anhang. Eine Kur mit bis zu einjähriger Dauer hatten 75,9 % S1, 79,2 % S2, 80,0 % S3 und 84,7 % S4. Behandlungen innerhalb von zwei Jahren nahmen von 11,0 % S1 auf 8,7 % S4 ab, bei einer dreijährigen Dauer war der Rückgang von 3,6 % S1 auf 0,6 % S4. Etwas geringer war der rückläufige Anteil bei einer Behandlungsdauer bis zu vier Jahren (3,1 % S1 auf 2,1 % S4) und bis zu fünf Jahren (2,2 % S1 auf 1,6 % S4).

940 Baschin: Homöopathen, S. 342–343. In der Praxis Ottenthals waren 52,8 % derjenigen, die den Arzt 1865 um Rat gefragt hatten (761 von 1.449), nur in diesem Jahr bei ihm gewesen. Für das Jahr 1875 traf dies nur auf 39,1 % (678 von 1.732) der Betroffenen zu. Eigene Berechnung nach den Angaben der Ottenthal-Datenbank, Zugriff vom 14. April 2011.

941 5.326 Kranke waren nur innerhalb eines Jahres bei Bönninghausen gewesen, davon hatten immerhin 2.704 (50,8 %) mehr als eine Konsultation. Die absoluten Zahlen in Tabelle 53 im Anhang.

942 Von denjenigen, die mehr als ein Mal innerhalb eines Jahres zu Bönninghausen kamen, kamen 719 (26,6 %) innerhalb eines Monats, 1.057 (39,1 %) innerhalb von zwei Monaten und 393 (14,5 %) im Verlauf von drei Monaten. Die absoluten Angaben in Tabelle 53 im Anhang.

943 Bei van den Berghe waren 27 % der Patienten nur ein Mal dagewesen, 31 % in einem Zeitraum bis zu einem Monat und 10 % innerhalb von zwei Monaten. Baal: Search, S. 180.

944 Hierfür und die folgenden Angaben Tabelle 54 im Anhang mit den absoluten Zahlen.

liche bis 18 Jahren eher länger in der Behandlung waren als Erwachsene.[945]
Sehr viel kürzer waren sie auch bei derjenigen Patienten, welche bei der Erstkonsultation 65 Jahre und älter gewesen waren. Nur 1,7 % von diesen waren
länger als fünf Jahre in der Obhut Bönninghausens. Bei 81,4 % war die Kur
innerhalb eines Jahres beendet. Deutlich ist, dass Angehörige der Oberschicht
über mehrere Jahre hinweg dessen Dienste in Anspruch nahmen. Allerdings
waren Angehörige der Mittelschicht in geringfügigem Maße sechs Jahre und
länger in der Behandlung.[946] Prinzipiell hielten daher die Kranken, die Friedrich von Bönninghausen um Rat fragten, diesem weniger lang die Treue als
diejenigen, die den Vater konsultiert hatten. Während bei letzterem die geschlechtsspezifischen Unterschiede bis zu einer Dauer von fünf Jahren nicht so
deutlich waren, waren die schichtspezifischen Differenzen in gleichem Maße
zu beobachten.[947]

Wie bereits deutlich wurde, bedeutet eine „lange" Behandlung nicht
zwangsweise eine intensive Bindung an den Homöopathen. Andersherum
muss eine „häufige" Inanspruchnahme nicht darauf hinweisen, dass der Betroffene über mehrere Jahre hinweg in Behandlung war.[948] Ganz davon abgesehen ist auch in verschiedenen Krankheitsverläufen nicht immer klar zu trennen, ob die Betroffenen wegen derselben Beschwerden oder wegen ganz
neuer Symptome zu Bönninghausen kamen. Denn selten notierte er so eindeutig wie im Falle einer 20-Jährigen, die ihn 1864 erstmals konsultierte. Diese
hatte ihn wegen einer „Geschwulst am inneren Unterschenkel" um Rat gefragt. Mit Hilfe von zwei Arzneimittelgaben konnte der Homöopath der Kranken helfen und sie heilen. Nach diesem Erfolg zog die Betroffene mehr als ein
Jahr später den Homöopathen auch bei Beschwerden im Wochenbett zu Rate.[949] Während einerseits mit zunehmender Länge der Arzt-Patienten-Beziehung der Anteil derjenigen Betroffenen zunahm, die nicht in jedem einzelnen
Jahr vorstellig wurden, gab es andererseits auch bei Behandlungen im Verlauf
von nur einem Jahr Kranke, die im Mittel jeden Monat in der Praxis erschienen.[950] Im letzten Fall könnte man von einer „kurzzeitigen Intensivnutzung"

---

945 Baschin: Homöopathen, S. 345.
946 Die absoluten Angaben nach Tabelle 54 im Anhang. Kuren von Angehörigen der Ober-
      schicht waren in 64,7 % aller Fälle innerhalb eines Jahres beendet, bei der Mittelschicht
      traf dies auf 72,7 % und bei der Unterschicht auf 78,6 % zu. Die Kuren waren für 96,1 %
      der Oberschichtsangehörigen nach fünf Jahren beendet. Bei der Mittelschicht war dies
      bei 95,5 % und bei der Unterschicht bei 96,9 % der Fall.
947 Baschin: Homöopathen, S. 344–345.
948 Dasselbe Problem bei Baschin: Homöopathen, S. 345, Baal: Search, S. 179–181.
949 IGM P 116 Fol. 77. Insgesamt waren im Verlauf der Behandlung bei 877 Kranken zusätz-
      liche Beschwerden als diejenigen der Erstkonsultation notiert worden. Bei 42 davon hatte
      Bönninghausen die Heilung der ursprünglichen Symptome vermerkt.
950 Die absoluten Angaben in Tabelle 55 im Anhang. Bei einer Dauer von drei Jahren, wa-
      ren 3,4 % der Betroffenen nur zwei Mal bei Bönninghausen gewesen. Bei einer vierjähri-
      gen Behandlung trifft dies auf 17,1 % der Patienten zu, bei fünf Jahren gilt es für 20,8 %.
      Der Anteil steigt für die Dauer von sechs Jahren auf 27,4 %, dann auf 34,2 % (Dauer sie-
      ben Jahre) beziehungsweise 31,8 % (Dauer acht Jahre). Bei einer neunjährigen Behand-
      lung waren 44,8 % der Betroffenen nicht in jedem Jahr bei dem Homöopathen gewesen

ausgehen, wie beispielsweise bei einem fünf Jahre alten Mädchen, das im Laufe von acht Monaten Bönninghausen 23 Mal vorgestellt wurde. Die Besserung ihrer Beschwerden hat sicherlich die Fortsetzung der homöopathischen Kur motiviert, doch weshalb diese dann abgebrochen wurde, geht aus der Geschichte nicht hervor.[951] Mit der Ausdehnung der Behandlung über mehrere Jahre hinweg, wurde bei einigen Patienten aus dieser „kurzzeitigen" Kur eine „Dauerbehandlung". Zwar ist es schwierig, eine Grenze zu ziehen, die zwischen einer Kurz- und einer Dauerbehandlung definitiv trennen soll, doch darf man von denjenigen Kranken, die fünf Jahre und länger im Durchschnitt fast ein Mal im Monat eine Konsultation hatten, wohl von überzeugten Nutzern der „alternativen" Heilmethode ausgehen.[952]

Wenn ein Kranker nicht in jedem Jahr bei dem Homöopathen war, ist nur schwer festzustellen, ob er die Behandlung gezielt bei bestimmten Beschwerden in Anspruch nahm oder zwischenzeitlich immer wieder andere Methoden ausprobierte. So belegt die Geschichte eines Bäckers aus Münster, dass dieser Bönninghausen aufsuchte, weil er von einem „allopathischen" Arzt aufgegeben worden war. Der Homöopath verschrieb ihm Sepia. Der Patient kam aber erst nach fast zwei Jahren wieder zu Bönninghausen. Die Symptome waren nach wie vor ähnlich, doch hatte der Kranke ebenso wieder zuvor den Arzt, der ihn eigentlich aufgegeben hatte, um Rat gebeten und von diesem ein Eisenpräparat erhalten. Es folgten drei weitere Konsultationen, ehe der Bäcker wieder aus dem Blickfeld geriet, nachdem sich eine gewisse Besserung eingestellt hatte. Erst 1876 sprach er erneut bei dem Homöopathen vor. Auch dieses Mal war die Konsultation des anderen Schulmediziners vorangegangen.[953]

Eine 50 Jahre alte Frau aus Münster legte eine „gezieltere" Inanspruchnahme der homöopathischen Dienste an den Tag. „Nach sehr viel Medizin", hatte sie sich im Februar 1865 erstmals an Bönninghausen gewandt, um „Erbrechen von bitterem u.(nd) Saurem, grünen Schleime" behandeln zu lassen. Zwar suchte sie im selben Monat den Homöopathen noch einmal auf, doch die Gabe Nux vomica sorgte dafür, dass die Beschwerden zunächst nicht wieder auftraten. Dies war erst im Juni wieder der Fall und Bönninghausen verschrieb ihr dieses Mal Arsen und Nux vomica. Ebenso erfolgten zwei weitere Konsul-

---

und bei zehn Behandlungsjahren stieg dieser Anteil auf 54,5 %. Kranke, die im Laufe ihrer Behandlung durchschnittlich mehr als ein Mal im Monat bei dem Homöopathen waren, haben eine Frequenz von höher als 1. Dies trifft auf 61 Patienten zu.

951 Das Beispiel IGM P 119 Fol. 251. Bei einer Kur innerhalb eines Jahres waren 42 Patienten (0,8 % von 5.326) im Schnitt einmal im Monat oder öfter bei Bönninghausen gewesen.

952 Bei einer Dauer von fünf Jahren kamen 2,3 % der Betroffenen im Schnitt ein Mal im Monat. Bei einer Dauer von sechs Jahren traf dies auf keinen Patienten zu, bei einer siebenjährigen Behandlung stieg der Anteil auf 5,3 % und zwei Patienten suchten im Lauf ihrer Behandlung von zehn Jahren den Homöopathen mehr als 100 Mal auf.

953 IGM P 121 Fol. 16. Der Patient kam 1866, 1868 und 1876. Bönninghausen notierte zwischenzeitlich „beß.(er), aber nicht fort". „Allopathische" Nutzungen lassen sich auch in P 117 Fol. 39 und Fol. 124, P 125 Fol. 222, P 138 Fol. 30 und Fol. 236, P 140 Fol. 196 und P 141 Fol. 5 finden.

tationen aus demselben Anlass.[954] Andere Patienten suchten den Homöopathen immer nur dann auf, wenn sie an eitrigen Entzündungen der Finger litten oder mit Augenbeschwerden zu kämpfen hatten, wobei unklar bleibt, ob dies die einzigen Leiden waren, die sie im Laufe der Zeit plagten.[955] Ein 29-Jähriger vertraute bei Verletzungen nicht nur auf die schulmedizinische Kunst, sondern suchte nach zahlreichen Schnitten immer wieder die homöopathische Hilfe.[956] Ähnlich griffen öfter Frauen bei zahlreichen Beschwerden im Verlauf der Schwangerschaft beziehungsweise besonders im Zusammenhang mit den Wehen und der bevorstehenden Geburt immer wieder auf Globuli zurück.[957]

Eine genauere Analyse einzelner Krankengeschichten scheint dabei wenig Aufschluss über die jeweiligen Motive für die Inanspruchnahme der Homöopathie zu geben. Zusätzlich zu den Unklarheiten infolge der knappen Aufzeichnungen und der mangelnden Informationen bezüglich des bisherigen oder des aktuellen Behandlungsverlaufs, treten weitere methodische Fragen, wie diejenige, ab wann von einer „neuen" Krankheitsepisode zu sprechen ist oder wo man die Grenzen zwischen „sporadischen" oder „gezielten" Nutzern ziehen soll, hinzu. Der Versuch, wenigstens einige Patientengeschichten genauer im Hinblick auf deren Verlauf zu betrachten, bringt diese Probleme sehr deutlich zu Tage.[958] Zwar könnte man von den ausgewählten 147 Krankengeschichten etwa 27 als „Dauernutzer" aufgrund der Länge ihrer Behandlungen oder der häufigen Arztpatientenkontakte einstufen. Doch wird allein bei sechs der Betroffenen deutlich, dass sie nicht exklusiv die Homöopathie nutzten. Einige Kranke kamen im Verlauf eines sehr kurzen Zeitraums sehr oft, ohne dass ersichtlich ist, weshalb die Kur abgebrochen wurde.[959] Die meisten scheinen Bönninghausens Dienste eher sporadisch genutzt zu haben und kamen in unterschiedlichen Abständen, häufig mit wechselnden Beschwerden zu ihm.[960] Bei manchen mag man vermuten, dass die Konsultationen gezielt erfolgten, bestätigen kann man dies aber kaum.[961]

Daher muss die Hoffnung, mittels der Anzahl der Konsultationen beziehungsweise der Länge der Behandlung einen Rückschluss auf die „Treue" zu einem Heiler beziehungsweise zu einer Behandlungsmethode zu schließen, enttäuscht werden. Zwar lassen sich gewisse Tendenzen ausmachen, doch sind

---

954 IGM P 117 Fol. 233.

955 So IGM P 147 Fol. 228 und P 148 Fol. 138.

956 IGM P 123 Fol. 23.

957 IGM P 126 Fol. 67, P 133 Fol. 141, P 137 Fol. 240 oder P 143 Fol. 131.

958 Ausgewählt wurden hierfür diejenigen Krankengeschichten derjenigen Patienten, die zehn Jahre und länger in Behandlung waren oder die mehr als 50 Konsultationen durchgeführt hatten sowie all diejenigen, die innerhalb eines Jahres neun oder mehr Monate in Behandlung waren. Dies waren 147 Patientengeschichten, die in der Datenbank durch das Stichwort „Krankheitsverlauf" kenntlich gemacht sind. Eine weitere Auswertung war bisher nicht möglich.

959 Dies traf am ehesten auf 19 der Betroffenen zu.

960 Diese Vermutung lag bei 84 der 147 ausgewählten Krankengeschichten nahe.

961 Eine gezielte Behandlung ähnlicher beschriebener Symptome könnte man bei 35 Betroffenen vermuten.

diese Indikatoren allein keine hinreichenden Erklärungsfaktoren.[962] Dennoch bleibt die Tatsache, dass die überwiegende Mehrheit der Klientel verhältnismäßig kurz in der Behandlung bei Bönninghausen war. Dies trifft aber nach bisherigen Erkenntnissen nicht nur auf seine Praxis zu, sondern genauso auf die Praxen anderer Ärzte, wie vergleichend in diesem Kapitel aufgezeigt wurde. Es greift deswegen zu kurz, eine „Erfolglosigkeit" der Homöopathie leichtfertig als Grund hierfür zu nennen.[963] Man müsste dann ebenso davon ausgehen, dass andere Kurmethoden ähnlich „erfolglos" waren.

8.4 Arzt-Patienten-Beziehung

Auch wenn anhand der durchgeführten Konsultationen oder der Dauer der Behandlung nur eingeschränkte Aussagen zur Arzt-Patienten-Beziehung möglich sind, kann diese noch etwas differenzierter betrachtet werden. Denn einige Krankengeschichten geben durchaus einen tieferen Einblick in das Verhältnis von Bönninghausen zu seinen Patienten beziehungsweise der Kranken zu ihrem Homöopathen.

Es ist bekannt, dass Samuel Hahnemann sehr hohe Ansprüche an seine Patienten hatte und von diesen nicht nur erwartete, dass sie persönlich bei ihm vorstellig wurden und möglichst sofort und bar bezahlten, sondern dass er neben Anweisungen zu Diätregeln auch Lektürevorschriften erteilte.[964] Ähnliches traf auf Clemens von Bönninghausen zu, der zudem einen Leitfaden für Kranke verfasste, in dem er verschiedene Hinweise zur empfohlenen Lebensführung gab. Zwar ist nicht bekannt, dass er dessen Lektüre voraussetzte, doch ging er sicherlich davon aus, dass die Publikation ihre Leser finden würde, ebenso wie sein „Lesebuch für das gebildete, nicht ärztliche Publikum" über die Homöopathie, das für Interessierte eine Einführung in das Wesen der Homöopathie sein sollte.[965] Friedrich von Bönninghausen dürften diese Erwar-

962 Auch heutige Studien haben Probleme, den Gebrauch von „alternativen" Heilmethoden zu erklären. Verschiedene Erklärungsfaktoren für die Entscheidung, wie eine Überzeugung von der Wirksamkeit der „alternativen" Methode, eine Enttäuschung von der Schulmedizin oder auch das langsame Hineinwachsen in eine Heilmethode, sind zwar relevant, aber nicht allein erklärungskräftig. Hierzu beispielsweise Sharma: Medicine, S. 36–59, Bishop; Yardley; Lewith: Review, Astin: Why, Günther; Römermann: Patient, S. 292–296, Günther: Patient, S. 132–133, Avina; Schneiderman: Why, S. 368.
963 Auch wenn bei der Mehrheit (53,4 %) der Behandlungserfolg unbekannt ist (3.646 der 6.832 Patienten), bleiben 1.463 Betroffene (21,4 %), deren Beschwerden gebessert wurden, und 113 (1,7 %) mit einer ausdrücklichen Heilung. Bei 948 Betroffenen (13,9 %) war unklar, ob die weiteren geschilderten Symptome eine Besserung darstellten oder nicht und 662 (9,7 %) konnte der Homöopath gar nicht oder kaum helfen.
964 Zu den Erwartungen Hahnemanns an seine Patienten Jütte: Arzt-Patient-Beziehung, S. 114–115 und S. 121, derselbe: Verdruß, S. 164, Hahnemann: Krankheiten, S. 90, derselbe in einem Brief vom 16. März 1831 an Clemens von Bönninghausen abgedruckt bei Stahl: Briefwechsel, S. 45–46.
965 Baschin: Homöopathen, S. 355–356. Bei den Werken handelt es sich um Bönninghausen: Diät und derselbe: Homöopathie.

tungen an die Kranken bekannt gewesen sein. Auch wenn er offenbar eher zu
Hausbesuchen bereit war, als die beiden anderen genannten Homöopathen,
so kam doch die überwiegende Mehrheit seiner Patienten zu ihm. Prinzipiell
konnte er sicherlich auch erwarten, dass die Betroffenen an der Heilung oder
zumindest Linderung ihrer Leiden interessiert waren und daher eine gewisse
Kooperationsbereitschaft voraussetzen.[966]

Allerdings scheinen nicht alle Kranken so behandlungswillig gewesen zu
sein, wie man vermuten mag. Obwohl sie sich an Bönninghausen gewandt
hatten, nahmen sie die verschriebenen Mittel nicht ein oder holten sie nicht
ab. Insofern machten sie selbst eine erfolgreiche Behandlung zunichte.[967] Bei
zwei dieser Patienten waren zu den ursprünglichen Symptomen weitere hinzu-
getreten, so dass sie deswegen die Mittel aussetzten.[968] Bei anderen waren
aber die Mittel zu spät eingetroffen, so dass sie ihrer Krankheit erlegen waren.[969] Es kam im Zusammenhang mit der Einnahme der Mittel auch zu Feh-
lern, so dass beispielsweise ein 28-Jähriger „alle 4 Stunden" eines der drei
Pulver eingenommen hatte, die ihm Bönninghausen mitgegeben hatte, ohne
diese, wie eigentlich üblich, in Wasser aufzulösen, und eine 22 Jahre alte Frau
hatte die ihr gereichten Pulver einfach zusammengemischt und eingenommen, ohne sich an die erteilten Vorschriften zu halten.[970]

Andere Betroffene nahmen es mit den Diätregeln nicht allzu genau. So
sollten eigentlich bei einer homöopathischen Kur sämtliche alkoholischen Getränke, außerdem Kaffee und Tee, gemieden werden, da diesen ein störender
Einfluss auf die Arzneiwirkung zugeschrieben wurde.[971] Dennoch wurde fort-
während Kaffee, Tee und Schnaps getrunken. Eine Dame, die in der Nähe von
Münster wohnte, verdarb sich beispielsweise mit Kaffee, Torte, Bier, Madeira
oder Pflaumen immer wieder den Magen.[972] Doch versuchte die Mehrheit der
Kranken, sich an die Vorschriften zu halten und zumindest im Fall einer jungen adeligen Patientin fragten deren Eltern, „ob Waldbeeren dürfen gegeßen
werden [sic!]", und einige Zeit später schrieb Bönninghausen eine „vollständige Diätanweisung" für die Familie, ohne dass diese im Wortlaut überliefert

---

966 Diese Kooperation in der Behandlung wird in der medizinischen Fachsprache mit dem
     Begriff „Compliance" belegt. Basler: Compliance. Am Beispiel der Patienten Hahne-
     manns verwendet Jütte: Arzt-Patient-Beziehung, S. 121–123, den Begriff.
967 Beispielsweise IGM P 116 Fol. 121 und Fol. 435, P 122 Fol. 115 und Fol. 120.
968 IGM P 116 Fol. 45 und 47b.
969 IGM P 117 Fol. 230 und Fol. 317.
970 Die Beispiele IGM P 126 Fol. 13 und P 122 Fol. 287.
971 Solche Vorschriften waren Bönninghausen durch die Lektüre des *Organons* beziehungs-
     weise die Schriften seines Vaters bekannt. Beispielsweise die Richtlinien bei Bönninghau-
     sen: Diät, S. 5–18, bei Hahnemann Fischbach-Sabel: D34 Kommentar, S. 122–125,
     Nachtmann: Behandlung, S. 100, Brockmeyer: Selbstverständnis, S. 117–132, Stolberg:
     Krankheitserfahrung, S. 173, Hahnemann: Krankheiten, S. 68–72. Die homöopathischen
     Ärzte Weihe, Gauwerky und Lutze gaben ihren Patienten solche Anweisungen auf Zet-
     teln mit. Solche Zettel sind überliefert in IGM P 53 im vorderen und P 96 im hinteren
     Deckel, P 221/4.
972 Das Beispiel IGM P 118 Fol. 398. Bei 35 Patienten wird ein solcher „Diätbruch" ersicht-
     lich. Vermutlich ist die „Dunkelziffer" jedoch höher.

wäre. In einem leider nicht vollständigen Brief aus Holland erbaten die Patienten die Übersendung neuer Pulver und versicherten dem Homöopathen: „in jeder Weise befolgen wir Ihre Verordtnungen [sic!]".[973] In einem anderen Brief wies Bönninghausen darauf hin, dass „die jetzige ungünstige Witterung auf den Blutlauf im Körper" einwirke und der Betroffene „möglichst Gemüthsbewegungen" vermeiden solle.[974]

In einigen Fällen wurde der Erfolg einer homöopathischen Kur in der Tat durch plötzlich auftretende Emotionen oder andere äußere Einflussfaktoren in Frage gestellt. So hatte sich eine Dame beim Empfangen der heiligen Sakramente derart geängstigt, dass die Beschwerden wieder auftraten. Bei einer 22 Jahre alten Frau war das Augenleiden „nach dem Staube beim Flachsbrech(en)" wieder schlimmer geworden.[975] Der Gesundheitszustand eines „Telegraphen-Leitungsrevisors" hatte sich „in Folge dienstlicher Aufregung erheblich verschlechtert". Er bat den Homöopathen daher um ein Attest, „welches in energischen Ausdrücken die Fernhaltung vom Dienste auf 6 bis 8 Wochen fordert". Der Homöopath kam dem Patienten entgegen, vermerkte in der Antwortnotiz jedoch nur einen „Urlaub von 5 Wochen".[976]

Zahlreiche Patienten wandten sich auch mit dem Wunsch, bestimmte Mittel zu erhalten, an ihn. Dabei handelte es sich meist um Arzneien, die den Ausbruch einer Krankheit verhindern sollten, wie die „Bräune-Pulver" oder im Fall von bevorstehenden Entbindungen um „Geburtspulver".[977] Vielfach wurden bei solchen Gelegenheiten auch Verwandte oder Bekannte versorgt.[978] Andere versuchten, per Brief Einfluss auf ihre Behandlung zu nehmen, oder baten um Auskunft, beispielsweise wenn die Erstwirkung zu stark ausgefallen war oder ihrer Meinung nach die weitere Einnahme der Pulver unnötig schien, weil bereits eine gewisse Wirkung eingetreten war.[979] Der Sohn eines Bauern „wünscht die Bedeutung der Krankh(eit) zu wissen" und erfragte diese auf postalischem Wege. Eine 21-Jährige erkundigte sich, ob ihr schmerzender Fuß, der Ruhe bedürfe, während ein „Justizrath" fragte, wie es mit der Anwendung von Malzbädern stehe.[980]

973 IGM P 118 Fol. 9 und P 214/2.
974 IGM P 228/4.
975 Die Beispiele IGM P 117 Fol. 236 (ähnlich P 118 Fol. 322) und P 121 Fol. 7, weitere Fälle P 116 Fol. 273 oder P 126 Fol. 271.
976 IGM P 217/5.
977 Mehr zur Zusammensetzung der „Geburts-" und „Bräune-Pulver" in Kapitel 8.5. Dort werden auch die Quellen genannt. Wenigstens 32 Patienten äußerten derartiges im Verlauf der Erstanamnese.
978 Solche „Patientendienste", bei denen anderen Betroffenen Medikamente mitgebracht wurden oder für diese Rat eingeholt wurde, lassen sich in mindestens 134 Krankengeschichten erkennen.
979 IGM P 117 Fol. 12 und Fol. 285, auch P 118 Fol. 478 oder P 214/4, P 217/5, P 218/2, P 219/2, P 220, P 223, P 226/2 (hier fragte der Patient sogar, ob Bönninghausen die Krankheit für „aussichtslos" halte).
980 Die Beispiele der Reihe nach IGM P 117 Fol. 73, P 119 Fol. 138 und Fol. 377.

Letzteres war eine gute Frage, denn üblicherweise sollten die Betroffenen, hatten sie sich einmal für die Homöopathie entschieden, allen anderen „allopathischen" Anwendungen fernbleiben. Zwar duldete auch Hahnemann teilweise noch Klistiere von kaltem Wasser oder Pflaster, aber an sich waren andere Maßnahmen nicht erlaubt.[981] Dennoch hielten sich auch in der Praxis Bönninghausens nicht alle Patienten an diese Regelung. Weiterhin wurden „allopathische" Mittel wie Laxiermittel, Morphium, Tropfen oder Eisen eingenommen, mit Salben und Seifen geschmiert oder Pflaster und Klistiere verwendet.[982] Mitunter wurden auch „allopathische" Ärzte konsultiert, bei erneuten Krankheitsfällen meist sogar ehe man Friedrich von Bönninghausen um Rat fragte.[983] Ein weiterer Kranker bevorzugte die Fortsetzung seiner Behandlung im Krankenhaus, wohingegen ein anderer auf den Rat der Barmherzigen Schwestern hörte und versuchte, seine Krätzeerkrankung mit Seife, Bädern und Salben zu vertreiben.[984] Andere suchten Kurbäder auf.[985]

Dabei urteilte Bönninghausen zumindest in den Eintragungen in den Journalen nie über das Verhalten der Patienten und setzte die Behandlungen trotz der „Untreue" fort. In einem Fall schickte der Homöopath den Kranken selbst in ein Krankenhaus und einem anderen erteilte er den Rat, „sich von einer Autorität untersuchen u.(nd) Behandlungsart angeben zu laßen".[986] Dies zeigt, dass Bönninghausen seine eigenen Grenzen kannte. In zwei weiteren Fällen kam es tatsächlich zum Abbruch der Kur durch den Homöopathen selbst. Eine 26 Jahre alte Frau hatte die Mittel nicht bezahlt, was ihn dazu veranlasste, sie nicht weiter zu therapieren, und bei einem anderen Kranken, der ohne das Wissen des Arztes in dem Bad Lippspringe gewesen war, endeten die Eintragungen ebenfalls abrupt.[987] Andere Patienten brachen von sich aus den Behandlungsversuch ab und gaben ausdrücklich an, bei einem anderen Arzt Hilfe

---

981 Beispielsweise Fischbach-Sabel: D34 Kommentar, S. 20 und S. 116–120, Busche: Patientennetzwerk, S. 100–101, Schreiber: Leipzig, S. 135–136, Nachtmann: Behandlung, S. 99, Stolberg: Krankheitserfahrung, S. 179. Zur externen Anwendung homöopathischer Mittel durch Hahnemann Genneper: Anwendung.

982 Beispielsweise die unterschiedlichen Anwendungen in IGM P 126 Fol. 133, P 139 Fol. 45, Fol. 137 und Fol. 215, P 141 Fol. 5, P 144 Fol. 61, P 136 Fol. 105, P 116 Fol. 228, P 138 Fol. 143, P 133 Fol. 185, P 118 Fol. 326, P 123 Fol. 159, P 122 Fol. 55 oder P 223. Insgesamt waren bei wenigstens 84 Patienten „allopathische" Anwendungen im Krankheitsverlauf zu finden.

983 Beispielsweise IGM P 136 Fol. 8, P 116 Fol. 115, P 140 Fol. 220 und Fol. 196, P 138 Fol. 236 und Fol. 30, P 149 Fol. 114, P 148 Fol. 83a, P 147 Fol. 181, P 126 Fol. 150, Fol. 109 und Fol. 82, P 121 Fol. 16, P 119 Fol. 219, P 118 Fol. 77, P 117 Fol. 383.

984 Die Beispiele der Reihe nach IGM P 149 Fol. 181 und P 123 Fol. 264. Dort heißt es: „Im vorig Herbste die Scabies auf Anrath der Barmherz. Schwester (1/2 St. einschmieren mit brauner Waschseife, 1/2 St. warm Bad, 1/2 St. Einschmieren mit weiß-grauer Salbe u. schl. 1/2 St. warm Bad u. dann ins Bett)" [sic!].

985 Beispielsweise IGM P 138 Fol. 57, P 121 Fol. 276, P 119 Fol. 66, P 118 Fol. 158 oder P 214/2.

986 IGM P 143 Fol. 159 sowie P 214/4 (der Brief stammt aus dem Jahr 1896).

987 IGM P 117 Fol. 78 und P 116 Fol. 268.

zu suchen.[988] Die weiteren Kurversuche mussten jedoch nicht zum Erfolg führen, wie das Beispiel eines 56-Jährigen belegt. Dieser war von einem tollen
Hund gebissen worden, Bönninghausen hatte ihm Mittel gegeben, doch starb
der Mann später in „allopathischer Behandlung". Offenbar gab es in diesem
Zusammenhang ein gewisses Nachspiel, denn der Homöopath notierte, dass
seine Arzneien eine Besserung des Zustandes hervorgebracht hätten.[989] Dabei
musste der Abbruch der Behandlung nicht zwangsweise eine Abwendung von
der Homöopathie bedeuten, wie folgende Geschichte zeigt. Im Jahr 1865
wurde Bönninghausen ein kleines Mädchen vorgestellt, dessen linkes Fußgelenk angeschwollen war. Über mehrere Jahre hinweg wurde die Behandlung
fortgesetzt und brach dann ab. Allerdings kam die junge Frau 1889 wieder. Im
Jahr darauf endeten die Eintragungen erneut. 1899 erhielt er aber die Mitteilung eines homöopathischen Arztes aus Bünde in Westfalen, welcher Aufschluss über die vorangegangenen Kurversuche wünschte, da die Patientin
mittlerweile zu „den wenigen Patienten, die ich bis dahin habe" zählte.[990]
    Ein Theologiestudent hatte 1865 erstmals den Rat von Bönninghausen
gesucht und war dann fast ein Jahr nicht mehr gekommen. Doch er lieferte
eine bezeichnende Erklärung für sein Verhalten. Ein „allopathischer" Arzt
hatte in dessen Seminar einen sehr negativen Vortrag über die Homöopathie
gehalten. Daher hatte der Kranke trotz einer Wirkung der Mittel die Kur nicht
fortgesetzt. Doch „der Entschluß reut ihn" und nun wünschte er nach weiteren
vergeblichen „allopathischen" Versuchen erneut Mittel.[991] Sehr viele andere
Patienten teilten dem Homöopathen außerdem eine erfolgreiche Behandlung
mit und bedankten sich sogar ausdrücklich dafür, wie eine Mutter, die sich
Ende des Jahres 1907 wegen der „Rettung unseres Kindes" „mit aller Hochachtung und Dankbarkeit" an den Homöopathen wandte.[992]
    Was sagen nun diese Episoden über das Verhältnis von Friedrich von Bönninghausen und seinen Patienten aus? Zunächst einmal bleibt zu bemerken,

988 IGM P 136 Fol. 195b, P 116 Fol. 250 und Fol. 218.
989 IGM P 118 Fol. 148. Es heißt dort: „beß. – die Narbe blau. – Übelk., benauth in der Brust,
     er sagt, die Pulver ziehen mir Alles aus dem Nacken aus; nach den Pulvern befand er sich
     derartig, daß man bereits sagte, es sei kein Tollwuth, vielmehr ein Nervenfieber. – + 17. Juli
     in allopath. Behandlung. – Die Leute in Wolbeck behaupten, von mein Pulvern sei bewirkt, daß sich gar kein Krämpf eingestellt haben, u. kein Wuthanfälle. 19.5.77. von Bruder
     obiges bestätigt."
990 Die Krankengeschichte ist in IGM P 117 Fol. 366 und P 149 Fol. 212 notiert. In der Datenbank handelt es sich um einen Datensatz. Der Brief hat sich erhalten unter IGM P
     228/1. Es handelt sich um den homöopathischen Arzt Kosemann (keine Lebensdaten),
     der sich erst kurz zuvor in Bünde niedergelassen hatte. Über den Arzt liegen keine weiteren Informationen vor. Er ist in Schroers: Lexikon nicht aufgeführt.
991 IGM P 117 Fol. 436. Wörtlich lautet der Eintrag: „In Folge Dr. Prof. Karsch's Auslaßung
     über Homöop. in Kolleg der Pastoralmedizin setzte Patient, trotzdem diese Mittel laut
     Bericht d. d. 15.12.1866 vortreffl. gewirkt, nicht fort; der Entschluß reut ihn u. wünscht
     nun nach allöop. Versuchen (vergebl.) neue Mittel."
992 IGM P 116 Fol. 152, Fol. 202, Fol. 213, Fol. 237 und Fol. 254, P 118 Fol. 291 und Fol. 462,
     P 119 Fol. 471, P 123 Fol. 141, Fol. 265 und Fol. 269, P 148 Fol. 223. Der Brief IGM P
     228/3.

dass es der Homöopath bei der Mehrheit der durch ihn Behandelten nicht für nötig hielt, irgendwelche näheren Bemerkungen zu deren Verhalten im Laufe einer Behandlung zu machen.[993] Daraus lässt sich schließen, dass deren Verhalten in seinen Augen im Rahmen des „Erwartbaren" oder „Normalen" lag. Außerdem ist bekannt, dass ganz offenkundig die Mehrheit der Kranken, die sich an den Homöopathen wandten, zuvor schon anderweitig Hilfe gesucht hatte. Überzeugte Anhänger der Lehre Hahnemanns waren sie also kaum und sie wurden es auch im Laufe der Behandlung nicht, wie teilweise aus den hier geschilderten Geschichten deutlich wurde.[994] Dennoch waren die Betroffenen zunächst einmal bereit, sich homöopathisch therapieren zu lassen. Dann befanden sie aber darüber, wie lange sie das Verhältnis zu Bönninghausen aufrecht erhielten und ob sie seinen Anweisungen Folge leisteten. Auch eine erfolgreiche Behandlung musste nicht dazu führen, dass bei einem erneuten Krankheitsfall sofort wieder zu den Globuli gegriffen wurde. Die Logiken, nach denen hier verfahren wurden, sind nicht mehr nachzuvollziehen.[995] Doch gilt, dass in der Wechselbeziehung zwischen Arzt und Patient immer verschiedene Motive zu berücksichtigen sind.[996] Was für den Arzt als „ungehorsam" erscheinen mag, kann für den Patienten der alleinige Ausweg sein, beispielsweise wenn eine Kur abgebrochen wird. Umgekehrt dürfte der Anspruch, auf sämtliche anderen Mittel zu verzichten, für Bönninghausen absolut selbstverständlich gewesen sein, wohingegen die Betroffenen dies als Anmaßung empfunden haben mögen. Letztendlich nutzten die Betroffenen das weite Spektrum, der ihnen zur Verfügung stehenden medizinischen Möglichkeiten, und insofern waren von deren Verhalten auch die anderen Ärzte betroffen.[997] Damit er-

---

993 Eine derartige Befolgung der „ärztlichen" Anweisungen wurde nicht thematisiert, weil sie die erwartete Norm darstellte. Somit wird das „normale" Verhalten kaum dokumentiert, obwohl es bei einer Vielzahl der Kranken vorausgesetzt werden kann. Abweichendes Verhalten wird hingegen wahrgenommen und sanktioniert. Einführend zum Begriff des „abweichenden Verhaltens" Peuckert: Verhalten. Gleiches gilt für die Briefe Hahnemanns. Stolberg: Krankheitserfahrung, S. 174. Beispielhaft für die raren Berichte über „positives" Verhalten Jütte: Ärzte, S. 213–214, Porter; Porter: Progress, S. 88–92.

994 Vergleiche Kapitel 8.3, ähnlich Baal: Search, S. 180–181. Auch heute führen viele Patienten eine homöopathische oder naturheilkundliche Behandlung ergänzend zu einer anderen Behandlung durch und sie hatten vielfach schon andere Ärzte um Rat gefragt. Schultheiß; Schriever: Warum, S. 76–79.

995 Treffend Kinzelbach: Gesundwerden, S. 288, Duden: Geschichte, S. 96. Zu einer Systematisierung ausschlaggebender Kriterien bei einer solchen Entscheidung Loetz: Faktoren, Dinges: Immer, S. 307–308, Stolberg: Heilkunde, S. 245–248.

996 Ähnliche Überlegungen bezüglich der Klientel des Vaters Baschin: Homöopathen, S. 366. Im Zusammenhang mit anderen Fragestellungen mit weiterer Literatur Stolberg: Ärzte sowie Wolff: Würgeengel.

997 Für die Patienten des Vaters Baschin: Homöopathen, S.141–145 und S. 354–368, für andere Ärzte Loetz: Kranken, S. 244, Baal: Search, S. 192–198, Lindemann: Krankheit, S. 205–206, Dinges: Einleitung, S. 7, Meyer: Patientenbriefe, S. 70, Sauerbeck: Hahnemann, S. 8. In allen im Forschungsverbund „Ärztliche Praxis 17.–19. Jahrhundert" untersuchten Arztpraxen wurde über das „Nichtbefolgen" ärztlicher Anweisungen berichtet. Zusammenfassend Baschin; Dietrich-Daum; Ritzmann: Doctor sowie Kinzelbach; Neuner; Nolte: Medicine.

scheint die Arzt-Patienten-Beziehung als ein wechselvoller Aushandlungsprozess, der unterschiedliche Ergebnisse zuließ.

8.5 Mittel und Verschreibungspraxis

Die Wahl der Mittel hängt von den beschriebenen Symptomen ab, denn der
Homöopath ist verpflichtet, jedem Kranken denjenigen Wirkstoff zu geben,
welcher beim Gesunden die ähnlichsten Merkmale hervorgerufen hat, über
die aktuell geklagt wird.[998] Es zeigte sich bei der Beschreibung des behandelten Krankheitsspektrums, das ein Großteil der Beschwerden trotz der individuellen Anamnesen ähnlich war. Darüber hinaus erweitert sich der zur Verfügung stehende Arzneimittelschatz der Homöopathie ständig, und durch neue
Prüfungen kommen zahlreiche weitere Symptome hinzu. Insofern gibt eine
Untersuchung der verwendeten Mittel Auskunft über die Kenntnisse des Homöopathen. Konzentrierte er sich auf einige wenige Mittel in der Praxis? Hatte
er sozusagen „Lieblingsmittel" oder verschrieb er auch einmal seltenere Wirkstoffe, die möglicherweise noch gar nicht ausreichend geprüft waren? Nahm
er im Laufe der Praxis neue Medikamente in sein Repertoire auf?

Das *Therapeutische Taschenbuch* Clemens von Bönninghausens von 1846
nennt nur diejenigen Mittel, die der Laienhomöopath selbst gut kannte und
die zum Zeitpunkt der Niederschrift relativ gut geprüft waren.[999] In der von
Klaus-Henning Gypser und Mitarbeitern revidierten Fassung des Werkes wurden weitere acht Mittel aufgenommen.[1000] Einige der im *Taschenbuch* aufge-
führten Mittel konnten in den Eintragungen in den Journalen nicht eindeutig
genug getrennt werden und wurden daher zusammengefasst.[1001] Auf diese
Weise entstand eine Liste von 128 Wirkstoffen, die im Hinblick auf ihre Ver-
wendungshäufigkeit in der Datenbank abgefragt wurden.[1002]

Friedrich von Bönninghausen verwendete bereits die „neuen" Mittel Apis,
Mercurius corrosivus und Symphytum, die erst in die revidierten Auflagen des

---

998 Teilergebnisse des folgenden Kapitels wurden in dem Aufsatz Baschin: Medikation vor-
    gestellt.
999 Ausführlich hierzu Wegener: Mittelfindung.
1000 Dabei handelt es sich um Apis (F), Bromium, Fluoricum acidum, Mercurius corrosivus
    (F), Millefolium, Psorinum, Symphytum (F) und Tabacum. Hierzu Bönninghausen: Ta-
    schenbuch, Heinrich: Betrachtungen. Die mit (F) gekennzeichneten Wirkstoffe verwen-
    dete Friedrich von Bönninghausen in seiner Praxis.
1001 Dies traf auf Carbo animalis beziehungsweise Carbo vegetabilis, Kali carbonicum und
    Kali nitricum, Magnesia carbonica und Magnesia muriatica, Magnetis poli ambo, Mag-
    netis polus articus und Magnetis polus australis zu.
1002 Die gesamte Liste und die absoluten Angaben in Tabelle 57 im Anhang. Neben den
    heute gebräuchlichen Abkürzungen werden dort auch diejenigen aufgeführt, unter de-
    nen die Mittel in den Krankenjournalen gefunden werden können. Allgemein wurde
    Friedrich von Bönninghausen mit den Jahren „schreibfaul". Anstelle von „Rhus" findet
    man dann nur noch „Rhs" oder statt der Abkürzung „Sulph." das entsprechende Apo-
    thekerzeichen, das mit „Dreieck Kreuz" in der Datenbank umschrieben wurde.

Taschenbuchs aufgenommen wurden.[1003] Er verschrieb sogar einige Wirkstoffe, die nicht in diesem Werk erwähnt werden. Dies trifft auf Glonoinum, Abies nigra, Calendula und Hypericum zu.[1004] Glonoinum wurde besonders in den Vereinigten Staaten geprüft und der Wirkstoff der amerikanischen Schwarzfichte (Abies nigra) stammt ebenfalls von dort.[1005] Wohl gehörten Calendula und Johanniskraut (Hypericum) schon seit Langem zur medizinischen Materia medica, doch waren die Stoffe noch bis in das 20. Jahrhundert hinein nicht ausreichend homöopathisch geprüft. Beide Mittel wurden bei Verletzungen empfohlen, gerade dann, wenn ein Nerv in Mitleidenschaft gezogen worden war.[1006] Insofern ist die Anwendung der Mittel bei einem 34 Jahre alten Kutscher nachvollziehbar. Dieser war fast zwei Jahre vor seiner Konsultation von einem Pferd in den linken Oberarm gebissen worden, wobei die Arterien und der „nervus" zerquetscht worden waren. Handgelenk, Hand und Finger waren nach wie vor gelähmt. Der Homöopath versuchte, dem Mann mit den Mitteln Arnica, Hypericum und Calendula zu helfen.[1007]

Dennoch war Friedrich von Bönninghausen weit davon entfernt, im Laufe seiner Praxis das gesamte zur Verfügung stehende Repertoire der homöopathischen Materia medica auszuschöpfen. Im Verlauf der ausgewerteten Behandlungszeit griff er zu 78 der im *Therapeutischen Taschenbuch* genannten Mittel. Von den insgesamt gebrauchten Wirkstoffen entfielen mehr als 70 % auf die sechs häufigsten Medikamente. Dies waren Belladonna, Pulsatilla, Nux vomica, Bryonia, Sulphur und Rhus.[1008] Das bedeutet, dass 37,2 % aller Patienten bei ihrer ersten Behandlung Belladonna erhalten hatten, jeweils etwas mehr als 19 % der Betroffenen hatte Nux vomica oder Pulsatilla bekommen und 12 % der Kranken war mit Bryonia therapiert worden, während 11 % ihre Kur mit Sulphur begannen. Den Wirkstoff Rhus, Wurzelsumach, hatten 8,5 % erhalten.[1009] Weitere Wirkstoffe wie Arsen und Sepia wurden in etwa 5 % aller Fälle verordnet. Mercurius und Silicea kamen bei 3 % der Betroffenen zum Einsatz, wohingegen dies bei Aconitum, Arnica, Calcarea und Drosera nur auf 2 % zutraf. Alle anderen Wirkstoffe fanden lediglich bei 1 % der Behandlungs-

---

1003 Diese verwendete er bei insgesamt 17 Patienten. Zu dem Mittel Tabacum hatte Bönninghausen zumindest einige Informationen gesammelt. Vergleiche Kapitel 3.1.

1004 Die vier Mittel wurden bei sieben Patienten verwendet. Zu Glonoinum die Erläuterungen in Kapitel 3.1.

1005 Einen Überblick bietet Allen; Hughes: Encyclopedia 1, S. 1–2 (Abies nigra), Encyclopedia 2, S. 419–421 (Calendula), Encyclopedia 5, S. 53–60 (Hypericum).

1006 Hierzu Mezger: Arzneimittellehre, S. 1 (Abies nigra), S. 193 (Calendula), S. 366–369 (Hypericum).

1007 IGM P 149 Fol. 144.

1008 Friedrich von Bönninghausen gab den Patienten öfter mehr als einen Wirkstoff in einer Verschreibung mit. Hierzu die nachfolgenden Ausführungen. Insgesamt enthielten die Verordnungen 10.232 Wirkstoffe, wobei Doppelnennungen in einer Medikation nicht berücksichtigt wurden. Hierzu die Übersicht in Tabelle 57 im Anhang.

1009 Hierzu Tabelle 57 im Anhang mit den absoluten Angaben.

fälle Verwendung. Carl von Bönninghausen griff bei seinen Erstmedikationen eher zu Sulphur, Pulsatilla und Sepia.[1010]

Von den Arzneien, die am meisten verschrieben wurden, zählen Belladonna, Pulsatilla und Nux vomica zu den sogenannten Polychresten, den vielnützigen Mitteln, „deren meiste Symptome mit den Symptomen der gewöhnlichsten und häufigsten Krankheiten des Menschen, wenigstens in Europa, an Aehnlichkeit übereinstimmen und daher sehr oft hülfreiche homöopathische Anwendung finden“.[1011] Gleiches trifft auf Sulphur zu, der darüber hinaus Samuel Hahnemann auch als eines der wichtigsten antipsorischen Mittel galt. Das bedeutet, es war eines der Mittel, mit dem vor allem chronische Krankheiten, die auf eine „Psoraerkrankung“ zurückgehen, behandelt werden können.[1012] Auch bei Bryonia hob Hahnemann in der Einleitung seiner *Reinen Arzneimittellehre* hervor, dass „ihre Heilkräfte“ „von großem Umfange“ seien ohne, dass er jedoch das Wort Polychrest ausdrücklich erwähnte.[1013] Rhus bezeichnete er demgegenüber als eine „merkwürdige und schätzbare Arzneisubstanz“, die nur in sehr hohen Verdünnungen verwendet werden sollte. Als Leitsymptom hob er hervor, dass sich die Beschwerden in der Ruhe verschlimmerten, in der Bewegung jedoch besserten. Bewährt hatte sich der Wirkstoff bei Typhuserkrankungen.[1014]

Auch für die Praxis Hahnemanns ist belegt, dass dieser bestimmte „Lieblingsmittel“ hatte, die er sehr häufig verwendete.[1015] Leider ist in der Auswertung des Journals D5 aus den Jahren 1803 bis 1806 darauf verzichtet worden, auch die Mittel aufzunehmen, die lediglich ein oder zwei Mal gebraucht wurden. Dennoch wird deutlich, dass Hahnemann nur 45 Wirkstoffe mehr als drei Mal verschrieb und somit ebenfalls kaum die gesamte Bandbreite möglicher Arzneien ausschöpfte.[1016] Zwar spielten dabei gerade diejenigen Mittel eine herausragende Rolle, die er schon eingehend untersucht hatte, trotzdem kamen in den frühen Jahren von Hahnemanns Praxis vor allem Pulsatilla, Chamomilla und Nux vomica zum Einsatz. Diese zählen, wie zum Teil schon erwähnt, zu den „vielnützigen (Polychrest-) Arzneien“.[1017] Zudem ist bisher kaum der Versuch gemacht worden, in den Auswertungen der Journale direkt

1010 Allerdings lassen sich für ihn nur 108 Patienten nachweisen. Baschin: Carl, S. 265.
1011 Hahnemann: Arzneimittellehre 2, S. 1373.
1012 Hahnemann: Arzneimittellehre 3, S. 1853.
1013 Hahnemann: Arzneimittellehre 1, S. 406.
1014 Hahnemann: Arzneimittellehre 3, S. 1590–1617. Hahnemann erwähnt in diesem Zusammenhang nicht, dass es sich bei Rhus um ein Polychrest handle. Mezger: Arzneimittellehre, S. 606, zählt die Blätter des in Nordamerika heimischen und in Deutschland als Zierstrauch üblichen „Giftsumach“ zu den „wichtigsten Polychresten“. Das ganze Arzneimittelbild ebenda, S. 606–611.
1015 Varady: Pharmakotherapie, S. 37. Diese änderten sich im Laufe der Praxis aber, wie in den folgenden Ausführungen deutlich wird.
1016 Varady: Pharmakotherapie, S. 311–313, Tabelle 2. Gleiches gilt in späterer Praxiszeit Schuricht: D16 Kommentar, S. 41.
1017 Varady: Pharmakotherapie, S. 37–38 und S. 311–313, Hörsten: D2–D4 Kommentar, S. 70.

nachzuvollziehen, welche Wirkstoffe der Homöopathiebegründer bei welchen Symptomen verschrieb.[1018] Auch in den späteren Jahren verwendete er noch recht häufig Nux vomica, Sulphur, Mercurius, Rhus und Pulsatilla.[1019] Sulphur wurde weiterhin, neben Stannum, Nitricum acidum, Phosphor acidum und Nux vomica, häufiger gebraucht.[1020] Sulphur behielt die zentrale Bedeutung, wohingegen sich die anderen oft verwendeten Mittel änderten. In D34, einem Krankenjournal von 1830, waren es beispielsweise eher Calcarea, Kali-carbonicum, Lycopodium und Silicea.[1021] Da Sulphur als Hauptantipsoricum bei der Bekämpfung der chronischen Krankheiten beziehungsweise des vermuteten psorischen Miasmas eine besondere Rolle spielte, ist dies das Mittel, das in der späten Praxis Hahnemanns am häufigsten verschrieben wurde, nämlich bei etwa 20 % aller Konsultationen. Dann folgten Hepar sulphuris (13 %) und Nitricum acidum (8 %) sowie Calcium (keine Angabe) und Nux vomica (5 % der Verordnungen).[1022]

Im Laufe der Zeit zeichnete sich auch bei Friedrich von Bönninghausen ein Wandel der verwendeten Mittel ab. So war Belladonna keineswegs immer der am häufigsten verschriebene Wirkstoff. In den Anfangsjahren der Praxis waren dies vielmehr Pulsatilla und Sulphur.[1023] Beide Mittel verloren aber im Verlauf der Tätigkeit an Bedeutung. Während ab 1872 Belladonna und Nux vomica immer in den meisten Erstbehandlungen zum Einsatz kamen, fand sich in der Zeit zwischen 1879 und 1882 anstelle von Sulphur Arsen unter den viel genützten Arzneien und in den letzten Jahren von 1886 bis 1889 ersetzte Mercurius Pulsatilla.[1024] Beachtlich ist dabei, dass nach 1879 mehr als 80 % aller Patienten im Rahmen ihrer ersten Medikation Belladonna als Wirkstoff erhalten hatten.[1025]

1018 Die Verschreibung nach Symptomkomplexen beziehungsweise Schlüsselsymptomen bespricht Schuricht: D16 Kommentar, S. 56–58, knapp. Eine Auswertung der Journale Friedrich von Bönninghausens für vier Krankheitsbilder bei Baschin: Medikation.

1019 Schuricht: D16 Kommentar, S. 62–127.

1020 Mortsch: D22 Kommentar, S. 130.

1021 Sulphur wurde 93 Mal in D34 verwendet. Fischbach-Sabel: D34 Kommentar, S. 262–263.

1022 Papsch: D38 Kommentar, S. 72.

1023 Die prozentualen Angaben in Tabelle 56, graphische Darstellung Schaubild 32.

1024 Für die absoluten Angaben Tabelle 57 im Anhang. Belladonna wurde im Verlauf der Praxis immer mehr Patienten verschrieben und der Anteil stieg von 15,2 % in S1, auf 48,7 % in S2 beziehungsweise 87,5 % in S3. Er sank in S4 geringfügig auf 85,5 %. Der Gebrauch von Sulphur nahm von anfänglich 16,2 % der Behandlungen auf 5,6 % in S2, beziehungsweise 2,4 % in S3 ab und stieg in S4 auf 4,0 %. Während Nux vomica anfänglich in 14,8 % der Behandlungen Verwendung fand, stieg dieser Anteil auf 29,1 % in S4. Umgekehrt sank der Anteil der Behandlungen, in denen Pulsatilla zum Zuge kam, von 24,7 % auf 3,7 % im Verlauf der Praxis. Die graphische Darstellung Schaubild 32. Da Arsen und Mercurius nur in einzelnen Jahren zu den meist verwendeten Mitteln zählten, wurden sie hier der Übersichtlichkeit halber weggelassen. Siehe stattdessen Schaubild 33.

1025 Graphische Darstellung Schaubild 32. Die prozentualen Angaben sind bezogen auf die Anzahl der Patienten im jeweiligen Zeitraum. Da teilweise mehrere Wirkstoffe in den Verschreibungen enthalten waren, ergeben die Prozentzahlen zusammen mehr als 100 %. Vergleiche Tabelle 57.

Tab. 56: Rangfolge der meist verwendeten Wirkstoffe (prozentuale Angaben 1. Bezogen auf die Patienten des jeweiligen Samples, 2. Bezogen auf die Anzahl der verabreichten Wirkstoffe).

Rang	S1	S2	S3	S4	Gesamt
1.	Pulsatilla (24,7%; 17,1%)	Belladonna (48,7%; 33,3%)	Belladonna (87,5%; 52,8%)	Belladonna (85,5%; 47,9%)	Belladonna (37,2%; 24,8%)
2.	Sulphur (16,2%; 11,3%)	Nux vomica (23,0%; 15,7%)	Nux vomica (24,7%; 14,9%)	Nux vomica (29,1%; 16,3%)	Pulsatilla (19,5%; 13,0%)
3.	Belladonna (15,2%; 10,6%)	Pulsatilla (18,6%; 12,7%)	Bryonia (13,9%; 8,4%)	Bryonia (20,8%; 11,6%)	Nux vomica (19,3%; 12,9%)
4.	Nux vomica (14,8%; 10,3%)	Bryonia (11,3%; 7,7%)	Rhus (6,9%; 4,2%)	Rhus (7,2%; 4,1%)	Bryonia (12,2%; 8,0%)
5.	Bryonia (10,7%; 7,4%)	Rhus (10,3%; 7,0%)	Pulsatilla (6,3%; 3,8%)	Mercurius (4,3%; 2,4%)	Sulphur (11,0%; 7,3%)
6.	Rhus (8,1%; 5,6%)	Sulphur (5,6%; 3,8%)	Arsen (4,1%; 2,5%)	Sulphur (4,0%; 2,3%)	Rhus (8,5%; 5,7%)
Summe prozentualer Anteil von verschriebenen Wirkstoffen	62,3%	80,2%	86,6%	84,6%	71,7%

Diejenigen Wirkstoffe, die am häufigsten in den einzelnen Erstbehandlungen zum Einsatz kamen, machten ab 1872 mehr als 80% aller verschriebenen Mittel aus.[1026] So verringerte sich die Anzahl derjenigen Arzneien, die überhaupt von ihm verschrieben wurden. Waren in den ersten Praxisjahren ab 1864 noch 70 der etwa 130 im *Taschenbuch* geführten Wirkstoffe genutzt worden, reduzierte sich diese Zahl auf 52 in der Zeit von 1872 bis 1875. In den letzten beiden untersuchten Abschnitten waren es sogar nur noch 38 beziehungsweise 39 Wirkstoffe, die eingesetzt wurden.[1027] Insofern erweiterte Friedrich von Bönninghausen sein Repertoire nicht, sondern konzentrierte sich im Gegenteil immer mehr auf eine bestimmte Anzahl von Arzneien, die er immer wieder verschrieb.

1026 Vergleiche Tabelle 56.
1027 Vergleiche die absoluten Angaben in Tabelle 57 im Anhang.

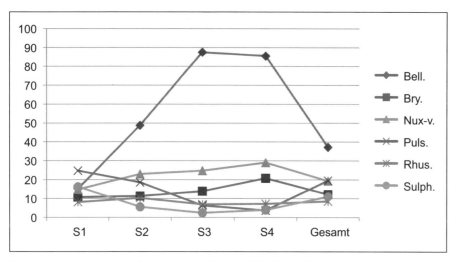

Schaubild 32: Die am häufigsten verwendeten Wirkstoffe in der Praxis (prozentuale Angaben, bezogen auf die Patienten eines Samples).

Dabei nahm der Anteil der Behandlungen, in denen die ohnehin schon seltener verwendeten Wirkstoffe verschrieben wurden, ab. Wohl kann nicht ausgeschlossen werden, dass durch die geringere Fallzahl ohnehin weniger gebräuchliche Mittel kaum noch zur Anwendung kamen, doch scheint sich Friedrich von Bönninghausen mit zunehmender Tätigkeit auf einige wenige Mittel beschränkt zu haben. Besonders muss dies in den Fällen gelten, in denen der jeweilige Wirkstoff zwar noch bis 1875 verschrieben wurde, er ab 1879 jedoch keine Verwendung mehr fand. Dies trifft beispielsweise auf Apis zu, das damit als möglicherweise „neues" Mittel nur kurzzeitig im Repertoire auftauchte, ohne sich häufiger zu empfehlen. Ein ähnlicher Rückgang in der Verwendung traf auf China und weitere Pharmaka zu, ohne dass hier eine ähnliche Erklärung gefunden werden könnte, denn die Wirkstoffe waren bereits von Samuel Hahnemann verwendet worden und müssen daher als relativ gut geprüft gelten. Ähnlich auffällig ist auch die rückläufige Verwendung von Drosera.[1028]

Andere Mittel, wie Mercurius, wurden zwischen 1886 und 1889 eher angewandt. Auch der Wirkstoff Silicea fand nach einem Rückgang in den Jahren zwischen 1872 und 1882 ab 1886 wieder mehr Berücksichtigung.[1029] Ähnliches

[1028] Apis fand in 13 Fällen Verwendung, zehn davon entfallen auf S1 und drei auf S2, neun davon konzentrieren sich auf die Jahre von 1865 bis 1867. Auch für Arnica, Calcarea, Drosera, Euphrasia, Hyoscyamus, Ignatia oder Phosphor ließ sich ein solcher Rückgang feststellen. Zu der Verwendung dieser Mittel durch Hahnemann Varady: Pharmakotherapie, S. 311–313, Papsch: D38 Kommentar, S. 72–73, Fischbach-Sabel: D34 Kommentar, S. 98–115. Die Arzneimittelbilder in Hahnemann: Arzneimittellehre. Graphisch dargestellt ist der Rückgang für Arnica, Drosera und Sepia in Schaubild 33.
[1029] Vergleiche die absoluten Angaben in Tabelle 57 im Anhang, graphische Darstellung Schaubild 33.

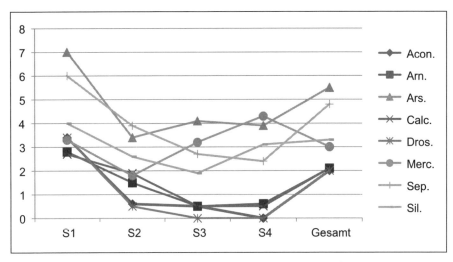

Schaubild 33: Verwendung einzelner Wirkstoffe im Laufe der Zeit (prozentuale Angaben, bezogen auf die Anzahl der Patienten des jeweiligen Samples.

traf auf Nitricum, Cantharis, Chamomilla, Cuprum, Opium und Veratrum zu.[1030]

Wie die Unterscheidung zwischen dem Anteil an den verschriebenen Wirkstoffen und denjenigen Patienten, die einen solchen erhielten, deutlich machte, gab Friedrich von Bönninghausen den Kranken in vielen Fällen nicht nur einen Wirkstoff je Medikation mit, sondern häufiger zwei Arzneistoffe. Diese wurden meist durch Placebogaben getrennt, was in den Aufzeichnungen durch die Verwendung eines Paragraphenzeichens kenntlich gemacht ist.[1031] Ein Mittel in der Verschreibung der Erstanamnese erhielten 42% aller

---

1030 Hierzu die absoluten Angaben in Tabelle 57 im Anhang. Da die Anwendungshäufigkeit dennoch relativ gering war, wurde auf eine graphische Darstellung verzichtet. Nitricum acidum wurde in S1 bei 0,3% aller Patienten verwendet und in S4 bei 1,1%. Bei Cantharis nahm der Anteil von 0,6% auf 0,8% zu, im Fall von Chamomilla fiel die Zunahme von 0,6% auf 1,3% im selben Zeitraum etwas deutlicher aus. Cuprum wurde zu Beginn der Praxis in 0,1% aller Fälle verschrieben, in S3 gar nicht und in S4 bei 0,6% der Patienten. Ähnlich wurde Opium nur zwischen 1864 und 1867 beziehungsweise 1886 und 1889 bei 0,1% und 0,5% der Betroffenen verschrieben. Im Fall von Veratrum stieg der Anteil der Kranken, die den Wirkstoff erhielten von 0,4% in S1 auf 1,6% in S4.

1031 Dies hatte Friedrich ebenfalls von seinem Vater übernommen. Hierzu schreibt Bönninghausen: Krankenjournal, S. 165: „Das Paragraphenzeichen (§) bedeutet Sacch. Lactis, eine Bezeichnung, derer sich Hahnemann sich ebenfalls bediente und die ich aus Pietät adoptirt habe." Diese Reihen umfassten bis zu sechs Päckchen, wovon je nach Anzahl der Wirkstoffe, unterschiedlich viele nur Placebo, also Milchzucker, enthielten. So erhielten beispielsweise 47 Patienten sechs Päckchen, von denen aber nur das erste die wirkliche Arznei enthielt. Wesentlich häufiger waren drei oder vier Päckchen. Vier Päckchen, worunter ein Wirkstoff war, hatten beispielsweise 2.437 Betroffene erhalten, drei Päckchen sogar 2.953.

Kranken. Zwei Wirkstoffe waren bei knapp 48 % der Betroffenen in den Medikationen enthalten. In etwa 8 % der Fälle gab es drei Pharmaka und einige Kranke hatten vier oder fünf homöopathisch wirksame Globuli bekommen.[1032] Einer erkrankten Gräfin hatte Bönninghausen nur Milchzucker mitgegeben. Diese hatte bei der Frage nach den vorangegangenen Behandlungsversuchen mitgeteilt, sie habe zuvor bei einem Arzt namens Sulzer (1814–1881) die beiden homöopathischen Mittel Nux vomica und Ipecacuanha erhalten. Daher dürfte die Placebogabe darauf zurückzuführen sein, dass Bönninghausen die Mittel zunächst auswirken lassen wollte, ehe er selbst aktiv wurde.[1033]

Während Friedrich von Bönninghausen zu Beginn seiner Tätigkeit noch immerhin 57,1 % der Patienten nur einen Wirkstoff im Rahmen der Erstanamnese verschrieb, erhielten in den folgenden Jahren immer mehr als die Hälfte aller Betroffenen zwei Arzneien. Der Anteil derjenigen, die drei Pharmaka erhielt, stieg zwischen 1864 und 1889 von anfänglich 2,3 % aller Patienten auf etwa 15 %. Ähnliches galt für diejenigen, die vier Mittel bekamen, von anfänglich 0,5 % stieg deren Anteil auf 3,4 %.[1034] Diese Mittel wurden einzeln in einer bei der Konsultation festgelegten Reihenfolge und in ebenfalls dabei festgelegten Zeitabständen genommen. Dann spricht man von einer Sequenzgabe.[1035] Es handelt sich also nicht um eine Art der Komplexmittelhomöopathie.[1036] Bei Patienten, die weiter entfernt von der Praxis wohnten, bedeutete dies, dass sie erst wieder zu dem Homöopathen kommen mussten, wenn die Mittel ausgewirkt hatten. Aber es kamen auch alternierende Doppelmittel vor.[1037] Auch Clemens von Bönninghausen sowie der Bruder Carl verschrieben Sequenzen, beziehungsweise gaben den Patienten, selbst wenn diese nur einen Wirkstoff

---

1032 Vergleiche Tabelle 58 im Anhang. Vier Wirkstoffe hatten 0,9 % und fünf 0,4 % der Betroffenen bekommen. Bei drei Kranken waren sechs Wirkstoffe in der Erstmedikation enthalten und bei einem sieben (IGM P 148 Fol. 30, es handelte sich dabei um „Geburtspulver"). Auch in der Praxis Carls erhielten 26,8 % der Patienten zwei Wirkstoffe. Baschin: Carl, S. 265–266. Die Aufschriebe des Vaters wurden noch nicht näher dahingehend untersucht. Kunkle: Verschreibungspraxis, gibt lediglich einen knappen Überblick.

1033 IGM P 123 Fol. 256. Wann genau die Kur durch den anderen Homöopathen stattgefunden hatte, ist nicht erwähnt. Der genannte Arzt dürfte Joseph Valentin Sulzer sein, der bis 1881 in Lippborg praktizierte und durch Friedrich Gauwerky zur Homöopathie gefunden hatte. Er hatte auch einen Antrag gestellt, selbst dispensieren zu dürfen. StAM Regierung Münster 893 V-236, S. 11. Schroers: Lexikon, S. 143, Baschin: Homöopathen, S. 118.

1034 Vergleiche Tabelle 58 im Anhang. Die Anteile der Patienten, die nur einen Wirkstoff erhalten hatten, betrug 57,1 % in S1, 22,1 % in S2, 26,3 % in S3 und 26,9 % in S4. Zwei Arzneien erhielten 38,6 % der Patienten in S1, 62,2 % in S2, 55,4 % in S3 und 53,3 % in S4.

1035 Kunkle: Verschreibungspraxis, S. 173.

1036 Hierzu Blessing: Wege.

1037 Beispielsweise IGM P 122 Fol. 8, Fol. 95, Fol. 105 und Fol. 207, P 123 Fol. 336a und b, P 125 Fol. 222, wo ausdrücklich „altern.(ierend)" hinter die Medikation geschrieben wurde. In 92 Fällen wurden zwei Wirkstoffe in zwei Päckchen mitgegeben, so dass hier eine solche Doppelmittelgabe zu vermuten ist.

erhielten, weitere Milchzuckerpäckchen mit.[1038] Selbst der Begründer der Ho-
möopathie, Samuel Hahnemann, hatte bisweilen verschiedene Wirkstoffe in
Serien an einzelne Patienten verteilt oder gab den Betroffenen nicht nur den
Wirkstoff, sondern auch weitere Placebogaben mit.[1039]

Einige der Kranken bekamen bei ihrer Erstkonsultation nicht nur eine
Sequenz von Mitteln und Placebo, sondern sogar mehrere. Dies war vor allem
bei Frauen der Fall, die schwanger waren oder kurz vor der Geburt standen.
Es handelte sich hier um „Geburtspulver" auf die noch einzugehen sein
wird.[1040]

Die Patienten erhielten entweder Globuli, die sie zu zerkleinern hatten
oder gleich zu Pulver zerstoßene Globuli. Diese sollten sie in Wasser aufgelöst
nach bestimmten Vorgaben einnehmen. Dahingehend wurden sie instruiert,
wie man einer einzigen überlieferten leeren „Gebrauchs-Anweisung" entnehmen kann.[1041] Lediglich eine ausgefüllte Anweisung ist bekannt, wonach der
Patient „das erste Pulver in 5 Löffel voll reinen kalten Wassers gelöst und (…)
am 1. Tage 3 mal, am 2. Tage 2 mal ein Löffel voll" nehmen sollte. Friedrich
von Bönninghausen präzisierte auf der Rückseite des Zettels: „Vertheilen Sie
die 5 Löff.(el) der Lösung allemal auf 2 Tag (am 1. Tag Morgens nüchtern, ½
Stunde vor Mittagseßen u. Abends ein Löffel voll einnehmend; – am 2. Tage
2 Mal (Morgens u.(nd) Mittags). –"[1042] In einer Antwortnotiz ist eine weitere
Einnahmeanweisung erhalten, in der es heißt: „No 1 wird gelöst in 5 Löff.(el)
Wasser u.(nd) am Tage alle 3 Stunden ein Löff.(el) voll eingenommen; dar-
nach ebenso No 2. 3. 4. 5. u. 6. Gute Besserung wünscht Dr Bönninghausen".[1043]
In den Journalen ist außerdem von keiner anderen Einnahmeform die Re-
de.[1044] In einem Fall sollte die Mutter, welche das erkrankte Kind stillte, die
Arzneien zu sich nehmen, damit der Säugling diese über die Milch auf-
nahm.[1045] Bei einer Schwerkranken verschrieb der Homöopath offenbar eine

1038 Kunkle: Verschreibungspraxis, S. 172–178, Baschin: Carl, S. 265.
1039 Varady: Pharmakotherapie, S. 140–142, Mortsch: D22 Kommentar, S. 156, Fischbach-
     Sabel: D34 Kommentar, S. 84–88, Papsch: Auswertung, S. 142. Auch Lutze gab meh-
     rere Päckchen mit. Hierzu Lutze: Lehrbuch, S. LXIII–LXIV.
1040 Dies trifft auf 42 Patienten zu, wobei IGM P 140 Fol. 70 sogar drei Sequenzen erhielt.
1041 Diese „Gebrauchs-Anweisungen" verwendete schon Clemens von Bönninghausen in
     seiner Praxis. Er erwähnt die Papiere in Bönninghausen: Krankenjournal, S. 163:
     „Nummern der lithographirten Gebrauchsanweisung (…), deren ich fünf habe; worüber
     vielleicht später." Eine spätere Erläuterung folgte nie, weil der Clemens von Bönning-
     hausen 1864 starb.
1042 IGM P 228/4 Gebrauchsanweisung, entnommen P 149 vor Fol. 60.
1043 P 214. Der Brief ist vom 29. November 1891.
1044 Zu den Darreichungsformen und Applikationen Grimm: Pharmazie. Für die Praxis
     Hahnemanns die Angaben in den einzelnen Kommentarbänden zu den bereits edierten
     Krankenjournalen.
1045 IGM P 117 Fol. 412. Dies ist im Rahmen der Homöopathie üblich. Hierzu Hahnemann:
     Organon 6 § 284 (Fußnote). Für die Therapie Hahnemanns ist dies belegt. Papsch: D38
     Kommentar, S. 43. Auch bei den Patienten des Vaters kam dies vor. Baschin: Homöo-
     pathen, S. 294.

schmerzstillende Salbe, die Morphin enthielt.[1046] Weitere derartige Zeugnisse finden sich in den Journalen nicht.

Hinweise auf die zeitlichen Abstände zwischen den Einnahmen fehlen in den Aufzeichnungen mit Ausnahme von Einzelfällen. Die fünf Kinder eines Grafen, die alle an akutem „Stick-" beziehungsweise „Keuchhusten" litten, sollten von den ihnen verschriebenen Mitteln alle sechs Stunden etwas einnehmen.[1047] Ein weiterer Patient hatte als Zeitabstand alle drei Tage aufgetragen bekommen, während ein 40-Jähriger gegen sehr akute „Unterleibsstiche" alle drei Stunden Teile der mitgegebenen Pulver einnehmen sollte.[1048] Eine 76 Jahre alte Frau sollte die vier Pulver verteilt auf neun Löffel einnehmen.[1049] Bei einem knapp dreijährigen Jungen kam zusätzlich zu der innerlichen Wirkung der einzunehmenden Lösung auch ein nicht näher bestimmtes Mittel „äußerlich" zur Anwendung, ohne dass der zeitliche Rahmen genannt wurde. Der Knabe war von einem tollen Hund gebissen worden, wobei die Wunde bereits von einem „allopathischen" Arzt ausgebrannt worden war. Die homöopathische Behandlung sah die Wirkstoffe Belladonna, Hyoscyamus und Stramonium vor, wobei die Kur mit Belladonna begonnen werden sollte und dasselbe Mittel auch im dritten und fünften Päckchen enthalten war. Hyoscyamus war als zweites einzunehmen und Stramonium als viertes.[1050] Ähnliche Wirkstofffolgen waren bei den übrigen 30 Patienten verschrieben worden, die ebenfalls wegen einer vermuteten Ansteckung mit der Tollwut zu Bönninghausen gekommen waren.[1051] Ohne dass Friedrich von Bönninghausen in die-

1046 IGM P 123 Fol. 330. Es kann nicht ausgeschlossen werden, dass die Kranke die Mittel von einem anderen Arzt erhalten hatte und Bönninghausen dies notierte, um die Wirkung der Arznei zu berücksichtigen. Doch hatte er hinter die Abkürzung „Ung. morph. acet." die Kosten von zehn Groschen notiert. Dies weist daraufhin, dass wohl doch Friedrich von Bönninghausen dieses Mittel abgegeben hat. Allerdings ist nicht klar, ob der Stoff homöopathisch verdünnt in der Salbe enthalten war. Verwendet wurde es sonst meist in Lösungen. Hierzu Allen; Huges: Encyclopedia 6, S. 378–398.

1047 IGM P 116 Fol. 47. Die Kinder hatten jeweils zwei oder drei Wirkstoffe in Serien von fünf Päckchen erhalten. Ein Kind erhielt Aconitum, Ipecacuanha und Drosera, je zwei Ipecacuanha und Drosera und die zwei übrigen Aconitum, Nux vomica und Drosera. Ähnliche Anweisungen belegen für Clemens und Carl von Bönninghausen Kunkle: Verschreibungspraxis, S. 173, S. 176 und S. 178 sowie Baschin: Carl, S. 266–267.

1048 IGM P 116 Fol. 159 und Fol. 171. P 116 Fol. 490 hatten die Pulver beziehungsweise Löffel der entsprechenden Lösungen alle zwölf Stunden einzunehmen.

1049 IGM P 119 Fol. 342.

1050 IGM P 118 Fol. 35. Der Eintrag der Medikation lautet „1. 3. 5. Bell. 200., 2. Hyox. 200., 4. Acon. 200". Friedrich von Bönninghausen notierte daneben „zugl. äußerl. bei jeder Einnahme eins Löffels".

1051 20 weitere Patienten, bei denen im Rahmen der Erstdiagnose ein Verdacht auf Tollwut genannt wurde, wurden ebenfalls mit diesen Medikamenten behandelt. Sieben hatten nur Hyoscyamus und Belladonna erhalten und drei Belladonna und Stramonium. Die Tollwut war eine ausgesprochen gefürchtete Krankheit und eine wirksame Therapie wurde erst 1885 von Louis Pasteur (1822–1895) entwickelt. Hierzu Burghard: Hundswuth, King; Fooks; Aubert; Wandeler: Perspective, Pemberton; Worboys: Dogs. Die Behandlung der gefährlichen Krankheit war Gegenstand von Beratungen im Medizinalkollegium StAM Medizinalkollegium 44, Regierung Münster 208 V-6 und 217 III-40

sem Fall ausdrücklich von „Tollwut-Mitteln" sprach, hatte sich die Kombination dieser Wirkstoffe offenkundig in solchen Fällen als hilfreich erwiesen.

Doch es gab tatsächlich bestimmte Serien, die der Homöopath vorgefertigt bereit hielt und an seine Patienten abgab. In erster Linie galt das für die sogenannten „Bräune-Pulver". Diese hatte Clemens von Bönninghausen zusammengestellt und dafür eine eigene Gebrauchsanweisung geschrieben.[1052] Da die Kinderkrankheit „Croup (häutige Bräune, Angina membranacea) [...] plötzlich, meistens mitten in der Nacht" auftrete und „jedesmal die schleunigste Hülfe" verlange, sei es ratsam die empfohlenen Pulver vorrätig zu halten und bei den ersten Anzeichen der Krankheit sofort zu gebrauchen.[1053] Zu den ersten Anzeichen der Krankheit zählte der Homöopath ein nach „kurzem Schlaf" erwachendes Kind, „mit rothem Gesichte, fieberhafter Unruhe, trockenem und heiserem Husten, pfeifendem oder rasselndem Athem". Dies lasse „den Anfang einer Entzündung des Kehlkopfes oder der Luftröhre befürchten". Die ersten beiden Pulver entsprächen „allen ähnlichen entzündlichen Zuständen" und würden „diese in kurzer Zeit beseitigen und niemals schaden können", wie es in der Anweisung weiter heißt.[1054] Diese Pulver sollten „in einem Theelöffel mit einigen Tropfen reinen, kalten Wassers" angefeuchtet werden und dem Kind dann auf die Zunge gegeben werden. Daraufhin war die Wirkung des Mittels „unbesorgt ein Paar Stunden" abzuwarten, ehe bei einem erneuten Auftreten der Symptome dann das zweite Pulver in derselben Weise zu reichen war.[1055] Die Gabe der nachfolgenden drei Päckchen war nur bei besonders „hartnäckigen Fällen" nötig, in denen „man zu lange gezögert hatte oder bereits andere Mittel angewendet waren" oder bei solchen, in denen bei früheren Bräuneerkrankungen keine homöopathische Behandlung erfolgt war. Die Patienten forderten daher gelegentlich gezielt einzelne Mittel dieser Serie, die ihnen ausgegangen waren, an.[1056] Die Serie zu fünf Päckchen enthielt vermutlich die Wirkstoffe Aconitum und Hepar sul-

und der städtischen Gesundheitsbehörden StdAM Gesundheitsangelegenheiten Fach 204 Nr. 19. Auch Clemens von Bönninghausen hatte dazu publiziert. Bönninghausen: Mittheilung, derselbe: Heilungen, S. 47–57.

1052 IGM P 190. Bönninghausen veröffentlichte diese im Zusammenhang mit seiner Therapie bei der Bräune ursprünglich 1862 in der AHZ, Bönninghausen: Verfahren oder derselbe: Bräune. Zum Gebrauch der Pulver in der Praxis des Vaters auch Baschin: Homöopathen, S. 297–298. Zur Bekämpfung der Diphtherie durch Homöopathen allgemein Baschin: Selbstmedikation, S. 87–91.

1053 IGM P 190. Die Diphtherie war in Münster weit verbreitet. Sie habe sich geradezu als „endemische Krankheit" eingebürgert, wie Hölker: Sechster General-Bericht, S. 40, berichtet. Vergleiche Kapitel 4.

1054 IGM P 190.

1055 IGM P 190. Das Anfeuchten erfolgte, „damit das Kind solches [das Pulver, M.B.] nicht weghusten oder wegblasen kann". Das zweite Pulver sollte frühestens nach Ablauf von zwei Stunden gereicht werden.

1056 Beispielsweise die Rechnung für bestimmte Nummern der „Bräune-Pulver" in IGM P 156 S. 47 (Galen) oder S. 73 (Strachwitz) sowie die Schreiben aus P 79 vor Fol. 145, P 208/2 oder P 224/2. Dies empfahl der Homöopath auch in der Anweisung, da die Behandlung „jederzeit mit No 1" begonnen werden müsse. P 190.

phuris.[1057] Andere Kranke, in deren Erstanamnese die Diagnose „Bräune" erwähnt wurde, erhielten jedoch Aconitum und Belladonna oder Rhus. In diesen Fällen hatte er in den Erstanamnesen aber nicht auf die „Bräune-Pulver"
verwiesen.[1058]

Auch „Geburtspulver" hielt der Homöopath für die werdenden Mütter
bereit. Wie zuvor erwähnt, wurden derartige Kombinationen den Schwange-
ren meist zusätzlich zu einer weiteren Sequenz mitgegeben.[1059] Bei einer 40
Jahre alten Patientin aus Havixbeck, die bereits „sechsmal in Wochenbette
gewesen" war und deren siebte Entbindung in zwei Wochen zu erwarten war,
verschrieb er die Pulver: „1. 3. Puls.(atilla) 200., 2. S.(ecale) corn.(utum) 200.,
4. N.(ux) vom.(ica) 200., 5. Arn.(ica) 200., 6. Sabin.(a) 200." In der Erstanamnese führte er glücklicherweise aus, wann diese eingenommen werden sollten
und zwar „1 bis 3 bei zu schwach od.(er) aufhör.(enden) Wehen; u.(nd.) [bei
solchen mit, M. B.] mit Krämpfen". Das vierte Mittel war „bei zu stark u.(nd)
schmerzh.(aften) Wehen" zu nehmen. Arnica sollte erst „nach der Geburt"
und Sabina bei Blutverlust gebraucht werden.[1060] Allgemein umfassten die
„Geburtspulver" meist Kombinationen von Pulsatilla, Arnica, Nux vomica
und Secale cornutum. Gelegentlich waren auch Sabina oder Belladonna enthalten.[1061] Dies deutet darauf hin, dass Friedrich von Bönninghausen selbst

---

1057 IGM P 118 Fol. 445. Es heißt dort: „1 3. Acon., 2. Hep., 4 §". Dies ist mit einer Klam-
mer versehen und „Bräune-Pulver" daneben geschrieben. Auf der anderen Seite ist das
Wort „Anweisung" vermerkt. Auch P 116 Fol. 140 erhielt diese Mittel, jedoch ohne dass
in den Notizen auf die „Bräune-Pulver" verwiesen wurde. Bei weiteren fünf Betroffenen
wurden „Bräune-Pulver" verschrieben, doch wurden die Wirkstoffe nicht genannt. P
116 Fol. 76, P 117 Fol. 247 und Fol. 257, P 122 Fol. 8c, P 144 Fol. 90. P 118 Fol. 285 und
P 138 Fol. 35 erhielten im Verlauf der homöopathischen Behandlung diese Pulver.

1058 IGM P 118 Fol. 414, P 122 Fol. 8a und b und Fol. 497 erhielten Aconitum und Belladonna im Wechsel. Je ein Patient erhielt eine Gabe Rhus oder Aconitum beziehungsweise Belladonna und Nux vomica gemeinsam. Belladonna als alleiniger Wirkstoff
wurde zwei weiteren Bräune-Patienten verordnet. Insgesamt wurde bei 15 Betroffenen
die Diagnose „Bräune" gestellt.

1059 Bei 44 Frauen erwähnte Bönninghausen „Geburtspulver" oder es liegt aufgrund der
Angaben in der Erstanamnese und der Tatsache, dass zwei Medikationen mitgegeben
wurden sowie einem Abgleich der Medikationen nahe, dass es sich um derartige Pulver
handelte.

1060 IGM P 117 Fol. 250. Das Mittel Sabina wurde bei Blutverlusten infolge der Geburt oder
bei Fehlgeburten empfohlen. Auch drohende Fehlgeburten sollten damit verhindert
werden können. Hahnemann: Arzneimittellehre 3, S. 1642–1644. Das Mittel wurde von
Bönninghausen 43 Mal verschrieben und zwar immer bei derartigen Indikationen. Daher war es auch möglich, die Abkürzung „Sab.", die Friedrich von Bönninghausen in
den Journalen verwendete, eindeutig als Sabina zu lesen und die Bedeutung Sabadilla
auszuschließen.

1061 Mit Ausnahme von Secale cornutum sind alle Mittel in Hahnemann: Arzneimittellehre
geführt. Secale cornutum sollte aber wegen seiner Wirkung auf den Gebärmuttermuskel
immer erst nach der Geburt eingesetzt werden. Mezger: Arzneimittellehre, S. 632–633,
auch Allen; Huges: Encyclopedia 8, S. 564. Von den 45 Frauen, die „Geburtspulver"
erhielten, bekamen 40 Pulsatilla, 39 Arnica, 37 Nux vomica, 30 Secale cornutum, zehn
Sabina, fünf Belladonna und eine Opium. Die Kombination von Pulsatilla, Nux vomica,

bei derartigen „vorgefertigten" Reihen, darauf achtete, welches Mittel im jeweiligen Fall Anwendung finden sollte und insofern dem Gebot der individuellen Arzneimittelwahl folgte. Der Wirkstoff Secale cornutum wurde auch von
„allopathischen" Ärzten bei Geburten vor allem bei zu schwachen Wehen und
gegen postpartale heftige Blutungen verschrieben.[1062]

Eine ähnliche Serie von Mitteln gab es auch „gegen Seekrankheit".[1063] Für
andere Krankheitsbilder hatte sich der Homöopath wirksame Reihen in die
Deckel seiner Journale notiert, wobei er den Empfehlungen seines Vaters folgte.[1064]

Einige Patienten litten, als sie den Homöopathen konsultierten, nicht an
einer bestimmten Krankheit, wurden aber von der Sorge umgetrieben, eine
solche zu bekommen. Daher baten sie Friedrich von Bönninghausen um „Prä-
servationsmittel", wie ein nicht näher bestimmter Patient aus Havixbeck, in
dessen Haus bereits zwei Mägde am Nervenfieber gestorben waren. Dabei
sorgte der Betroffene nicht nur für sich vor, sondern verlangte die Mittel gleich
für sechs Personen.[1065] Ein Landrat erhielt als „Präservativ gegen Pocken" die
Wirkstoffe Thuja und Rhus.[1066] Als Vorbeugung gegen die Cholera galten die
Wirkstoffe Veratrum, Cuprum und Arsen, wovon alle vier Tage einer zu nehmen sei. Eine Schwangere fürchtete die „Wochenfriesel" und erhielt dagegen
Aconitum und Belladonna. Einen vier Jahre alten Knaben hatte der Homöo-
path mit der Gabe von Aconitum, Hepar sulphuris und Spongia von einem
Husten geheilt. Da eines der Geschwisterchen, das wohl dieselben Symptome
gezeigt hatte „in allop.(athischer) Behandlung gestorben" war, wünschten die
Eltern nach der erfolgreichen Kur dieselben Mittel als „Präservat.(ion)". Eine
Bitte, der der Homöopath sicherlich gerne nachkam.[1067]

Secale cornutum und Arnica war in 17 Fällen verschrieben worden und sechs Patientinnen erhielten nur Nux vomica, Pulsatilla und Arnica.

1062 Duffin: Langstaff, S. 197–198, Hilber: Landarzt, S. 153. Secale cornutum war das häufigste von Ottenthal bei Geburten verschriebene Präparat.

1063 Drei dieser Serien zum Gesamtpreis von drei Talern stellte er einer Gräfin in Rechnung.
IGM P 156 S. 37 (Ascheberg). Allerdings werden die Wirkstoffe nicht genannt.

1064 Beispielsweise heißt es in IGM P 117 vorn links: „Keuchhusten 1. Ipec. 2. Veratr. 3.
Dros. 4. Sulph. [hier steht das Apothekerzeichen für Schwefel im Original, M. B.] 200.
A. 3–5 T." In P 123 vorn hatte er sich Notizen zur Behandlung von „Nervenfieber als
Folge der Cholera" und zu Cholerine beziehungsweise Cholera gemacht. Diese hatte er
aus den Notizen des Vaters in P 73 hinten übernommen. Vergleiche Kapitel 3.1.

1065 IGM P 117 Fol. 395. P 117 Fol. 271 und Fol. 461, P 118 Fol. 250 und Fol. 336, P 122
Fol. 319, P 140 Fol. 251, P 141 Fol. 44 sowie P 143 Fol. 284 hofften, eine Nervenfiebe-
r-
erkrankung zu verhindern.

1066 IGM P 119 Fol. 153. Einige Zeit später wünschte derselbe Patient ein Mittel, um Masern
abzuwehren. Eine Pockenerkrankung wollte P 119 Fol. 240 verhindern.

1067 Die Beispiele der Reihe nach IGM P 119 vorn, eine Notiz zu „Praeservativ gegen Cholera", P 117 Fol. 387 und Fol. 238. Auch gegen die Tollwut wurden solche vorbeugenden
Mittel gefordert, siehe die vorangegangenen Ausführungen und P 118 Fol. 40 und
Fol. 163 sowie P 117 Fol. 401. Zur homöopathischen Choleraprävention Baschin: Selbstmedikation, S. 77–93.

Die 200. C-Potenz war die „Standard-Potenz", die Clemens von Bönning-hausen seit 1844 verwendete.[1068] Auch Friedrich verschrieb diese, mit weni-gen Ausnahmen, durchgehend. Sie zählt zu den sogenannten „Hochpoten-zen" um deren Verwendung ein heftiger Streit entbrannte, da in einer derar-tig hohen Verdünnung theoretisch nicht mehr in jeder Probe ein Molekül der Ausgangssubstanz enthalten ist. Der Gebrauch dieses Verdünnungsgrades deutet darauf hin, dass Friedrich von Bönninghausen zu den „echten" Ho-möopathen und nicht zu denjenigen der naturwissenschaftlich-kritischen Richtung zu zählen ist.[1069] Ungewöhnlich für seine Verschreibungspraxis sind die zehn Patientengeschichten, in denen die Wirkstoffe in der 30. Potenz ver-schrieben wurden. Diese fallen aber hauptsächlich in die Zeit zwischen 1864 und 1868.[1070] So bekam eine 48 Jahre alte Frau, die sich bei einem Kind 14 Tage zuvor mit der Krätze angesteckt hatte, vier Päckchen, die im Wechsel Sulphur und Mercurius in der 30. Potenz enthielten.[1071] Eine weitere Frau er-hielt gegen ihre „Waßersucht in den Beinen und im Leibe" eine Gabe Arsen in dieser Verdünnung, während ein 56 Jahre alter Mann, der sich nach dem Biss eines für toll gehaltenen Hundes noch immer unwohl fühlte, Belladonna in der 200. Potenz bekam und diese im Wechsel mit Hyoscyamus in der 30. Potenz einzunehmen hatte.[1072] Bei den übrigen Patienten war derselbe Wirk-stoff sowohl in der 30. als auch in der 200. Potenz verschrieben worden. Die Gaben waren dabei durch ein Placebo getrennt.[1073] Ähnlich wie Friedrich war auch Carl von Bönninghausen nur in seltenen Fällen von der 200. Potenz in seinen Verschreibungen abgewichen.[1074] Hahnemann hatte im Verlauf sei-ner Praxis verschiedene Potenzen benutzt und den Grad der Verdünnung stets gesteigert.[1075]

1068 IGM P 56 im vorderen Deckel der Eintrag: „Versuche mit der 200. Potenz angefangen am 17. Debr. 1844". Zu der Medikation des Vaters schreibt dieser selbst in Bönninghau-sen: Krankenjournal, S. 165, dass er meistens „zwei Streukügelchen von der 200. Cente-simaldynamisation" verwendet habe. Clemens von Bönninghausen gilt als Wegbereiter der Hochpotenzen in Deutschland. Auch Carl von Bönninghausen folgte hierin seinem Vater. Baschin: Carl.

1069 Schmidt: Taschenatlas, S. 13 und Jacobi: Hochpotenzstreit, S. 33. Auch Kapitel 3.1.

1070 Bei den Fällen im Jahr 1868 handelt es sich um Datensätze, die aufgrund des fehlenden Journals IGM P 120 ergänzt wurden. Eine einzige Verschreibung der 30. Potenz erfolgte 1879 in P 124 Fol. 160.

1071 IGM P 116 Fol. 469, bei P 124 Fol. 160 waren Belladonna und Lachesis in diesem Ver-dünnungsgrad verschrieben worden.

1072 Die beiden Beispiele IGM P 116 Fol. 472 und P 118 Fol. 148. Dort lautete die Medika-tion „1. Bell. 200., 3. Bell. 200., 2. 4. Hyox. 30.".

1073 IGM P 121 Fol. 23 (Arsen), P 123 Fol. 182 und Fol. 258 (beide Sulphur), P 126 Fol. 213 und Fol. 251 (beide Arsen), P 126 Fol. 259 (Bryonia).

1074 Baschin: Homöopathen, S. 265.

1075 Hierzu beispielsweise Hörsten: D2–D4 Kommentar, S. 74–76, Schuricht: D16 Kom-mentar, S. 42–52, Fischbach-Sabel: D34 Kommentar, S. 83–84, Papsch: D38 Kommen-tar, S. 91–96. Zu den umstrittenen LM-Potenzen Adler: Identifizierung, Kunkle: Q-Po-tenzen, Sauerbeck: Hochpotenzen.

Es ist zu bemerken, dass Bönninghausen in den Medikationen teilweise
die Potenz nicht nannte, so dass man hier nur vermuten kann, dass er an dem
üblicherweise gebräuchlichen Verdünnungsgrad festhielt. Auch die Placebogaben sind nicht immer vermerkt, so dass in diesen Fällen unklar ist, wie viele
Päckchen die Betroffenen tatsächlich erhielten.[1076] Gelegentlich war Bönninghausen sich nicht sicher, welchen Wirkstoff es zu verschreiben galt, und er
korrigierte eine ursprünglich getroffene Entscheidung. Beispielsweise hatte er
bei einer 26-Jährigen aus Münster, die „seit 1 Jahre Magleibweh, nach d.(em)
Eßen, selten nachts; nach Gram u.(nd) Ärger" hatte, zunächst Ignatia verschreiben wollen. Doch strich er dieses Mittel durch und die Betroffene erhielt
stattdessen drei Päckchen, von denen das erste Pulsatilla und die beiden anderen Milchzucker, also Placebo, enthielten.[1077]
     Ob man anhand der überlieferten Angaben zu den einzelnen Symptomen
in den Krankenjournalen die Mittelwahl des Homöopathen von Bönninghausen überhaupt zweifelsohne nachvollziehen kann und diese im Nachhinein als
„angemessen" erscheint, kann an dieser Stelle nicht näher erörtert werden.[1078]
Für den Historiker ist diese Frage, so spannend sie für den Praktiker sein mag,
eher unerquicklich, hat er sich doch mit den Tatsachen auseinanderzusetzen,
die ihm schriftlich überliefert sind. Bei den Aufzeichnungen Hahnemanns
wurde aber bereits durch ausgebildete Homöopathen festgestellt, dass es ausgesprochen schwierig bis unmöglich ist, dessen Mittelfindung mit Hilfe der
überlieferten schriftlich festgehaltenen Symptomen in den Krankenjournalen
nachzuvollziehen.[1079] Die gewählten Mittel sind ein Teil der Praxis und geben
daher Auskunft über einen wesentlichen Aspekt der alltäglichen Tätigkeit des
Homöopathen. Bei Friedrich von Bönninghausen zeigte sich vor allem, dass
er sich bei der Behandlung meist auf einige wenige Wirkstoffe, die er in Hochpotenzen verwendete, beschränkte.

1076 Dann wurde jeweils die höchste vermerkte Zahl als Anzahl der Päckchen interpretiert.
     Anhand dieser Zahlen war auch ersichtlich, dass zwischen den einzelnen Wirkstoffen
     noch ein anderes Päckchen stehen musste. Ein Placebovermerk fehlt bei 2.761 Patien-
     ten. Die Potenz fehlt bei 321 Betroffenen.
1077 IGM P 125 Fol. 261. Die vollständige Erstanamnese lautet: „Seit 1 Jahre Magleibweh,
     nach d Eßen, selten nachts; nach Gram u. Ärger; Regel schwach; – Nachtheil von Fet-
     tem, Fleisch, Kaffee, Schwarzbrod; kalte Füße; frostig; –". Die Medikation wurde wie
     folgt notiert: „1. Puls. 200., 2. – 3 §". Insgesamt sind in der Datenbank mit dem Stich-
     wort „Medikation" und „zunächst" 573 Patienten gekennzeichnet. Bei diesen hatte der
     Homöopath eine Änderung in der Verordnung vorgenommen.
1078 Zur Anwendung bestimmter Mittel im Zusammenhang mit einigen Beschwerdekom-
     plexen Baschin: Medikation.
1079 Beispielsweise Schuricht: D16 Kommentar, S. 52–60, Fischbach-Sabel: D34 Kommen-
     tar, S. 98.

8.6 Honorarforderungen als Einkommen

Die Frage nach den Honorarforderungen und dem Einkommen des Homöopathen, ist ausgesprochen schwer zu beantworten. Friedrich von Bönninghausen führte zwar ein Conto-Buch, doch notierte er darin nicht alle Patienten.[1080]
Im Gegenteil, nur für wenige Betroffene findet sich die Notiz, dass sie noch
ausstehende Beträge zu begleichen hatten. Darüber hinaus handelt es sich bei
der Vielzahl der dort vermerkten Patienten um Adelige. Daher liegt die Vermutung nahe, dass dieser Teil der Klientel eher auf Rechnung behandelt wurde.[1081] In einzelnen Krankengeschichten hatte Bönninghausen auch in den eigentlichen Journalen gewisse Summen notiert, so dass sich daraus zeigt, dass
nicht alle Betroffenen, sofort zahlen mussten.[1082] Trotzdem bleibt die Tatsache,
dass nur für wenige Behandlungen die Kosten und deren Bezahlungen vermerkt sind. Da kaum davon auszugehen ist, dass der Homöopath den Großteil seiner Sitzungen unentgeltlich durchführte, bleibt als Erklärung nur die
Vermutung, dass diese sofort bezahlt wurden. Diese Überlegungen wird von
folgendem Eintrag gestützt: Eine 26 Jahre alte Dienstmagd aus Havixbeck
hatte „nicht bezahlt, und nichts bekommen".[1083]

Vielen der Einträge in das Conto-Buch ist zudem kaum mehr zu entnehmen als der Name des Schuldners.[1084] In einigen Fällen weist ein „sol." für
„solvit" zwar darauf hin, dass bezahlt wurde, über den fälligen Betrag erfährt
man jedoch nichts.[1085] Von manchen der Patienten wurde das Datum der Bezahlung notiert. Es zeigte sich, dass die Betroffenen mit wenigen Ausnahmen

---

1080 Nach IGM P 156 S. 89 gab es auch ein „Einnahmebuch", das erst nach 1900 geführt
    wurde. Es ist aber nicht überliefert.
1081 Die Eintragungen, die sich auf Adelige bezogen, betrafen in IGM P 156 für den Zeit-
    raum von S1 175 von 242 (72,3%), für S2 102 von 175 (58,3%), für S3 156 von 251
    (62,2%) und für S4 104 von 202 (51,5%). In den Krankenjournalen waren 25 der 88
    Eintragungen (28,4%) für adelige Patienten. In einem ähnlichen Dokument, waren bei
    dem Homöopathen Rapp in Stuttgart der Großteil der dort Verzeichneten Angehörige
    der Oberschicht beziehungsweise Adelige. Held: Außenseitertum, S. 85. Hierzu Tabelle
    59 im Anhang.
1082 Es handelt sich um 88 Krankengeschichten. Diese sind durch das Stichwort „Honorar"
    im Feld „Weitere Bemerkungen" in der Datenbank kenntlich gemacht.
1083 IGM P 117 Fol. 78.
1084 Dies trifft auf 156 von 242 (64,5%) Einträgen in S1, 87 von 175 (49,7%) in S2, 103 von
    251 (41,0%) in S3 und 58 von 202 (28,7%) in S4 zu beziehungsweise im Fall der entspre-
    chenden Krankenjournaleinträge auf 22 der 88 (25,0%). Vergleiche Tabelle 59 im An-
    hang.
1085 Bezahlt wurde in S1 von 83 der 242 (34,3%) Vermerkten, in S2 von 37 der 175 (21,1%)
    Patienten, in S3 von 69 der 251 (27,5%) Genannten und in S4 von 153 der 202 (75,7%).
    In den Krankenjournalen findet sich ein entsprechendes Kürzel bei 67 der 88 (76,1%)
    Einträge. Allerdings mag es sein, dass Bönninghausen eine Bezahlung nicht konsequent
    notierte. Einige der Namen in IGM P 156 sind einfach durchgestrichen worden, was
    ebenfalls eine Bezahlung bedeuten könnte, ohne dass ein „sol." vermerkt wurde. Even-
    tuell wurden die Einnahmen aber auch in das mittlerweile verlorene „Einnahmebuch"
    notiert. Hierzu Fußnote 1080.

entweder sofort nach Abschluss der Behandlung oder in den ersten drei Monaten des darauffolgenden Jahres bezahlten.[1086]

Bei weiteren Patienten ist lediglich eine Gesamtsumme genannt, ohne dass ersichtlich wäre, welcher Betrag auf einzelne Posten entfiel.[1087] Die „Frau Wittwe Ketteler" (keine Lebensdaten) hatte die Dienste des Homöopathen bei zehn Visitationen sowie in einigen Briefen und Ordinationen in Anspruch genommen. Nach ihrem Tod führte Friedrich von Bönninghausen die Totenschau durch und stellte einen Schein aus. Der Gesamtbetrag, in den vermutlich auch das „Trinkgeld für den Kutscher" eingeflossen war, betrug „28 ½" Taler.[1088] Dem Grafen Korff-Schmiesing (keine Lebensdaten) stellte der Homöopath zum Ende des Jahres 1880 für 63 Ordinationen und vier Visiten einen Betrag von 70 Talern in Rechnung. Der Gräfin von Galen-Hornstein (keine Lebensdaten) wurden für 14 Ordinationen und sechs Briefe 95 Mark berechnet.[1089] Noch teurer kam eine Freifrau von Twickel (keine Lebensdaten) ihre Behandlung zu stehen. Für sechs Visitationen, zwei briefliche Konsultationen und 15 Ordinationen verlangte der Homöopath im Jahr 1886 350 Mark. Einen noch weit höheren Betrag beglich 1888 die Gräfin von Herten-Nesselrode (keine Lebensdaten). Die Summe der von ihr in Anspruch genommenen, aber nicht näher genannten, Dienstleistungen belief sich auf 795 Mark.[1090] Demgegenüber nahmen sich die 27 Mark, die Bönninghausen 1905 für die nicht näher beschriebene Behandlung einer Frau aus Lüdinghausen erhalten hatte, recht bescheiden aus.[1091]

Der Homöopath hielt die Kosten der durchgeführten Behandlungen bis in die 1880er Jahre hinein in Talern und Groschen fest. Das preußische Währungssystem hatte in Westfalen seit 1821 gegolten. Auch wenn die deutsche Goldmark offiziell mit der Gründung des Kaiserreiches eingeführt worden war, war sie erst ab 1876 alleiniges Zahlungsmittel. Die Umsetzung dauerte eine geraume Zeit, wobei der Umrechnungskurs von drei Mark je einem Taler

---

1086 In IGM P 156 finden sich insgesamt 14 Einträge, von denen wiederum die meisten ihre Schulden im April oder Mai beglichen. Beispielsweise ebenda, S. 20 oder S. 73–77. In den Journalen selbst findet sich ein solcher Vermerk beispielsweise in P 139 Fol. 38, P 140 Fol. 162, P 143 Fol. 290, ähnlich P 228/6. Ein solcher Zahlungsrhythmus konnte auch in anderen Arztpraxen nachgewiesen werden. Baschin: Homöopathen, S. 380, Loetz: Kranken, S. 211, Engel: Patientengut, S. 73–77 und S. 81–83, Thümmler: Rekonstruktion, S. 66, Jütte: Verdruß, S. 151, Dinges: Arztpraxen, S. 41 mit weiterer Literatur.
1087 Beispielsweise IGM P 122 Fol. 68. Dies trifft auf insgesamt 18 Beträge in den Krankenjournalen und fast alle Einträge in P 156 zu.
1088 IGM P 123 Fol. 330. Bönninghausen notierte zwei Mal fünf Groschen Trinkgeld. Auch in P 118 Fol. 9 notierte der Homöopath Trinkgeld für den Kutscher.
1089 IGM P 138 Fol. 35, hier 35b. Ende des Jahres bezahlte der Graf 155 Mark, die einzelnen Konsultationen wurden meist mit fünf Mark berechnet, hier 30b. Das zweite Beispiel P 145 Fol. 88. Ähnliche Gesamtsummen finden sich in P 123 Fol. 16 („ord. 5 brfr. 4 = 7 Rt").
1090 IGM P 148 Fol. 42. Dabei betrugen die Kosten für eine Visitation 60 Mark oder 50 Mark. Für die Gräfin Herten-Nesselrode P 156 S. 73. Ihre Krankengeschichte ist in eines der älteren Journale eingetragen und wurde in der Datenbank nicht berücksichtigt.
1091 IGM P 226/1.

entsprach.[1092] Die notierten Beträge schwankten zwischen einem und 120 Talern, lagen aber meist in einem Bereich von bis zu zehn Talern. Was die in Mark ausgestellten Rechnungen anging, lag deren Höhe allein durch den zugrundeliegenden Umrechnungskurs höher. Hier schwankte die Höhe der einzelnen Summen zwischen acht und fast 800 Mark. Sehr oft waren dabei Beträge bis zu einem Wert von 49 Mark, so dass die zuvor gennanten hohen Summen eher als Ausnahme zu sehen sind.[1093]

Einige Patienten gingen auch in Vorkasse und gaben dem Homöopathen einen gewissen Betrag. Ein Patient aus Ibbenbüren zahlte jeweils 20 Mark, die mit den nachfolgenden Sitzungen verrechnet wurden. Da pro Konsultation fünf Mark abgezogen wurden, reichte die Summe für vier Termine.[1094] Auch andere Kranke hatten mit dem Homöopathen eine Vorausbezahlung vereinbart und er vermerkte dies gewissenhaft.[1095] In zwei Briefen baten die Betroffenen Bönninghausen um ein Attest beziehungsweise Medikamente und stellten in Aussicht, die anfallenden Kosten bei ihrem nächsten Besuch in Münster zu zahlen.[1096]

Andererseits waren auch Teilzahlungen möglich. So notierte der Homöopath bei einer Patientin immer wieder hinter die einzelnen Konsultationen den zu zahlenden Betrag. Gelegentlich beglich die Betroffene die ausstehende Summe oder zumindest einen Teil davon, was der Homöopath vermerkte.[1097] Für die einzelnen Konsultationen berechnete Bönninghausen in diesem Fall einen Taler beziehungsweise später drei Mark.[1098] Gelegentlich verlangte er

1092 Ein Taler entsprach im alten Währungssystem 30 Groschen und ein Groschen wiederum 12 Pfennigen. Verdenhalven: Meß- und Währungssysteme, S. 100. Die paläographischen Abkürzungen ebenda, S. 117–119. Zur Einführung der gemeinsamen deutschen Währung Rittmann: Münz- und Geldgeschichte, S. 175–187. Der Umrechnungskurs ergibt sich auch aus einem Eintrag in IGM P 156 S. 54 (Stertmann).
1093 Eine Auflistung bietet Tabelle 60 im Anhang.
1094 IGM P 149 Fol. 107. Ein ähnlicher Tarif bei P 143 Fol. 146, Fol. 147 und Fol. 189, P 145 Fol. 92 und Fol. 168, P 144 Fol. 5.
1095 Insgesamt lässt sich für acht Patienten eine Vorkasse nachweisen. Neben IGM P 149 Fol. 107 sind dies P 116 Fol. 321 und Fol. 390, P 117 Fol. 87, P 119 Fol. 226, P 141 Fol. 46, P 144 Fol. 4 und P 145 Fol. 184.
1096 IGM P 217/4 und P 219/2.
1097 IGM P 148 Fol. 220. Dort heißt es „(5 Rest) – 4 sol." Oder „(8 Rt sol.) Rest: 2 Rt". Auch im Verlauf von P 148 Fol. 101 wird deutlich, dass die notierten Beträge zum Ende eines Jahres bezahlt wurden, dann begann die Summierung erneut. So wurde Ende des Jahres 1888 der Betrag von 380 Mark bezahlt und 1889 begann die Kostenaufstellung mit zwei Mark für die erste Konsultation. P 148 Fol. 98b. Ein ähnliches Verfahren belegt P 228/6, wobei Beträge von fünf und zehn Mark addiert wurden. In den ersten Monaten des folgenden Jahres wurden die Summen zwischen 55 und 150 Mark meist beglichen. Ein vergleichbares Vorgehen bei Ottenthal belegen Dietrich-Daum; Hilber; Wolff: Context.
1098 IGM P 148 Fol. 220 oder P 137 Fol. 238. Die Zahlen nach den einzelnen notierten Medikationen steigen jeweils um diesen Betrag. Ähnlich P 149 Fol. 1 und Fol. 220, in P 156 beispielsweise S. 35 (Heeremann). Ein solches Honorar verlangte auch Alfred Grotjahn. Weindling: Practice, S. 403.

zwei Taler für die Konsultation, ab und an sogar weniger.[1099] Eine 27 Jahre alte Patientin aus Münster sollte für vier Besuche zehn Mark, also 2,50 Mark je Sitzung begleichen.[1100] In anderen Behandlungen schwankten die berechneten Kosten zwischen fünf und zwei Mark.[1101]

Visitationen schlugen mit zwischen einem und zwei Talern zu Buche.[1102] Als Friedrich von Bönninghausen den Freiherrn von Brenken (keine Lebensdaten) in Erpernburg bei Geseke besuchte, berechnete er sechs Taler. Ein Telegramm kostete acht Groschen.[1103] Der Besuch bei einem Baron in der Nähe von Paderborn kostete diesen 1879 90 Mark. Für die übrigen Konsultationen wurden meist zehn Mark in Rechnung gestellt.[1104] Auch wenn die Beratung per Brief erfolgte, wurden je Schreiben zehn Mark fällig.[1105] Für die von Bönninghausen ebenfalls verschriebenen „Bräune-Pulver" war anfänglich ein Taler zu zahlen. Später berechnete der Homöopath hierfür drei Mark und schlug bei einer postalischen Versendung derselben zwei weitere Mark auf.[1106]

Nach der preußischen „Taxe für practische Aerzte" von 1857 konnte ein Arzt für einen Brief zwischen 20 Groschen und einem Taler verlangen.[1107] Andere Beträge sind nur bedingt mit den Leistungen Bönninghausens vergleichbar, da die Gebührenordnung sich üblicherweise danach richtete, dass der

---

1099 Beispielsweise für zwei Taler je Konsultation IGM P 117 Fol. 262 oder P 139 Fol. 143. P 116 Fol. 375 erhielt die Konsultation für 1,5 Taler. P 117 Fol. 388 musste für fünf Konsultationen vier Taler entrichten. Ähnlich P 116 Fol. 420 oder P 140 Fol. 229 (neun Konsultationen für acht Taler).

1100 IGM P 145 Fol. 154.

1101 Beispielsweise IGM P 148 Fol. 101. Es ist aber nicht erkenntlich, worin der Unterschied zwischen den notierten Konsultationen besteht, da nicht vermerkt wurde, ob diese per Brief erfolgten, was ein erhöhtes Honorar rechtfertigen würde. In P 149 Fol. 1 schwankten die Beträge zwischen vier und fünf Mark. Fünf Mark berechnete Bönninghausen beispielsweise auch P 156 S. 69 (Rump). Wohingegen P 156 S. 59 (Tzschoppe) für fünf Konsultationen 20 Mark, also für eine Beratung vier Mark bezahlte, ebenso P 144 Fol. 100, P 145 Fol. 187, P 149 Fol. 116 sowie Fol. 172.

1102 In IGM P 116 Fol. 68 kosteten die Visitationen zwei Taler oder zwei Taler und 20 Groschen. Für die Visitation in einem Kloster verlangte er 1867 einen Taler und fünf Groschen. Im Verlauf dieser Behandlung zahlte die Patientin zunächst im August für „vis. 7 ord 7. cons. 2" zehn Taler und 20 Groschen. Ende des Jahres waren für weitere „ord. 7. Fahrt 3" acht Taler und 10 Groschen fällig. P 122 Fol. 179. Denselben Betrag von einem Taler und fünf Groschen je Visitation nannte Bönninghausen auch in P 124 hinten links im Deckel.

1103 IGM P 122 Fol. 105. Insgesamt ergab sich für „vis. 11; telgr. 2 (à 8 sgr.); br. 11; ord. 20" die Summe von 339 Talern und 20 Groschen.

1104 IGM P 140 Fol. 168.

1105 IGM P 148 Fol. 124 oder P 147 Fol. 199 und 145 Fol. 184.

1106 Beispielsweise ein Taler bei IGM P 156 S. 21 (Nagel-Doornick und Plett.-Lenhausen), drei Mark bei P 156 S. 50 (Ketteler), S. 79 (Korff-Weichs), fünf Mark bei S. 73 (Strachwitz) oder S. 79 (Galen-Spee Gräfin sowie Galen-Spee Graf Friedr.).

1107 Die Medizinaltaxe aus Medicinal-Kalender 1857, S. 10–13. Für einen Brief konnte ein Arzt zwischen 20 Groschen und einem Taler verlangen. Zur Diskussion um die Höhe der Gebühren vergleiche StAM Oberpräsidium Münster 2495. Allgemein zur Entwicklung der preußischen Medizinaltaxe Joachim: Medicinaltaxe. Die seit 1815 bestehende Taxe war erst 1895 durch eine neue ersetzt worden.

Arzt den Patienten in dessen Haus aufsuchte. Dann standen dem Heiler für
den ersten Besuch eines Patienten, der innerhalb der Stadt oder deren Vororte
wohnte, zwischen 20 und 40 Groschen zu. Wohnte der Kranke weiter als eine
Viertelmeile von der Stadt weg, so konnte er zwischen einem und zwei Talern
verlangen. Für ein Rezept, das der Betroffene oder ein Bote im Haus des Arztes selbst in Empfang nahm, durfte nur zwischen einem achtel und einem viertel Taler verlangt werden.[1108] Nach der Umstellung der Währung war für den
Erstbesuch eines Arztes bei einem Kranken ein Betrag von zwei bis vier Mark
fällig. Ein im Haus abgeholtes Rezept sollte zwischen knapp 40 und 75 Pfennigen kosten.[1109] Die Gebührenordnung, die ab 1896 galt, hatte hingegen einen
größeren Spielraum bei der Liquidation einzelner Leistungen. Für einen ersten Besuch bei einem Kranken konnten zwischen zwei und 20 Mark in Rechnung gestellt werden. Die Beratung in der Wohnung des Arztes brachte demgegenüber nur die Hälfte. Diese Gebühr schloss die „Untersuchung des Kranken und die Verordnung mit ein".[1110] Die Konsultation per Brief wurde nicht
mehr als eigener Posten berücksichtigt, während eine „Beratung eines Kranken durch den Fernsprecher" mit einer bis drei Mark veranschlagt wurde.[1111]
Die niedrigen Sätze sollten dann Anwendung finden, wenn sich „nachweisbar
Unbemittelte" an die Ärzte wandten oder die Kosten von Armenverbänden,
einem Staatsfond, Stiftungen oder Knappschafts- und Arbeiter-Krankenkassen
übernommen wurden. Ansonsten blieb es den Ärzten selbst überlassen „die
Höhe der Gebühr innerhalb der festgesetzten Grenzen nach den besonderen
Umständen des einzelnen Falles, insbesondere nach der Beschaffenheit und
Schwierigkeit der Leistung, der Vermögenslage des Zahlungspflichtigen, den
örtlichen Verhältnissen usw., zu bemessen."[1112]

Vergleicht man daher die von Bönninghausen in Rechnung gestellten Beträge für die einzelnen Leistungen mit der preußischen Taxe für die Gebühren
der approbierten Ärzte kann man feststellen, dass er im Rahmen der dort
vorgesehenen Grenzen blieb.[1113] Offenbar wurden höhere Beträge auch nur
bei eher wohlhabenderen Patienten fällig und die vorgenannten hohen Rechnungen von mehr als 100 Talern oder Mark waren meist Adeligen ausgestellt

---

1108 Anhand des Praxisbuches des Dr. Grotjahn konnte nachgewiesen werden, dass dieser
sich mit seinen Honoraren an der preußischen Taxe orientierte und sie einhielt. Engel:
Patientengut, S. 67–71.
1109 Joachim: Medicinaltaxe, S. 93–97.
1110 Nach der „Gebührenordnung für approbierte Ärzte" von 1896 aus Reichs-Medicinal-
Kalender 1909, S. 53. Insofern wurde allein durch die Gebührenordnung das Führen
einer „Besuchspraxis" begünstigt.
1111 Nach der „Gebührenordnung für approbierte Ärzte" von 1896 aus Reichs-Medicinal-
Kalender 1909, S. 53. Nach den Vorschlägen aus dem Jahr 1890 war für einen solchen
Brief ein Honorar zwischen drei und neun Mark angedacht. StAM Oberpräsidium
Münster 2495, S. 68.
1112 Nach der „Gebührenordnung für approbierte Ärzte" von 1896 aus Reichs-Medicinal-
Kalender 1909, S. 53.
1113 Gleiches traf auch auf den Arzt Grotjahn zu, der Mitte des 19. Jahrhunderts im Harz
tätig war. Tutzke; Engel: Tätigkeit.

worden. Mit einem Satz von fünf Mark verlangte der Homöopath genau die Hälfte der vorgeschlagenen Höchstgrenze, wenn man den Tarif für „die erste Beratung des Kranken in der Wohnung des Arztes" zugrunde legt. Bei den in Taler berechneten Beträgen bewegte er sich mit der Forderung von einem Taler je Konsultation an der Obergrenze.[1114] Gelegentlich war es auch weniger, so dass man davon ausgehen kann, dass Bönninghausen die finanzielle Lage seiner Patienten berücksichtigte.

In einem Fall ist bekannt, dass er das ausstehende Honorar einer Frau schenkte. Die Magd hatte 1864 ihre damals drei Jahre zurückliegende Behandlung bezahlen wollen.[1115] Bei zwei weiteren Patienten notierte der Homöopath „arm" beziehungsweise „ein armes Mädchen". Über ein Honorar schweigen sich beide Journaleinträge aus. Dennoch führte Bönninghausen die Behandlungen durch.[1116] Obwohl er die finanzielle Lage der Betroffenen berücksichtigte, konnte es geschehen, dass die Kosten einer solchen noch immer zu hoch waren. So hatte ein 33 Jahre alter Patient aus Ladbergen, „die Pulver nicht bekommen, weil zu theuer", wie er notierte. Ein ähnlicher Fall weist ebenfalls darauf hin, dass der Homöopath doch meist auf eine sofortige Bezahlung der Beratung oder zumindest der Mittel bestand, denn ein weiterer Patient hatte „nicht bezahlt, und nichts bekommen."[1117]

Eine solche Feststellung ist nicht abwegig. Besonders, wenn man berücksichtigt, dass der Taglohn „für gewöhnliche Tagearbeiter" ab 1893 für männliche Personen über 16 Jahren in der Stadt Münster auf zwei Mark festgesetzt wurde. Im Umkreis Münster waren die Löhne sogar niedriger und Frauen verdienten auch in Münster lediglich 1,40 Mark pro Tag.[1118] Selbst eine relativ günstige Konsultation zu drei Mark entsprach damit etwa zwei Taglöhnen.[1119] Auch ein Kilo Rindfleisch kostete 1880 etwas mehr als eine Mark. Das Kilo Mehl war im Laden bereits für rund 40 Pfennig zu haben.[1120] Eine Flasche Mi-

1114 Die Medizinaltaxe aus dem Medicinal-Kalender 1857, S. 10–13, Horn: Medicinalwesen, S. 122.
1115 IGM P 109 Fol. 44.
1116 IGM P 117 Fol. 35 und P 123 Fol. 344.
1117 IGM P 117 Fol. 203, ähnlich Fol. 78.
1118 Amts-Blatt Münster 1892, S. 273–274. Für den Landkreis Münster lagen die Löhne bei 1,50 Mark für männliche und 1,25 Mark für weibliche Arbeiter.
1119 Diese Kostenverhältnisse waren denjenigen im frühen 19. Jahrhundert vergleichbar. Siehe Frevert: Krankheit, S. 273.
1120 Vergleiche die Listen für die Markt- und Ladenpreise in Amts-Blatt Münster 1880, S. 32 und S. 33. Das Kilo Rindfleisch von der Keule kostete 1,25 Mark, vom Bauch 1,10 Mark. Weizenmehl zu einem Kilo war mit 40 Pfennigen etwas teurer als Roggenmehl, das 36 Pfennige kostete. Gerstengraupen, Hirse und Reis kosteten 60 Pfennige das Kilo. Diese Preise stiegen bis 1885 (Amts-Blatt Münster 1885, S. 110–111) für das Kilo Rindfleisch auf 1,40 Mark beziehungsweise 1,30 Mark. Mehl und die übrigen Getreidearten blieben im Preis ähnlich 1890 (Amts-Blatt Münster 1890, S. 170–171). Bis 1895 fielen die Preise für Rindfleisch auf 1,20 Mark und für das Weizenmehl auf 26 Pfennige (Amts-Blatt Münster 1895, S. 164–165). Zu den Kosten einzelner Produkte auch Rittmann: Münz- und Geldgeschichte, S. 179 und S. 201. Zur Entwicklung der Lohn- und Lebenserhaltungskosten Trapp: Handbuch, S. 230–247.

neralwasser aus verschiedenen Quellen wurde um 1896 für zwischen 30 Pfennig und einer Mark angeboten, während ein Kilogramm Kreuznacher Salz 80 Pfennige kostete und eine Schachtel „Emser Pastillen" für 75 Pfennige zu haben war.[1121] Bei derartigen Verhältnissen scheint es nachvollziehbar, dass eine homöopathische Behandlung rein nach finanziellen Gesichtspunkten nicht unbedingt die erste Wahl war.[1122] Allerdings galten dieselben Sätze auch für die „schulmedizinischen" Ärzte, wie aus den Taxen hervorgeht.[1123] Die Preise für die Herstellung der homöopathischen Arzneien waren jedoch niedriger und die Mittel somit zum Teil billiger als andere „allopathische" Mischungen. Laut Medizinaltaxe von 1840 sollte ein entsprechendes Pulver, dosiert zwischen der ersten und der zehnten Potenz, einen Groschen kosten. Die folgenden Verdünnungen einen Pfennig mehr und die 21. bis 30. Potenz einen Groschen und zwei Pfennige.[1124] Die Berechnungen wurden in späteren Ausgaben differenziert nach den verschiedenen Darreichungsformen und fünf Gramm der Urtinktur kosteten einen Groschen und acht Pfennige, Streukügelchen, die wie Verreibungen berechnet wurden, wurden ebenfalls in Gramm gewogen und vier Gramm kosteten drei Groschen. Dispensierte Pulver waren für einen Groschen zu haben, drei kosteten zwei Groschen.[1125] Die Kosten der „allopathischen" Mittel richteten sich nach deren Inhaltsstoffen und der Art der Zubereitung.[1126] Beispielsweise kostete die Bereitung eines Pflasters von bis zu 125 Gramm einen Groschen und sechs Pfennige und für das Fertigen einer Salbe bis zu 50 Gramm wurde ein Groschen fällig. Fünf Gramm Chinin waren für einen Groschen und vier Pfennig zu haben.[1127] Das Verpackungsmaterial war jeweils extra zu bezahlen, war jedoch vom selben Preis. So war für ein Glas, das 15 Gramm aufnahm, ein Groschen und sechs Pfennige zu berechnen.[1128] Die Homöopathische Central-Apotheke Willmar Schwabe bot 1886 einen kleineren „Cylinder" mit „Hochpotenzen über die 30. Cent.=Potenz" für 30 Pfennige an. Eine „Futturalpackung zu drei 5=Gramm=Gläsern im Schubcarton" war

1121 Die Angaben nach Reichs-Medicinal-Kalender 1896, nicht paginierte Werbung vor dem Titelblatt.

1122 Demgegenüber wurden sonst die homöopathischen Mittel als verhältnismäßig günstig eingestuft. Baschin: Stück, S. 243, Pétursdóttir: Patients, S. 177, Baschin: Selbstmedikation, S. 180–183.

1123 Dies war auch im 18. Jahrhundert der Fall. Mit Beispielen Klaas; Steinke; Unterkircher: Business.

1124 Die Angaben nach StAM Regierung Münster 905 I–V, S. 92–93.

1125 Eulenburg: Medicinalwesen, S. 324–325.

1126 Eine Übersicht bieten die Königlich Preussischen Arznei-Taxen, beispielsweise von 1868 oder 1895. Letztere findet sich in Medicinal-Kalender 1896, S. 142–144. Die kompletten Dokumente wurden digitalisiert und können unter der Suchmaske der Digitalen Bibliothek Braunschweig recherchiert und eingesehen werden.

1127 Diese Beispiele sind der Königlich Preussischen Arznei-Taxe 1868, S. 13, S. 55 und S. 59 entnommen.

1128 Für die homöopathischen Mittel Eulenburg: Medicinalwesen, S. 525, für die allopathischen Mittel Königlich Preussische Arznei-Taxe 1868, S. 61–63.

für 50 Pfennige zu haben.[1129] 100 Gramm Schwefel kosteten hingegen 15 Pfennige.[1130] Die Pflegesätze im Clemens-Hospital lagen für Patienten der dritten Klasse zwischen einer Mark und 1,50 Mark.[1131] Aus den vorliegenden Journalen geht leider nicht hervor, wie viel Geld einzelne Betroffene bereits investiert hatten, ehe sie zu dem Homöopathen gingen. Allerdings ist nicht davon auszugehen, dass finanzielle Hürden allein erklären, warum der Homöopath nicht aufgesucht wurde.[1132] Andererseits entkräften die Tarife des Arztes die Behauptung, eine homöopathische Behandlung sei zwangsläufig billiger. Dabei gilt es zu berücksichtigen, dass von den meisten der Kranken nicht bekannt ist, wie viel die Behandlung wirklich kostete. Eine Zahlung in Naturalien akzeptierte der Homöopath ebenfalls gelegentlich. So verrechnete er bei einem Schulrat 29 Pakete Tabak oder erhielt von einem Patienten aus Elte mehrere Hasen. Ein 34 Jahre alter Patient schenkte Bönninghausen eine Hirschhaut.[1133]

Was bedeuten diese Angaben für das Einkommen Friedrich von Bönninghausens? Außer der Bemerkung in seinem Nachruf, er und seine Frau seien sehr wohlhabend gewesen, ist über das Vermögen des Homöopathen nichts bekannt.[1134] Die in Rechnung gestellten Summen der einzelnen Jahre ergeben

1129 Schwabe: Preis-Verzeichniß 1886, S. 10 und S. 14. Verschiedene Hausapotheken, die zwischen acht und zwölf Wirkstoffen in niedrigen Potenzen enthielten, wurden gegen Ende des 19. Jahrhunderts zum Preis zwischen drei und vier Mark angeboten. Baschin: Stück, S. 243. Leider ist der Hersteller nicht bekannt. Das zuvor genannte Preis-Verzeichniß führte derartige Taschenapotheken in einfacher Ausstattung zu sechs Mitteln für zwei Mark. Nähere Informationen zu Hausapotheken Baschin: Selbstmedikation, S. 184–209 sowie zur Person Willmar Schwabe (1839–1917) und dessen Firma Jäger: Gesundheit sowie Willfahrt: Apotheker.
1130 Königlich Preussische Arznei-Taxe 1886, S. 41.
1131 Langefeld; Spree: Organisation, S. 345. Die Zahl stammt aus der Zeit um 1893. Patienten der zweiten Klasse hatten zwischen zwei Mark und drei Mark zu zahlen, Kranke der ersten Klasse drei Mark und mehr. Arme Kranke waren von diesen Pflegesätzen befreit.
1132 In den Krankenjournalen des Vaters zeigte sich, dass die Kranken mitunter bereit gewesen waren, sehr viel Geld zu investieren, um wieder gesund zu werden. Baschin: Homöopathen, S. 376. Zu dem Problem der finanziellen Aspekte ferner Loetz: Kranken, S. 122, dieselbe: Grenzen, Lindemann: Health, S. 367, für die Frühe Neuzeit Jütte: Barber-Surgeon, S. 189, derselbe: Ärzte, S. 195–204, Kinzelbach: Gesundbleiben, S. 397. Dass verschiedene Behandlungen von Laienheiler nicht kostengünstiger sein mussten, als diejenigen eines ausgebildeten Arztes und die Kranken bereit waren, das Honorar aufzubringen, belegen auch Loetz: Kranken, S. 213–214, Stolberg: Heilkunde, S. 138–139, Probst: Fahrende Heiler, S. 20 und S. 146–147, Frevert: Krankheit, S. 287.
1133 Die Beispiele der Reihe nach IGM P 137 Fol. 238, hier 235b, P 145 Fol. 186 und P 143 Fol. 229b. Letzterer Patient zahlte aber später auch auf dem üblichen Wege.
1134 Schnütgen: Sanitätsrat AHZ, S. 351–352. Es gibt kein Familienarchiv mehr, das darüber Auskunft geben könnte. Ich danke Frau Diener-Staeckling, Münster, für die Auskunft. Die Restbestände in StAM enthalten nur Unterlagen zu dem Gut Darup und nicht für Friedrich von Bönninghausen, der in Münster wohnte. Mit Hilfe von Unterlagen in StdAM ist eine solche Auskunft ebenfalls nicht möglich. Der Bestand StdAM Stadtregistratur Fach 96 Nr. 22, enthält nur Informationen allgemeiner Art zur Klassensteuer und Gesamtzahlen für Münster und in den Gewerbesteuerakten wird keine Auskunft über das Einkommen von Ärzten gegeben. Ich danke Frau Pelster, Münster, für die Auskunft.

zusammen Beträge zwischen 117 Mark und etwa 3.900 Mark.[1135] Aber es ist unbekannt, welcher Anteil jeweils tatsächlich bezahlt wurde. Darüber hinaus fassen diese Beträge nur einen Bruchteil der Kranken. Allein die letzte Summe lag jedoch über dem Verdienst eines Kanzleidirektors.[1136] Erlaubt sei folgendes Gedankenspiel: Wenn man von einem Honorar von zwei Mark je Konsultation ausgeht und Friedrich von Bönninghausen durchschnittlich in seiner gesamten Praxislaufzeit etwa 1.400 Patientenkontakte je Jahr hatte, dann würde dies einem Minimaleinkommen von 2.800 Mark entsprechen. Damit lag er noch immer über dem Gehalt eines Buchhalters.[1137] Mit einem solchen Einkommen würde der Homöopath im Vergleich mit anderen Ärzten allerdings am unteren Ende der Skala einzuordnen sein. Zum einen ist die oben genannte Zahl aber als absolute Untergrenze aufzufassen, zum anderen würde er sogar mit diesem „Minimaleinkommen" noch immer mehr verdienen als der Durchschnitt der Bevölkerung.[1138]

Anhand der wenigen überlieferten Angaben zu dem verlangten Honorar lassen sich daher weder eindeutige Aussagen über das Einkommen Bönninghausens in der Praxis machen noch ergeben sich klare Aufschlüsse, wie hoch im konkreten Einzelfall die Kosten verschiedener Leistungen ausfielen. Die genannten Beträge bewegen sich im Rahmen der preußischen Taxe, die aber einen verhältnismäßig großen Spielraum ließ. Inwiefern der homöopathische Arzt bei den Kosten der Behandlung die Vermögensverhältnisse seiner Patienten berücksichtigt, ist nicht klar. Er scheint jedoch relativ flexibel in seinen Forderungen gewesen zu sein. Zumindest befanden sich unter den behandelten Kranken auch Angehörige der Unterschicht. Die großen Summen sind besonders für Adelige belegt, einer sozialen Gruppe, die sich diese Ausgabe sicherlich leisten konnte.

1135 Hierzu auch die Übersicht in Tabelle 61 im Anhang.
1136 Trapp: Handbuch, S. 234–235.
1137 Trapp: Handbuch, S. 234–235. Darüber hinaus ist die Zahl der durchschnittlichen Konsultationen je Jahr ebenfalls als Minimalzahl aufzufassen, weil aufgrund der Aufzeichnungsart die Konsultationen von Patienten aus den nicht berücksichtigten Jahren fehlen. Hierzu Kapitel 8.1.
1138 Zum Einkommen der Ärzteschaft Huerkamp: Aufstieg, S. 210–213. In Hamburg hatten 1886 40,7 % der Ärzte ein Einkommen von weniger als 5.000 Mark. In Frankfurt verdienten 39,2 % der Ärzte weniger als 3.000 Mark und 45,2 % mehr als 6.000 Mark.

9 Schluss: Ärztliche Praxis – ein Wechselspiel verschiedener Faktoren

Als Friedrich von Bönninghausen im August 1910 starb, hätte er sich wohl nie gedacht, dass seine Krankenjournale und damit seine Praxis den Mittelpunkt einer historischen Untersuchung bilden würden. Mehr als 100 Jahre nach seinem Tod stellt die medizinhistorische Forschung aber die Frage nach dem „Alltag" in ärztlichen Praxen in der Vergangenheit. Bönninghausen hatte die Journale für sich selbst und die Verwaltung seiner ärztlichen Tätigkeit angelegt. Die Aufschriebe waren nicht für die Öffentlichkeit bestimmt und wurden nie für Publikationen verwendet. Dennoch dienen sie nun als Hauptquelle für diese Arbeit. Anhand der überlieferten Krankenjournale und weiterer Quellen wurden verschiedene Informationen und Daten zusammengetragen. Diese verraten zahlreiche Details, aber kann man mit ihrer Hilfe den „Alltag" dieser Praxis rekonstruieren?

Friedrich von Bönninghausen hatte 1864 die Praxis von seinem Vater übernommen. Bis zu seinem Tod 1910 arbeitete er als Homöopath in Münster in Westfalen. Dabei hatte er selbst zunächst eine schulmedizinische Ausbildung durchlaufen und wendete Diagnosehilfen wie körperliche Untersuchungen oder Perkussionen bei seinen Patienten an. Durch die Verwendung von Hochpotenzen unterschied er sich auch von vielen anderen Homöopathen seiner Zeit, die vorwiegend mit niedrigeren Potenzen arbeiteten und der sogenannten „naturwissenschaftlich-kritischen" Richtung der Lehre Hahnemanns zuzuordnen waren. Bönninghausen gelang es, in einem relativ dicht besetzten „medizinischen Markt" seine Praxis zu halten und Patienten für sich zu gewinnen. Es zeigte sich in der Stadt Münster ein verhältnismäßig „innovativer" „medizinischer Markt", der auf eine verhältnismäßig wohlhabende Klientel ausgerichtet war. Dabei konzentrierte Bönninghausen sich auf seine Privatpraxis, ohne Ambitionen für ein staatlich besoldetes Medizinalamt zu entwickeln. Wie deutlich wurde, hatten zahlreiche Kranke zuvor andere Kurversuche unternommen, ehe sie bei Bönninghausen um Rat fragten. Die allermeisten nutzten daher die homöopathische Therapie als „komplementäre" Behandlungsweise. In Bezug auf die Klientel wurde deutlich, dass Frauen eher die Dienste des Homöopathen in Anspruch nahmen als Männer. Auch wenn er stets viele Kinder behandelte, waren die meisten seiner Patienten Erwachsene im Alter von 20 bis 30 Jahren. Die Kranken kamen aus sämtlichen sozialen Schichten, wobei Bönninghausen, bei allem Vorbehalt gegenüber der geringen Anzahl von Angaben, vor allem in den späteren Jahren eher als Arzt der Mittel- und Oberschicht zu sehen ist. Außerdem wohnte die Mehrheit derjenigen, die den Homöopathen konsultierte, maximal 50 Kilometer von Münster entfernt. Mit Blick auf das behandelte Krankheitsspektrum könnte man den Mediziner mit dem modernen Begriff eines „Allgemeinarztes" beschreiben. Dabei wurden Fiebererkrankungen, Magen-Darm-Probleme, Kopfschmerzen und Husten am häufigsten geschildert. Dies ist umso bemerkenswerter als man hinsichtlich der homöopathischen Therapie beispielsweise mehr chronische Leiden hätte vermuten können. Ferner ist Friedrich von Bönninghausen ein Beispiel dafür, dass die besonderen „Qualifikationen" als Wundarzt und Geburtshelfer nicht dazu führen mussten, dass ein Arzt tatsächlich chirurgische und geburtshilfliche Tätigkeiten ausführte. All diese Faktoren – der Arzt und sein Wissen, das Umfeld der Praxis, die Patienten und ihre Beschwerden – bilden die Grundlage für das, was im letzten Kapitel unter der Überschrift „Praxisalltag" zusammengefasst wurde.

Das Grundelement dieses „Alltags" bildet die Begegnung von Arzt und Patient, die Konsultation. In den Journalen lassen sich zwischen 1864 und 1889 fast 11.500 behandelte Kranke nachweisen, wobei durchschnittlich je Jahr etwa 1.400 Begegnungen von Bönninghausen mit Patienten stattfanden. Aufgrund der Quellenlage sind aber beide Zahlen als Untergrenzen zu sehen. Es konnte gezeigt werden, dass Bönninghausen zunächst sehr viele Erstpatienten in seiner Praxis behandelte und die Zahl der Konsultationen wuchs, ehe sie gegen Ende des Untersuchungszeitraums abnahm. Ob es sich bei diesem Rückgang um eine private Entscheidung oder das Ergebnis externer Bedingungen handelte, konnte mit Hilfe der Quellen nicht geklärt werden. Insgesamt ließ sich eine relativ bescheidene Anzahl von etwa fünf Begegnungen von Arzt und Patienten je Tag nachweisen. Dieser Wert lag zu Beginn der Praxis etwas höher als in deren letzten Jahren. Über einen zu großen Andrang in seinen Räumlichkeiten dürfte sich Bönninghausen daher nicht beschwert haben. Im Gegenteil, für jeden Kranken konnte er sich in Ruhe Zeit nehmen, um diesen zu befragen und zu untersuchen. Die Betroffenen suchten den Homöopathen meistens persönlich in seiner Praxis auf. Aber er war auch zu Hausbesuchen bereit. Sprechzeiten sind nicht bekannt. Für die überwiegende Mehrheit der Kranken endete die Behandlung innerhalb eines Jahres beziehungsweise sogar nach ein oder zwei Sitzungen. Die Patienten verhielten sich als selbstbewusste Handelnde, je nach eigenen Erwägungen befolgten oder missachteten sie die Anweisungen Bönninghausens. Die überlieferten Informationen weisen weder auf eine einseitige Autorität des Homöopathen noch der Kranken hin. Vielmehr erscheint die Arzt-Patienten-Beziehung als ein Aushandlungsprozess mit offenem Ergebnis. Die Verschreibungspraxis veranschaulichte, dass Bönninghausen nicht die gesamte Bandbreite der zur Verfügung stehenden Materia medica nutzte, sondern dass die meisten Betroffenen Belladonna, Pulsatilla oder Nux vomica in Hochpotenzen erhielten. Außerdem bezahlten viele Patienten die Kosten der Behandlung offenbar direkt, so dass nur wenige Aufzeichnungen über ausstehende Beträge oder beglichene Rechnungen gemacht werden mussten. Dennoch passte der homöopathische Arzt die Kosten einer Behandlung an die finanziellen Möglichkeiten seiner Patienten an und blieb mit seinen Forderungen in dem durch die preußische Taxe vorgesehenen Rahmen. Eine Behandlung durch ihn war damit zwar nicht gerade günstig, aber letztendlich dürften die Dienste anderer Ärzte ähnlich teuer gewesen sein.

Diese Informationen tragen zusammen betrachtet dazu bei, den „Alltag" einer wohl weitgehend „durchschnittlichen" homöopathischen Arztpraxis im ausgehenden 19. Jahrhundert zu rekonstruieren. Die einzelnen Faktoren bedingen sich dabei wechselseitig und sind voneinander abhängig. Die genannten Ergebnisse lassen sich zudem aus unterschiedlichen Blickwinkeln lesen. So bildet das medizinische Umfeld der Praxis, der „medizinische Markt" Münsters, einerseits die Konkurrenz gegen die Bönninghausen seine Dienste durchsetzen musste, andererseits bedeutete dies für die Patienten eine Wahlmöglichkeit, von der reichlich Gebrauch gemacht wurde. Während die notierten Symptome für die Kranken Anlass waren, die ärztliche Hilfe in Anspruch zu nehmen, waren sie für den Homöopathen der Schlüssel für seine Behandlung und die Grundlage seines Einkommens. Auch die Frage nach dem Wohnort der Patienten und deren Entfernung zu Münster spiegelt einerseits den Aufwand, den die Kranken bereit waren zu betreiben, um zu dem Homöopathen zu gelangen und andererseits den Ruf beziehungsweise die Bedeutung der Praxis in ihrem näheren und weiteren Umfeld. Die Entscheidung einzelner Kranker, Bönninghausen an einem bestimmten Tag aufzusuchen, bedeutete für diesen je nach Arbeitstag einen unterschiedlich großen Andrang in der Praxis und bestimmte so, wie viel Zeit für die jeweilige Konsultation zur Verfügung stand. Wenn Patienten beschlossen, neben der homöopathischen Therapie weiterhin andere Anwendungen zu nutzen oder die Kur abzubrechen, folgten sie ihren eigenen Logiken. Für den Homöopathen bedeutete dies „ungehorsame" Patienten oder das Ende der Behandlung, ohne über deren Resultat informiert zu sein. Dies verdeutlicht die wechselseitige Verbundenheit der verschiedenen Faktoren.

Trotzdem gibt es „blinde" Flecken in diesem „Alltag". Diese sind den Grenzen der Quellen geschuldet, weil sie entweder keine Auskunft geben oder nicht existieren. Dazu gehört, dass beispielsweise über die Motivationen und Überlegungen Friedrich von Bönninghausens nichts bekannt ist. Auch die an sich einfach klingende Frage nach genauen Sprechzeiten oder seinem genauen Einkommen muss unbeantwortet bleiben. Weshalb die Anzahl der Patienten rückläufig war, kann ebenso nicht definitiv gesagt werden. Ähnliches gilt für die Frage nach denjenigen Patienten, welche nur ein einziges Mal vorstellig wurden. Man weiß nichts über die weitere Entwicklung ihrer Beschwerden. Die Entscheidungsprozesse des Homöopathen, welche letztendlich zur Verschreibung eines bestimmten Wirkstoffes führten, können mittels der Journale ebenso kaum noch nachvollzogen werden.

Außerdem darf man nicht vergessen, dass keiner der Kranken verpflichtet war, zu Bönninghausen zu gehen. Er war weder Armen- noch Kassenarzt. Es war auch bekannt, dass er homöopathisch therapierte, eine Behandlungsweise, die von der „Schulmedizin" abgelehnt wurde und der viele auch damals skeptisch gegenüber standen. Demzufolge hatten die Kranken die „Wahl" und waren damit letztendlich das entscheidende Element in der Praxis. Denn, wenn diese Bönninghausen und seine „besondere Kenntnisse" ignoriert hätten, hätte er seine Dienste kaum über all die Jahre hinweg angeboten. So fällt auf, wie schwierig es ist, eine Gewichtung im Wechselspiel der interdependenten, den „Alltag" prägenden Faktoren vorzunehmen.

Im Vergleich mit anderen Arztpraxen ist zu bemerken, dass die Praxis Bönninghausens diesen ähnlicher ist, als man vermuten könnte. Die Durchführung der medizinischen Behandlung nach den Prinzipien der Homöopathie ist letztendlich das einzige wirkliche „Alleinstellungsmerkmal" seiner ärztlichen Tätigkeit. Doch diese „Besonderheit" einer anderen Therapieform und der „Wissensbestände" wirkte sich kaum auf die sonstige Ausgestaltung der Praxis und deren alltägliche Abläufe im ausgehenden 19. Jahrhundert aus. Hinsichtlich Geschlecht, Familienstand, Alter und Schichtzugehörigkeit der Klientel, dem behandeltem Krankheitsspektrum und dem allgemeinen „Praxisalltag" unterscheidet sich die Tätigkeit Bönninghausens wenig von denjenigen anderer Ärzte. Hier ist aber zu bemerken, dass ein Vergleich mit der Patientenschaft oder Praxis eines anderen Arztes direkt in Münster mangels Überlieferung nicht durchgeführt werden konnte. Oft sind die festgestellten Unterschiede kaum auf die homöopathische Behandlungsweise des Arztes zurückzuführen, sondern stehen mit „externen" Bedingungen in Verbindung. Dies ist interessant, wenn man bedenkt, dass in heutigen homöopathischen Praxen im Vergleich zu „schulmedizinischen" Praxen hinsichtlich der Klientel oder des behandelten Krankheitsspektrums deutliche Unterschiede bestehen.

Was bleibt damit von der Praxis Bönninghausens? Die Untersuchung zeigte eine strenggenommen relativ kleine weitgehend unbedeutende Privatpraxis in Münster in Westfalen. Die Praxis des Homöopathen von Bönninghausen ist ein Einzelfall. Sie ist geprägt von dem Arzt, der sie führte, seiner Persönlichkeit, seinem Wissen, den Patienten, ihren Beschwerden und dem Umfeld der Stadt Münster. Aber durch den Vergleich mit anderen Arztpraxen wurde deutlich, dass verschiedene Bausteine im Rahmen der ärztlichen Praxis nicht zwangsweise dazu führen müssen, dass sich die alltäglichen Abläufe der ärztlichen Arbeit in hohem Maße unterscheiden. Als weiteres Ergebnis lässt sich deswegen festhalten, dass die detaillierte qualitative Studie einer Arztpraxis sowohl einzigartige als auch allgemeine Gestaltungsfaktoren des dortigen Alltags aufzuzeigen vermag. Die Tätigkeit Bönninghausens trägt so durch ihre Einmaligkeit und Durchschnittlichkeit zu dem Bild „der" Arztpraxen in der Vergangenheit bei. Die Monographie ist somit als „Baustein" einer Geschichte der ärztlichen Praxis zu sehen.

Auch wenn die Begegnung von Arzt und Patient immer neu und zugleich in routinisierten Bahnen stattfindet, sei davor gewarnt, diese Routine als starr und unwandelbar aufzufassen. Die Tatsache, dass sich bei den vergleichend herangezogenen Arztpraxen viele Gemeinsamkeiten aufzeigen ließen, soll nicht verschleiern, dass es Unterschiede gibt. Vielmehr laden die Ergebnisse für diese homöopathische Arztpraxis dazu ein, die Routinen zu hinterfragen und die (Macht-)Beziehung zwischen Arzt und Patient sowie deren wechselseitigen Einfluss aufeinander zu überdenken. Dies wird nicht zuletzt vom heutigen Standpunkt aus deutlich: Die bange Frage, ob denn ein Arzt für die eigenen Beschwerden zur Verfügung stehen wird, die Klagen über zu volle Wartezimmer, zu wenig Zeit für den Einzelnen und über zu viel Bürokratie oder die Überlegung, ob und wie lange das Gesundheitssystem in seiner derzeitigen

Verfassung zu finanzieren ist. Weitere Untersuchungen, wie die hier vorliegende, wären daher gerade für Arztpraxen im 20. Jahrhundert dringend notwendig. Es drängt sich nämlich der Eindruck auf, dass sich der „Alltag" einer ärztlichen Praxis in den Jahren seit dem Tod Bönninghausens stark verändert hat.

Anhang

Die Zahlenangaben und auf deren Basis erstellte Schaubilder beruhen, soweit nicht anders vermerkt, auf der Auswertung der Datenbank, die die Erstanamnesen und Krankengeschichten von 6.832 Patienten umfasst, und darauf aufbauenden eigenen Berechnungen. Die Abkürzungen S1 (1864–1867), S2 (1872–1875), S3 (1879–1882) und S4 (1886–1889) beziehen sich, wie in Kapitel 1.3 erläutert, auf die verschiedenen untersuchten Zeitabschnitte der Praxis.

1 Tabellen zu Kapitel 4

Tab. 1: Arztdichte in der Stadt Münster (eigene Berechnung).

Jahr	Zahl der praktischen Ärzte[1139]	Nur Wundärzte 1. und 2. Klasse[1140]	Einwohnerzahl Münster[1141]	Einwohner pro Arzt in Münster	Einwohner pro Arzt in Preußen[1142]
1829[1143]	23	5	18.502	660,8	2.877 (für 1828)
1834[1144]	21	5	18.605	715,6	
1840	29	7	20.595	572,1	3.019
1842	30	10	20.798	520,0	2.996
1849	28	7	21.275	607,9	2.930
1853	30	8	22.586	594,4	
1861	29	5	23.337	686,4	3.067
1862	29	5	23.124	680,1	
1864	29	4	22.705	688,0	
1865	28	3[1145]	22.550	727,4	
1866	26	2	22.397	799,9	

1139 Mit Ausnahme der Angaben für die Jahre 1829 und 1834 nach StdAM Medizinalangelegenheiten Fach 202 Nr. 2. Die Mehrheit der praktischen Ärzte war auch als Wundarzt zugelassen und ab 1842 waren mehr als 50 % der Ärzte als Geburtshelfer approbiert.

1140 Mit Ausnahme der Angaben für die Jahre 1829 und 1834 nach StdAM Medizinalangelegenheiten Fach 202 Nr. 2. Die Angaben für die Wundärzte erster und zweiter Klasse wurden hierbei addiert. Die Mehrheit der Wundärzte war als Geburtshelfer zugelassen.

1141 Diese Angaben nach Teuteberg: Materialien, S. 23–25.

1142 Soweit nicht anders angegeben bis einschließlich 1887 nach Huerkamp: Aufstieg, S. 149, die Zahlen für 1840 nach S. 50.

1143 Diese Zahlen stammen aus Wendt; Jochmus: Adreßbuch 1829, S. 283.

1144 Diese Zahlen wurden aus der Tabelle von Schwanitz: Krankheit, S. 117 übernommen. Allerdings ist die Arztdichte mit Hilfe der Bevölkerungsangaben berechnet, die Teuteberg: Materialien, S. 23–25, angibt. Bei Schwanitz beträgt die Anzahl der Einwohner je Arzt 730. Aber es ist unklar, mit welcher Bevölkerungszahl sie zu diesem Ergebnis kam.

1145 StAM Regierung Münster 203 I, S. 292, nennt vier Wundärzte.

Jahr	Zahl der praktischen Ärzte	Nur Wundärzte 1. und 2. Klasse	Einwohner- zahl Münster	Einwohner pro Arzt in Münster	Einwohner pro Arzt in Preußen
1867	29	2	25.453	821,1	3.209
1868	30[1146]	2	25.294	790,4	
1869	33	1[1147]	25.135	739,3	
1870	33	1[1148]	24.978	734,6	
1871	35[1149]	1	24.821	689,5	
1872	34	0	25.288	743,8	
1873	35	0[1150]	25.764	736,1	
1874	36[1151]	1	26.248	709,4	
1875	41[1152]		35.705	870,9	
1876[1153]	43		35.604	828,0	3.388
1879	33[1154]		39.441	1.195,2	
1880	35[1155]		40.434	1.155,3	
1881	33[1156]		41.135	1.246,5	
1883	42[1157]		42.572	1.013,6	
1884	42[1158]		43.310	1.031,2	
1885	42[1159]		44.060	1.049,0	
1886	42[1160]		45.069	1.073,1	
1887	49[1161]		46.101	940,8	3.198
1888	49[1162]		47.156	962,4	

1146 Auch StAM Regierung Münster 203 II, S. 14.
1147 StAM Regierung Münster 203 II, S. 134, nennt zwei Wundärzte.
1148 StAM Regierung Münster 203 II, S. 230, nennt zwei Wundärzte.
1149 Auch StAM Regierung Münster 203 III, S. 43.
1150 StAM Regierung Münster 203 IV, S. 38, nennt noch einen Wundarzt.
1151 StAM Regierung Münster 203 IV, S. 161.
1152 StAM Regierung Münster 203 IV, S. 295.
1153 Königlich Statistisches Bureau: Beiträge, S. 26.
1154 Hoogeweg: Zweiter Generalbericht, S. 25.
1155 Hoogeweg: Zweiter Generalbericht, S. 25.
1156 Hoogeweg: Dritter Generalbericht, S. 32.
1157 Reichs-Medicinal-Kalender 1883, S. 16.
1158 Reichs-Medicinal-Kalender 1884, S. 16.
1159 Reichs-Medicinal-Kalender 1885, S. 20. StAM Regierung Münster 203 XII, S. 5, nennt
     31 Zivilärzte beziehungsweise 46 unter Einschluss der Militärärzte sowie drei Wund-
     ärzte.
1160 Reichs-Medicinal-Kalender 1886, S. 20.
1161 Reichs-Medicinal-Kalender 1887, S. 21. Im Adressbuch 1887, S. 38–40, werden ledig-
     lich 38 Ärzte sowie zehn Militärärzte geführt.
1162 Reichs-Medicinal-Kalender 1888, S. 22.

Jahr	Zahl der praktischen Ärzte	Nur Wundärzte 1. und 2. Klasse	Einwohner- zahl Münster	Einwohner pro Arzt in Münster	Einwohner pro Arzt in Preußen
1889	50[1163]		48.236	964,7	
1890	41[1164]		49.340	1.203,4	
1891[1165]	(etwa 52)		50.809	969	3.084,88
1895	68[1166]		57.135	840,2	
1896	75[1167]		58.401	778,7	
1897	67[1168]		59.696	891,0	
1898	65[1169]		61.019	938,8	
1900	68[1170]		63.754	966,0	
1905	87[1171]		81.468	936,4	1.951[1172]
1906	82[1173]		83.154	1.014,1	
1907	91[1174]		84.875	932,7	
1908	85[1175]		86.631	1.019,2	
1909	91[1176]		88.424	971,7	
1910	90[1177]		90.254	1.002,8	2.011

1163 Reichs-Medicinal-Kalender 1889, S. 22. Im Adressbuch 1889, S. 45–46, werden 40 Ärzte und zehn Militärärzte geführt.

1164 Schwanitz: Krankheit, S. 117. Es wird nicht angegeben, wo sie diese Zahl entnommen hat. Auch die Angabe über die Bevölkerung fehlt. Nach ihrer Berechnung kamen damals 1.203 Einwohner auf einen Arzt.

1165 Die Anzahl der Ärzte wurde selbst errechnet mit Hilfe der bei Teuteberg: Materialien, S. 23–25, angegebenen Bevölkerungszahl. Die übrigen Angaben nach Hölker: Sechster General-Bericht, S. 145.

1166 StAM Regierung Münster 866, S. 202.

1167 Reichs Medicinal-Kalender 1896, S. 25.

1168 StAM Regierung Münster 866, S. 202.

1169 Reichs-Medicinal-Kalender 1898, S. 25.

1170 Reichs-Medicinal-Kalender 1900, S. 25. Schwanitz: Krankheit, S. 117, nennt 68 Ärzte, ohne eine Quelle anzugeben.

1171 Reichs-Medicinal-Kalender 1905, S. 28. Im Adressbuch 1905, S. 87–90, werden 60 Ärzte aufgeführt.

1172 Medizinal-Abteilung: Gesundheitswesen 1905, S. 48 im Anhang.

1173 Reichs-Medicinal-Kalender 1906, S. 28.

1174 Reichs-Medicinal-Kalender 1907, S. 28.

1175 Reichs-Medicinal-Kalender 1908, S. 28.

1176 Reichs-Medicinal-Kalender 1909, S. 28. Dort wird abweichend von der oben verwendeten Einwohnerzahl nach Teuteberg: Materialien, S. 25, von 81.439 Einwohnern für 1909 ausgegangen.

1177 Reichs-Medicinal-Kalender 1910, S. 28. Das Adressbuch 1910, S. 66–68, weist nur 66 Ärzte aus. Die Angabe für die Anzahl der Einwohner je Arzt in Preußen entstammt Medizinal-Abteilung: Gesundheitswesen 1910, S. 481.

Tab. 2: Arztdichte im Regierungsbezirk Münster (soweit nicht anders vermerkt eigene Berechnung).

	Zahl der praktischen Ärzte	Nur Wundärzte 1. und 2. Klasse	Einwohnerzahl des Regierungsbezirks Münster[1178]	Einwohner pro Arzt im Regierungsbezirk	Einwohner pro Arzt in Preußen[1179]
1829	95[1180]	70	392.824	2.380,8	2.877 (für 1828)
1839	115[1181]	71	405.275	2.178,9	2.977 (für 1837)
1842	127[1182]	69	408.113	2.082,2	2.996
1849[1183]	138	59	412.935	2.141	2.930
1858	124[1184]	105	436.085	1.904,3	3.067 (für 1861)
1864	143[1185]	31	442.427	2.542,7	
1865	141[1186]	27			
1867	148[1187]	25	439.213	2.538	3.209
1868	150[1188]	24			
1869	161[1189]	24			
1870	154[1190]	22			
1871	156[1191]	20	435.805[1192]	2.476,2	

1178 Die Daten mit Ausnahme des Jahres 1849 nach Köllmann: Bevölkerung, S. 196. Die Angabe für 1829 ist hier für 1828 angegeben. Die Angabe für 1842 stammt aus Tourtual: Provinzial-Sanitätsbericht 1842, bezieht sich aber auf die Bevölkerungsanzahl im Jahr 1841. Die Bevölkerungszahl für das Jahr 1839 stammt aus dem Jahr 1837 nach Köllmann: Bevölkerung, S. 196. Soweit nicht anders angegeben sind alle Angaben ebenda.
1179 Nach Huerkamp: Aufstieg, S. 149, bis einschließlich 1887.
1180 Wendt; Jochmus: Adreßbuch 1829, S. 283–287.
1181 Haxthausen: General-Sanitäts-Bericht 1839, S. 141–142.
1182 Tourtual: Provinzial-Sanitätsbericht 1842, S. 160.
1183 Die gesamte Zeile nach StAM Medizinalkollegium 7, nicht paginierte Zusammenstellung der statistischen Verhältnisse des ärztlichen Personals in den einzelnen Regierungs-Bezirken des Preußischen Staates am Schluße des Jahres 1849.
1184 Klier: Adreßbuch 1858, S. 332–335.
1185 StAM Regierung Münster 203 I, S. 41.
1186 StAM Regierung Münster 203 I, S. 295.
1187 Nach StAM Oberpräsidium Münster 7, nicht paginierte Zusammenstellung der statistischen Verhältnisse des ärztlichen Personals und der Apotheken in den angegebenen Regierungsbezirken für 1867. Für Arnsberg 791.361 Einwohner, 258 promovierte Ärzte und Wundärzte 3.067 Einwohner je Arzt, Minden 477.152 Einwohner, 141 promovierte Ärzte und Wundärzte, 3.454 Einwohner je Arzt.
1188 StAM Regierung Münster 203 II, S. 38.
1189 StAM Regierung Münster 203 II, S. 144.
1190 StAM Regierung Münster 203 II, S. 243.
1191 StAM Regierung Münster 203 III, S. 152.
1192 Abweichend von Köllmann: Bevölkerung nennen StAM Regierung Münster 203 III, S. 152, 435.904 Einwohner und Reekers: Bevölkerung, S. 6, 451.318 Einwohner.

Jahr	Zahl der praktischen Ärzte	Nur Wundärzte 1. und 2. Klasse	Einwohnerzahl des Regierungs- bezirks Münster	Einwohner pro Arzt im Regierungs- bezirk	Einwohner pro Arzt in Preußen
1873	166[1193]	keine Angabe			
1874	173[1194]	12			
1876[1195]	183		443.344	2.422,6	3.388
1880[1196]	178	2	470.044	2.435	
1881[1197]	177	2		3,78 Ärzte auf 10.000 Einwohner 2.645,5	
1882[1198]	173	2		3,76 Ärzte auf 10.000 Einwohner 2659,6	
1883[1199]	172		470.296	2.734,3	
1884[1200]	173		470.296	2.718,5	
1885	175[1201]		494.275[1202]	2.824,4	
1886[1203]	173		473.692	2.738,1	

1193 StAM Regierung Münster 203 IV, S. 49.
1194 StAM Regierung Münster 203 IV, S. 176.
1195 Nach Königlich Statistisches Bureau: Beiträge, S. 26. Für Minden 480.612 Einwohner mit 139 Ärzten, für Arnsberg 981.741 Einwohner mit 316 Ärzten. Die Anzahl der Einwohner wird auch bei Hölker: Sechster General-Bericht, S. 6, genannt.
1196 Nach Hoogeweg: Zweiter General-Bericht, S. 25, beziehungsweise die Bevölkerungszahl von S. 10. Bei der Angabe der Anzahl der Einwohner je Arzt bezieht sich Hoogeweg auf den Medicinal-Kalender für das entsprechende Jahr.
1197 Nach Hoogeweg: Dritter Generalbericht, S. 17. Die Angabe über die Wundärzte folgt Hoogeweg: Zweiter Generalbericht, S. 25, da im dritten irrtümlich nur noch von einem Wundarzt die Rede ist. Die Anzahl der Einwohner je Arzt ergibt sich bei Division der 10.000 Einwohner durch die 3,78 Ärzte.
1198 Die Zeile nach Hoogeweg: Dritter Generalbericht, S. 17.
1199 Reichs-Medicinal-Kalender 1883, S. 16.
1200 Reichs-Medicinal-Kalender 1884, S. 16.
1201 StAM Regierung Münster 203 XII, S. 173. Nach Reichs-Medicinal-Kalender 1885, S. 20–21, betrug die Anzahl der Ärzte im Regierungsbezirk Münster nur 173.
1202 Abweichend von Köllmann: Bevölkerung, S. 196, nennen Hölker: Vierter Generalbericht, S. 7, 494.230 Einwohner, StAM Regierung Münster 203 XII, S. 173, 470.300 Einwohner oder Reekers: Bevölkerung, S. 6, 550.119 Einwohner.
1203 Reichs-Medicinal-Kalender 1886, S. 20.

Jahr	Zahl der praktischen Ärzte	Nur Wundärzte 1. und 2. Klasse	Einwohnerzahl des Regierungs- bezirks Münster	Einwohner pro Arzt im Regierungs- bezirk	Einwohner pro Arzt in Preußen
1887[1204]	185		494.219	2.671,5	3.198
1888[1205]	183		494.219	2.700,7	
1889[1206]	191		494.219	2.587,5	
1891[1207]	202			2.657,5	2.632,7
1895	246[1208]		594.501	2.416,6	
1896[1209]	257		538.975	2.097,2	
1897	251[1210]			2.787,4	
1898[1211]	252		594.501	2.359,1	
1900[1212]	260		594.501	2.286,5	
1905[1213]	313		575.353	1.838,2	1.951[1214]
1906[1215]	322		575.353	1.786,8	

1204 Reichs-Medicinal-Kalender 1887, S. 20–21. Medizinal-Abteilung: Sanitätswesen 1889, 1890 und 1891, S. 470, nennt davon abweichend 187 Ärzte und ermittelt eine Ärzte- dichte von 2.672,4 Einwohnern je Arzt. Die Angabe für Gesamtpreußen ist dieser Quelle entnommen.

1205 Reichs-Medicinal-Kalender 1888, S. 21–22.

1206 Reichs-Medicinal-Kalender 1889, S. 22. Hölker: Sechster General-Bericht, S. 143, spricht von 194 Ärzten für 1888.

1207 Medizinal-Abteilung: Sanitätswesen 1889, 1890 und 1891, S. 470. Abweichend davon gibt Hölker: Sechster General-Bericht, S. 145, die Anzahl der Einwohner je Arzt im Regierungsbezirk Münster mit 2.722,8 und für den gesamten Staat mit 3.084,9 an. Der Bericht des Ministeriums führt außerdem folgende Daten für die Anzahl der Einwohner je Arzt im Bezirk Minden 3.461,2 (1876), 3.799,6 (1887), 3.219,4 (1891) und im Bezirk Arnsberg 3.111,9 (1876), 3.455,3 (1887) sowie 3.305,1 (1891). Der Bezirk Münster hatte also in diesen Jahren die bessere Ausstattung mit Ärzten.

1208 StAM Regierung Münster 866, S. 39.

1209 Reichs-Medicinal-Kalender 1896, S. 25–26. Im Regierungsbezirk Arnsberg lag die Quote bei 2.572 Einwohnern je Arzt und im Regierungsbezirk Minden versorgte ein Arzt 2.634 Bewohner.

1210 StAM Regierung Münster 866, S. 202.

1211 Reichs-Medicinal-Kalender 1898, S. 25.

1212 Reichs-Medicinal-Kalender 1900, S. 25. Demgegenüber nennt Köllmann: Bevölkerung, S. 196, eine Einwohnerzahl von 699.583.

1213 Reichs-Medicinal-Kalender 1905, S. 28. Demgegenüber nennen Köllmann: Bevölke- rung, S. 196, 818.054 Einwohner beziehungsweise Reekers: Bevölkerung, S. 7, 965.531 Einwohner.

1214 Medizinal-Abteilung: Gesundheitswesen 1905, S. 48 im Anhang. Für den Regierungs- bezirk Münster wird dort eine Anzahl von 2.473 Einwohnern je Arzt genannt, im Bezirk Arnsberg 2.624 und im Bezirk Minden 2.387. Insofern waren alle Regierungsbezirke der Provinz Westfalen schlechter mit Ärzten ausgestattet als der Landesdurchschnitt.

1215 Reichs-Medicinal-Kalender 1906, S. 28.

Jahr	Zahl der praktischen Ärzte	Nur Wundärzte 1. und 2. Klasse	Einwohnerzahl des Regierungsbezirks Münster	Einwohner pro Arzt im Regierungsbezirk	Einwohner pro Arzt in Preußen
1907[1216]	325		618.069	1.901,8	
1908[1217]	329		618.069	1.878,6	
1909[1218]	346		618.069	1.786,3	
1910[1219]	349		893.040	2.558,9	2.011

Tab. 3: Arztdichte in der Provinz Westfalen (soweit nicht anders vermerkt eigene Berechnung).

Jahr	Zahl der praktischen Ärzte	Nur Wundärzte 1. und 2. Klasse	Einwohnerzahl der Provinz Westfalen[1220]	Einwohner pro Arzt in der Provinz	Einwohner pro Arzt in Preußen[1221]
1829	240[1222]	193	1.239.606	2.862,8	2.877 (für 1828)
1839	320[1223]	189	1.355.126	2.662,3	2.977 (für 1837)
1842	349[1224]	180	1.411.940	2.669,1	2.996
1852	389[1225]	138	1.504.251	2.854,4	2.930 (für 1849)
1858	401[1226]	105	1.566.441	3.095,7	3.067 (für 1861)

1216 Reichs-Medicinal-Kalender 1907, S. 28.
1217 Reichs-Medicinal-Kalender 1908, S. 28.
1218 Reichs-Medicinal-Kalender 1909, S. 28.
1219 Reichs-Medicinal-Kalender 1910, S. 28. Abweichend nennt Köllmann: Bevölkerung, S. 196, eine Anzahl von 989.199 Einwohnern. Bei der Angabe der Ärztedichte gibt Medizinal-Abteilung: Gesundheitswesen 1910, S. 481, für Münster die Anzahl von 2.589 Einwohner je Arzt. Arnsberg folgt mit 2.690 Einwohnern je Arzt und Minden mit 2.311 Einwohnern je Arzt. Die Angabe für die Anzahl der Einwohner je Arzt in Preußen entstammt Medizinal-Abteilung: Gesundheitswesen 1910, S. 481.
1220 Die Angaben bis einschließlich 1867 nach Kraus: Quellen, S. 208.
1221 Nach Huerkamp: Aufstieg, S. 149, bis einschließlich 1887.
1222 Wendt; Jochmus: Adreßbuch 1829, S. 283–296. Es wurde nicht zwischen Wundärzten erster und zweiter Klasse unterschieden.
1223 Haxthausen: General-Sanitäts-Bericht 1839, S. 141–142.
1224 Tourtual: Provinzial-Sanitätsbericht 1842, S. 160, Angabe der Bevölkerung S. 174, Bevölkerung 1841 in Münster 202.645 Männer, 205.468 Frauen, 408.113 Gesamt, Arnsberg 268.904 Männer, 260.183 Frauen, 529.087 Gesamt, Minden: 217.780 Männer, 219.683 Frauen, 437.463 Gesamt, Provinz: 689.329 Männer, 685.334 Frauen, 1.374.663 Gesamt.
1225 Klier: Adreßbuch 1852, S. 327–339.
1226 Klier: Adreßbuch 1858, S. 332–343.

Jahr	Zahl der praktischen Ärzte	Nur Wundärzte 1. und 2. Klasse.	Einwohnerzahl der Provinz Westfalen	Einwohner pro Arzt in der Provinz	Einwohner pro Arzt in Preußen
1867[1227]	572		1.707.726	2.985,5	3.209
1876[1228]	638		1.905.697	2.987,0	3.388
1883[1229]	640		2.042.842	3.191,9	
1884[1230]	653		2.042.842	3.128,4	
1885[1231]	654		2.030.914	3.105,4	
1886[1232]	669		2.048.280	3.061,7	
1887[1233]	665		2.202.726	3.312,4	3.198
1888[1234]	664		2.208.344	3.325,8	
1889[1235]	714		2.208.344	2.092,9	
1891[1236]				3.313,42	2.632,7
1896[1237]	958		2.429.494	2.536,0	
1898[1238]	1.060		2.701.420	2.548,5	
1900[1239]	1.137		2.601.420	2.288,0	
1905[1240]	1.349		3.022.020	2.240,2	1.951[1241]

1227 StAM Oberpräsidium Münster 7, nicht paginierte Zusammenstellung der statistischen Verhältnisse des ärztlichen Personals und der Apotheken in den angegebenen Regierungsbezirken für 1867.

1228 Königlich Statistisches Bureau: Beiträge, S. 26.

1229 Reichs-Medicinal-Kalender 1883, S. 16–17.

1230 Reichs-Medicinal-Kalender 1884, S. 16–17.

1231 Reichs-Medicinal-Kalender 1885, S. 20–21. Abweichend nennt Köllmann: Bevölkerung, S. 201, die Anzahl von 2.204.580 Einwohnern, die ebenfalls bei Teuteberg: Agrar- zum Industriestaat, S. 166, genannt ist. Reekers: Bevölkerung, S. 6, gibt die Anzahl der Einwohner mit 2.309.602 an.

1232 Reichs-Medicinal-Kalender 1886, S. 20–21.

1233 Reichs-Medicinal-Kalender 1887, S. 20–22.

1234 Reichs-Medicinal-Kalender 1888, S. 21–23.

1235 Reichs-Medicinal-Kalender 1889, S. 22–23.

1236 Hölker: Sechster General-Bericht, S. 145, für die Angabe der Einwohner je Arzt in der Provinz Westfalen. Die Angabe für den preußischen Staat nach Medizinal-Abteilung: Sanitätswesen 1889, 1890 und 1891, S. 470. Abweichend davon gibt Hölker: Sechster Generalbericht, S. 145, die Anzahl der Einwohner je Arzt für den gesamten Staat mit 3.084,9 an.

1237 Reichs-Medicinal-Kalender 1896, S. 25–26.

1238 Reichs-Medicinal-Kalender 1898, S. 25–26.

1239 Reichs-Medicinal-Kalender 1900, S. 25–26.

1240 Reichs-Medicinal-Kalender 1905, S. 28–29. Abweichend nennen Köllmann: Bevölkerung, S. 202, Teuteberg: Agrar- zum Industriestaat, S. 166, eine Bevölkerung von 3.618.090 und Reekers: Bevölkerung, S. 7, 3.729.779 Einwohner.

1241 Medizinal-Abteilung: Gesundheitswesen 1905, S. 48 im Anhang.

Jahr	Zahl der praktischen Ärzte	Nur Wundärzte 1. und 2. Klasse.	Einwohnerzahl der Provinz Westfalen	Einwohner pro Arzt in der Provinz	Einwohner pro Arzt in Preußen
1906[1242]	1.391		3.022.020	2.172,6	
1907[1243]	1.427		3.418.205	2.395,4	
1908[1244]	1.445		3.418.020	2.365,4	
1909[1245]	1.475		3.418.020	2.317,3	2.021[1246]
1910[1247]	1.497		3.692.991	2.466,9	2.011[1248]

2 Tabellen zu Kapitel 6

Tab. 4: Patientinnen und Patienten in der Praxis (absolute Angaben).

Geschlecht	S1	S2	S3	S4	Gesamt
Männer	1.592	714	222	254	2.782
Frauen	2.058	1.123	356	362	3.899
unbekannt	70	64	12	5	151
Summe	3.720	1.901	590	621	6.832

Tab. 5: Familienstand aller Patienten (absolute Angaben).

Familien-stand	S1	S2	S3	S4	Gesamt
ledig	1.303	561	135	137	2.136
verheiratet	585	508	165	189	1.447
verwitwet	24	11	5	9	49
geschieden	1	0	0	0	1
unbekannt	1.807	821	285	286	3.199
Summe	3.720	1901	590	621	6.832

1242 Reichs-Medicinal-Kalender 1906, S. 28–29.
1243 Reichs-Medicinal-Kalender 1907, S. 28–29.
1244 Reichs-Medicinal-Kalender 1908, S. 28–29.
1245 Reichs-Medicinal-Kalender 1909, S. 28–29.
1246 Medizinal-Abteilung: Gesundheitswesen 1910, S. 480. Dies umfasst nur die „Nichtbe-amteten Ärzte".
1247 Reichs-Medicinal-Kalender 1910, S. 28–29.
1248 Medizinal-Abteilung: Gesundheitswesen 1910, S. 480. Dies umfasst nur die „Nichtbe-amteten Ärzte".

Tab. 6: Familienstand der Patienten (absolute Angaben).

Männer	S1	S2	S3	S4	Gesamt
ledig	528	224	44	63	859
verheiratet	23	14	3	3	43
verwitwet	2	0	0	1	3
geschieden	0	0	0	0	0
unbekannt	1.039	476	175	187	1.877
Summe	1.592	714	222	254	2.782

Tab. 7: Familienstand der Patientinnen (absolute Angaben).

Frauen	S1	S2	S3	S4	Gesamt
ledig	750	315	91	72	1.228
verheiratet	562	494	162	186	1.404
verwitwet	22	11	5	8	46
geschieden	1	0	0	0	1
unbekannt	723	303	98	96	1.220
Summe	2.058	1.123	356	362	3.899

Tab. 8: Alter aller Patienten 1 (absolute Angaben).

Alter 1	S1	S2	S3	S4	Gesamt
A0–1	202	100	21	17	340
A2–4	265	135	26	40	466
A5–14	428	184	48	47	707
A15–18	240	98	34	22	394
A19–49	1.955	1.095	342	389	3.781
A50–65	392	199	64	59	714
Aü65	100	42	16	19	177
keine Angabe	138	48	39	28	253
Summe	3.720	1.901	590	621	6.832

Tab. 9: Alter aller Patienten 2 (absolute Angaben).

Alter 2	S1	S2	S3	S4	Gesamt
A0–5	515	255	48	63	881
A6–10	223	93	34	29	379
A11–15	202	90	22	15	329
A16–20	350	167	44	41	602
A21–25	419	233	74	73	799
A26–30	446	241	73	77	837
A31–35	326	206	64	79	675
A36–40	274	158	50	54	536
A41–45	194	102	38	50	384
A46–50	197	104	32	44	377
A51–55	126	73	20	19	238
A56–60	118	53	21	15	207
A61–65	92	36	15	15	158
A66–70	61	24	13	12	110
Aü70	39	18	3	7	67
keine Angabe	138	48	39	28	253
Summe	3.720	1.901	590	621	6.832

Tab. 10: Alter der Patienten 1 (absolute Angaben).

Alter/ Männer 1	S1	S2	S3	S4	Gesamt
A0–1	115	47	13	11	186
A2–4	128	64	9	24	225
A5–14	193	75	14	19	301
A15–18	82	33	8	6	129
A19–49	781	378	124	153	1.436
A50–65	191	80	33	29	333
Aü65	49	25	10	8	92
keine Angabe	53	12	11	4	80
Summe	1.592	714	222	254	2.782

Tab. 11: Alter der Patienten 2 (absolute Angaben).

Alter/ Männer 2	S1	S2	S3	S4	Gesamt
A0–5	262	121	22	37	442
A6–10	113	36	11	12	172
A11–15	83	38	5	5	131
A16–20	117	44	14	16	191
A21–25	149	69	23	21	262
A26–30	175	87	25	30	317
A31–35	132	72	24	32	260
A36–40	103	52	19	16	190
A41–45	92	47	14	31	184
A46–50	96	47	12	17	172
A51–55	69	35	11	10	125
A56–60	57	16	12	9	94
A61–65	42	13	10	6	71
A66–70	27	14	7	4	52
Aü70	22	11	2	4	39
keine Angabe	53	12	11	4	80
Summe	1.592	714	222	254	2.782

Tab. 12: Alter der Patientinnen 1 (absolute Angaben).

Alter/ Frauen 1	S1	S2	S3	S4	Gesamt
A0–1	81	44	8	6	139
A2–4	128	66	17	14	225
A5–14	228	106	34	28	396
A15–18	155	61	26	16	258
A19–49	1.159	690	212	235	2.296
A50–65	183	112	30	30	355
Aü65	47	12	5	10	74
keine Angabe	77	32	24	23	156
Summe	2.058	1.123	356	362	3.899

Tab. 13: Alter der Patientinnen 2 (absolute Angaben).

Alter/ Frauen 2	S1	S2	S3	S4	Gesamt
A0–5	238	119	26	24	407
A6–10	107	56	23	17	203
A11–15	115	50	17	10	192
A16–20	230	119	30	25	404
A21–25	270	158	51	52	531
A26–30	267	151	47	47	512
A31–35	191	127	37	47	402
A36–40	169	103	31	38	341
A41–45	98	50	22	19	189
A46–50	95	55	19	26	195
A51–55	54	34	9	9	106
A56–60	56	35	9	6	106
A61–65	44	22	5	9	80
A66–70	32	8	5	7	52
Aü70	15	4	1	3	23
keine Angabe	77	32	24	23	156
Summe	2.058	1.123	356	362	3.899

Tab. 14: Schichtzugehörigkeit aller Patienten (absolute Angaben).

Schicht	S1	S2	S3	S4	Gesamt
Oberschicht	91	19	21	22	153
Mittelschicht	151	91	39	56	337
Unterschicht	299	56	29	36	420
unbekannt	3.179	1.735	501	507	5.922
Gesamt	3.720	1.901	590	621	6.832

Tab. 15: Berufsfelder aller Patienten (absolute Angaben). Bei den Patienten unbekannten Geschlechts wurden jeweils zwei den Bereichen „Handwerk und Industrie" sowie „Adel" und jeweils eine Person den Branchen „Landwirtschaft" und „Soziale Dienste" zugeordnet. Die geschlechtsspezifische Zuordnung zu den Berufsfeldern in Tabellen 19 und 20.

Branche/ Berufsfeld	S1	S2	S3	S4	Gesamt
Landwirtschaft	48	9	6	9	72
Persönliche Dienste	71	10	3	9	93
Handwerk und Industrie	166	38	12	26	242
Heimgewerbe	4	1	0	0	5
Handel, Transport, Verkehr	36	10	6	12	64
Soziale Dienste	71	58	25	37	191
Öffentliche Verwaltung	54	27	16	11	108
Militär	18	7	9	5	39
Adel	73	6	12	5	96
unbekannt	3.179	1.735	501	507	5.922
Gesamt	3.720	1.901	590	621	6.832

Tab. 16: Schichtzuordnung der Patienten (absolute Angaben).

Männer	S1	S2	S3	S4	Gesamt
Oberschicht	40	7	6	9	62
Mittelschicht	112	62	25	28	227
Unterschicht	205	42	19	21	287
unbekannt	1.235	603	172	196	2.206
Gesamt	1.592	714	222	254	2.782

Tab. 17: Schichtzuordnung der Patientinnen (absolute Angaben).

Frauen	S1	S2	S3	S4	Gesamt
Oberschicht	49	12	15	12	88
Mittelschicht	39	29	14	26	108
Unterschicht	93	14	10	15	132
unbekannt	1.877	1.068	317	309	3.571
Gesamt	2.058	1.123	356	362	3.899

Tab. 18: Schichtzuordnung der Patienten unbekannten Geschlechts (absolute Angaben).

Unbekannt	S1	S2	S3	S4	Gesamt
Oberschicht	2	0	0	1	3
Mittelschicht	0	0	0	2	2
Unterschicht	1	0	0	0	1
unbekannt	67	64	12	2	145
Gesamt	70	64	12	5	151

Tab. 19: Berufsfelder der Patienten (absolute Angaben).

Berufsfeld/ Männer	S1	S2	S3	S4	Gesamt
Landwirtschaft	34	4	3	5	46
Persönliche Dienste	32	6	1	2	41
Handwerk und Industrie	127	31	9	15	182
Heimgewerbe	4	1	0	0	5
Handel, Transport, Verkehr	29	9	3	8	49
Soziale Dienste	55	40	19	19	133
Öffentliche Verwaltung	32	16	8	5	61
Militär	17	2	5	4	28
Adel	27	2	2	0	31
unbekannt	1.235	603	172	196	2.206
Gesamt	1.592	714	222	254	2.782

Tab. 20: Berufsfelder der Patientinnen (absolute Angaben).

Berufsfeld/ Frauen	S1	S2	S3	S4	Gesamt
Landwirtschaft	13	5	3	4	25
Persönliche Dienste	39	4	2	7	52
Handwerk und Industrie	39	7	3	9	58
Heimgewerbe	0	0	0	0	0

Berufsfeld/ Frauen	S1	S2	S3	S4	Gesamt
Handel, Transport, Verkehr	7	1	3	4	15
Soziale Dienste	15	18	6	18	57
Öffentliche Verwaltung	22	11	8	6	47
Militär	1	5	4	1	11
Adel	45	4	10	4	63
unbekannt	1.877	1.068	317	309	3.571
Gesamt	2.058	1.123	356	362	3.899

Tab. 21: Schichtzugehörigkeit der Kinder (absolute Angaben).

Kind	S1	S2	S3	S4	Gesamt
Oberschicht	27	4	7	5	43
Mittelschicht	22	7	3	10	42
Unterschicht	31	4	3	4	42
unbekannt	1.030	490	113	105	1.738
Gesamt	1.110	505	126	124	1.865

Tab. 22: Wohnorte aller Patienten (absolute Angaben).

Orte	S1	S2	S3	S4	Gesamt
Ausland	12	7	11	0	30
Baden	0	2	0	0	2
Bayern	0	1	0	0	1
Brandenburg Provinz	1	1	0	0	2
Elsaß	0	1	0	0	1
Hamburg	1	1	0	0	2
Hannover Provinz	185	130	43	57	415
Hessen-Nassau Provinz	4	2	0	3	9
Oldenburg	5	3	3	4	15
Pommern Provinz	1	0	0	0	1
Posen Provinz	2	1	0	0	3
Preußen Provinz	3	0	0	0	3

Orte	S1	S2	S3	S4	Gesamt
Rheinprovinz	21	18	6	30	75
Sachsen	7	0	0	0	7
Sachsen Provinz	1	0	0	1	2
Schlesien Provinz	0	0	1	2	3
Thüringen	2	2	0	0	4
Württemberg	1	0	0	0	1
Reg.bez. Minden	27	20	21	8	76
Reg.bez. Arnsberg	75	49	22	30	176
Reg.bez. Münster	3.246	1.95	457	461	5.759
Stadt Münster	709	380	133	107	1.329
Kreis Ahaus	12	4	18	24	58
Kreis Beckum	97	51	24	10	182
Kreis Borken	22	15	4	13	54
Kreis Coesfeld	259	73	32	26	390
Kreis Lüding-hausen	418	242	51	28	739
Kreis Münster	1.116	369	68	43	1.596
Kreis Reckling-hausen	11	29	7	63	110
Kreis Steinfurt	266	223	69	86	644
Kreis Tecklenburg	233	173	30	22	458
Kreis Warendorf	103	36	21	39	199
keine Angabe	39	21	11	14	85
unbekannt	15	5	2	2	24
unklar	72	42	13	9	136
Gesamt	3.720	1.901	590	621	6.832

Tab. 23: Ausgewählte Wohnorte in ihrer ungefähren Entfernung zu Münster mit Angabe der Anzahl der Patienten (absolute Angaben). Vergleiche hierzu die Liste für die Patienten des Vaters Baschin: Homöopathen, S. 412.

Stadt	Entfernung/ Luftlinie	Verwaltungseinheit	Anzahl der Patienten
Roxel	7 Kilometer	Kreis Münster	133
Amelsbüren	10 Kilometer	Kreis Münster	154
Bösensell	10 Kilometer	Kreis Münster	73
Telgte	10 Kilometer	Kreis Münster	96

Stadt	Entfernung/ Luftlinie	Verwaltungseinheit	Anzahl der Patienten
Westbevern	10 Kilometer	Kreis Münster	68
Albersloh	15 Kilometer	Kreis Münster	127
Altenberge	15 Kilometer	Kreis Steinfurt	118
Greven	15 Kilometer	Kreis Münster	203
Havixbeck	15 Kilometer	Kreis Münster	135
Ostbevern	15 Kilometer	Kreis Warendorf	73
Ottmarsbo-cholt	15 Kilometer	Kreis Lüdinghausen	19
Rinkerode	15 Kilometer	Kreis Münster	137
Senden	15 Kilometer	Kreis Lüdinghausen	42
Nordwalde	17 Kilometer	Kreis Steinfurt	59
Ascheberg	20 Kilometer	Kreis Lüdinghausen	168
Buldern	20 Kilometer	Kreis Coesfeld	36
Drenstein-furt	20 Kilometer	Kreis Lüdinghausen	149
Ladbergen	20 Kilometer	Kreis Tecklenburg	19
Nottuln	20 Kilometer	Kreis Münster	61
Sendenhorst	20 Kilometer	Kreis Beckum	80
Billerbeck	23 Kilometer	Kreis Coesfeld	61
Borghorst	23 Kilometer	Kreis Steinfurt	87
Lüding-hausen	25 Kilometer	Kreis Lüdinghausen	75
Warendorf	25 Kilometer	Kreis Warendorf	31
Ahlen	30 Kilometer	Kreis Beckum	42
Dülmen	30 Kilometer	Kreis Coesfeld	79
Glandorf	30 Kilometer	Hannover	148
Lengerich	30 Kilometer	Kreis Tecklenburg	51
Lienen	30 Kilometer	Kreis Tecklenburg	169
Hamm	35 Kilometer	Reg.bez. Arnsberg	42
Rheine	40 Kilometer	Kreis Steinfurt	114
Ochtrup	40 Kilometer	Kreis Steinfurt	85
Gelsenkir-chen	60 Kilometer	Kreis Recklinghau-sen	39
Summe			2.973

Tab. 24: Wohnorte von Männern und Frauen der Gesamtpatientenschaft (absolute und prozentuale Angaben bezogen auf 2.782 Männer und 3.899 Frauen, beziehungsweise 6.832 Patienten, Betroffene deren Wohnort nicht angegeben war oder zugeordnet werden konnte wurden nicht aufgeführt).

Orte	Gesamt-patientenschaft Prozent	Männer Prozent	Frauen Prozent	Männer Absolut	Frauen Absolut
Ausland	0,4	0,6	0,3	16	12
Baden	0	0	0	0	1
Bayern	0	0	0	0	0
Brandenburg Provinz	0	0	0	1	1
Elsaß	0	0	0	0	1
Hamburg	0	0,1	0	2	0
Hannover Provinz	6,1	5,6	6,4	157	248
Hessen-Nassau Provinz	0,1	0,1	0,2	3	6
Oldenburg	0,2	0,1	0,3	4	10
Pommern Provinz	0	0	0	1	0
Posen Provinz	0	0,1	0	2	1
Preußen Provinz	0	0,1	0	3	0
Rheinprovinz	1,1	1	1,1	27	42
Sachsen	0,1	0,2	0	6	1
Sachsen Provinz	0	0	0	1	1
Schlesien Provinz	0	0	0,1	0	3
Thüringen	0	0,1	0	3	0
Württemberg	0	0	0	0	1
Reg.bez. Minden	1,1	1,1	1,1	31	44
Reg.bez. Arnsberg	2,6	2,8	2,3	79	91
Reg.bez. Münster	84,3	84,2	84,6	2.341	3.301
Stadt Münster	19,5	19,5	19,8	542	771
Kreis Ahaus	0,8	0,9	0,7	26	29
Kreis Beckum	2,7	2,9	2,5	80	97
Kreis Borken	0,8	0,9	0,6	25	24
Kreis Coesfeld	5,7	5,8	5,7	161	222
Kreis Lüding-hausen	10,8	11,2	10,7	312	416
Kreis Münster	23,4	22,4	24,1	623	940

Orte	Gesamt-patientenschaft Prozent	Männer Prozent	Frauen Prozent	Männer Absolut	Frauen Absolut
Kreis Reckling-hausen	1,6	1,5	1,6	43	64
Kreis Steinfurt	9,4	9,7	9,1	271	354
Kreis Tecklenburg	6,7	6,7	6,7	185	262
Kreis Warendorf	2,9	2,6	3,2	71	124

3 Tabellen zu Kapitel 7

Tab. 26: Krankheitsmerkmale in der Praxis (absolute Angaben).

Nummer/ Alle	Kategorie	S1	S2	S3	S4	Gesamt
1	Schwindel	114	72	85	99	370
2	Benebelung	120	62	12	18	212
3	Verstandesmängel	40	34	12	5	91
4	Gedaechtnismaengel	9	2	1	2	14
5	Inneres Kopfweh	588	534	251	281	1.654
6	Aeußere Kopf-beschwerden	177	105	101	153	536
7	Augenbeschwerden	314	110	40	39	503
8	Gesicht	104	38	17	23	182
9	Ohren und Gehoer	171	81	43	70	365
10	Nase und Geruch	180	73	56	48	357
11	Angesicht	387	100	38	41	566
12	Zähne und Zahn-fleisch	247	60	17	29	353
13	Mund	327	181	234	273	1.015
14	Appetit	1.004	589	171	143	1.907
15	Durst	633	165	90	75	963
16	Geschmack	58	8	6	10	82
17	Aufschwulken	61	38	19	20	138
18	Schluchsen	2	0	1	0	3
19	Uebelkeit	458	216	93	94	861
20	Magen und Herz-grube	411	307	125	120	963

Nummer/ Alle	Kategorie	S1	S2	S3	S4	Gesamt
21	Unterleib	308	211	75	41	635
22	Der außere Bauch	46	9	5	13	73
23	Schooß und Bauch-ring	85	35	17	15	152
24	Blähungen	41	11	4	5	61
25	Stuhlausleerung	788	557	214	217	1.776
26	After und Mastdarm	55	36	17	18	126
27	Mittelfleisch	1	1	2	1	5
28	Harn	143	95	40	35	313
29	Harnorgane	18	10	11	4	43
30	Geschlechtstheile	93	57	25	34	209
31	Geschlechtstrieb	21	10	8	14	53
32	Menstruation	827	615	199	185	1.826
33	Schnupfen	79	25	6	6	116
34	Athem	112	68	41	39	260
35	Husten	783	438	138	173	1.532
36	Kehlkopf und Luftröhre	25	23	17	10	75
37	Außerer Hals und Nacken	217	75	44	35	371
38	Brust	604	386	89	138	1.217
39	Rücken	301	140	68	67	576
40	Oberglieder	418	142	49	59	668
41	Unterglieder	760	344	83	108	1.295
42	Gemeinsame Beschwerden	560	265	96	98	1.019
43	Knochen=Leiden	62	30	15	15	122
44	Druesen=Leiden	111	39	32	23	205
45	Hautuebel	502	234	64	74	874
46	Schlafbeschwerden	205	343	268	282	1.098
47	Fieberzustände	1.040	368	233	313	1.954
48	Gemuethsbeschaf-fenheit	174	52	36	23	285
49	Genussmittel-verbrauch	17	6	4	1	28

Nummer/ Alle	Kategorie	S1	S2	S3	S4	Gesamt
50	Körperliche Verfassung	127	25	9	16	177
	Summe	13.928	7.425	3.321	3.605	28.279
	Mittel	3,7	4,1	5,6	5,8	4,1
	keine Angabe	9	17	3	2	31
	Patienten insgesamt	3.720	1.901	590	621	6.832
	Weibliche Patienten	2.058	1.123	356	362	3.899

Tab. 27: Saisonale Verteilung einzelner Krankheitsmerkmale (absolute Angaben). Erläuterung: Da bei einer Patientin der Monat nicht zu ermitteln war, ergeben die Gesamtzahlen der Patienten und der Frauen sowie die Angaben der Rubrik Unterleib jeweils einen Treffer zu wenig.

Saison	Jan.	Feb.	Mär.	Apr.	Mai	Jun.	Jul.	Aug.	Sep.	Okt.	Nov.	Dez.	Gesamt
Schwindel	25	21	27	29	44	36	42	35	27	34	29	21	370
Inneres Kopfweh	102	114	145	154	188	161	191	139	105	139	115	101	1.654
Aeußere Kopfbeschwerden	40	40	53	37	50	50	57	50	35	48	36	40	566
Augenbeschwerden	36	52	37	53	57	45	51	38	32	44	32	26	503
Ohren und Gehoer	15	19	40	42	38	42	42	29	28	34	22	14	365
Nase und Geruch	19	23	36	23	34	49	37	33	27	32	20	24	357
Angesicht	43	47	57	55	60	50	51	42	47	34	39	41	566
Zähne und Zahnfleisch	26	31	35	29	39	30	31	23	26	28	35	20	353
Mund	57	78	100	103	109	101	122	73	69	80	75	48	1.015
Appetit	135	136	172	170	204	184	216	160	145	155	126	104	1.907
Durst	60	79	97	107	95	83	95	64	80	81	61	61	963
Uebelkeit	70	72	71	77	86	53	97	66	72	74	65	58	861
Magen und Herzgrube	62	66	75	89	107	80	122	74	67	96	67	58	963
Unterleib	49	45	58	53	61	63	73	58	51	45	31	47	634
Stuhlausleerung	108	124	169	162	187	157	195	163	150	148	111	102	1.776
Harn	31	19	26	42	25	26	32	26	25	23	22	16	313
Menstruation	129	138	154	172	176	177	211	143	125	150	139	112	1.826
Schnupfen	9	12	8	16	16	8	6	6	6	12	8	9	116

Saison	Jan.	Feb.	Mär.	Apr.	Mai	Jun.	Jul.	Aug.	Sep.	Okt.	Nov.	Dez.	Ge-samt
Athem	26	23	22	24	20	15	21	18	13	35	21	22	260
Husten	134	135	146	165	133	130	120	100	122	136	110	101	1.532
Außerer Hals und Nacken	25	29	26	49	52	33	37	23	21	26	31	19	371
Brust	92	94	125	107	119	119	117	87	98	109	84	75	1.217
Rücken	55	36	60	58	62	58	48	39	40	53	32	35	576
Oberglieder	55	54	65	68	71	61	63	47	45	49	42	48	668
Unterglieder	101	104	115	123	118	110	118	88	96	123	104	95	1.295
Gemeinsame Beschwerden	78	96	109	86	113	71	98	68	79	83	69	69	1.019
Hautuebel	79	82	98	79	81	65	70	58	59	77	52	74	874
Schlafbeschwer-den	79	82	105	96	121	112	128	94	68	80	67	66	1.098
Fieberzustände	149	139	193	202	206	197	198	129	152	152	123	114	1.954
Patienten gesamt	509	561	651	664	673	577	629	519	500	583	492	473	6.831
Frauen	293	312	358	373	400	332	369	312	255	341	283	271	3.898

Tab. 29: Beschwerden der Männer (absolute Angaben).

Nummer/ Männer	Kategorie	S1	S2	S3	S4	Gesamt
1	Schwindel	53	43	47	47	190
2	Benebelung	38	20	4	9	71
3	Verstandesmängel	18	15	7	3	43
4	Gedaechtnismaengel	4	1	1	1	7
5	Inneres Kopfweh	181	162	84	91	518
6	Aeußere Kopf-beschwerden	72	47	31	38	188
7	Augenbeschwerden	121	32	12	18	183
8	Gesicht	52	18	6	12	88
9	Ohren und Gehoer	78	37	17	40	172
10	Nase und Geruch	75	32	26	31	164
11	Angesicht	140	42	14	31	213
12	Zähne und Zahn-fleisch	82	11	3	10	106
13	Mund	156	79	86	119	440
14	Appetit	404	202	59	59	724

Nummer/ Männer	Kategorie	S1	S2	S3	S4	Gesamt
15	Durst	236	73	28	27	364
16	Geschmack	27	2	1	3	33
17	Aufschwulken	37	11	10	7	65
18	Schluchsen	1	0	0	0	1
19	Uebelkeit	189	70	30	34	323
20	Magen und Herz-grube	175	113	51	49	388
21	Unterleib	100	46	14	7	167
22	Der außere Bauch	28	4	2	5	39
23	Schooß und Bauch-ring	59	20	9	8	96
24	Blähungen	18	6	1	3	28
25	Stuhlausleerung	314	183	77	83	657
26	After und Mastdarm	36	20	8	13	77
27	Mittelfleisch	0	0	2	0	2
28	Harn	65	36	11	15	127
29	Harnorgane	10	8	5	3	26
30	Geschlechtstheile	52	17	8	9	86
31	Geschlechtstrieb	19	10	6	12	47
32	Menstruation	0	0	0	0	0
33	Schnupfen	46	9	2	2	59
34	Athem	48	40	22	16	126
35	Husten	400	229	62	78	769
36	Kehlkopf und Luftröhre	15	12	10	5	42
37	Außerer Hals und Nacken	100	28	14	19	161
38	Brust	196	121	25	54	396
39	Rücken	114	31	23	18	186
40	Oberglieder	178	48	24	22	272
41	Unterglieder	330	136	31	36	533
42	Gemeinsame Beschwerden	231	101	34	41	407
43	Knochen=Leiden	29	9	6	8	52
44	Druesen=Leiden	49	14	12	9	84

Nummer/ Männer	Kategorie	S1	S2	S3	S4	Gesamt
45	Hautuebel	255	100	27	42	424
46	Schlafbeschwerden	83	128	91	110	412
47	Fieberzustände	407	143	92	126	768
48	Gemuethsbeschaffenheit	62	16	20	9	107
49	Genussmittelverbrauch	17	6	4	1	28
50	Körperliche Verfassung	58	6	5	7	76
	Summe	5.458	2.537	1.164	1.390	10.535
	Symptome je Patient	3,4	3,6	5,2	5,5	3,8
	keine Angabe	5	4	0	1	10
	Patienten insgesamt	3.720	1.901	590	621	6.832
	Männliche Patienten	1.592	714	222	254	2.782

Tab. 30: Beschwerden der Frauen (absolute Angaben).

Nummer/ Frauen	Kategorie	S1	S2	S3	S4	Gesamt
1	Schwindel	59	28	37	51	175
2	Benebelung	81	40	7	9	137
3	Verstandesmängel	18	17	5	2	42
4	Gedaechtnismaengel	5	1	0	1	7
5	Inneres Kopfweh	401	357	164	190	1.112
6	Aeußere Kopfbeschwerden	103	55	69	115	342
7	Augenbeschwerden	187	74	27	21	309
8	Gesicht	48	19	9	11	87
9	Ohren und Gehoer	90	40	25	30	185
10	Nase und Geruch	100	37	30	17	184
11	Angesicht	241	55	22	24	342
12	Zähne und Zahnfleisch	164	49	14	19	246
13	Mund	162	96	143	153	554
14	Appetit	583	374	110	84	1.151
15	Durst	396	88	62	48	594
16	Geschmack	30	6	5	7	48

Nummer/ Frauen	Kategorie	S1	S2	S3	S4	Gesamt
17	Aufschwulken	23	24	8	13	68
18	Schluchsen	1	0	1	0	2
19	Uebelkeit	260	142	63	60	525
20	Magen und Herz-grube	226	185	70	69	550
21	Unterleib	205	162	60	34	461
22	Der außere Bauch	17	5	3	8	33
23	Schooß und Bauch-ring	26	14	8	7	55
24	Blähungen	22	5	3	2	32
25	Stuhlausleerung	459	357	134	133	1.083
26	After und Mastdarm	17	14	8	5	44
27	Mittelfleisch	1	1	0	1	3
28	Harn	78	57	27	20	182
29	Harnorgane	8	2	6	1	17
30	Geschlechtstheile	40	40	17	25	122
31	Geschlechtstrieb	2	0	2	2	6
32	Menstruation	827	615	199	185	1.826
33	Schnupfen	33	15	4	4	56
34	Athem	58	27	19	23	127
35	Husten	368	193	75	93	729
36	Kehlkopf und Luftröhre	9	10	7	5	31
37	Außerer Hals und Nacken	115	45	30	16	206
38	Brust	401	254	63	83	801
39	Rücken	182	105	45	49	381
40	Oberglieder	229	91	24	37	381
41	Unterglieder	419	200	50	72	741
42	Gemeinsame Beschwerden	315	155	58	57	585
43	Knochen=Leiden	32	20	9	7	68
44	Druesen=Leiden	62	24	20	14	120
45	Hautuebel	243	124	20	14	431
46	Schlafbeschwerden	118	207	176	172	673

Nummer/ Frauen	Kategorie	S1	S2	S3	S4	Gesamt
47	Fieberzustände	614	218	133	186	1.151
48	Gemuethsbeschaffenheit	107	36	16	13	172
49	Genussmittelverbrauch	0	0	0	0	0
50	Körperliche Verfassung	66	19	4	9	98
	Summe	8.251	4.702	2.091	2.201	17.276
	Symptome je Patientin	4,0	4,2	5,9	6,1	4,4
	keine Angabe	4	13	3	1	21
	Patienten insgesamt	3.720	1.901	590	621	6.832
	Patientinnen	2.058	1.123	356	362	3.899

Tab. 32: Beschwerden einzelner Altersgruppen (absolute Angaben).

Nummer	Kategorie	Kinder 0–18 Jahre	Kinder 0–1 Jahre	Kinder 0–5 Jahre	Ältere Patienten über 65 Jahre
1	Schwindel	26	0	0	18
2	Benebelung	34	0	2	8
3	Verstandesmängel	20	0	5	3
4	Gedaechtnismaengel	1	0	0	0
5	Inneres Kopfweh	276	8	35	31
6	Aeußere Kopfbeschwerden	191	49	91	4
7	Augenbeschwerden	238	28	97	6
8	Gesicht	42	5	11	9
9	Ohren und Gehoer	97	15	37	13
10	Nase und Geruch	171	11	43	1
11	Angesicht	289	67	168	4
12	Zähne und Zahnfleisch	79	22	41	2
13	Mund	224	24	73	25
14	Appetit	252	3	39	53
15	Durst	200	15	66	25
16	Geschmack	5	0	0	3
17	Aufschwulken	5	0	0	6

Nummer	Kategorie	Kinder 0–18 Jahre	Kinder 0–1 Jahre	Kinder 0–5 Jahre	Ältere Patienten über 65 Jahre
18	Schluchsen	0	0	0	1
19	Uebelkeit	335	89	221	13
20	Magen und Herz-grube	96	0	15	31
21	Unterleib	143	15	46	10
22	Der außere Bauch	32	20	27	1
23	Schooß und Bauch-ring	56	27	41	8
24	Blähungen	4	1	2	4
25	Stuhlausleerung	344	115	214	61
26	After und Mastdarm	19	4	15	9
27	Mittelfleisch	1	0	0	1
28	Harn	81	3	18	18
29	Harnorgane	4	0	0	4
30	Geschlechtstheile	47	24	35	6
31	Geschlechtstrieb	0	0	0	0
32	Menstruation	199	0	1	5
33	Schnupfen	56	18	41	3
34	Athem	58	10	23	20
35	Husten	603	123	381	42
36	Kehlkopf und Luftröhre	19	2	8	2
37	Außerer Hals und Nacken	147	12	33	7
38	Brust	143	14	31	22
39	Rücken	61	4	18	12
40	Oberglieder	134	10	44	12
41	Unterglieder	217	8	43	40
42	Gemeinsame Beschwerden	303	53	124	29
43	Knochen=Leiden	35	0	11	0
44	Druesen=Leiden	104	7	12	1
45	Hautuebel	324	62	141	14
46	Schlafbeschwerden	245	53	122	28
47	Fieberzustände	327	35	118	48

Nummer	Kategorie	Kinder 0–18 Jahre	Kinder 0–1 Jahre	Kinder 0–5 Jahre	Ältere Patienten über 65 Jahre
48	Gemuethsbeschaffen-heit	60	13	30	7
49	Genussmittelver-brauch	1	0	1	3
50	Körperliche Verfas-sung	74	17	44	6
	Summe	6.422	986	2.568	679
	Symptome je Patient	3,4	2,9	2,9	3,8
	keine Angabe	13	13	13	31
	Gesamtzahl der Gruppe	1.865	340	881	177
	Frauen in der Gruppe	996	140	407	74

Tab. 34: Beschwerden einzelner sozialer Schichten (absolute Angaben).

Nummer	Kategorie	Oberschicht	Mittelschicht	Unterschicht
1	Schwindel	8	42	31
2	Benebelung	0	17	15
3	Verstandesmängel	2	15	8
4	Gedaechtnismaengel	0	2	0
5	Inneres Kopfweh	32	95	93
6	Aeußere Kopfbeschwerden	11	33	23
7	Augenbeschwerden	13	16	25
8	Gesicht	4	23	17
9	Ohren und Gehoer	9	16	16
10	Nase und Geruch	4	21	22
11	Angesicht	19	11	35
12	Zähne und Zahnfleisch	19	20	11
13	Mund	26	79	65
14	Appetit	31	148	146
15	Durst	10	44	82
16	Geschmack	1	10	8
17	Aufschwulken	2	21	16
18	Schluchsen	0	0	0

Nummer	Kategorie	Oberschicht	Mittelschicht	Unterschicht
19	Uebelkeit	24	41	60
20	Magen und Herzgrube	20	58	69
21	Unterleib	5	34	31
22	Der außere Bauch	1	4	4
23	Schooß und Bauchring	2	7	13
24	Blähungen	3	6	6
25	Stuhlausleerung	27	126	99
26	After und Mastdarm	7	19	3
27	Mittelfleisch	0	0	0
28	Harn	3	20	20
29	Harnorgane	0	6	6
30	Geschlechtstheile	2	20	7
31	Geschlechtstrieb	2	13	0
32	Menstruation	25	67	56
33	Schnupfen	11	6	8
34	Athem	8	13	23
35	Husten	41	81	119
36	Kehlkopf und Luftröhre	1	13	3
37	Außerer Hals und Nacken	6	13	19
38	Brust	17	64	87
39	Rücken	10	29	48
40	Oberglieder	14	38	42
41	Unterglieder	21	72	104
42	Gemeinsame Beschwerden	15	56	55
43	Knochen=Leiden	4	2	8
44	Druesen=Leiden	3	10	7
45	Hautuebel	10	39	54
46	Schlafbeschwerden	21	81	55
47	Fieberzustände	38	103	146
48	Gemuethsbeschaffenheit	7	20	16
49	Genussmittelverbrauch	0	5	5
50	Körperliche Verfassung	7	7	13
	Summe	546	1.686	1.799
	Symptome je Patient	3,6	5	4,3
	keine Angabe	31	31	31

Nummer	Kategorie	Oberschicht	Mittelschicht	Unterschicht
	Patienten insgesamt	6832	6832	6832
	Anzahl der Gruppe	153	337	420
	Frauen in der Gruppe	88	109	132

4 Tabellen zu Kapitel 8

Tab. 35: Übersicht über die Gesamtpatientenzahl in der Praxis von Friedrich von Bönninghausen (absolute Angaben, Erstpatienten).

Jahr/Neukonsultationen												
Jahre	Jan.	Feb.	Mär.	Apr.	Mai	Jun.	Jul.	Aug.	Sep.	Okt.	Nov.	Dez.	Ge-samt
1864	18	52	53	54	68	55	62	53	34	65	63	59	636
1865	61	52	74	84	96	72	67	74	80	74	74	78	886
1866	87	76	137	143	79	88	75	80	72	90	80	84	1.091
1867	86	115	77	97	110	91	92	86	93	97	94	69	1.107
1868	74	91	87	88	72	0	0	0	0	69	72	84	637
1869	71	95	108	69	91	66	62	64	72	68	56	68	890
1870	76	72	107	80	95	82	61	61	53	84	69	47	887
1871	0	0	85	77	81	66	73	71	48	0	0	0	501
1872	52	66	86	75	76	50	74	43	58	62	41	37	720
1873	48	43	55	52	37	57	49	42	43	44	39	50	559
1874	47	39	35	38	32	34	38	28	32	36	19	10	388
1875	19	17	14	17	29	29	22	16	15	21	18	17	234
1876	18	16	18	19	10	17	12	11	6	14	10	15	166
1877	18	14	19	10	24	21	21	10	19	13	12	11	192
1878	23	25	19	31	20	15	24	17	25	25	17	25	266
1879	15	12	24	16	20	15	38	13	13	17	1	0	184
1880	0	13	5	7	16	10	19	17	5	13	16	17	138
1881	8	13	8	10	16	18	15	5	8	6	8	10	125
1882	12	11	12	13	19	7	13	13	10	11	11	11	143
1883	8	9	9	7	12	7	8	9	5	8	11	6	99
1884	8	11	10	8	5	11	15	14	18	16	6	15	137
1885	11	15	21	20	17	14	23	14	17	16	17	13	198
1886	16	21	30	24	32	18	28	20	14	16	11	13	244
1887	20	16	21	14	23	14	10	11	7	9	8	5	158
1888	12	6	5	6	13	12	14	14	10	20	9	13	134

Jahr/Neukonsultationen												
Jahre	Jan.	Feb.	Mär.	Apr.	Mai	Jun.	Jul.	Aug.	Sep.	Okt.	Nov.	Dez.	Ge-samt
1889	8	9	15	14	7	7	13	4	6	2	0	0	85
Mit-tel	31,4	35	43,6	41,3	42,3	33,7	35,7	30,4	29,3	34,5	29,3	29,1	415,6
Ge-samt	816	909	1.134	1.073	1.100	876	928	790	763	896	762	757	10.805
								Unter Berücksichtigung von IGM P 120 und P 135 (etwa 638 Kranke)					11.443
								Weitere 19 Patienten nach 1889 aus IGM P 149					11.462

Erläuterung: Die beiden Journale IGM P 120 und P 135 fehlen. Sie umfassten die Zeiträume von Mai bis Oktober 1866 beziehungsweise September 1872 bis Februar 1872. In P 120 waren mindestens 305 Kranke verzeichnet (vergleiche die Notiz in P 123 Fol. 143) und P 135 enthielt mindestens 333 Eintragungen (nach einer Notiz in einer Beständeübersicht des Archivs von 2009). Diese Zahlen kann man bei der Ermittlung der Gesamtpatientenzahl berücksichtigen. In der Untersuchung wurden die Angaben aus diesen Zeiträumen durch diejenigen aus den Jahren 1868 beziehungsweise 1871 ergänzt. Daher ist in der obigen Gesamtübersicht an diesen Stellen eine „0" gesetzt. Die fett hervorgehobenen Jahre sind diejenigen, die in die Datenbank aufgenommen wurden und die Grundlage der Untersuchung bilden. Die übrigen Jahre wurden in einem Durchgang ausgezählt. Doppelbelegungen einzelner Seiten wurden dabei möglicherweise nicht immer erfasst, so dass diese Zahlen als Untergrenze aufzufassen sind. Im Jahr 1886 war bei einem Betroffenen (P 147 Fol. 182) der Monat der Erstkonsultation unbekannt. Deswegen ergibt die Summe der Betroffenen in den einzelnen Monaten nicht die Gesamtzahl. In P 149 sind darüber hinaus weitere 19 Patienten aus den Jahren bis 1910 verzeichnet. Aufgrund der geringen Anzahl eigneten sie sich nicht für die serielle Auswertung und wurden nicht in der Übersicht berücksichtigt.

Tab. 36: Anzahl der Erstpatienten, Konsultationen und Arbeitstage in der Praxis (absolute Angaben).

Gesamtzahlen	S1	S2	S3	S4	Gesamt
Erstpatienten	3.720	1.901	621	590	6.832
Konsultatio-nen	11.242	7.022	2.207	2.063	22.537
Arbeitstage	1.363	1.264	1.016	1.010	4.653

Tab. 37: Übersicht über die Gesamt- und Mittelwerte der Erstkonsultationen im Praxisverlauf (absolute Angaben und Mittelwerte). Absolute Werte zum saisonalen Verlauf in Tab. 35. Erläuterung: 1886 fehlt bei einem Patienten der Monat der Konsultation, so dass die Anzahlen der einzelnen Monate in S4 und Gesamt nicht die Gesamtzahl ergeben.

Neukonsultationen	Jan.	Feb.	Mär.	Apr.	Mai	Jun.	Jul.	Aug.	Sep.	Okt.	Nov.	Dez.	Gesamt
Mittel S1	63	73,3	85,3	94,5	88,3	76,5	74	73,3	69,8	81,5	77,8	72,5	930
Gesamt S1	252	295	341	378	353	306	296	293	279	326	311	290	3.720
Mittel S2	41,5	41,3	47,5	45,5	43,5	42,5	45,8	32,3	37	40,8	29,3	28,5	475,3
Gesamt S2	166	165	190	182	174	170	183	129	148	163	117	114	1.901
Mittel S3	8,8	12,3	12,3	11,5	17,8	12,5	21,3	12	9	11,8	9	9,5	147,5
Gesamt S3	35	49	49	46	71	50	85	48	36	47	36	38	590
Mittel S4	14	13	17,8	14,5	18,8	12,8	16,3	12,3	9,25	11,8	7	7,75	155,3
Gesamt S4	56	52	71	58	75	51	65	49	37	47	28	31	621
Mittel	31,8	35,1	40,7	41,5	42,1	36,1	39,3	32,4	31,3	36,4	30,8	29,6	427
Gesamt	509	561	651	664	673	577	629	519	500	583	492	473	6.832

Tab. 38: Anzahl der Konsultationen im Verlauf der Praxis (absolute Angaben und Mittelwerte). Erläuterung: 1886 fehlt bei einem Patienten der Monat der Konsultation, so dass die Anzahlen der einzelnen Monate nicht die Gesamtzahl ergeben.

Konsultationen													
S1	Jan.	Feb.	Mär.	Apr.	Mai	Jun.	Jul.	Aug.	Sep.	Okt.	Nov.	Dez.	Gesamt
1864	18	65	93	98	128	138	138	125	92	135	144	158	1.332
1865	163	159	177	220	253	213	175	222	236	209	205	219	2.451
1866	251	232	378	360	432	454	357	355	294	264	186	230	3.793
1867	257	300	298	308	333	327	315	295	290	308	317	318	3.666
Mittel	172,3	189	236,5	246,5	286,5	283	246,3	249,3	228	229	213	231,3	2.810,5
Gesamt	689	756	946	986	1.146	1.132	985	997	912	916	852	925	11242
S2	Jan.	Feb.	Mär.	Apr.	Mai	Jun.	Jul.	Aug.	Sep.	Okt.	Nov.	Dez.	Gesamt
1872	142	191	191	178	197	155	204	175	204	194	160	168	2.159
1873	181	159	237	191	176	188	175	171	161	163	132	173	2.107
1874	173	180	168	134	159	129	135	138	123	124	114	74	1.651
1875	75	78	85	99	130	143	92	85	80	79	80	79	1.105
Mittel	142,8	152	170,3	150,5	165,5	153,8	151,5	142,3	142	140	121,5	123,5	1.755,5
Gesamt	571	608	681	602	662	615	606	569	568	560	486	494	7.022

Konsultationen													
S3	Jan.	Feb.	Mär.	Apr.	Mai	Jun.	Jul.	Aug.	Sep.	Okt.	Nov.	Dez.	Gesamt
1879	40	44	69	56	70	40	85	58	54	58	39	29	642
1880	36	46	35	26	37	36	50	55	35	47	56	52	511
1881	44	60	40	39	60	56	58	44	32	35	31	39	538
1882	38	47	42	40	52	39	45	35	45	50	42	41	516
Mittel	39,5	49,3	46,5	40,3	54,8	42,8	59,5	48	41,5	47,5	42	40,25	551,75
Gesamt	158	197	186	161	219	171	238	192	166	190	168	161	2.207
S4	Jan.	Feb.	Mär.	Apr.	Mai	Jun.	Jul.	Aug.	Sep.	Okt.	Nov.	Dez.	Gesamt
1886	26	41	69	69	69	56	73	62	41	43	36	34	620
1887	59	51	64	54	70	67	50	43	40	42	36	20	596
1888	45	38	29	38	44	39	48	44	26	38	35	41	465
1889	38	30	41	52	51	40	39	21	21	21	15	13	382
Mittel	42	40	50,8	53,25	58,5	50,5	52,5	42,5	32	36	30,5	27	515,75
Gesamt	168	160	203	213	234	202	210	170	128	144	122	108	2.063
Mittel	99,1	107,6	126,1	122,6	141,3	132,5	127,4	120,6	110,9	113,2	101,8	105,5	1.408,6
Gesamt	1.586	1.721	2.017	1.962	2.261	2.120	2.039	1.929	1.774	1.811	1.628	1.688	22.537

Tab. 39: Anzahl der Arbeitstage im Verlauf der Praxis (absolute Angaben und Mittelwerte).

Arbeitstage													
S1	Jan.	Feb.	Mär.	Apr.	Mai	Jun.	Jul.	Aug.	Sep.	Okt.	Nov.	Dez.	Gesamt
1864	7	25	29	26	30	29	30	29	25	25	29	30	314
1865	30	28	29	29	31	30	26	29	29	30	29	30	350
1866	31	28	31	29	31	29	28	29	23	27	29	31	346
1867	31	28	31	30	31	29	29	30	25	29	29	31	353
Mittel	24,3	27,3	30	28,5	30,8	29,3	28,3	29,3	25,5	27,8	29	30,5	340,8
Gesamt	99	109	120	114	123	117	113	117	102	111	116	122	1.363
S2	Jan.	Feb.	Mär.	Apr.	Mai	Jun.	Jul.	Aug.	Sep.	Okt.	Nov.	Dez.	Gesamt
1872	24	21	27	29	28	27	29	25	26	27	27	29	319
1873	27	25	28	27	27	26	28	25	26	27	27	29	322
1874	28	25	27	27	27	30	28	27	22	27	27	26	321
1875	26	23	26	26	27	27	25	23	25	24	25	25	302
Mittel	26,3	23,5	27	27,3	27,3	27,5	27,5	25	24,8	26,3	26,5	27,3	316
Gesamt	105	94	108	109	109	110	110	100	99	105	106	109	1.264

Arbeits-tage												
S3	Jan.	Feb.	Mär.	Apr.	Mai	Jun.	Jul.	Aug.	Sep.	Okt.	Nov.	Dez.	Gesamt
1879	22	21	25	21	23	22	25	25	18	21	18	17	258
1880	21	21	18	15	18	20	19	21	15	24	26	21	239
1881	24	25	20	20	23	20	24	23	19	19	24	19	260
1882	18	22	23	21	26	20	24	22	20	24	19	20	259
Mittel	21,3	22,3	21,5	19,3	22,5	20,5	23	22,8	18	22	21,8	19,3	254
Gesamt	85	89	86	77	90	82	92	91	72	88	87	77	1.016
S4	Jan.	Feb.	Mär.	Apr.	Mai	Jun.	Jul.	Aug.	Sep.	Okt.	Nov.	Dez.	Gesamt
1886	16	21	24	24	25	18	26	26	21	20	17	19	257
1887	25	24	27	24	25	26	24	19	18	22	22	16	272
1888	23	21	17	24	21	22	23	22	19	24	24	22	262
1889	23	17	21	24	26	20	18	16	13	16	12	13	219
Mittel	21,8	20,8	22,3	24	24,3	21,5	22,8	20,8	17,75	20,5	18,8	17,3	252,5
Gesamt	87	83	89	96	97	86	91	83	71	82	75	70	1.010
Mittel	23,5	23,4	25,2	24,8	26,2	24,7	25,4	24,4	21,5	24,1	24	23,6	290,8
Gesamt	376	375	403	396	419	395	406	391	344	386	384	387	4.653

Tab. 40: Konsultationen an den einzelnen Wochentagen (Mittelwerte).

Mittelwerte	Montag	Dienstag	Mittwoch	Donnerstag	Freitag	Samstag	Sonntag
S1	7,0	6,6	10	3,9	7,5	11	7,7
S2	5,2	4,9	5,7	1,2	5,3	5,8	5,6
S3	2,0	1,5	1,9	0,5	1,5	1,5	2,0
S4	1,6	1,6	1,5	0,5	1,8	1,4	1,5
Gesamt	3,9	3,6	5	1,5	4,0	4,9	4,2

Tab. 41: Konsultationen an den einzelnen Wochentagen in S1 (absolute Werte, die kursiven Tage gab es im entsprechenden Jahr 53 Mal).

Konsul-tationen S1	Montag	Dienstag	Mittwoch	Donnerstag	Freitag	Samstag	Sonntag	unbe-kannt
1864	179	160	248	159	*133*	*273*	173	7
1865	335	339	445	218	299	527	*285*	3
1866	*475*	442	696	206	584	789	596	5
1867	469	*442*	739	214	544	702	551	5
Mittel	364,5	345,8	532	199,3	390	572,8	401,3	5
Gesamt	1.458	1.383	2.128	797	1.560	2.291	1.605	20

Tab. 42: Konsultationen an den einzelnen Wochentagen in S2 (absolute Werte, die kursiven Tage gab es im entsprechenden Jahr 53 Mal).

Konsul- tationen S2	Montag	Dienstag	Mittwoch	Donnerstag	Freitag	Samstag	Sonntag	unbe- kannt
1872	*300*	*302*	376	87	358	347	386	3
1873	367	311	*367*	83	328	340	309	2
1874	243	240	250	*46*	262	310	294	6
1875	171	168	198	24	*148*	215	180	1
Mittel	270,3	255,3	297,8	60,0	274,0	303,0	292,3	3
Gesamt	1.081	1.021	1.191	240	1.096	1.212	1.169	12

Tab. 43: Konsultationen an den einzelnen Wochentagen in S3 (absolute Werte, die kursiven Tage gab es im entsprechenden Jahr 53 Mal).

Konsul- tationen S3	Montag	Dienstag	Mittwoch	Donnerstag	Freitag	Samstag	Sonntag	unbe- kannt
1879	102	95	*120*	30	89	90	112	4
1880	97	73	90	*17*	*63*	75	92	4
1881	105	75	76	24	79	*71*	108	0
1882	102	62	87	20	73	74	*95*	3
Mittel	101,5	76,3	93,3	22,8	76,0	77,5	101,8	2,8
Gesamt	406	305	373	91	304	310	407	11

Tab. 44: Konsultationen an den einzelnen Wochentagen in S4 (absolute Werte, die kursiven Tage gab es im entsprechenden Jahr 53 Mal).

Konsul- tationen S4	Montag	Dienstag	Mittwoch	Donnerstag	Freitag	Samstag	Sonntag	unbe- kannt
1886	125	99	88	22	*98*	90	97	1
1887	85	86	101	31	112	77	104	0
1888	*66*	69	73	26	90	69	*70*	2
1889	62	*70*	58	18	79	57	45	2
Mittel	84,5	81,0	80,0	24,3	94,8	73,3	79,0	1,3
Gesamt	338	324	320	97	379	293	316	5

Tab. 45: Erstkonsultationen an den einzelnen Wochentagen (Mittelwerte).

Mittelwerte	Montag	Dienstag	Mitt-woch	Donners-tag	Frei-tag	Sams-tag	Sonn-tag
S1	2,5	2,1	3,5	1,6	2,6	3,2	2,3
S2	1,5	1,3	1,6	0,4	1,4	1,4	1,4
S3	0,5	0,5	0,5	0,2	0,4	0,4	0,4
S4	0,5	0,5	0,5	0,1	0,5	0,4	0,5
Gesamt	1,2	1,1	2	0,6	1,2	1,3	1,1

Tab. 46: Erstkonsultationen an den einzelnen Wochentagen in S1 (absolute Werte, die kursiven Tage gab es im entsprechenden Jahr 53 Mal).

Erstkon-sultatio-nen S1	Montag	Dienstag	Mittwoch	Donnerstag	Freitag	Samstag	Sonntag	unbe-kannt
1864	76	84	121	79	*65*	*117*	86	8
1865	145	123	142	100	104	167	*102*	3
1866	*149*	111	219	71	194	187	155	5
1867	148	*123*	242	82	182	188	137	5
Mittel	129,5	110,3	181,0	83,0	136,3	164,8	120	5,3
Gesamt	518	441	724	332	545	659	480	21

Tab. 47: Erstkonsultationen an den einzelnen Wochentagen in S2 (absolute Werte, die kursiven Tage gab es im entsprechenden Jahr 53 Mal).

Erstkon-sultatio-nen S2	Montag	Dienstag	Mittwoch	Donnerstag	Freitag	Samstag	Sonntag	unbe-kannt
1872	*113*	*92*	133	35	122	116	106	3
1873	100	96	*85*	26	74	92	84	2
1874	62	58	59	*23*	56	54	70	6
1875	43	35	52	3	*32*	32	36	1
Mittel	79,5	70,3	82,3	21,8	71,0	73,5	74,0	3,0
Gesamt	318	281	329	87	284	294	296	12

Tab. 48: Erstkonsultationen an den einzelnen Wochentagen in S3 (absolute Werte, die kursiven Tage gab es im entsprechenden Jahr 53 Mal)

Erstkon-sultatio-nen S3	Montag	Dienstag	Mittwoch	Donnerstag	Freitag	Samstag	Sonntag	unbe-kannt
1879	22	39	*34*	9	27	26	23	4
1880	30	16	32	*9*	*14*	12	21	4
1881	20	15	22	7	17	*22*	22	0
1882	31	23	27	5	16	15	*23*	3
Mittel	25,8	23,3	28,8	7,5	18,5	18,8	22,3	2,8
Gesamt	103	93	115	30	74	75	89	11

Tab. 49: Erstkonsultationen an den einzelnen Wochentagen in S4 (absolute Werte, die kursiven Tage gab es im entsprechenden Jahr 53 Mal).

Erstkon-sultatio-nen S4	Montag	Dienstag	Mittwoch	Donnerstag	Freitag	Samstag	Sonntag	unbe-kannt
1886	54	40	34	7	*39*	30	39	1
1887	22	28	31	8	27	*14*	28	0
1888	*19*	25	22	2	28	*18*	*18*	2
1889	9	*16*	13	0	18	17	10	2
Mittel	26,0	27,3	25,0	4,3	28,0	19,8	23,9	1,3
Gesamt	104	109	100	17	112	79	95	5

Tab. 50: Anzahl der Konsultationen je Patient im Verlauf der Praxis (absolute Angaben).

Anzahl	S1	S2	S3	S4	Gesamt
A1	1.506	660	195	261	2.622
A2	717	398	130	142	1.387
A3	408	230	76	67	781
A4	256	172	55	41	524
A5	162	92	33	28	315
A6	143	67	15	14	239
A7	100	70	14	10	194
A8	68	35	10	10	123
A9	61	24	9	13	107
A10	44	24	10	6	84
A11	29	26	6	4	65

Anzahl	S1	S2	S3	S4	Gesamt
A12	25	12	9	3	49
A13	24	11	7	3	45
A14	14	9	4	6	33
A15	19	15	1	1	36
A16	11	7	1	0	19
A17	10	4	4	1	19
A18	8	8	0	1	17
A19	13	7	4	1	25
A20	10	7	2	1	20
A21	6	2	1	0	9
A22	9	3	0	1	13
A23	4	2	0	1	7
A24	3	0	0	0	3
A25	5	1	1	1	8
A26	6	0	1	0	7
A27	5	0	1	0	6
A28	5	0	0	0	5
A29	6	2	1	0	9
A30	1	2	0	1	4
A31	1	0	0	0	1
A32	3	0	0	0	3
A33	2	0	0	0	2
A34	3	1	0	0	4
A35	1	0	0	0	1
A36	2	0	0	0	2
A37	2	0	0	0	2
A38	4	0	0	1	5
A40	1	0	0	0	1
A41	1	1	0	0	2
A43	2	0	0	0	2
A45	1	2	0	0	3
A47	1	0	0	0	1
A49	2	1	0	0	3
A50	1	0	0	0	1
A51	1	1	0	0	2

Anzahl	S1	S2	S3	S4	Gesamt
A53	1	1	0	0	2
A55	1	0	0	0	1
A59	1	0	0	0	1
A60	1	0	0	0	1
A61	0	1	0	0	1
A62	1	0	0	0	1
A63	0	1	0	0	1
A64	1	1	0	0	2
A86	0	0	0	1	1
A88	1	0	0	0	1
A89	1	0	0	0	1
A140	1	0	0	0	1
A143	1	0	0	0	1
A150	0	1	0	0	1
A196	1	0	0	0	1
A212	0	0	0	1	1
A230	0	0	0	1	1
keine Angabe	3	0	0	0	3
Summe	3.720	1.901	590	621	6.832

Tab. 51: Anzahl der Konsultationen je Geschlecht, Alter und Schicht (absolute Angaben).

Anzahl	Gesamt	Männer	Frauen	Kinder	Über 65	Ober-schicht	Mittel-schicht	Unter-schicht
A1	2.622	1.102	1.447	753	73	47	108	155
A2	1.387	596	759	387	42	20	75	93
A3	781	321	451	200	11	19	45	48
A4	524	215	302	139	14	10	26	27
A5	315	119	185	83	8	10	16	14
A6	239	103	131	59	6	7	11	22
A7	194	69	123	55	2	1	13	14
A8	123	37	84	35	2	3	3	7
A9	107	45	60	31	3	4	8	8
A10	84	25	59	16	1	6	7	7
A11	65	23	41	15	2	1	6	2

Anzahl	Gesamt	Männer	Frauen	Kinder	Über 65	Ober-schicht	Mittel-schicht	Unter-schicht
A12	49	17	31	9	3	1	1	2
A13	45	19	25	12	0	2	2	4
A14	33	9	24	5	1	2	5	2
A15	36	10	24	13	0	1	2	1
A16	19	3	16	6	2	1	0	1
A17	19	6	13	5	0	2	1	2
A18	17	2	14	7	0	1	1	0
A19	25	10	14	8	0	2	4	0
A20	20	5	15	1	2	1	2	3
A21	9	4	5	2	0	1	0	2
A22	13	4	9	3	1	2	1	0
A23	7	2	5	2	0	1	0	1
A24	3	0	3	1	0	0	0	0
A25	8	2	6	2	1	1	0	0
A26	7	4	3	0	0	0	0	2
A27	6	2	2	2	0	1	0	0
A28	5	1	4	1	0	1	0	0
A29	9	2	7	2	0	1	0	1
A30	4	3	1	0	0	0	0	0
A31	1	0	1	0	0	0	0	0
A32	3	0	3	0	0	1	0	0
A33	2	0	2	2	0	0	0	0
A34	4	1	3	1	0	0	0	0
A35	1	1	0	0	1	0	0	0
A36	2	0	2	1	0	0	0	0
A37	2	0	2	0	0	1	0	0
A38	5	3	2	1	0	0	0	1
A40	1	1	0	0	0	0	0	0
A41	2	1	1	0	0	0	0	0
A43	2	1	1	1	0	0	0	0
A45	3	2	1	1	0	0	0	0
A47	1	1	0	0	0	0	0	0
A49	3	0	3	1	0	0	0	0
A50	1	1	0	0	0	0	0	0

Anzahl	Gesamt	Männer	Frauen	Kinder	Über 65	Ober-schicht	Mittel-schicht	Unter-schicht
A51	2	0	2	1	0	0	0	0
A53	2	2	0	1	0	0	0	0
A55	1	0	1	1	0	1	0	0
A59	1	1	0	0	0	0	0	1
A60	1	1	0	0	0	0	0	0
A61	1	0	1	0	0	0	0	0
A62	1	0	1	0	0	0	0	0
A63	1	0	1	0	0	0	0	0
A64	2	0	2	0	0	0	0	0
A86	1	0	1	0	0	0	0	0
A88	1	0	1	0	0	0	0	0
A89	1	1	0	0	0	0	0	0
A140	1	1	0	0	1	0	0	0
A143	1	0	1	0	1	0	0	0
A150	1	1	0	0	0	1	0	0
A196	1	0	1	0	0	0	0	0
A212	1	0	1	0	0	0	0	0
A230	1	0	1	0	0	0	0	0
Summe	6.829	2.782	3.899	1.865	177	153	337	420

Tab. 52: Dauer der einzelnen Behandlungen in Jahren (absolute Angaben).

Jahr	S1	S2	S3	S4	Gesamt
D1	2.823	1.505	472	526	5.326
D2	409	195	68	54	726
D3	133	57	11	4	205
D4	117	38	7	13	175
D5	81	26	13	10	130
D6	39	15	4	4	62
D7	25	10	1	2	38
D8	24	17	2	1	44
D9	16	7	4	2	29
D10	14	7	0	1	22
D11	9	4	4	1	18
D12	4	5	1	0	10

Jahr	S1	S2	S3	S4	Gesamt
D13	2	3	1	0	6
D14	3	3	0	0	6
D15	2	1	1	0	4
D16	1	0	1	2	4
D17	4	1	0	1	6
D18	2	0	0	0	2
D19	1	2	0	0	3
D20	1	1	0	0	2
D21	1	1	0	0	2
D22	0	2	0	0	2
D23	0	1	0	0	1
D24	3	0	0	0	3
D25	1	0	0	0	1
D26	1	0	0	0	1
D31	1	0	0	0	1
keine Angabe	3	0	0	0	3
Summe	3.720	1.901	590	621	6.832

Tab. 53: Dauer der Behandlung innerhalb eines Jahres bei mehr als einer Konsultation innerhalb eines Jahres (absolute Angaben).

Monat	S1	S2	S3	S4	Gesamt
Eins	322	247	77	73	719
Zwei	515	334	104	104	1.057
Drei	203	112	36	42	393
Vier	95	55	21	17	188
Fünf	54	40	14	12	120
Sechs	42	21	12	4	79
Sieben	24	12	4	6	46
Acht	15	9	4	3	31
Neun	9	7	3	2	21
Zehn	3	4	0	1	8
Elf	3	2	1	0	6
Zwölf	0	1	0	0	1
Unbekannt	32	1	1	1	35
Gesamt	1.317	845	277	265	2.704

Tab. 54: Dauer der Behandlung in Jahren nach Geschlecht, Alter und Schicht (absolute Angaben).

Dauer	Männer	Frauen	Kinder	Über 65	Ober-schicht	Mittel-schicht	Unter-schicht
D1	2.236	2.964	1.478	144	99	245	330
D2	296	415	201	14	20	53	48
D3	72	131	57	6	15	11	11
D4	61	114	46	9	6	9	9
D5	35	93	28	1	7	4	9
Summe	2.699	3.718	1.810	174	147	322	407
Gesamt	2.782	3.899	1.865	177	153	337	420

Tab. 55: Konsultationsfrequenzen der Patienten (absolute Angaben). Erläuterung: Die Frequenz berechnet sich als Quotient der Anzahl der Konsultationen durch die Dauer der Behandlung multipliziert mit zwölf. Sie gibt die Häufigkeit an, wie oft einzelne Betroffene je Monat vorstellig wurden.

Dauer	Anzahl	Frequenz	Personen	Dauer	Anzahl	Frequenz	Personen
1	1	0,083	2.622	5	10	0,167	9
1	2	0,167	1.252	5	11	0,183	1
1	3	0,25	596	5	12	0,2	2
1	4	0,333	356	5	13	0,217	5
1	5	0,417	174	5	14	0,233	4
1	6	0,5	104	5	15	0,25	1
1	7	0,583	80	5	16	0,267	2
1	8	0,667	39	5	17	0,283	3
1	9	0,75	30	5	18	0,3	1
1	10	0,833	18	5	19	0,317	4
1	11	0,917	13	5	20	0,333	5
1	12	1	8	5	22	0,367	1
1	13	1,083	5	5	24	0,4	1
1	14	1,167	7	5	25	0,417	1
1	15	1,25	4	5	27	0,45	1
1	16	1,333	4	5	28	0,467	2
1	17	1,417	3	5	29	0,483	1
1	18	1,5	2	5	31	0,512	1
1	19	1,583	3	5	33	0,55	1
1	20	1,667	1	5	34	0,567	2

Dauer	Anzahl	Frequenz	Personen	Dauer	Anzahl	Frequenz	Personen
1	21	1,75	1	5	47	0,783	1
1	22	1,833	1	5	49	0,817	1
1	23	1,917	2	5	64	1,067	1
1	53	4,417	1	5	86	1,433	1
Gesamt			5.326	5	196	1,6	1
2	2	0,083	95	Gesamt			77
2	3	0,125	121	6	2	0,028	3
2	4	0,167	93	6	3	0,042	4
2	5	0,208	76	6	4	0,056	7
2	6	0,25	66	6	5	0,069	3
2	7	0,292	57	6	6	0,083	5
2	8	0,333	35	6	7	0,097	3
2	9	0,375	35	6	8	0,111	3
2	10	0,417	27	6	9	0,125	3
2	11	0,458	19	6	10	0,139	6
2	12	0,5	16	6	12	0,167	4
2	13	0,542	17	6	15	0,208	3
2	14	0,583	13	6	17	0,236	3
2	15	0,625	15	6	19	0,264	1
2	16	0,667	4	6	20	0,278	3
2	17	0,708	2	6	21	0,292	1
2	18	0,75	4	6	22	0,306	1
2	19	0,792	8	6	24	0,333	1
2	20	0,833	5	6	25	0,347	1
2	21	0,875	3	6	28	0,389	1
2	22	0,917	4	6	32	0,444	1
2	23	0,958	2	6	36	0,5	1
2	27	1,125	2	6	37	0,514	1
2	29	1,208	1	6	41	0,569	1
2	30	1,25	1	6	49	0,681	1
2	32	1,333	1	6	50	0,694	1
2	34	1,417	1	Gesamt			62
2	51	2,215	1	7	2	0,024	2
2	55	2,291	1	7	3	0,036	3
2	61	2,542	1	7	4	0,048	2

Dauer	Anzahl	Frequenz	Personen	Dauer	Anzahl	Frequenz	Personen
Gesamt			726	7	5	0,06	3
3	2	0,056	7	7	6	0,071	3
3	3	0,083	23	7	7	0,083	3
3	4	0,111	20	7	8	0,095	3
3	5	0,139	22	7	9	0,107	3
3	6	0,167	20	7	10	0,119	1
3	7	0,194	17	7	11	0,131	1
3	8	0,222	13	7	12	0,143	2
3	9	0,25	10	7	13	0,155	2
3	10	0,278	8	7	14	0,167	2
3	11	0,306	11	7	22	0,262	1
3	12	0,333	7	7	24	0,286	1
3	13	0,361	5	7	27	0,321	1
3	14	0,389	3	7	29	0,345	2
3	15	0,417	7	7	37	0,44	1
3	16	0,444	4	7	89	1,06	1
3	17	0,472	1	7	143	1,702	1
3	18	0,5	3	Gesamt			38
3	19	0,528	4	8	2	0,021	2
3	20	0,556	2	8	3	0,031	1
3	21	0,583	1	8	4	0,042	3
3	25	0,694	2	8	5	0,052	3
3	26	0,722	2	8	7	0,073	5
3	29	0,806	2	8	8	0,083	5
3	30	0,833	2	8	9	0,094	3
3	35	0,972	1	8	11	0,115	2
3	36	0,083	1	8	12	0,125	2
3	38	1,056	2	8	13	0,135	3
3	40	1,111	1	8	15	0,156	1
3	41	1,139	1	8	16	0,167	2
3	45	1,25	1	8	17	0,177	3
3	59	1,639	1	8	21	0,219	1
3	212	5,889	1	8	22	0,229	1
Gesamt			205	8	23	0,24	2
4	2	0,042	12	8	26	0,271	1

Dauer	Anzahl	Frequenz	Personen	Dauer	Anzahl	Frequenz	Personen
4	3	0,063	18	8	34	0,354	1
4	4	0,083	25	8	38	0,396	1
4	5	0,104	13	8	53	0,552	1
4	6	0,125	17	8	63	0,656	1
4	7	0,146	12	Gesamt			44
4	8	0,167	8	9	2	0,019	1
4	9	0,188	9	9	3	0,028	2
4	10	0,208	6	9	4	0,037	3
4	11	0,229	9	9	6	0,056	3
4	12	0,25	4	9	7	0,065	2
4	13	0,271	4	9	8	0,074	2
4	14	0,292	2	9	9	0,083	3
4	15	0,313	4	9	10	0,093	2
4	16	0,333	1	9	11	0,102	4
4	17	0,354	3	9	25	0,231	1
4	18	0,375	3	9	29	0,269	1
4	19	0,396	4	9	38	0,352	1
4	20	0,417	4	9	43	0,398	1
4	21	0,438	2	9	51	0,472	1
4	22	0,458	3	9	64	0,593	1
4	25	0,521	1	9	88	0,815	1
4	26	0,542	3	Gesamt			29
4	28	0,583	2	10	2	0,017	1
4	29	0,604	1	10	3	0,025	2
4	32	0,667	1	10	5	0,042	4
4	33	0,688	1	10	6	0,05	2
4	38	0,792	1	10	7	0,058	2
4	43	0,896	1	10	9	0,075	1
4	45	0,938	1	10	10	0,083	1
Gesamt			175	10	11	0,092	1
5	2	0,033	8	10	18	0,15	2
5	3	0,05	8	10	27	0,225	1
5	4	0,067	11	10	30	0,25	1
5	5	0,083	9	10	60	0,5	1
5	6	0,1	16	10	62	0,517	1

Dauer	Anzahl	Frequenz	Personen	Dauer	Anzahl	Frequenz	Personen
5	7	0,117	9	10	140	1,167	1
5	8	0,133	10	10	150	1,25	1
5	9	0,15	6	Gesamt			22

Tab. 57: Verwendete Arzneistoffe (absolute Angaben). Erläuterung: Die fett hervorgehobene Abkürzung folgt Bönninghausen: Taschenbuch, S. 427–430, die anderen Abkürzungen wurden in den Krankenjournalen verwendet, weitere Details zu der Liste in Kapitel 8.5. Doppelnennungen im Rahmen einer Medikation wurden bei der Abfrage nicht erfasst. Das bedeutet, wenn ein Betroffener zwei Mal beispielsweise Belladonna im Rahmen einer Reihe erhielt, wurde dies nur ein Mal gezählt.

Arzneimittel (Liste nach Bönninghausen: Taschenbuch)	S1	S2	S3	S4	Insgesamt
Acon. Aconitum	126	11	3	0	140
Agar. Agaricus	0	0	0	0	0
Agn.-c. Agnus castus	0	0	0	0	0
Alum. Alumina	1	0	0	0	1
Ambr. Ambra	0	0	0	0	0
Am-c. Ammonium carbonicum	0	0	0	0	0
Am-m./A. mur. Ammonium muriaticum	0	0	1	0	1
Anac. Anacardium	0	0	0	0	0
Ang. Angustura	0	0	0	0	0
Ant-c. Antimonium crudum	0	0	0	0	0
Ant-t./A. t. Antimonium tartaricum	3	3	0	0	6
Ap. Apis	10	3	0	0	13
Arg. Argentum	0	0	0	0	0
Arn. Arnica	105	29	3	4	141
Ars. Arsenicum	262	65	24	24	375
Asaf. Asa foetida	0	0	0	0	0
Asar. Asarum	0	0	0	0	0
Aur. Aurum	1	1	1	0	3
Bar-c. Baryta carbonica	1	0	0	0	1
Bell./Bl. Belladonna	567	925	516	531	2.539
Bism. Bismuthum	0	0	0	0	0
Borx./Bor. Borax	0	1	0	0	1
Bov. Bovista	0	0	0	0	0
Brom. Bromium	0	0	0	0	0

Arzneimittel (Liste nach Bönninghausen: Taschenbuch)	S1	S2	S3	S4	Insgesamt
Bry. Bryonia	397	215	82	129	823
Calad. Caladium	0	0	0	0	0
Calc. Calcarea	101	36	3	3	143
Camph. Camphora	12	0	0	0	12
Cann-s. Cannabis sativa	2	2	0	0	4
Canth. Cantharis	21	10	3	5	39
Caps. Capsicum	0	0	0	0	0
Carb-a./Carb-v./C. v./C. veg. Carbo animalis/Carbo vegetabilis	7	2	0	1	10
Caust. Causticum	35	9	3	2	49
Cham. Chamomilla	22	20	9	8	59
Chel. Chelidonium	0	0	0	0	0
Chin. China	30	3	0	0	33
Cic. Cicuta	0	0	0	0	0
Cina. Cina	2	0	0	1	3
Clem. Clematis	0	1	0	0	1
Cocc./Coc. Cocculus	2	0	0	0	2
Coff. Coffea	4	1	0	0	5
Colch. Colchicum	1	0	1	0	2
Coloc. Colocynthis	8	5	1	2	16
Con. Conium	16	3	0	1	20
Croc. Crocus	0	0	0	0	0
Cupr. Cuprum	5	2	0	4	11
Cycl. Cyclamen	0	0	0	0	0
Dig. Digitalis	2	1	1	0	4
Dros. Drosera	125	10	0	0	135
Dulc. Dulcamara	2	0	0	0	2
Eupho. Euphorbium	0	0	0	0	0
Euphr. Euphrasia	28	14	0	0	42
Ferr. Ferrum	0	1	1	0	2
Fl-ac. Fluoricum acidum	0	0	0	0	0
Graph. Graphites	3	0	1	1	5
Guaj. Guajacum	0	0	0	0	0
Hell. Helleborus	1	0	1	0	2

Arzneimittel (Liste nach Bönninghausen: Taschenbuch)	S1	S2	S3	S4	Insgesamt
Hep. Hepar sulphuris	38	16	6	2	62
Hyos./Hyox./**Hyx.** Hyoscyamus	58	3	4	1	66
Ign./Ig. Ignatia	56	5	0	2	63
Iod. Iodium	0	0	0	0	0
Ip. Ipecacuanha	51	7	3	3	64
Kali-c./Kali-n./Cali. Kali carbonicum/ Kali nitricum	6	1	0	0	7
Kreos. Kreosotum	0	0	0	0	0
Lach. Lachesis	28	11	6	2	47
Laur. Laurocerasus	0	0	0	0	0
Led. Ledum	0	2	0	1	3
Lyc. Lycopodium	21	3	2	2	28
Mag-c./Mag-m. Magnesia carbonica/ Magnesia muriatica	0	0	1	0	1
Mang. Manganum	0	0	0	0	0
Meny. Menyanthes	0	0	0	0	0
Merc./Acht Kreuz Mercurius	124	35	19	27	205
Merc-c./M. corr./M. c. Mercurius corrosives	3	0	0	0	3
Mez. Mezereum	4	0	0	0	4
Mill. Millefolium	0	0	0	0	0
Mosch. Moschus	0	0	0	0	0
Mur-ac. Muriaticum acidum	0	0	0	0	0
M-amb./M-arc./M-aus. Magnetis poli ambo/ Magnetis polus arcticus/Magnetis polus australis	0	0	0	0	0
Nat-c. Natrum carbonicum	0	0	0	0	0
Nat-m./N. mur. Natrum muriaticum	8	7	1	0	16
Nit-ac./N. ac./A. nitr. Nitri acidum	11	1	1	7	20
Nux-m./N. m./N. mosch Nux moschata	3	0	0	0	3
Nux-v./N. v. Nux vomica	552	437	146	181	1.316
Olnd. Oleander	0	0	0	0	0
Op. Opium	3	0	0	3	6
Par. Paris	0	0	0	0	0
Petr. Petroleum	0	0	0	0	0
Phos./Ph. Phosphorus	74	23	1	4	102

Arzneimittel (Liste nach Bönninghausen: Taschenbuch)	S1	S2	S3	S4	Insgesamt
Ph-ac./Phosph. ac. Phosphorus acidum	9	3	1	1	14
Plat. Platinum	0	1	0	0	1
Plb. Plumbum	0	0	0	0	0
Psor. Psorinum	0	0	0	0	0
Puls. Pulsatilla	917	354	37	23	1.331
Ran-b. Ranunculus bulbosus	0	0	0	0	0
Ran-s. Ranunculus sceleratus	0	0	0	0	0
Rheum. Rheum	2	0	0	0	2
Rhod. Rhododendron	1	1	0	0	2
Rhus./Rhs. Rhus	302	195	41	45	583
Ruta Ruta	2	0	0	0	2
Sabad. Sabadilla	1	0	0	0	1
Sabin./Sab. Sabina	32	8	2	1	43
Samb. Sambucus	1	0	0	0	1
Sars. Sarsaparilla	0	0	0	0	0
Scill. Scilla	1	0	0	0	1
Sec-c./S. corn./S. c. Secale cornutum	35	30	3	2	70
Selen. Selenium	2	0	0	0	2
Seneg. Senega	0	0	0	0	0
Sep. Sepia	222	74	16	15	327
Sil. Silicea	149	49	11	19	228
Spig. Spigelia	16	3	1	2	22
Spong. Spongia	7	0	0	0	7
Stann. Stannum	0	0	1	0	1
Staph. Staphysagria	9	3	0	1	13
Stram. Stramonium	24	2	2	1	29
Stront. Strontium	0	0	0	0	0
Sulph./Dreieck Kreuz Sulphur	604	106	14	25	749
Sul-ac./S. ac. Sulphuricum acidum	8	0	0	0	8
Symph. Symphytum	1	0	0	0	1
Tabac. Tabacum	0	0	0	0	0
Tarx. Taraxacum	0	0	0	0	0
Teucr. Teucrium	0	0	0	0	0
Thuj. Thuja	28	4	0	1	33

Arzneimittel (Liste nach Bönninghausen: Taschenbuch)	S1	S2	S3	S4	Insgesamt
Val. Valeriana	0	0	0	0	0
Verat. Veratrum	16	3	1	10	30
Verb. Verbascum	0	0	0	0	0
Viol-o. Viola odorata	0	0	0	0	0
Viol-t. Viola tricolor	0	0	0	0	0
Zinc. Zincum	0	0	0	0	0
unleserlich/unklar (Dgsh., M. rir., Glon., Cohic., Abs., P., Hyper., Calend., Rh.)	6	2	0	4	12
keine Angabe	29	19	3	7	58
davon „Bräune-Pulver"	3	0	0	0	3
Gesamt	5.366	2.781	977	1.108	10.232
Mittel je Patient (inklusive keine Angabe)	1,4	1,5	1,7	1,8	1,5
Patienten	3.720	1.901	590	621	6.832
Verwendete Mittel von 128	70	52	39	38	78

Tab. 58: Anzahl der Wirkstoffe in den einzelnen Medikationen (absolute Angaben). Erläuterung: Die Zahl in Klammern gibt die Anzahl der verschriebenen Wirkstoffe in der zweiten Medikation beziehungsweise in S2 bei „2 in" auch bei der dritten Medikation an.

Wirkstoffe in Medikationsreihen	S1	S2	S3	S4	Gesamt
1 Wirkstoff	2.125 (3)	421	155	167	2.868 (3)
2 Wirkstoffe	1435 (1)	1182 (1)	327 (1)	331	3.275 (2) (1)
3 Wirkstoffe	87 (2)	270	89	93	539 (2)
4 Wirkstoffe	18 (12)	8 (11)	14	21	61 (23)
5 Wirkstoffe	24 (2)	1 (8)	1	0	26 (10)
6 Wirkstoffe	1	0 (2)	1	1	3 (2)
7 Wirkstoffe	0	0	0	1	1
0 Wirkstoffe	1	0	0	0	1
keine Angabe	29	19	3	7	58
Anzahl der 1. Medikationen	3.720	1.901	590	621	6.832
Anzahl der 2. Medikationen	19	22	1	0	42
Anzahl der 3. Medikationen	0	1	0	0	1
Medikationen insgesamt	3.739	1.924	591	621	6.875
Patienten insgesamt	3.720	1.901	590	621	6.832

Tab. 59: Vermerke über ausgestellte Rechnungen im Conto-Buch (IGM P 156, S1 bis S4) und den Krankenjournalen (absolute Angaben).

Rechnungen	S1	S2	S3	S4	Krankenjournale
Anzahl der notierten Patienten	242	175	251	202	88
keine näheren Angaben zu den erbrachten Leistungen	156	87	103	58	22
Bezahlt („sol.(vit)")	83	37	69	153	67
Darunter adelige Patienten	175	102	156	104	25

Tab. 60: Höhe der im Conto-Buch (IGM P 156) in Rechnung gestellten Beträge (absolute Angaben). Erläuterung: Bis 1875 sind die Beträge nur in Taler aufgeführt und ab 1886 nur in Mark.

Betrag/Anzahl	<10	<20	<50	<100	>100	Gesamt
1864	4	1	0	0	0	5
1865	10	3	1	0	1	15
1866	14	5	1	1	1	22
1867	26	8	6	1	3	44
1872	24	9	5	4	0	42
1873	10	6	2	1	2	21
1874	12	6	1	2	0	21
1875	5	4	1	4	1	15
1879 Taler	3	1	1	0	2	7
1879 Mark	1	5	7	1	1	15
1880 Taler	0	0	2	1	0	3
1880 Mark	4	8	16	12	5	45
1881 Taler	0	0	2	3	1	6
1881 Mark	2	6	16	7	0	31
1882 Taler	0	0	3	0	0	3
1882 Mark	1	8	12	10	7	38
1886	5	9	19	8	10	51
1887	1	9	16	4	4	34
1888	3	11	9	7	6	36
1889	4	3	11	3	2	23
Gesamt	129	102	131	69	46	477

Tab. 61: Summe der in Rechnung gestellten Beträge (Angaben in Taler und Mark, letztere bei
der Umrechnung gerundet). Anmerkung: Bönninghausen notierte in IGM P 156 S. 78, für das
Jahr 1889 selbst einen Betrag von 894 Mark, ohne dass ersichtlich ist, ob er damit ausstehen-
des Geld oder Einnahmen meinte.

Summe der in Rechnung gestellten Beträge	Mark	Taler	Gesamt in Mark (circa)
1864		39 T 5 G	117
1865		299 T 18 G	900
1866		535 T 1 G	1.605
1867		1.302 T	3.906
1872		647 T 5 G	1.941
1873		586 T	1.758
1874		279 T 5 G	837
1875		563 T 10 G	1.689
1879	469	299 T 10 G	1.366
1880	2.370	95 T	2.655
1881	952	361 T	2.035
1882	2.300	105 T	2.615
1886	2.682		2.682
1887	2.559		2.559
1888	1.958		1.958
1889	855		855

Quellen- und Literaturverzeichnis

Ungedruckte Quellen

Bistumsarchiv Münster (BAM)
Kirchenbücher der Pfarrei St. Lamberti, Pfarramt Münster.
Kirchenbücher der Pfarrei St. Benediktus, Pfarramt Herbern.
Kirchenbücher der Pfarrei St. Paulus-Dom, Pfarramt Münster.

Institut für Geschichte der Medizin der Robert Bosch Stiftung Stuttgart (IGM)
Bestand P Nachlass Bönninghausen (1828–1887)

P 1 – P 149	Krankenjournale von 1835 bis 1889/1910.
P 150	Alphabetisches Patientenregister zu Bönninghausens Krankenjournalen, Clemens und Friedrich von Bönninghausen.
P 151	Homöopathische Heilungs-Versuche, angefangen im September 1829, von Dr. C. M. F. von Bönninghausen.
P 154	Tagebuch für die homöopathische Praxis. Angefangen am 1. Julius 1830, beendigt den 31. December 1833 [richtig: 1832].
P 155	Homöopathische Heilversuche angefangen den 1. Januar 1833.
P 156	Conto-Buch. Angefangen 1851.
P 157	Thierheilungen. 1849–1878.
P 188	Journal für Correspondenz.
P 190	Anweisung zum Gebrauche der Bräune-Pulver.
P 208/1	(entnommen aus C. von Bönninghausen: „Alphabetisches Patientenregister zu Bönninghausens Krankenjournalen" (P 150), nach dem vorderen Buchdeckel) Brief von A. A. Ramseyer an F. von Bönninghausen vom 31.05.1905, 2 Blätter 1905.
P 208/2	(entnommen aus C. von Bönninghausen: „Alphabetisches Patientenregister zu Bönninghausens Krankenjournalen" (P 150), zwischen S. 49 und 50) Patientenbrief von Graf Droste an Friedrich von Bönninghausen vom 28.11.1908, 1 Blatt 1908.
P 214/1	(entnommen aus P 56 vor Fol. 1) Patientenbrief von Victor Wolke vom 29.11.1891, 1 Blatt 1891.
P 214/2	(entnommen aus P 59 vor Fol. 160) Brief von Frau Rathol/Bathol vom 21.09.1896, unvollständig 1896.
P 214/3	(entnommen aus P 62 vorne) Telegramm von Lehmann Falk betr. Consultation, vom 22.6.1899, 1 Blatt 1899.
P 214/4	(entnommen aus P 68 vor Fol. 205) Brief von Frästenhöfer (?) mit Notiz Bönninghausens, vom 05.06.1896, 1 Blatt 1896.
P 217/4	(entnommen aus P 88 vor Fol. 160) Brief von Riekermann (?) vom 08.02.1890, 1 Blatt 1890.
P 217/5	(entnommen aus P 89 vor Fol. 142) Brief von Tangermann vom 09.10.1889 mit Notizen Bönninghausens, 1 Blatt 1889.
P 217/6	(entnommen aus P 91 vor Fol. 44) Brief von Engelbrot Willers vom 06.10.1908, 1 Blatt 1908.
P 218/2	(entnommen aus P 92 vor Fol. 254) Patientenbrief von M. Gräfin Stolberg vom 16.12.1904, 2 Blätter 1904.
P 218/4	(entnommen aus P 92 vor Fol. 254) Notizzettel zu Eintragungen in den Krankenjournalen betr. Patient Fürthe von 1902 bis 1910, 1 Blatt 1902–1910.
P 219/1	(entnommen aus P 102 vor Fol. 323b) Anamnesezettel für A. Veder, 1 Blatt ohne Datum.
P 219/2	(entnommen aus P 97 vor Fol. 1) Patientenbrief von Katharina Schröer (Frau Fallenberg) vom 30.04.1906, 1 Blatt 1906.

P 220/2   (entnommen aus P 104 vor Fol. 160) Attest für Anton Groohe-Horstmann, vom 12.11.1895, 1 Blatt 1895.

P 221/4   (entnommen aus P 106 ganz hinten) Merkblatt für Patienten von Dr. Friedrich Gauwerki in Soest, 1 Blatt ohne Datum.

P 222   (entnommen aus P 107 vor Fol. 67) Patientenbrief von Frau Johann Terbrack vom 20.12.1908, 1 Blatt 1908.

P 223   (entnommen aus P 113 vor Fol. 203) Patientenbrief von H. M. Ostermann betr. seine Frau vom 07.07.1908, 1 Blatt und 1 Briefumschlag 1908.

P 224/1   (entnommen aus P 116 vor Fol. 432) Krankenblatt betr. Anton Nettmann, 1 Blatt ohne Datum.

P 224/2   (entnommen aus P 116 vor Fol. 112) Patientenbrief von Freifrau von Ketteler vom 25.11.1905, 1 Postkarte 1905.

P 225   (entnommen aus P 119 vor Fol. 303) Rezept für Frau Klinkhammer vom 22.10.1908, 1 Blatt 1908.

P 226/1   (entnommen aus P 132 vor Fol. 96) Krankenblatt betr. Fräulein Gertrud Mösemann (mit Quittungsvermerk), 1 Blatt [1905].

P 226/2   (entnommen aus P 132 vor Fol. 245) Patientenbrief von Anna Feldmann, 1 Blatt und 1 Briefumschlag [1893].

P 227   (entnommen aus P 147 vor Fol. 68) Krankenblatt ohne Nennung des Namens vom 23.06.1899, 1 Blatt [1889].

P 228/1   (entnommen aus P 149 vor Fol. 212) Arztbrief von Dr. Kosemann betr. Frau Hefter vom 20.06.1899, 1 Blatt 1899.

P 228/2   (entnommen aus P 149 vor Fol. 181) Brief von Clemens Westermann an Dr. Bönninghausen betr. Bescheinigung über ärztliche Behandlung von dessen Magd Aguste [sic] Ahans vom 02.01.1903, 1 Blatt 1903.

P 228/3   (entnommen aus P 149 vor Fol. 198) Patientenbrief von Frau Johannes Fege vom 31.12.1907, 1 Blatt 1907.

P 228/4   (entnommen aus P 149 vor Fol. 60) Brief an Herrn B. Weller mit Gebrauchsanweisung zur Medikamenteneinnahme, 2 Blätter ohne Datum.

P 228/5   (entnommen aus P 149 vor Fol. 60) Notizzettel über die Versendung eines Nachnahmebriefes, 1 Blatt ohne Datum.

P 228/6   (entnommen aus P 149 vor Fol. 11) Notizzettel zu Eintragungen in den Krankenjournalen betr. Bäcker, 2 Blätter 1879–1900.

Bestand NDR Nachlass Dr. med. Wolfgang Drinneberg (1947–1994)
NDR Nr. 2   Brief von Dr. Sanders zur Frühgeschichte des LV NRW des DZVhÄ von 1972.

Landesarchiv Nordrhein-Westfalen Abteilung Westfalen, Standort Münster (StAM)
Bestand 3. Behörden und Einrichtungen des Staates und der Selbstverwaltung nach 1816
3.1.1.1. Oberpräsidium Münster (Findbuch B 120, 8)
2439:   Die ärztliche Gesellschaft zu Münster, 1842–1843.
2495:   Erlaß von Gebührenordnungen für Ärzte und Zahnärzte, 1832–1845, 1871–1909.
6111:   Sitzungen der Aerztekammer Westfalens, 1904–1909.
6294:   Aerztekammergutachten.
6542:   Aerztekammerwahlen, 1887/1896.
6620:   Aerztekammerwahlen, 1907–1910.
6816:   Aerztekammerthätigkeitsberichte, 1899–1935.
6831:   Sitzungen der Aerztekammer Westfalens, 1888–1903.

3.1.1.2. Besondere Kommissionen und Dienststellen Medizinalkollegium (Findbuch B 187)
4 I: Acta betr. Mitglieder des Medizinalkollegiums zu Münster, 1864–1893.
5 I: Generalia, Einrichtung, Geschäftsbetrieb, Ernennungen, Garnison, Rechnungswesen, Apotheken u. a., vol. I, 1815–1878.
7:    Generalia, Verfassung und Verwaltung des Medizinalwesens, Berichte, 1816–1920.

12:Einrichtung und Tätigkeit der Ärztekammern, 1887–1920.
31:Gesundheitsberichte, 1844–1915.
41:Prüfung der Ärzte, Wund- und Zahnärzte im Reg. Bez. Münster, vol. IV, Zwei Bände, 1844–1867.
44:Die Hundswut, 1839–1868.

3.1.2. Bezirksregierungen Regierung Münster (Findbuch B 201, 8)

187 2–19:Die Anwendung von Hausmitteln bei Brandschäden und andern Übeln, 1834–1854.
190 V-17:Nachweise der Medizinalpersonen, 1824–1860.
203 I bis 203 XX:Nachweise der Medicinal-Personen, 1865–1894.
207 I II-13 bis 207 XV II-13:Examination, Approbation und Niederlassung der Ärzte, Wund- und Zahnärzte im Reg. Bez. Münster, 15 Bände, 1811–1868.
208 V-6:Behandlung der Tollwut bei Menschen, 1819–1829.
217 III-40:Die Behandlung der Tollwut, 1829–1842.
866:Generalbericht über das Medizinalwesen im Regierungsbezirk Münster, 1874–1901.
871:Sanitätsberichte, 1883–1884.
872:Sanitätsberichte, 1884–1885.
873:Sanitätsberichte, 1885–1886.
874:Sanitätsberichte, 1888.
875:Sanitätsberichte, 1889.
887:Epidemische Krankheiten der Menschen, 1880–1888.
893 V-236:Die Homöopathie und die homöopathischen Ärzte, 1854–1895.
905 I-V:Die Medizinaltaxen sowie die Diäten und Reisekosten der Medizinalbeamten, 1816–1873.
VI-1–6:Jahresberichte des Regierungs- und Medizinalrats, 1904–1907.
VI-1–7:Jahresberichte des Regierungs- und Medizinalrats, 1908–1910.
VI-3–6:Die Physikats-Prüfungen, 1863–1880.
VI-3–7:Die Physikats-Prüfungen, 1881–1893.

3.8. Personalakten

Personalakten Regierung Münster Acta betreffend Personalien des kreisärztlich geprüften Arztes Dr. von Bönninghausen in Bocholt Nr. 214.

Spiessen, Max von: Sammlung Spiessen, 46 Bände.

Stadtarchiv Münster (StdAM)

Standesamt Münster. Personenstandsregister.
Zeitungsausschnittssammlung (ZAUS).

Bestand A Archive der Stadt Münster

2. Registraturen der Preußischen Stadtverwaltung (1802–1945)
Stadtregistratur
Gewerbeordnung Fach 28

Nr. 20a:Acta generalia betreffend die Errichtung gewerblicher Kranken=, Sterbe= und Unterstützungskassen.
Nr. 129:Acta betr. Vereinbarung zwischen den Ärzten und den Krankenkassen 1905–1910.

Steuern Fach 96

Nr. 22:Verwaltung der Klassensteuer, 1873–1891.

Medizinalangelegenheiten Fach 201
Nr. 3:   Approbation und Vereidigung von Medizinalpersonen, Band 2, 1839–1929.
Nr. 11:   Verschiedene Medizinalangelegenheiten Band 1, 1895–1913.

Medizinalangelegenheiten Fach 202
Nr. 2:   Statistische Tabelle der Sanitäts-Anstalten nebst Nachweis der Medizinal Personen
                in der Stadt Münster, 1813–1867.
Nr. 3:   Überprüfung der Apotheken und Drogerien wegen der Arzneitaxe, 1817–1924.
Nr. 7:   Einrichtung der Ärztekammer, 1887–1922.
Nr. 8:   Nachweise der Medizinalpersonen, Band 5, 1895–1906.

Medizinalangelegenheiten Fach 204
Nr. 11:   Zählkarten über gemeingefährliche Krankheiten, 1881.
Nr. 19:   Tollwütige Hunde, 1804–1832.

Armenkommission
Nr. 1833:   Acta betreffend die Gesuche um Bewilligung freier Medizin, 1841–98.

Bestand B Archive des ehemaligen Landkreises Münster
1. Kreisarchiv Münster Landratsamt Münster Kreis-A-Archiv
971:            Anstellung und Vereidung von Medizinalpersonen, 1817–1909.
974:            Medizinalpersonen und Sanitätsanstalten, Band 3, 1857–1885.
974:            Medizinalpersonen und Sanitätsanstalten, Band 5, 1893 bis 1927.
988:            Acta gen. Epidemien und ansteckende Krankheiten, Band 1–5.
1474:   Unerlaubte Ausübung der Medizinalpraxis, Band 2, 1843–1882.
1475:   Unerlaubter Verkauf von Medikamenten und Giften, Kurpfuscher.

Zeitungen, Zeitschriften und Periodika

Adressbücher
Adressbücher für die Stadt Münster gibt es für die Jahre 1869, 1870, 1875, 1879, 1883, 1885,
    1887 und 1889. Ab 1890 erscheinen die Adressbücher jährlich. Die Angaben zu den Ärz-
    ten befinden sich im zweiten Band der jeweiligen Adressbücher.

Wendt, von; **Jochmus** (Hrsg.): Adreßbuch für die Provinz Westfalen auf das Jahr 1829, Müns-
    ter 1829.
Klier (Hrsg.): Adreßbuch der Provinz Westfalen auf das Jahr 1852, Münster 1852. Derselbe
    Autor hat auch 1858 ein Adreßbuch herausgegeben.

Medizinalkalender
(Dr. Paul Börner's) Reichs-Medicinal-Kalender für Deutschland auf das Jahr 1883–1910, Teil
    2, Kassel/Berlin [ohne Jahr].

Medicinal-Kalender für den Preussischen Staat auf das Jahr 1857, Berlin 1857.
Medicinal-Kalender für den Preussischen Staat auf das Jahr 1895, Berlin 1895.

Sanitätsberichte
Haxthausen: General-Sanitäts-Bericht von Westfalen auf das Jahr 1839. Herausgegeben von
    dem Königlichen Medizinal-Collegium zu Münster, Münster 1841.
Haxthausen: General-Sanitäts-Bericht von Westfalen auf das Jahr 1840. Herausgegeben von
    dem Königlichen Medizinal-Collegium zu Münster, Münster 1842.
Hölker, [Bernhard]: Vierter General-Bericht über das öffentliche Gesundheitswesen im Re-
    gierungs-Bezirk Münster die Jahre 1883–85, Münster 1887.

Hölker, [Bernhard]: Fünfter General-Bericht über das öffentliche Gesundheitswesen im Regierungs-Bezirk Münster die Jahre 1886–1888, Münster 1890.

Hölker, [Bernhard]: Sechster General-Bericht über das öffentliche Gesundheitswesen im Regierungsbezirk Münster die Jahre 1889–1891, Münster 1894.

Hoogeweg: General-Bericht über das Medizinal-Wesen im Regierungsbezirk Münster im Jahre 1880, Münster 1881.

Hoogeweg: Zweiter General-Bericht über das Medizinal-Wesen im Regierungs-Bezirk Münster im Jahre 1881, Münster 1882.

Hoogeweg: Dritter General-Bericht über das Medizinal- und Sanitäts-Wesen im Regierungs-Bezirk Münster im Jahre 1882, Münster 1883.

Königliches Medizinal-Collegium zu Münster (Hrsg.): General-Sanitäts-Bericht von Westfalen auf das Jahr 1841, Münster 1844.

Medizinal-Abteilung des Ministeriums (Hrsg.): Das Sanitätswesen des Preussischen Staates während der Jahre 1889 bis 1900, Berlin 1897–1903.

Medizinal-Abteilung des Ministeriums (Hrsg.): Das Gesundheitswesen des Preussischen Staates im Jahre 1901 bis 1910, Berlin 1903–1912.

Provinzial-Sanitäts-Bericht des Königlichen Medicinal-Collegiums von Westfalen für das Jahr 1843, Münster 1845.

Provinzial-Sanitäts-Bericht des Königlichen Medicinal-Collegiums von Westfalen für das Jahr 1844, Münster 1846.

Sanitaets-Bericht des koeniglichen Medicinal-Collegii zu Münster vom Jahre 1831, Münster 1833.

Tourtual, [Caspar] (Hrsg.): Provinzial-Sanitätsbericht des Königlichen Medizinal-Collegiums von Westfalen für das Jahr 1842, Münster 1844.

Zeitungen und Zeitschriften

Allgemeine Homöopathische Zeitung (AHZ), als Elektronische Ressource 1 (1832) – 192 (1944), Genf 2006.

Amts-Blatt der Königlichen Regierung zu Münster.

Correspondenzblatt der ärztlichen Vereine der Rheinprovinz, Nassau's und der Regierungsbezirke Arnsberg und Münster, ab 1873 Correspondenzblatt der ärztlichen Vereine in Rheinland, Westfalen und Lothringen.

Leipziger Populäre Zeitschrift für Homöopathie (LPZ).

Münsterischer Anzeiger.

Westfälischer Merkur.

Gedruckte Quellen und Literatur

Abele, Andrea; **Becker**, Peter (Hrsg.): Wohlbefinden. Theorie, Empirie, Diagnostik, Weinheim 1991.

Adler, Ubiratan: Identifizierung von 681 Q-Potenz-Verordnungen und ihr Nachweis in den Krankenjournalen. In: MedGG 13 (1995), S. 135–166.

Ahlheim, Karl-Heinz (Hrsg.): Duden. Das Wörterbuch medizinischer Fachausdrücke, Stuttgart 5. Auflage 1992.

Alffers, Franz: Kurzer geschichtlicher Ueberblick über Entstehung und Entwicklung der Gesellschaft Zwei-Löwen-Klub in Münster (Westf.) sowie über die in derselben herrschenden Lebensweise und Anschauung, Freuden und Leiden, Münster 1896.

Allen, Timothy; **Hughes**, Richard: The Encyclopedia of Pure Materia Medica. A Record of the Positive Effects of Drugs upon the Healthy Human Organism, Elf Bände, New York/Philadelphia 1874–1880.

Alzheimer, Heidrun: Volkskunde in Bayern. Ein biobibliographisches Lexikon der Vorläufer, Förderer und einstigen Fachvertreter, Würzburg 1991 (Veröffentlichungen zur Volkskunde und Kulturgeschichte 50).

Ammon, Hermann (Hrsg.): Hunnius. Pharmazeutisches Wörterbuch, Berlin/New York 9. neu bearbeitete und erweiterte Auflage 2004.

Anonym: Das Hausmittel-Buch. Eine Auswahl alter und neuer Hausmittel zum Gebrauche unserer deutschen Hausfrau zusammengestellt von einem Arzte, Wien 1892.

Anonym: Die Meningitis basilaris der Kinder. In: AHZ 71 (1865), S. 121–124, S. 129–132, S. 137–140, S. 147–149, S. 153–156, S. 161–163, S. 169–171, S. 177–179 und S. 185–187.

Anonym: Bund lockt Ärzte mit Geld aufs Land. In: BKZ, 4. August 2011 178/2011, Titelseite.

Anonym: Ärzteschwemme, Ärztemangel? In: BKZ, 4. August 2011 178/2011, S. 2.

Anonym: Hausärzte auf dem Land finden keine Nachfolger mehr. In: BKZ, 21. September 2013 220/2013, S. 23.

Anschütz, Felix (Hrsg.): Anamneseerhebung und allgemeine Krankenuntersuchung, Berlin/Heidelberg/New York 5. Auflage 1992.

Arends, Johannes: Volkstümliche Namen der Arzneimittel, Drogen, Heilkräuter und Chemikalien, Berlin/Heidelberg/New York 16. Auflage 1971.

Ärztliche Gesellschaft zu Münster (Hrsg.): Abhandlungen und Beobachtungen der ärztlichen Gesellschaft zu Münster, Band 1, Münster 1829.

Astin, John: Why Patients Use Alternative Medicine. Results of a National Study. In: Journal of the American Medical Association 279 (1998), S. 1548–1553.

Atzl, Isabel; **Helms**, Roland; **Neuner**, Stephanie; **Schilling**, Ruth (Hrsg.): Praxiswelten. Zur Geschichte der Begegnung von Arzt und Patient. Ingolstadt 2013 (Kataloge des Deutschen Medizinhistorischen Museum Ingolstadt 39).

Avina, Robert; **Schneiderman**, Lawrence: Why Patients Choose Homeopathy. In: Western Journal of Medicine 128 (1978), S. 366–369.

Baal, Anne van: Homoeopathy in Nineteenth-Century Flanders. The Patients of Ghent Homoeopath Gustave A. van den Berghe (1869–1902). In: Dinges, Martin (Hrsg.): Patients in the History of Homoeopathy, Sheffield 2002 (European Association for the History of Medicine and Health Network Series 5), S. 237–258.

Baal, Anne van: In Search of a Cure. The Patients of the Ghent Homoeopathic Physician Gustave A. van den Berghe (1837–1902), Amsterdam 2004 (Phil. Diss.).

Babitsch, Birgit: Soziale Ungleichheit, Geschlecht und Gesundheit, Bern 2005.

Backert-Isert, Jutta: Clemens Maria Franz von Bönninghausen (1785–1864) und seine tierhomöopathische Praxis in ihrem therapiegeschichtlichen Kontext. Online unter: http://www.igm-bosch.de/download/documents/backert_isert.pdf und http://elib.tiho-hannover.de/dissertations/backert-isertj_ws06.pdf, Zugriff vom 13. Juni 2008.

Bäcker, Gerhard: Ärztliche Versorgung. Berufstätige Ärzte nach Tätigkeitsbereich und Arztdichte 1970–2011. Online unter: http://www.sozialpolitik-aktuell.de/tl_files/sozialpolitik-aktuell/_Politikfelder/Gesundheitswesen/Datensammlung/PDF-Dateien/abbVI28.pdf, Zugriff vom 20. August 2013.

Balster, Wolfgang: Medizinische Wissenschaft und ärztliche Praxis im Leben des Bochumer Arztes Karl Arnold Kortum (1745–1824), Bochum 1990 (Med. Diss.).

Baschin, Marion: Sozial- und medizingeschichtliche Untersuchung einer württembergischen Oberamtsstadt im 19. Jahrhundert. Esslingen am Neckar. In: Baschin, Marion; Kozlik, Andreas: Studien zur südwestdeutschen Demographie. Die Sterblichkeit in Württemberg im 18./19. Jahrhundert und in Esslingen im 19. Jahrhundert, Remshalden 2008 (historegio 7), S. 11–139.

Baschin, Marion: Carl von Bönninghausen. Ein vergessener Homöopath und seine Lernzeit. In: MedGG 28 (2009), S. 237–280.

Baschin, Marion: Wer lässt sich von einem Homöopathen behandeln? Die Patienten des Clemens Maria Franz von Bönninghausen (1785–1864), Stuttgart 2010 (MedGG Beiheft 37).

Baschin, Marion: „[...] und war ein Stück Grümpel mehr im Lande". Die gescheiterten Versuche einer homöopathischen Ausbildung für Missionare der Basler Mission. In: MedGG 29 (2010), S. 229–274.

Baschin, Marion: Die Medikation in der Praxis Friedrichs von Bönninghausen. In: ZKH 55 (2011), S. 116–121.

Baschin, Marion: How Patients Built the Practice of the Lay Homoeopath Clemens von Bönninghausen. Quantitative and Qualitative Aspects of Patient History. In: Dynamis 31/2 (2011), S. 475–495.

Baschin, Marion: Die Geschichte der Selbstmedikation in der Homöopathie, Essen 2012 (Quellen und Studien zur Homöopathiegeschichte 17).

Baschin, Marion: Warum besucht man einen Homöopathen? Eine Praxis in Münster im 19. Jahrhundert. In: Gafner, Lina; Ritzmann, Iris; Weikl, Katharina (Hrsg.): Penning Patient's Histories. Doctors' Records and the Medical Market in the 18th and 19th Century. Gesnerus 69/1 (2012), S. 126–140.

Baschin, Marion: The Patients' Choice. How and Why Sick People Used Homeopathy in 19th Century Münster. In: Dinges, Martin (Hrsg.): Medical Pluralism and Homeopathy in India and Germany (1810–2010), Stuttgart 2014 (MedGG Beiheft 50), S. 150–165.

Baschin, Marion: A special kind of practice? The homeopath Friedrich von Bönninghausen (1828–1910). In: Dinges, Martin; Jankrift, Kay Peter; Schlegelmilch, Sabine; Stolberg, Michael (Hrsg.): Physicians, Patients, Practices 1600–1900. [erscheint 2014].

Baschin, Marion; **Dietrich-Daum**, Elisabeth; **Ritzmann**, Iris: Who consulted the doctor? The patients and their motives. In: Dinges, Martin; Jankrift, Kay Peter; Schlegelmilch, Sabine; Stolberg, Michael (Hrsg.): Physicians, Patients, Practices 1600–1900. [erscheint 2014].

Basler, Heinz-Dieter: Compliance. Die Kooperation in der Therapie. In: Basler, Heinz-Dieter; Florin, Irmela: Klinische Psychologie und körperliche Krankheit, Stuttgart/Berlin/Köln/Mainz 1985, S. 90–105.

Bauer, Eberhard; **Schott**, Heinz (Hrsg.): F. A. Mesmer (1734–1815) und die Geschichte des „tierischen Magnetismus". Ausstellung des Instituts für Geschichte der Medizin der Universität Freiburg, Freiburg 1985.

Becker, Peter: Leben, Lieben, Sterben. Die Analyse von Kirchenbücher, St. Katharinen 1989.

Behr, Hans-Joachim: Die Provinz Westfalen und das Land Lippe 1813–1933. In: Kohl, Wilhelm (Hrsg.): Westfälische Geschichte. Band 2 Das 19. und das 20. Jahrhundert. Politik und Kultur, Düsseldorf 1983 (Veröffentlichungen der Historischen Kommission für Westfalen 43), S. 45–164.

Behr, Hans-Joachim: Zwischen Vormärz und Reichsgründung. In: Jakobi, Franz-Josef (Hrsg.): Geschichte der Stadt Münster, Band 2, Münster 1993, S. 79–129.

Berger, Peter; **Luckmann**, Thomas: Die gesellschaftliche Konstruktion der Wirklichkeit. Eine Theorie der Wissenssoziologie, Frankfurt am Main 1992 (Nachdruck der 5. Auflage von 1977).

Bettin, Hartmut; **Meyer**, Ulrich; **Friedrich**, Christoph: „Diese Bitte war ich der Menschheit schuldig." Das Wirken des homöopathischen Laienheilers Arthur Lutze (1813–1870) in Preußen. In: MedGG 19 (2001), S. 199–227.

Bischoff, Claus; **Zenz**, Helmuth (Hrsg.): Patientenkonzepte von Körper und Krankheit, Bern/Stuttgart/Toronto 1989.

Bishop, Felicity; **Yardley**, Lucy; **Lewith**, George: A Systematic Review of Beliefs Involved in the Use of Complementary and Alternative Medicine. In: Journal of Health Psychology 12 (2007), S. 851–867.

Blech, Jörg: Wettstreit für den Patienten. In: Der Spiegel 48/2012, S. 147–157.

Bleker, Johanna: Die Krankenjournale des Juliusspitals als Quellen der Morbiditäts- und Mortalitätsverhältnisse. Theoretische, historische und bearbeitungstechnische Aspekte. In: Bleker, Johanna; Brinkschulte, Eva; Grosse, Pascal (Hrsg.): Kranke und Krankheiten im Juliusspital zu Würzburg 1819–1829. Zur frühen Geschichte des Allgemeinen Krankenhauses in Deutschland, Husum 1995 (Abhandlungen zur Geschichte der Medizin und der Naturwissenschaften 72), S. 75–91.

Bleker, Johanna: Patientenorientierte Krankenhausgeschichtsschreibung. Fragestellung, Quellenbeschreibung, Bearbeitungsmethode. In: Bleker, Johanna; Brinkschulte, Eva;

Grosse, Pascal (Hrsg.): Kranke und Krankheiten im Juliusspital zu Würzburg 1819–1829. Zur frühen Geschichte des Allgemeinen Krankenhauses in Deutschland, Husum 1995 (Abhandlungen zur Geschichte der Medizin und der Naturwissenschaften 72), S. 11–22.

Blessing, Bettina: Die Geschichte des Alters in der Moderne. Stand der deutschen Forschung. In: MedGG 29 (2010), S. 123–150.

Blessing, Bettina: Wege der homöopathischen Arzneimitteltherapie, Berlin/Heidelberg 2010.

Bolle, Peter: Ueber die Therme zu Lippspringe. In: AHZ 43 (1852), S. 225–229.

Bönninghausen, Clemens von: Hülfs-Blätter für die homöopathische Heilkunst, Münster 1829.

Bönninghausen, Clemens von: Kurze Anleitung zur Entwerfung eines vollständigen Krankheitsbildes behufs homöopathischer Heilung, ohne Ort [nach 1829?].

Bönninghausen, Clemens von: Homöopathische Heilungen. In: Bönninghausen, Clemens von: Bönninghausens Kleine medizinische Schriften. Hrsg. von Klaus-Henning Gypser, Heidelberg 1984, S. 29–58. Ursprünglich in: ACS 10 (1831) Heft 2, S. 86–104 und Heft 3, S. 85–96. Ein Teil des Artikels wurde auch unter dem Titel: Merkwürdige Heilung einer Wasserscheu auf homöopathischem Wege. In: ZNH 4 (1832), S. 81–87 und S. 89–91 veröffentlicht.

Bönninghausen, Clemens von: Systematisch-Alphabetisches Repertorium der antipsorischen Arzneien, Münster 1832 (Nachdruck 1987).

Bönninghausen, Clemens von: Die homöopathische Diät und die Entwerfung eines vollständigen Krankheitsbildes behufs homöopathischer Heilung für das nichtärztliche Publikum, Münster 1833.

Bönninghausen, Clemens von: Die Homöopathie. Ein Lesebuch für das gebildete, nicht ärztliche Publikum, Münster 1834.

Bönninghausen, Clemens von: Vortrag über homöopathische Heilung der Zahnschmerzen. In: Bönninghausen, Clemens von: Bönninghausens Kleine medizinische Schriften. Hrsg. von Klaus-Henning Gypser, Heidelberg 1984, S. 73–92. Ursprünglich in: ACS 15 (1835) Heft 2, S. 1–22.

Bönninghausen, Clemens von: Triduum homoeopathicum. In: ACS 19 (1842) Heft 3, S. 34–68. Auch in: Bönninghausen, Clemens von: Bönninghausens Kleine medizinische Schriften. Hrsg. von Klaus-Henning Gypser, Heidelberg 1984, S. 277–310.

Bönninghausen, Clemens von: Hahnemanns Arzneigaben. In: ACS 21 (1844) Heft 2, S. 30–40. Auch in: Bönninghausen, Clemens von: Bönninghausens Kleine medizinische Schriften. Hrsg. von Klaus-Henning Gypser, Heidelberg 1984, S. 357–366.

Bönninghausen, Clemens von: Briefliche Mittheilung des Herrn Reg.-Raths Dr. v. Bönninghausen an Dr. Rummel. In: AHZ 39 (1850), Sp. 97–101. Auch in: Bönninghausen, Clemens von: Bönninghausens Kleine medizinische Schriften. Hrsg. von Klaus-Henning Gypser, Heidelberg 1984, S. 407–411.

Bönninghausen, Clemens von: An Eine Hochlöbliche Königliche Regierung hier. In: AHZ 41 (1851), Sp. 13–16.

Bönninghausen, Clemens von: Traumatische Beschwerden und Hochpotenzen. In: Bönninghausen, Clemens von: Bönninghausens Kleine medizinische Schriften. Hrsg. von Klaus-Henning Gypser, Heidelberg 1984, S. 469–488. Ursprünglich in: AHZ 48 (1854), S. 43–54, S. 51–54 und S. 61–63.

Bönninghausen, Clemens von: Die häutige Bräune. In: Gypser; Klaus-Henning: Generalregister zu den Werken Bönninghausens, Heppenheim 1992, S. 43–46. Ursprünglich in: PHZ 2 (1856), S. 52–53.

Bönninghausen, Clemens von: Mein Verfahren bei der häutigen Bräune. In: Bönninghausen, Clemens von: Bönninghausens Kleine medizinische Schriften. Hrsg. von Klaus-Henning Gypser, Heidelberg 1984, S. 711–713. Ursprünglich in: AHZ 63 (1861), S. 127–128.

Bönninghausen, Clemens von: Das Krankenjournal. In: AHZ 67 (1863), S. 114–116, S. 121–123, S. 129–131, S. 140–141, S. 147–149 und S. 163–165. Auch in: Bönninghausen, Clemens von: Bönninghausens Kleine medizinische Schriften. Hrsg. von Klaus-Henning Gypser, Heidelberg 1984, S. 745–776.

Bönninghausen, Clemens von: Bönninghausens Kleine medizinische Schriften. Hrsg. von Klaus-Henning Gypser, Heidelberg 1984.

Bönninghausen, Clemens von: Bönninghausens Therapeutisches Taschenbuch. Revidierte Ausgabe Hrsg. von Klaus-Henning Gypser, Stuttgart 3. Auflage 2006.

Bönninghausen, Clemens von: Das erste Krankenjournal (1829–1830). Bearbeitet von Luise Kunkle, Essen 2011 (Quellen und Studien zur Homöopathiegeschichte 14).

Bönninghausen, Friedrich von: De Diabete Mellito, Berlin 1859 (Med. Diss.).

Borchardt, Knut: Wachstum, Krisen, Handlungsspielräume der Wirtschaftspolitik. Studien zur Wirtschaftsgeschichte des 19. und 20. Jahrhunderts, Göttingen 1982 (Kritische Studien zur Geschichtswissenschaft 50).

Borscheid, Peter: Historische Altersforschung. In: Schulz, Günther; Buchheim, Christoph et. al. (Hrsg.): Sozial- und Wirtschaftsgeschichte. Arbeitsgebiete, Probleme, Perspektiven, Stuttgart 2004 (Vierteljahrschrift für Sozial- und Wirtschaftsgeschichte Beiheft 169), S. 359–374.

Boschung, Urs: Albrecht Haller's Patient Records (Berne 1731–1736). In: Gesnerus 53 (1996), S. 5–14.

Boschung, Urs: Franz Peter Siffert (1837–1881). Landarzt in Kleingurmels und Wallenbuch. In: Deutschfreiburgische Arbeitsgemeinschaft (DFAG) (Hrsg.): Deutschfreiburg im Aufbruch. Festschrift zum 40. Jahrestag der Gründung der Deutschfreiburgischen Arbeitsgemeinschaft am 15. Januar 1999, Freiburg 1999 (Schriftenreihe der Deutschfreiburgischen Arbeitsgemeinschaft 18), S. 46–60.

Boschung, Urs: Von „… dem ersten Schritte, den ich als Arzt in die Welt that…". Die Anfänge von Johann Georg Zimmermanns ärztlicher Praxis, Bern 1752–1754. In: Schramm, Hans-Peter (Hrsg.): Johann Georg Zimmermann königlich großbritannischer Leibarzt (1728–1795), Wiesbaden 1998 (Wolfenbütteler Forschungen 82), S. 31–73.

Bosl, Karl (Hrsg.): Bosls Bayrische Biographie. 1000 Persönlichkeiten aus 15 Jahrhunderten. Ergänzungsband, Regensburg 1988.

Boucherin, Nadine: Die Krankengeschichten von C. A. Bloesch (1804–1863). In: Dietrich-Daum, Elisabeth; Dinges, Martin; Jütte, Robert; Roilo, Christine (Hrsg.): Arztpraxen im Vergleich. 18.–20. Jahrhundert, Innsbruck/Wien/Bozen 2008 (Veröffentlichungen des Südtiroler Landesarchivs 26), S. 147–165.

Brade, Anna-Elisabeth: Sören Jensen. A Danish Homoeopath. His Time and his Patients (1874–84). In: Dinges, Martin (Hrsg.): Patients in the History of Homoeopathy, Sheffield 2002 (European Association for the History of Medicine and Health Network Series 5), S. 185–197.

Bradford, Thomas: The Pioneers of Homoeopathy, Philadelphia 1897.

Brähler, Elmar; **Schumacher**, Jörg; **Felder**, Hildegard: Die Geschlechtsabhängigkeit von Körperbeschwerden im Wandel der Zeit. In: Brähler, Elmar; Felder, Hildegard (Hrsg.): Weiblichkeit, Männlichkeit und Gesundheit, Opladen/Wiesbaden 2. Auflage 1999, S. 171–185.

Brehme, Sabine: Krankheit und Geschlecht. Syphilis und Menstruation in den frühen Krankenjournalen (1801–1809) Samuel Hahnemanns, Marburg 2006.

Breitkopf, Helmut: Analyse von Voraussetzungen und Rahmenbedingungen der unterschiedlichen Formen gesundheitsbezogener Figurationen als soziale Alltäglichkeit. In: Grunow, Dieter; Breitkopf, Helmut; Dahme, Heinz-Jürgen; Engler, Renate; Grunow-Lutter, Vera; Paulus, Wolfgang: Gesundheitsselbsthilfe im Alltag. Ergebnisse einer repräsentativen Haushaltsbefragung über gesundheitsbezogene Selbsthilfeerfahrungen und –potentiale, Stuttgart 1983, S. 61–94.

Briesen, Detlef; **Brunn**, Gerhard; **Elkar**, Rainer; **Reulecke**, Jürgen: Gesellschafts- und Wirtschaftsgeschichte Rheinlands und Westfalens, Köln 1995 (Schriften zur politischen Landeskunde Nordrhein-Westfalens 9).

Brockmeyer, Bettina: Selbstverständnisse. Dialoge über Körper und Gemüt im frühen 19. Jahrhundert, Göttingen 2009.

Browne, Dik: Hägar der Schreckliche. Wer fluchet, der findet, München 2008.

Brügelmann, Jan: Der Blick des Arztes auf die Krankheit im Alltag 1779–1850. Medizinische Topographien als Quelle für die Sozialgeschichte des Gesundheitswesens, Berlin 1982 (Phil. Diss.).

Brümmer, Franz: Lexikon der deutschen Dichter und Prosaisten vom Beginn des 19. Jahrhunderts bis zur Gegenwart, Band 5, Nendeln 6. Auflage 1975.

Bruns, Karl: Die Amtssprache. Verdeutschung der hauptsächlichsten im Verkehre der Gerichts- und Verwaltungsbehörden sowie in Rechts- und Staatswissenschaft gebrauchten Fremdwörter, Berlin 1915 (Nachdruck Münster 2004).

Buchholz, Werner: Erkenntnismöglichkeiten und Erkenntnisgrenzen der geschichtlichen Landeskunde. Vorstellung der Konzeption und Einführung in die Beiträge. In: Buchholz, Werner (Hrsg.): Kindheit und Jugend in der Neuzeit 1500–1900. Interdisziplinäre Annäherungen an die Instanzen sozialer und mentaler Prägung in der Agrargesellschaft und während der Industrialisierung. Das Herzogtum Pommern (seit 1815 preußische Provinz) als Beispiel, Stuttgart 2000, S. 7–16.

Buchmann, Werner: Grundlinien der Homöopathie in Hahnemanns Werk. Eine Einführung in Organon, Reine Arzneimittellehre und Chronische Krankheiten, Heidelberg 2000.

Buck, Michael: Medicinischer Volksglaube und Volksaberglaube aus Schwaben, Ravensburg 1865.

Burghard, Klaus: Hundswuth und Wasserscheu. Die Tollwuttherapie im Jahrhundert vor Pasteur, Berlin 2000.

Burghartz, Susanna: Historische Anthropologie/Mikrogeschichte. In: Eibach, Joachim; Lottes, Günther (Hrsg.): Kompass der Geschichtswissenschaft. Ein Handbuch, Göttingen 2002, S. 207–218.

Busche, Jens: Ein homöopathisches Patientennetzwerk im Herzogtum Anhalt-Bernburg. Die Familie von Kersten und ihr Umfeld in den Jahren 1831–35, Stuttgart 2008 (Quellen und Studien zur Homöopathiegeschichte 11).

Bußmann, Johanna: Samuel Hahnemann. Krankenjournal D6 (1806–1807). Kommentarband zur Transkription, Heidelberg, 2002.

Civilclub zu Münster (Hrsg.): Der Civilclub zu Münster 1775–1925. Festschrift zum 150jährigen Bestehen der Gesellschaft, Münster 1925.

Cockayne, Edward; **Stow**, N. (Hrsg.): Stutter's Casebook. A Junior Hospital Doctor 1839–1841, Woodbridge 2005.

Coe, Rodney: Sociology of Medicine, New York/St. Louis/San Francisco/London 1970,

Cowen, David; **King**, Louis; **Lordi**, Nicholas: Drug Use in the 19th Century. A Computer Analysis. In: Hickel, Erika; Schröder, Gerald (Hrsg.): Neue Beiträge zur Arzneimittelgeschichte. Festschrift für Wolfgang Schneider zum 70. Geburtstag, Stuttgart 1982, S. 59–67.

Crew, David: Alltagsgeschichte. A New Social History „From Below"? In: Central European History 22 (1989), S. 394–407.

Dammholz, [Hugo]: Nachrufe. In: Zeitschrift des Berliner Vereins homöopathischer Ärzte 37 (1918/1919), S. 106–107.

Dann, Hanns-Dietrich: Subjektive Theorien zum Wohlbefinden. In: Abele, Andrea; Becker, Peter (Hrsg.): Wohlbefinden. Theorie, Empirie, Diagnostik, Weinheim 1991, S. 97–117.

Degenhardt, Annette; **Thiele**, Andreas: Biomedizinische und biopsychosoziale Modelle. In: Hurrelmann, Klaus; Kolip, Petra (Hrsg.): Geschlecht, Gesundheit, Krankheit. Männer und Frauen im Vergleich, Bern/Göttingen/Toronto/Seattle, S. 87–103.

Deutsches Arzneibuch 6. Ausgabe 1926, Berlin 1926.

Deutsches Hygiene-Museum Dresden (Hrsg.): Augenheilkunde. Die Sammlung Münchow. Eine Ausstellung des Deutschen Hygiene-Museums Dresden in Zusammenarbeit mit der Medizinischen Akademie „Carl Gustav Carus" Dresden, Dresden 1991.

Deveugele, Myriam; **Derese**, Anselm; **Brink-Muinen**, Atie van den; **Bensing**, Jozien; **De Maeseneer**, Jan: Consultation Length in General Practice. Cross Sectional Study in Six European Countries. In: British Medical Journal 325 (2002), S. 472–477.

Diening, Anton: Topographisch-statistische Uebersicht des Regierungs-Bezirks Münster aus amtlichen Quellen zusammengestellt, Münster 1846.

Dietrich-Daum, Elisabeth; **Dinges**, Martin; **Jütte**, Robert; **Roilo**, Christine (Hrsg.): Arztpraxen im Vergleich. 18.–20. Jahrhundert, Innsbruck/Wien/Bozen 2008 (Veröffentlichungen des Südtiroler Landesarchivs 26).

Dietrich-Daum, Elisabeth; **Hilber**, Marina; **Wolff**, Eberhard: The local context of an Alpine doctor's private practice. Franz von Ottenthal (1847–1899). In: Dinges, Martin; Jankrift, Kay Peter; Schlegelmilch, Sabine; Stolberg, Michael (Hrsg.): Physicians, Patients, Practices 1600–1900. [erscheint 2014].

Digby, Anne: The Patient's View. In: Loudon, Irvine (Hrsg.): Western Medicine, Oxford 1997, S. 291–305.

Digitale Bibliothek Braunschweig, http://rzbl04.biblio.etc.tu-bs.de:8080/docportal/content/main/search.xml, Zugriff vom 05. April 2011.

Dinges, Martin: Professionalisierung homöopathischer Ärzte. Deutschland und Vereinigte Staaten von Amerika im Vergleich. In: MedGG 14 (1995), S. 143–172.

Dinges, Martin (Hrsg.): Homöopathie. Patienten, Heilkundige, Institutionen von den Anfängen bis heute, Heidelberg 1996.

Dinges, Martin (Hrsg.): Weltgeschichte der Homöopathie. Länder, Schulen, Heilkundige, München 1996.

Dinges, Martin: Einleitung. In: Dinges, Martin (Hrsg.): Weltgeschichte der Homöopathie. Länder, Schulen, Heilkundige, München 1996, S. 7–18.

Dinges, Martin: Medizinkritische Bewegungen zwischen „Lebenswelt" und „Wissenschaft". In: Dinges, Martin (Hrsg.): Medizinkritische Bewegungen im Deutschen Reich (ca. 1870 – ca. 1933), Stuttgart 1996 (MedGG Beiheft 9), S. 7–38.

Dinges, Martin: Introduction. Patients in the History of Homoeopathy. In: Dinges, Martin (Hrsg.): Patients in the History of Homoeopathy, Sheffield 2002 (European Association for the History of Medicine and Health Network Series 5), S. 1–32.

Dinges, Martin: Neue Kulturgeschichte. In: Eibach, Joachim; Lottes, Günther (Hrsg.): Kompass der Geschichtswissenschaft. Ein Handbuch, Göttingen 2002, S. 179–192.

Dinges, Martin: Männlichkeitskonstruktion im medizinischen Diskurs um 1830. Der Körper eines Patienten von Samuel Hahnemann. In: Martschukat, Jürgen (Hrsg.): Geschichte schreiben mit Foucault, Frankfurt am Main/New York 2002, S. 99–125.

Dinges, Martin; **Holzapfel**, Klaus: Von Fall zu Fall. Falldokumentation und Fallredaktion Clemens von Bönninghausen und Annette von Droste-Hülshoff. In: ZKH 48 (2004), S. 149–167.

Dinges, Martin: Social History of Medicine in Germany and France in the Late Twentieth Century. From History of Medicine toward a History of Health. In: Huisman, Frank; Warner, John (Hrsg.): Locating Medical History. The Stories and Their Meanings, Baltimore/London 2004, S. 209–236.

Dinges, Martin (Hrsg.): Männlichkeit und Gesundheit im historischen Wandel ca. 1800 – ca. 2000, Stuttgart 2007 (MedGG Beiheft 27).

Dinges, Martin; **Barras**, Vincent (Hrsg.): Krankheit in Briefen im deutschen und französischen Sprachraum 17.–21. Jahrhundert, Stuttgart 2007 (MedGG Beiheft 29).

Dinges, Martin: Immer schon 60% Frauen in den Arztpraxen? Zur geschlechtsspezifischen Inanspruchnahme des medizinischen Angebotes (1600–2000). In: Dinges, Martin (Hrsg.): Männlichkeit und Gesundheit im historischen Wandel 1850–2000, Stuttgart 2007 (MedGG Beiheft 27), S. 295–322.

Dinges, Martin: Historische Forschung und die aktuelle Diskussion zur Männergesundheit. In: Stiehler, Matthias; Klotz, Theodor (Hrsg.): Männerleben und Gesundheit. Eine interdisziplinäre, multiprofessionelle Einführung, Weinheim/München 2007, S. 24–35.

Dinges, Martin: Klassische Homöopathie in Deutschland. Rückblick auf die ersten Jahrzehnte eines langen Weges. In: ZKH 51 (2007), S. S5-S19.

Dinges, Martin: Arztpraxen 1500–1900. Zum Stand der Forschung. In: Dietrich-Daum, Elisabeth; Dinges, Martin; Jütte, Robert; Roilo, Christine (Hrsg.): Arztpraxen im Vergleich.

18.–20. Jahrhundert, Innsbruck/Wien/Bozen 2008 (Veröffentlichungen des Südtiroler Landesarchivs 26), S. 23–62.

Dinges, Martin: Forschungen zu Arztpraxen (1500–1900). In: Gesnerus 65 (2008), S. 249–269.

Dinges, Martin; **Jütte**, Robert: Homöopathie. Eine Heilkunde und ihre Geschichte. Eine Ausstellung des Instituts für Geschichte der Medizin der Robert Bosch Stiftung Stuttgart, Stuttgart [2009].

Dinges, Martin: The Current State of Research on the History of Homeopathy. In: Witt, Claudia; Albrecht, Henning (Hrsg.): New Directions in Homeopathy Research. Advice from a Interdisciplinary Conference, Essen 2009, S. 13–41.

Dinges, Martin: Die Gesundheit von Jungen und männlichen Jugendlichen in historischer Perspektive (1780–2010). In: MedGG 29 (2010), S. 97–121.

Dinges, Martin: Hahnemanns Falldokumentation in historischer Perspektive. In: Naturheilpraxis 63 (2010), S. 1356–1362.

Dinges, Martin: Medizin- und gesundheitsgeschichtliche Paradigmen zur geschlechterspezifischen Ungleichheit seit ca. 1750. In: ÖZG 22 (2011), S. 8–49.

Dinges, Martin: Entwicklungen der Homöopathie seit 30 Jahren. In: ZKH 56 (2012), S. 137–148.

Dinges, Martin: Wahrnehmen aus der Sicht Hahnemanns. In: ZKH 57 (2013), S. 81–86.

Dinges, Martin; **Jankrift**, Kay Peter; **Schlegelmilch**, Sabine; **Stolberg**, Michael (Hrsg.): Physicians, Patients, Practices 1600–1900. [erscheint 2014].

Dinges, Martin; Stolberg, Michael: Introduction. In: Dinges, Martin; Jankrift, Kay Peter; Schlegelmilch, Sabine; Stolberg, Michael (Hrsg.): Physicians, Patients, Practices 1600–1900. [erscheint 2014].

Döhner, Otto: Krankheitsbegriff, Gesundheitsverhalten und Einstellungen zum Tod im 16. bis 18. Jahrhundert, Frankfurt am Main/Bern/New York 1986 (Marburger Schriften zur Medizingeschichte 17).

Dörner, Klaus: Diagnosen der Psychiatrie, Frankfurt am Main/New York 2. Auflage 1981.

Dost, Axel: Die Provinzial-Augenheilanstalt in Münster in Westfalen von 1883 bis 1919, Münster 1979.

Droste-Hülshoff, Annette von: Westfälische Schilderungen und ihr Echo in Westfalen. Mit einem Nachwort herausgegeben von Winfried Freund, Paderborn 1991.

Duden, Barbara: Geschichte unter der Haut. Ein Eisenacher Arzt und seine Patientinnen um 1730, Stuttgart 1987.

Duffin, Jacalyn: A Rural Practice in Nineteenth-Century Ontario. The Continuing Medical Education of James Miles Langstaff. In: Can. Bull. Med. Hist. 5 (1988), S. 3–28.

Duffin, Jacalyn: Langstaff. A Nineteenth-Century Medical Life, Toronto/Buffalo/London 1999.

Duffin, Jacalyn: History of Medicine. A Scandalously Short Introduction, Hampshire/London 2000.

Dumont, Franz: Nicht nur Hölderlin. Das ärztliche Besuchsbuch Soemmerrings als Quelle für sein soziales Umfeld in Frankfurt am Main. In: Med.hist. Journ. 28 (1993), S. 123–153.

Dunham, Caroll: Letter from C. Dunham, M. D. In: Philadelphia Journal of Homoeopathy 4 (1855), S. 449–458.

Düwell, Kurt; **Köllmann**, Wolfgang (Hrsg.): Rheinland-Westfalen im Industriezeitalter. Band 1 Von der Entstehung der Provinzen bis zur Reichsgründung, Wuppertal 1983.

Eckart, Wolfgang: Christian Friedrich Samuel Hahnemann (1755–1843) und die medizinischen Konzepte seiner Zeit. In: AHZ 237 (1992), S. 3–8 und S. 62–74.

Eckart, Wolfgang: Geschichte der Medizin, Berlin/Heidelberg/New York 1990.

Eckart, Wolfgang; **Jütte**, Robert: Medizingeschichte. Eine Einführung, Köln/Weimar/Wien 2007.

Ehinger, Gabriele: Das homöopathische Praxistagebuch von Samuel Hahnemann (1755–1843) aus den Jahren 1831/32. Transkription und Kommentar zum Krankenjournal D36 (9. Juni 1831–7. September 1832), Berlin 2003 (Med. Diss.).

Einsiedel, Johannes (das ist Alexander Schöppner): Parochus jovialis. Das ist Geistliche Kurzweil für melancholisches und langweiliges Gemüth. Darinnen gute alte Geschichten, Schwänk' und seltsame Stücklein, vornämlich aus geistlichem Amts= und Hirtenleben, ergötzlich, doch allzeit ehrbar und auferbaulich erzählet werden, Abrahamiana Band 2, Augsburg 1866. Online unter: http://www.mdz-nbn-resolving.de/urn/resolver.pl?urn=urn:nbn:de:bvb: 12-bsb10576920-0 beziehungsweise http://opac.bib-bvb.de:8080/InfoGuideClient.fasttestsis/start.do?Language=De& Query=-1=%22BV013850323%22, Zugriff vom 12. Oktober 2010.

Ellermeyer, Jürgen: „Schichtung" und „Sozialstruktur" in spätmittelalterlichen Städten. Zur Verwendbarkeit sozialwissenschaftlicher Kategorien in historischer Forschung. In: GG 6 (1980), S. 125–149.

Engel, Regina: Das Patientengut eines praktischen Arztes um die Mitte des 19. Jahrhunderts. Gezeigt am Beispiel des Patientenjournals von Dr. Heinrich Grotjahn in Schladen am Harz, Berlin 1978 (Med. Diss.).

Erdmann, Bernhard: Die örtliche Anwendung der Elektricität in Bezug auf Physiologie, Pathologie und Therapie, Leipzig 1856.

Ernst, Elmar: Das „industrielle" Geheimmittel und seine Werbung. Arzneifertigwaren in der zweiten Hälfte des 19. Jahrhunderts in Deutschland, Würzburg 1975 (Quellen und Studien zur Geschichte der Pharmazie 12).

Ernst, Katharina: Patientengeschichte. Die kulturhistorische Wende in der Medizinhistoriographie. In: Bröer, Ralf (Hrsg.): Eine Wissenschaft emanzipiert sich. Medizinhistoriographie von der Aufklärung bis zur Postmoderne, Pfaffenweiler 1999 (Neuere Medizin- und Wirtschaftsgeschichte 9), S. 97–108.

Ernst: Aus Westfalen. In: AHZ 146 (1903), S. 12–13.

Esser, Ottilie: Der praktische Arzt im Rheinland um 1750–1850, Bonn 1963 (Med. Diss.).

Eßer, Raingar; **Fuchs**, Thomas (Hrsg.): Bäder und Kuren in der Aufklärung. Medizinaldiskurs und Freizeitvergnügen, Berlin 2003 (Aufklärung und Europa 11).

Eulenberg, Hermann: Das Medicinalwesen in Preussen. Nach amtlichen Quellen, Berlin 3. Auflage 1874.

Eybl, Franz: Abraham a Sancta Clara. Vom Prediger zum Schriftsteller, Tübingen 1992.

Eymer, Wilfried: Eymers Pseudonymen-Lexikon. Realnamen und Pseudonyme in der deutschen Literatur, Wiesbaden 2004.

Faltin, Thomas: Heil und Heilung. Geschichte der Laienheilkundigen und Struktur antimodernistischer Weltanschauung in Kaiserreich und Weimarer Republik am Beispiel Eugen Wenz (1856–1945), Stuttgart 2000 (MedGG Beiheft 15).

Faltin, Thomas: Homöopathie in der Klinik. Die Geschichte der Homöopathie am Stuttgarter Robert-Bosch-Krankenhaus von 1940 bis 1973, Stuttgart 2002 (Quellen und Studien zur Homöopathiegeschichte 7).

Faure, Olivier: Der Arzt. In: Frevert, Ute; Haupt, Heinz-Gerhard (Hrsg.): Der Mensch des 19. Jahrhunderts, Frankfurt am Main/New York 1999, S. 86–119.

Faure, Olivier: La Clientèle d'un homéopathe Parisien au XXe siècle. Recherche sur les patients de L. Vannier 1928–1948. In: Faure, Olivier (Hrsg.): Praticiens, patients et militants de l'homéopathie (1800–1940), Lyon 1992, S. 175–196.

Faure, Olivier: Léon Vannier's Patients in the 1930s. In: Dinges, Martin (Hrsg.): Patients in the History of Homoeopathy, Sheffield 2002 (European Association for the History of Medicine and Health Network Series 5), S. 199–211.

Fischbach-Sabel, Ute: Samuel Hahnemann. Krankenjournal D34 (1830). Kommentarband zur Transkription, Heidelberg 1998.

Fischer, Ulrich: Die Chronischen Miasmen Hahnemanns. Grundgedanken zum Verständnis und zur Therapie chronischer Krankheiten aus homöopathischer Sicht, Karlsruhe 1993 geänderter Nachdruck von 2002.

Fissell, Mary: Making Meaning from the Margins. The New Cultural History of Medicine. In: Huismann, Frank; Warner, John (Hrsg.): Locating Medical History. The Stories and Their Meanings, Baltimore/London 2004, S. 365–389.

Flach, A.; **Ehlers**, C.; **Schmolke**, H.; **Dinkelacker**, M.: Die Unfallgefährdung im Kindesalter. In: Rehbein, Friedrich (Hrsg.): Der Unfall im Kindesalter. Klinik, Rehabilitation, Prophylaxe, Stuttgart 1972 (Zeitschrift für Kinderchirurgie und Grenzgebiete Supplementband 11), S. 41–55.

Flick, Uwe (Hrsg.): Wann fühlen wir uns gesund. Subjektive Vorstellungen von Gesundheit und Krankheit, Weinheim/München 1998.

Forschungsverbund „Ärztliche Praxis 17.–19. Jahrhundert", gefördert von der Deutschen Forschungsgemeinschaft. Online unter: http://www.medizingeschichte.uni-wuerzburg.de/aerztliche_praxis/projekt_hess.html, Zugriff vom 19. August 2013.

Frerich, Johannes; **Frey**, Martin: Handbuch der Geschichte der Sozialpolitik in Deutschland. Band 1 Von der vorindustriellen Zeit bis zum Ende des Dritten Reiches, München/Wien 2. Auflage 1996.

Frevert, Ute: Krankheit als politisches Problem 1770–1880. Soziale Unterschichten in Preußen zwischen medizinischer Polizei und staatlicher Sozialversicherung, Göttingen 1984 (Kritische Studien zur Geschichtswissenschaft 62).

Friedens-Sanitäts-Ordnung (F. S. O.), Berlin 1891. Online unter: http://digital.ub.uni-duesseldorf.de/ihd/content/titleinfo/3498052, Zugriff vom 1. Juli 2013.

Gafner, Lina: Ärztliche Zeugnisse auf dem medizinischen Markt. Professionalisierte Zeugenschaft im wachsenden Verwaltungsapparat des frühen 19. Jahrhunderts. In: Gafner, Lina; Ritzmann, Iris; Weikl, Katharina (Hrsg.): Penning Patient's Histories. Doctors' Records and the Medical Market in the 18th and 19th Century. Gesnerus 69/1 (2012), S. 95–109.

Gafner, Lina: Administrative and epistemic aspects of medical practice. Caesar Adolf Bloesch (1804–1863). In: Dinges, Martin; Jankrift, Kay Peter; Schlegelmilch, Sabine; Stolberg, Michael (Hrsg.): Physicians, Patients, Practices 1600–1900. [erscheint 2014].

Gafner, Lina; **Ritzmann**, Iris; **Weikl**, Katharina (Hrsg.): Penning Patient's Histories. Doctors' Records and the Medical Market in the 18th and 19th Century. Gesnerus 69/1 (2012).

Gaudens, Joseph: Abrahamiana zur unschuldigen Erheiterung für trübsinniges und langweiliges Gemüth. Darinnen gute alte Witze und seltsame Geschichten (aus Abraham a St. Clara und vielen Anderen geschöpft) zur Tischunterhaltung für Geistliche und Weltliche, Augsburg 1860. Online unter: http://www.mdz-nbn-resolving.de/urn/resolver.pl?urn=urn:nbn:de:bvb:12-bsb10576729-7, Zugriff vom 3. November 2010.

Gauwerky, Friedrich: Mittheilungen aus der Praxis. In: AHZ 43 (1852), S. 241–248.

Gawlik, Willibald: Die homöopathische Anamnese, Stuttgart 2. Auflage 2001.

Gehrke, Christian: Die Patientenbriefe der Mathilde von Berenhorst (1808–1874). Edition und Kommentar einer Krankengeschichte von 1832–1833, Göttingen 2000 (Med. Diss.).

Geißler, Rainer: Die Sozialstruktur Deutschlands. Zur gesellschaftlichen Entwicklung mit einer Zwischenbilanz zur Vereinigung, Opladen 2. neubearbeitete und erweiterte Auflage 1996.

Genneper, Thomas: Als Patient bei Samuel Hahnemann. Die Behandlung Friedrich Wiecks in den Jahren 1815/1816, Heidelberg 1991 (Med. Diss.).

Genneper, Thomas: Die externe Anwendung homöopathischer Arzneien. In: ZKH 46 (2002), S. 93–100.

Genneper, Thomas: Die homöopathische Anamnese. In: Genneper, Thomas; Wegener, Andreas (Hrsg.): Lehrbuch Homöopathie. Grundlagen und Praxis der klassischen Homöopathie, Stuttgart 3. Auflage 2011, S. 80–106.

Genneper, Thomas: Homöopathische Gabenlehre. In: Genneper, Thomas; Wegener, Andreas (Hrsg.): Lehrbuch der Homöopathie. Grundlagen und Praxis der klassischen Homöopathie, Stuttgart 3. Auflage 2011, S. 170–184.

Gerhardt, Uta: Krankheits- und Patientenkarrieren. In: Flick, Uwe; Kardorff, Ernst von; Keupp, Heiner; Rosenstiel, Lutz von; Wolff, Stephan (Hrsg.): Handbuch Qualitative Sozialforschung. Grundlagen, Konzepte, Methoden und Anwendung, München 1991, S. 312–316.

Gesundheitsberichterstattung des Bundes: Gesundheit in Deutschland. Zusammenfassung, Berlin 2006. Online unter: www.bagso.de/fileadmin/Aktuell/Aus_den_Ministerien/gesundheitsbericht_kurzfassung.pdf, Zugriff vom 19. Januar 2009.

Gijswijt-Hofstra, Marijke: Homeopathy's Early Dutch Conquests. The Rotterdam Clientele of Clemens von Bönninghausen in the 1840s and 1850s. In: Journal of the History of Medicine and Allied Sciences 51 (1996), S. 155–183.

Gijswijt-Hofstra, Marijke: The Haverhoeks and their Patients. The Popularity of Unqualified Homoeopaths in the Netherlands in the Early Twentieth Century. In: Dinges, Martin (Hrsg.): Patients in the History of Homoeopathy, Sheffield 2002 (European Association for the History of Medicine and Health Network Series 5), S. 213–235.

Gillis, Jonathan: The History of the Patient History since 1850. In: Bull. Hist. Med. 80 (2006), S. 490–511.

Graf, Eduard: Das ärztliche Vereinswesen in Deutschland und der Deutsche Ärztevereinsbund. Festschrift dem 10. Internationalen Medizinischen Kongress gewidmet, Leipzig 1890.

Grimm, Andreas: Die Pharmazie des homöopathischen Arzneimittels. In: Genneper, Thomas; Wegener, Andreas (Hrsg.): Lehrbuch der Homöopathie. Grundlagen und Praxis, Stuttgart 3. Auflage 2011, S. 382–417.

Grimm, Andreas: Von manuellem zu maschinellem Potenzieren. Geschichte und Entwicklung von Potenziermaschinen. In: ZKH 5 (1994), S. 192–200.

Grobe, Thomas; **Dörning**, Hans; **Schwartz**, Friedrich: GEK-Report ambulant-ärztliche Versorgung 2008. Auswertung der GEK-Gesundheitsberichterstattung, St. Augustin 2008.

Groos, [Eduard]: Nachruf. In: AHZ 167 (1919), S. 92.

Gründer, Horst: Arme, Armut und Armenwesen in der Stadt Münster im 19. Jahrhundert. In: WZ 139 (1989), S. 161–178.

Gründer, Horst: „Krieg bis auf's Messer". Kirche, Kirchenvolk und Kulturkampf (1872–1887). In: Jakobi, Franz-Josef (Hrsg.): Geschichte der Stadt Münster, Band 2, Münster 1993, S. 131–165.

Gruner, Carl: Homöopathische Pharmakopöe, Leipzig 3. Auflage 1864.

Grunow, Dieter; **Breitkopf**, Helmut; **Dahme**, Heinz-Jürgen; **Engler**, Renate; **Grunow-Lutter**, Vera; **Paulus**, Wolfgang: Gesundheitsselbsthilfe im Alltag. Ergebnisse einer repräsentativen Haushaltsbefragung über gesundheitsbezogene Selbsthilfeerfahrungen und –potentiale, Stuttgart 1983.

Guillaume, Friedrich: Topographisch=historisch=statistische Beschreibung der Stadt Münster. Ein Handbuch für Einheimische und Fremde, Münster 1836.

Günther, Friedrich: Die Frauenkrankheiten. Ein Hülfsbuch für alle Hausväter, welche die am häufigsten vorkommenden Krankheiten der Frauen in Abwesenheit oder Ermangelung des Arztes schnell, sicher und wohlfeil selbst heilen wollen, Sondershausen 1856.

Günther, Martina: Der homöopathische Patient in der niedergelassenen Arztpraxis. Ergebnisse einer vergleichenden Patientenbefragung in konventionellen Arztpraxen und homöopathischen Privat- und Kassenpraxen. In: MedGG 18 (1999), S. 119–136.

Günther, Martina; **Römermann**, Hans: The Homoeopathic Patient in General Practice. Findings of a Comparative Poll of Patients in Conventional Medical Practices and Homoeopathic Private and Health Insurance Scheme Practices. In: Dinges, Martin (Hrsg.): Patients in the History of Homoeopathy, Sheffield 2002 (European Association for the History of Medicine and Health Network Series 5), S. 281–299.

Gutman, William: Die Fallaufnahme in der Homöopathie. In: ZKH 5 (1961), S. 1–19.

Guttstadt, Albert: Krankenhaus-Lexikon für das Königreich Preussen. Die Anstalten für Kranke und Gebrechliche und das Krankenhaus-, Irren-, Blinden- und Taubstummenwesen im Jahre 1885, Theil I, Berlin 1885.

Guttstadt, Albert: Krankenhaus-Lexikon für das Königreich Preußen. Die Anstalten für Kranke und Gebrechliche und das Krankenhaus-. Irren-, Blinden und Taubstummenwesen, Theil II, Berlin 1886.

Gypser, Klaus-Henning: Gedanken zur Anamnese in der Homöopathie. In: ZKH 31 (1987), S. 91–95.

Haehl, Richard: Samuel Hahnemann. Sein Leben und Schaffen, Zwei Bände, Leipzig 1922.

Härlin, S.: Der Landarzt. In: Medicinisches Correspondenzblatt des württembergischen ärztlichen Landesvereins 69 (1899), S. 501–502.

Hahnemann, Samuel: Heilkunde der Erfahrung. In: Journal der practischen Arzneykunde und Wundarzneykunst 22 (1805) Heft 3, S. 1–99.

Hahnemann, Samuel: Krankenjournal DF5 (1837–1832). Transkription und Übersetzung von Arnold Michalowski, Heidelberg 1992.

Hahnemann, Samuel: Organon der Heilkunst. „Aude sapere". Standardausgabe der 6. Auflage. Hrsg. von Josef Schmidt, Stuttgart 1999.

Hahnemann, Samuel: Krankenjournal DF2 (1836–1842). Transkription und Übersetzung von Arnold Michalowski, Heidelberg 2003.

Hahnemann, Samuel: Die chronischen Krankheiten. Theoretische Grundlagen. Mit allen Änderungen von der 1. Auflage (1828) zur 2. Auflage (1835) auf einen Blick. Bearbeitet von Matthias Wischner, Stuttgart 3. Auflage 2006.

Hahnemann, Samuel: Gesamte Arzneimittellehre. Alle Arzneien Hahnemanns Reine Arzneimittellehre, Die chronischen Krankheiten und weitere Veröffentlichungen in einem Werk. Hrsg. von Christian Lucae und Matthias Wischner, Drei Bände, Stuttgart 2007.

Hähner-Rombach, Sylvelyn: Die Betriebskrankenkassen in Baden und Württemberg von der Industrialisierung bis in die Zeit des Nationalsozialismus. Eine Chronik, Tübingen 2001.

Hähner-Rombach, Sylvelyn (Hrsg.): „Ohne Wasser ist kein Heil". Medizinische und kulturelle Aspekte der Nutzung von Wasser, Stuttgart 2005 (MedGG Beiheft 25).

Handley, Rima: Auf den Spuren des späten Hahnemanns. Hahnemanns Pariser Praxis im Spiegel der Krankenjournale, Stuttgart 2001.

Hardach-Pinke, Irene: Bleichsucht und Blütenträume. Junge Mädchen 1750–1850, Frankfurt am Main/New York 2000.

Hartlaub, Christian; **Trinks**, Carl: Reine Arzneimittellehre, Drei Bände, Leipzig 1828–1831.

Hartmann, Franz: Die Kinderkrankheiten und ihre Behandlung nach den Principien des homöopathischen Heilsystems, Leipzig 1852.

Hartmann, Fritz: Krankheitsgeschichte und Krankengeschichte. Naturhistorische und personale Krankheitsauffassung. In: Gesellschaft zur Beförderung der gesamten Naturwissenschaften zu Marburg (Hrsg.): Marburger Sitzungsberichte 87 (1966) Heft 2, S. 17–32.

Haunfelder, Bernd: Die Preußen in Münster 1815–1870, Münster 1998 (Geschichte original am Beispiel der Stadt Münster 22).

Haustein: Mittheilungen aus der Praxis. In: AHZ 71 (1865), S. 140–141, S. 149, S. 171–172 und S. 204.

Heinrich, Hella: Betrachtungen über die Erstellung der revidierten Fassung des „Therapeutischen Taschenbuches" von Clemens von Bönninghausen. In: ZKH 45 (2001), S. 124–130. Online unter: http://www.homoeopathieschule.heinrich-1.de/Artikel/artikel.html, Zugriff vom 7. Juli 2010.

Heischkel, Edith: Der Alltag des Arztes. In: CIBA-Zeitschrift 7 (1956) Heft 80 Der Arzt in der Goethezeit, S. 2665–2671.

Held, Christa: Medizinisches Außenseitertum in der Frühzeit der naturwissenschaftlichen Medizin dargestellt an Leben und Werk von Prof. Dr. Georg Rapp (1818–1886), Frankfurt am Main 1999 (Med. Diss.).

Held, Iris: Das Hausarzneibuch in der Neuzeit. Naturheilkunde und Selbstmedikation, Berlin 1995 (Rer.nat. Diss.).

Hellmund, J. M.: Die gefährlichsten Kinderkrankheiten und ihre homöopathische Heilung, Drei Bände, Gotha 1849–1851. Band 1 online unter: http://en.scientificcommons.org/j_m_hellmund, Zugriff vom 16. Oktober 2008.

Hembry, Phyllis: The English Spa 1560–1815. A Social History, London 1990.

Hendel-Kramer, Anneliese; **Siegrist**, Johannes: Soziale und psychische Determinanten des Krankheitsverhaltens. In: Siegrist, Johannes; Hendel-Kramer, Anneliese (Hrsg.): Wege zum Arzt. Ergebnisse medizinsoziologischer Untersuchungen zur Arzt-Patientenbeziehung, München/Wien/Baltimore 1979 (Medizin und Sozialwissenschaften 4), S. 24–55.

Herberhold, Franz: Archivverzeichnis Haus Welbergen. Akten, Münster 1980 (Westfälische Quellen und Archivverzeichnisse 4).

Hering, Constantine: Amerikanische Arzneiprüfungen. Vorarbeiten zur Arzneilehre als Naturwissenschaft, Leipzig/Heidelberg 1857.

Hering, Constantine: Herings medizinische Schriften. Hrsg. von Klaus-Henning Gypser, Drei Bände, Göttingen 1988.

Herold-Schmidt, Hedwig: Ärztliche Interessenvertretung im Kaiserreich 1871–1914. In: Jütte, Robert (Hrsg.): Geschichte der deutschen Ärzteschaft. Organisierte Berufs- und Gesundheitspolitik im 19. und 20. Jahrhundert, Köln 1997, S. 43–95.

Herzlich, Claudine; **Pierret,** Janine: Kranke gestern, Kranke heute. Die Gesellschaft und das Leiden, München 1991.

Hess, Volker: Von der semiotischen zur diagnostischen Medizin. Die Entstehung der klinischen Methode zwischen 1750 und 1850, Husum 1993 (Abhandlungen zur Geschichte der Medizin und der Naturwissenschaften 66).

Hess, Volker: Samuel Hahnemann und die Semiotik. In: MedGG 12 (1993), S. 177–204.

Hess, Volker (Hrsg.): Normierung der Gesundheit. Messende Verfahren der Medizin als kulturelle Praktik um 1900, Husum 1997 (Abhandlungen zur Geschichte der Medizin und der Naturwissenschaften 82).

Hess, Volker: Der wohltemperierte Mensch. Wissenschaft und Alltag des Fiebermessens (1850–1900), Frankfurt am Main/New York 2000.

Hess, Volker: Ärztlicher Alltag in Thüringen um 1750. Auswertung eines Praxistagebuchs. In: Dietrich-Daum, Elisabeth; Dinges, Martin; Jütte, Robert; Roilo, Christine (Hrsg.): Arztpraxen im Vergleich. 18.–20. Jahrhundert, Innsbruck/Wien/Bozen 2008 (Veröffentlichungen des Südtiroler Landesarchivs 26), S. 87–107.

Hess, Volker; **Schlegelmilch**, Sabine: Cornucopia officinae medicae. Medical practice records and their origins. In: Dinges, Martin; Jankrift, Kay Peter; Schlegelmilch, Sabine; Stolberg, Michael (Hrsg.): Physicians, Patients, Practices 1600–1900. [erscheint 2014].

Hickmann, Reinhard: Das psorische Leiden der Antonie Volkmann. Edition und Kommentar einer Krankengeschichte aus Hahnemanns Krankenjournalen von 1819–1831, Würzburg 1993 (Med. Diss.).

Hickmann, Reinhard: Die Volkmannin (1796–1863). Neun Jahre in Behandlung beim Begründer der Homöopathie. In: Dinges, Martin (Hrsg.): Homöopathie. Patienten, Heilkundige, Institutionen. Von den Anfängen bis heute, Heidelberg 1996, S. 45–67.

Hilber, Marina: Der Landarzt als Geburtshelfer. Dr. Franz von Ottenthal und der medizinische Markt in Südtirol (1860–1869). In: Gafner, Lina; Ritzmann, Iris; Weikl, Katharina (Hrsg.): Penning Patient's Histories. Doctors' Records and the Medical Market in the 18th and 19th Century. Gesnerus 69/1 (2012), S. 141–157.

Hippel, Wolfgang von; **Mocker**, Ute; **Schraut**, Sylvia: Wohnen im Zeitalter der Industrialisierung. Esslingen am Neckar 1800–1914. In: Esslinger Studien 26 (1987), S. 47–270.

Hirsch, August: Handbuch der historisch-geographischen Pathologie. Zweiter Band, Erlangen 1862–1864.

Hirsch, August (Hrsg.): Biographisches Lexikon der hervorragenden Ärzte aller Zeiten und Völker, Sechs Bände, München/Berlin 3. Auflage 1962.

Hochadel, Oliver: Öffentliche Wissenschaft. Elektrizität in der deutschen Aufklärung, Göttingen 2003.

Hoffmann, Susanne: Gesundheit und Krankheit bei Ulrich Bräker (1735–1798), Dietikon 2005 (Züricher Medizingeschichtliche Abhandlungen 297).

Hoffmann, Susanne: Gesunder Alltag im 20. Jahrhundert? Geschlechterspezifische Diskurse und gesundheitsrelevante Verhaltensstile in deutschsprachigen Ländern, Stuttgart 2010 (MedGG Beiheft 36).

Hoffmann-Richter, Ulrike; **Finzen**, Asmus: Die Krankengeschichte als Quelle. Zur Nutzung der Krankengeschichte als Quelle für Wissenschaft und psychiatrischen Alltag. In: Bios 11 (1998), S. 280–297.

Höfler, Max: Deutsches Krankheitsnamen-Buch, München 1899 (Neudruck Hildesheim/ New York 1970).

Hölscher, Franz: Verzeichnis der Abiturienten des Paul.[inischen] Gymnasiums zu Münster i.[n] Westf.[alen] von 1820 bis 1866, Münster 1909.

Hörning, Karl; **Reuter**, Julia (Hrsg.): Doing Culture. Neue Positionen zum Verhältnis von Kultur und sozialer Praxis, Bielefeld 2004.

Hörning, Karl: Soziale Praxis zwischen Beharrung und Neuschöpfung. Ein Erkenntnis- und Theorieproblem. In: Hörning, Karl; Reuter, Julia (Hrsg.): Doing Culture. Neue Positionen zum Verhältnis von Kultur und sozialer Praxis, Bielefeld 2004, S. 19–39.

Hörsten, Iris von: Samuel Hahnemann. Krankenjournal D2–D4 (1801–1803). Kommentar- band zur Transkription, Heidelberg 2004.

Horn, Wilhelm: Das preussische Medicinalwesen aus amtlichen Quellen dargestellt, Teil 1, Berlin 2. Auflage 1863.

Huerkamp, Claudia: Ärzte und Professionalisierung in Deutschland. Überlegungen zum Wandel des Arztberufs im 19. Jahrhundert. In: GG 6 (1980), S. 349–382.

Huerkamp, Claudia: Der Aufstieg der Ärzte im 19. Jahrhundert. Vom gelehrten Stand zum professionellen Experten. Das Beispiel Preußens, Göttingen 1985 (Kritische Studien zur Geschichtswissenschaft 68).

Hurrelmann, Klaus; **Kolip**, Petra (Hrsg.): Geschlecht, Gesundheit, Krankheit. Männer und Frauen im Vergleich, Bern/Göttingen/Toronto/Seattle 2002.

Imhof, Arthur: Einführung in die Historische Demographie, München 1977.

Imhof, Arthur; **Larsen**, Øivind (Hrsg.): Sozialgeschichte und Medizin. Probleme der quanti- fizierenden Quellenbearbeitung in der Sozial- und Medizingeschichte, Oslo/Stuttgart 1976 (Medizin in Geschichte und Kultur 12).

Jacobi, Ursula: Der Hochpotenzstreit. Von Hahnemann bis heute, Stuttgart 1994 (Heidelber- ger Schriften zur Pharmazie- und Naturwissenschaftsgeschichte 12).

Jäger, Volker: Im Dienste der Gesundheit. Zur Geschichte der Firma Willmar Schwabe. In: MedGG 10 (1991), S. 171–188.

Jakobi, Franz-Josef (Hrsg.): Geschichte der Stadt Münster, Drei Bände, Münster 1993.

Jakobi, Franz-Josef; **Lambacher**, Hannes; **Metzdorf**, Jens; **Winzer**, Ulrich (Hrsg.): Stiftun- gen und Armenfürsorge in Münster vor 1800, Münster 1996 (Quellen und Forschungen zur Geschichte der Stadt Münster Neue Folge 17/1).

Jankrift, Kay Peter; **Schilling**, Ruth: Medical practice in context. Religion, family, politics and scientific networks. In: Dinges, Martin; Jankrift, Kay Peter; Schlegelmilch, Sabine; Stolberg, Michael (Hrsg.): Physicians, Patients, Practices 1600–1900. [erscheint 2014].

Jarnot, Sabine: Die Salzstraße mit Lambertikirchplatz, Hölzernes Wams, Bolandsgasse, Win- kelstraße, Arztkarrengasse, Servatiikirchplatz, Kleiboltengasse und Loergasse. Häuserbuch der Stadt Münster, Band 2, Münster 2001 (Quellen und Forschungen zur Geschichte der Stadt Münster Neue Folge 20/2).

Joachim, Heinrich: Die preussische Medicinaltaxe in ihrer historischen Entwicklung. Ein Bei- trag zur Geschichte des ärztlichen Standes in Brandenburg-Preussen, Berlin 1895.

John, Alfred: Tierischer Magnetismus und Schulmedizin in Bremen während der Aufklärung, Frankfurt am Main 1997 (Marburger Schriften zur Medizingeschichte 35).

Jungnitz, Bernhard: Die konfessionellen Krankenhäuser der Stadt Münster im achtzehnten und neunzehnten Jahrhundert, Herzogenrath 1981 (Studien zur Geschichte des Krankenh- auswesens 18).

Jütte, Robert: Patient und Heiler in der vorindustriellen Gesellschaft. Krankheits- und Ge- sundheitsverhalten im frühneuzeitlichen Köln, Bielefeld 1989 (Habilitationsschrift).

Jütte, Robert: A Seventeenth-Century German Barber-Surgeon and his Patients. In: Med. Hist. 33 (1989), S. 184–198.

Jütte, Robert: Ärzte, Heiler und Patienten. Medizinischer Alltag in der frühen Neuzeit, Mün- chen/Zürich 1991.

Jütte, Robert: Paganinis Besuch bei Hahnemann. In: AHZ 237 (1992), S. 191–200.

Jütte, Robert: Vom medizinischen Kasus zur Krankengeschichte. In: Frankfurter Allgemeine Zeitung vom 10. Juni 1992, S. N4.

Jütte, Robert: The Professionalisation of Homoeopathy in the Nineteenth Century. In: Woodward, John; Jütte, Robert (Hrsg.): Coping with Sickness. Historical Aspects of Health Care in a European Perspective, Sheffield 1995 (History of Medicine, Health and Disease Series 1), S. 45–66.

Jütte, Robert: Geschichte der Alternativen Medizin. Von der Volksmedizin zu den unkonventionellen Therapien von heute, München 1996.

Jütte, Robert: Samuel Hahnemanns Patientenschaft. In: Dinges, Martin (Hrsg.): Homöopathie. Patienten, Heilkundige, Institutionen. Von den Anfängen bis heute, Heidelberg 1996, S. 23–45.

Jütte, Robert: Die Frau, die Kröte und der Spitalmeister. Zur Bedeutung der ethnographischen Methode für eine Sozial- und Kulturgeschichte der Medizin. In: Historische Anthropologie 4 (1996), S. 193–215.

Jütte, Robert (Hrsg.): Geschichte der deutschen Ärzteschaft. Organisierte Berufs- und Gesundheitspolitik im 19. und 20. Jahrhundert, Köln 1997.

Jütte, Robert: Die Entwicklung des ärztlichen Vereinswesens und des organisierten Ärztestandes bis 1871. In: Jütte, Robert (Hrsg.): Geschichte der deutschen Ärzteschaft. Organisierte Berufs- und Gesundheitspolitik im 19. und 20. Jahrhundert, Köln 1997, S. 15–42.

Jütte, Robert: Case Taking in Homoeopathy in the 19th and 20th Centuries. In: British Homoeopathic Journal 87 (1998), S. 39–47.

Jütte, Robert: The Historiography of Nonconventional Medicine in Germany. A Concise Overview. In: Med. Hist. 43 (1999), S. 342–358.

Jütte, Robert: „Und es sammelte sich ohne Verdruß von Seiten des Kranken in des Arztes Beutel". Samuel Hahnemann und die Honorarfrage. In: MedGG 18 (1999), S. 149–167.

Jütte, Robert: The Historiography of Homoeopathy in Germany. In: Orvostörténeti Közlemények. Communicationes de Historia Artis Medicinae 186–187 (2004), S. 123–130.

Jütte, Robert: Homöopathie. Eine Heilkunde und ihre Geschichte. Ausstellung des Instituts für Geschichte der Medizin der Robert Bosch Stiftung Stuttgart, Stuttgart 2006.

Jütte, Robert: Samuel Hahnemann. Begründer der Homöopathie, München 3. Auflage 2007.

Jütte, Robert: Die Fünfzigtausender-Potenzen in der Homöopathie. Von den Anfängen bis zur Gegenwart, Gütersloh 2007.

Jütte, Robert: Die Arzt-Patient-Beziehung im Spiegel der Krankenjournale Samuel Hahnemanns. In: Dietrich-Daum, Elisabeth; Dinges, Martin; **Jütte**, Robert; Roilo, Christine (Hrsg.): Arztpraxen im Vergleich. 18.–20. Jahrhundert, Innsbruck/Wien/Bozen 2008 (Veröffentlichungen des Südtiroler Landesarchivs 26), S. 109–145.

Jütte, Robert: Homöopathie. Das besondere Arzt-Patienten-Verhältnis. In: Momburg, Martin; Schulte, Dietmar (Hrsg.): Das Verhältnis von Arzt und Patient. Wie menschlich ist die Medizin, München 2010, S. 71–87.

Kaiser, Jochen-Christoph: Vom Ende des Kulturkampfes bis zum Zusammenbruch 1918. Aspekte der politischen Entwicklung. In: Jakobi, Franz-Josef (Hrsg.): Geschichte der Stadt Münster, Band 2, Münster 1993, S. 167–217.

Kaplan, Brian: Die Kunst der Fallaufnahme. Das homöopathische Gespräch, Stuttgart 2004.

Kaplan, Brian: Fallaufnahme. Methodologie und Flexibilität. In: Von der Anamnese zur Arzneimittelverordnung. Beiträge vom 60. Kongress der Liga Medicorum Homoeopathica Internationalis, Berlin 2005, ZKH 49 (2005), S. S5-S16.

Kass, Amalie: The Obstetrical Casebook of Walter Channing 1811–1822. In: Bull. Hist. Med. 67 (1993), S. 494–523.

Kathstede, Gerhard: Die soziale Struktur der Patientenschaft des Clemenshospitals in Münster von 1754 bis 1765, Münster 1973 (Schriftliche Hausarbeit zur Ersten Staatsprüfung für das Lehramt an der Grundschule und Hauptschule).

Kauth, Hans-Joachim: Kräutertherapie und Volksheilkunde. Eine Renaissance, Mainz 1991 (Studien zur Volkskultur in Rheinland-Pfalz 11).

Kehrein, Joseph: Biographischliterarisches Lexikon der katholischen deutschen Dichter, Volks- und Jugendschriftsteller im 19. Jahrhundert, 2. Band, Zürich/Stuttgart/Würzburg 1871.

Keller, Georg von: Über die Aufzeichnung des Krankheitsbildes. In: ZKH 33 (1989), S. 27–36.

Kessler, Ulrike: Forschende Praktiker? Falldokumentation in der homöopathischen Praxis. In: ZKH 55 (2011), S. 191–200.

Kill, Susanne: Das Bürgertum in Münster 1770–1870. Bürgerliche Selbstbestimmung im Spannungsfeld von Kirche und Staat, München 2001.

Killy, Walther (Hrsg.): Literatur-Lexikon. Autoren und Werke deutscher Sprache, Band 10, München 1991.

Killy, Walther; **Vierhaus**, Rudolf (Hrsg.): Deutsche Biographische Enzyklopädie (DBE), Band 9, München 1999.

King, Arthur; **Fooks**, Anthony; **Aubert**, M.; **Wandeler**, Alexander (Hrsg.): Historical Perspective of Rabies in Europe and the Mediterranean Basin. A Testament to Rabies by Dr. Arthur A. King, Paris 2004.

Kinzelbach, Annemarie: Gesundbleiben, Krankwerden, Armsein in der frühneuzeitlichen Gesellschaft. Gesunde und Kranke in den Reichsstädten Überlingen und Ulm 1500–1700, Stuttgart 1995 (MedGG Beiheft 8).

Kinzelbach, Annemarie; **Grosser**, Susanne; **Jankrift**, Kay Peter; **Ruisinger**, Marion: „Observationes et Curationes Noribergenses". The medical practice of Johann Christoph Götz (1688–1733). In: Dinges, Martin; Jankrift, Kay Peter; Schlegelmilch, Sabine; Stolberg, Michael (Hrsg.): Physicians, Patients, Practices 1600–1900. [erscheint 2014].

Kinzelbach, Annemarie; **Neuner**, Stephanie; **Nolte**, Karen: Medicine in practice. Knowledge, diagnosis and therapy. In: Dinges, Martin; Jankrift, Kay Peter; Schlegelmilch, Sabine; Stolberg, Michael (Hrsg.): Physicians, Patients, Practices 1600–1900. [erscheint 2014].

Kirste, Hans: Der Tageslauf eines Nürnberger praktischen Arztes um die Wende des 18. und 19. Jahrhunderts. Ein Beitrag zur Kulturgeschichte des praktischen Arztes. In: MMW 84 (1937), S. 1910–1912.

Klaas, Philipp: Cäsar Adolf Bloesch – Ein Geburtshelfer? Einblicke in seine ärztliche Praxis zwischen 1832 und 1850. In: Gafner, Lina; Ritzmann, Iris; Weikl, Katharina (Hrsg.): Penning Patient's Histories. Doctors' Records and the Medical Market in the 18th and 19th Century. Gesnerus 69/1 (2012), S. 110–125.

Klaas, Philipp; **Steinke**, Hubert; **Unterkircher**, Alois: The daily business. Organization and finances of doctors' practices. In: Dinges, Martin; Jankrift, Kay Peter; Schlegelmilch, Sabine; Stolberg, Michael (Hrsg.): Physicians, Patients, Practices 1600–1900. [erscheint 2014].

Kleij, Thomas: Zur Entwicklungs- und Herstellungsgeschichte der Hoffmannstropfen, Dresden 2001 (Med. Diss.).

Kleinman, Arthur: Patients and Healers in the Context of Culture. An Exploration of the Borderland between Anthropology, Medicine and Psychiatry, Berkeley/Los Angeles/London 1980.

Klemperer, Georg; **Rost**, Eugen: Handbuch der allgemeinen und speziellen Arzneiverordnungslehre für Ärzte, Berlin 15. Auflage 1929.

Klötzer, Ralf: Kleiden, Speisen, Beherbergen. Armenfürsorge und soziale Stiftungen in Münster im 16. Jahrhundert (1535–1588), Münster 1997 (Quellen und Forschungen zur Geschichte der Stadt Münster Neue Folge 17/3).

Klunker, Will: Clemens von Bönninghausen und die Zukunft von Hahnemanns Miasmenlehre für die Behandlung chronischer Krankheiten. In: ZKH 34 (1990), S. 229–236.

Koch, August: Die bewährtesten Hausmittel der Deutschen. Aus den Papieren eines Militärarztes, Leipzig 3. Auflage 1861.

Kohl, Wilhelm (Hrsg.): Westfälische Geschichte, Drei Bände, Düsseldorf 1983–1984 (Veröffentlichungen der Historischen Kommission für Westfalen 43).

Köllmann, Wolfgang: Die Bevölkerung des Regierungsbezirks Münster im 19. Jahrhundert. In: WF 40 (1990), S. 195–222.

Königlich Preussische Arznei-Taxe für 1868, Berlin 1868. Online unter: http://www.digi-bib.tu-bs.de/?docid=00000916, Zugriff vom 5. April 2011.

Königlich Preussische Arznei-Taxe für 1886, Berlin 1886. Online unter: http://www.digi-bib.tu-bs.de/?docid=00000938, Zugriff vom 5. April 2011.

Königlich Statistisches Bureau (Hrsg.): Beiträge zur Medicinalstatistik des preussischen Staates und zur Mortalitätsstatistik der Bewohner desselben die Jahre 1870 bis 1876 umfassend, Berlin 1877 (Preußische Statistik 43).

Köster, Ingrid: Die Häufigkeit der ärztlichen Inanspruchnahme. In: Ferber, Liselotte von (Hrsg.): Die ambulante ärztliche Versorgung im Spiegel der Verwaltungsdaten einer Ortskrankenkasse, Stuttgart 1988, S. 383–398.

Kottwitz, Friedrich: Bönninghausens Leben. Hahnemanns Lieblingsschüler, Berg 1985.

Krabbe, Wolfgang: Wirtschafts- und Sozialstruktur einer Verwaltungsstadt des 19. Jahrhunderts. Das Beispiel der Provinzialhauptstadt Münster. In: Düwell, Kurt; Köllmann, Wolfgang (Hrsg.): Rheinland-Westfalen im Industriezeitalter. Band 1 Von der Entstehung der Provinzen bis zur Reichsgründung, Wuppertal 1983, S. 197–206.

Krabbe, Wolfgang: Die Eingemeindungen und Stadterweiterungen Münsters im 19. und frühen 20. Jahrhundert. Bevölkerungsdruck, Städtischer Flächenbedarf und Zwang zum staatlich-kommunalen Verwaltungshandeln. In: Lahrkamp, Helmut (Hrsg.): Beiträge zur Stadtgeschichte, Münster 1984 (Quellen und Forschungen zur Geschichte der Stadt Münster Neue Folge 11), S. 127–153.

Kraus, Antje: Quellen zur Bevölkerungsstatistik Deutschlands 1815–1875, Boppard 1980 (Forschungen zur deutschen Sozialgeschichte 2).

Krieger, Martin: Arme und Ärzte, Kranke und Kassen. Ländliche Gesundheitsversorgung und kranke Arme in der südlichen Rheinprovinz (1869 bis 1930), Stuttgart 2008 (MedGG Beiheft 31).

Kunkle, Luise: Samuel Hahnemanns „mysteriöse" Q-Potenzen. In: MedGG 20 (2002), S. 213–220.

Kunkle, Luise: Von Bönninghausens Verschreibungspraxis. In: ZKH 52 (2008), S. 172–178.

Küster, Thomas: Alte Armut und neues Bürgertum. Öffentliche und private Fürsorge in Münster von der Ära Fürstenberg bis zum Ersten Weltkrieg (1756–1914), Münster 1995 (Studien zur Geschichte der Armenfürsorge und der Sozialpolitik in Münster 2).

Labisch, Alfons: Sozialgeschichte und Historische Soziologie der Medizin. In: Berichte zur Wissenschaftsgeschichte 10 (1987), S. 206–208.

Labisch, Alfons: Homo hygienicus. Gesundheit und Medizin in der Neuzeit, Frankfurt am Main/New York 1992.

Labisch, Alfons; **Spree**, Reinhard (Hrsg.): „Einem jeden Kranken in einem Hospitale sein eigenes Bett. Zur Sozialgeschichte des Allgemeinen Krankenhauses in Deutschland im 19. Jahrhundert, Frankfurt am Main/New York 1996.

Lachmund, Jens; **Stollberg**, Gunnar: Patientenwelten. Krankheit und Medizin vom späten 18. bis zum frühen 20. Jahrhundert im Spiegel von Autobiographien, Opladen 1995.

Lachmund, Jens: Der abgehorchte Körper. Zur historischen Soziologie der medizinischen Untersuchung, Opladen 1997.

Lachmund, Jens: Between Scrutiny and Treatment. Physical Diagnosis and the Restructuring of 19th Century Medical Practice. In: Sociology of Health & Illness 20 (1998), S. 779–801.

Langefeld, Willi; **Spree**, Reinhard: Organisation, Patienten und finanzielle Entwicklung des Clemens-Hospitals in Münster von 1820 bis 1914. In: Jakobi, Franz-Josef; Klötzer, Ralf; Lambacher, Hannes (Hrsg.): Strukturwandel der Armenfürsorge und der Stiftungswirklichkeiten in Münster im Laufe der Jahrhunderte, Münster 2002 (Quellen und Forschungen zur Geschichte der Stadt Münster Neue Folge 17/4), S. 323–347.

Larsen, Øivind: Case Histories in Nineteenth-Century Hospitals. What Do They Tell the Historians? Some Methodological Considerations with Special Reference to McKeown's Criticism of Medicine. In: MedGG 10 (1991), S. 127–148.

Leibowitz, Joshua: The History of Coronary Heart Disease, London 1970.

Leonhard, Joachim: Motive zum Heilpraktikerbesuch. Eine empirische Untersuchung über die sozialen Aspekte und die Krankengeschichte als Hintergrund eines Entscheidungsprozesses, Teningen 1984.

Lindemann, Mary: Health and Healing in Eighteenth-Century Germany, Baltimore 1996.

Lippe, A.[dolph]: Journalauszüge. Symptomatische Mittelwahl. In: AHZ 71 (1865), S. 159–160.

Loetz, Francisca: Vom Kranken zum Patienten. „Medikalisierung" und medizinische Vergesellschaftung am Beispiel Badens 1750–1850, Stuttgart 1993 (MedGG Beiheft 2).

Loetz, Francisca: „Medikalisierung" in Frankreich, Großbritannien und Deutschland 1750–1850. Ansätze, Ergebnisse und Perspektiven der Forschung. In: Eckart, Wolfgang; Jütte, Robert (Hrsg.): Das europäische Gesundheitssystem. Gemeinsamkeiten und Unterschiede in historischer Perspektive, Stuttgart 1994 (MedGG Beiheft 3), S. 123–161.

Loetz, Francisca: Andere Grenzen. Faktoren ärztlicher Inanspruchnahme in Deutschland 1780–1830. Empirische Ergebnisse und methodologische Überlegungen. In: Schnalke, Thomas; Wiesemann, Claudia (Hrsg.): Die Grenzen des Anderen. Medizingeschichte aus postmoderner Perspektive, Köln/Weimar/Wien 1998, S. 25–48.

Lutheritz, Karl: Hausapotheke oder medicinisches Noth- und Hülfsbüchlein für Nichtärzte zur Kenntniß, Wahl und Anwendungsart der wichtigsten, und durch sichere Erfahrung bei innerlichen und äußerlichen Krankheiten bewährt gefundenen Hausmittel, Meißen 1825.

Lutze, Arthur: Lehrbuch der Homoeopathie, Cöthen 1860.

Mackaman, Douglas: Leisure Settings. Bourgeois Culture, Medicine and the Spa in Modern France, Chicago/London 1998.

Maibaum, Elke: Der therapeutische Aderlaß von der Entdeckung des Kreislaufs bis zum Beginn des 20. Jahrhunderts, Herzogenrath 1983 (Studien zur Medizin-, Kunst- und Literaturgeschichte 2).

Martin, Alfred: Deutsches Badewesen in vergangenen Tagen. Nebst einem Beitrage zur Geschichte der deutschen Wasserheilkunde, Jena 1906.

Martin-Kies, Verena: Der Alltag eines Engadiner Arztes um 1700 aufgrund des Tagebuches von Jachiam E. Frizzun, Chur 1977.

May, Uwe: Selbstmedikation in Deutschland, Stuttgart 2002.

McCray Baier, Lucinda: Sufferers and Healers. The Experience of Illness in Seventeenth-Century England, London/New York 1987.

Medick, Hans: Mikro-Historie. In: Schulze, Winfried (Hrsg.): Sozialgeschichte, Alltagsgeschichte, Mikro-Historie. Eine Diskussion, Göttingen 1994 (Kleine Vandenhoeck-Reihe 1569), S. 40–53.

Mellin, Christoph: Die Hausmittel. Eine Sammlung der besten, gemeinützigsten und sichersten Mittel, die Gesundheit des Menschen zu erhalten, und den Krankheiten gehörig vorzubeugen, Grätz 1794.

Merkel, Gottlieb: Die ärztlichen Sprechstunden. In: MMW 53 (1906), S. 2355–2357.

Meyer, Jörg: „… als wollte mein alter Zufall mich jetzt wieder unter kriegen." Die Patientenbriefe an Samuel Hahnemann im Homöopathie-Archiv des Instituts für Geschichte der Medizin in Stuttgart. In: Jahrbuch des Instituts für Geschichte der Medizin der Robert Bosch Stiftung 3 (1986), S. 63–79.

Meyer, V.[eit]: Den Manen unseres Bönninghausen. In: AHZ 68 (1864), S. 89–95.

Mezger, Julius: Gesichtete Arzneimittellehre, Zwei Bände, Heidelberg 4. Auflage 1977.

Michalowski, Arnold: EDV-unterstützte Edition homöopathiegeschichtlicher Quellen. In: MedGG 11 (1992), S. 219–227.

Michalowski, Arnold; **Sander**, Sabine; **Sauerbeck**, Karl-Otto: Therapiegeschichtliche Materialien zu Samuel Hahnemanns Pariser Praxis. In: MedGG 8 (1989), S. 171–196.

Mielck, Andreas (Hrsg.): Krankheit und soziale Ungleichheit. Sozialepidemiologische Forschungen in Deutschland, Opladen 1994.

Morel, Julius; **Bauer**, Eva et al.: Soziologische Theorie. Abriss der Ansätze ihrer Hauptvertreter, München/Wien 8. Auflage 2007.

Mortsch, Markus: Die frühe Köthener Patientenschaft Samuel Hahnemanns. In: Hahne-mann-Lutze-Verein e. V. Köthen/Anhalt (Hrsg.): Homöopathie in Köthen. 2. Köthener Ho-möopathietage Ratke-Institut Köthen 4.7. bis 6.7.1997, Köthen 1997, S. 23–38.

Mortsch, Markus: Edition und Kommentar des Krankenjournals D22 (1821) von Samuel Hahnemann, Essen 2005 (Med. Diss.). Online unter: http://deposit.ddb.de/cgi-bin/dokserv?idn=980459168&dok_var=d1&dok_ext=pdf&filename=980459168.pdf, Zugriff vom 31. Januar 2009.

Moses, Simone: Alt und krank. Ältere Patienten in der Medizinischen Klinik der Universität Tübingen zur Zeit der Entstehung der Geriatrie 1880 bis 1914, Stuttgart 2005 (MedGG Beiheft 24).

Müller, Ferdinand: Das grosse illustrirte Kräuterbuch. Ausführliche Beschreibung aller Pflan-zen, ihres Gebrauchs, Nutzens, ihrer Anwendung und Wirkung in der Arzneikunde, ihres Anbaus, ihrer Einsammlung, Bewerthung und Verwendung im Handel und Gewerbe. Nebst deutlicher Anweisung zur Bereitung aller möglichen medicinischen Präparate, Kräutersäfte, Arzneien, vieler Geheim= und Hausmittel, Parfümerien, Pomaden, Insek-tenpulver, Ulm 5. Auflage 1877.

Müller-Jahncke, Wolf-Dieter; **Friedrich**, Christoph; **Meyer**, Ulrich: Arzneimittelgeschichte, Stuttgart 2. Auflage 2005.

Münchow, Wolfgang: Geschichte der Augenheilkunde, Stuttgart 2. Auflage 1984.

Nachtmann, Walter: „…Ach! wie viel verliere ich auch an Ihm!!!". Die Behandlung des Fürs-ten Karl von Schwarzenberg durch Samuel Hahnemann und die Folgen. In: Jahrbuch des Instituts für Geschichte der Medizin der Robert Bosch Stiftung 6 (1987), S. 93–110.

Naerger, Rudi: Werse. Online unter: http://www.werse.de/, Zugriff vom 29. August 2013.

Neumann, Horst: Das Verhältnis der Homöopathie zur naturwissenschaftlichen Medizin in den letzten hundert Jahren im Spiegel der medizinischen Fachpresse, Berlin 1966 (Med. Diss.).

Neuner, Stephanie; **Nolte**, Karen: Bedside training and healthcare for the poor in the Würz-burg and Göttingen policlinics in the first half of the 19th century. In: Dinges, Martin; Jankrift, Kay Peter; Schlegelmilch, Sabine; Stolberg, Michael (Hrsg Physicians, Patients, Practices 1600–1900. [erscheint 2014].

Nicholls, Phillip: Class, Status and Gender. Toward a Sociology of the Homoeopathic Patient in Nineteenth-Century Britain. In: Dinges, Martin (Hrsg.): Patients in the History of Ho-moeopathy, Sheffield 2002 (European Association for the History of Medicine and Health Network Series 5), S. 141–156.

Nolte, Karen: Die Erfahrung „zwischen den Zeilen". Eine patientenzentrierte Perspektive als eine andere Geschichte? In: Bos; Marguérite; Vincenz, Bettina; Wirz, Tanja (Hrsg.): Erfah-rung. Alles nur Diskurs? Zur Verwendung des Erfahrungsbegriffes in der Geschlechterge-schichte, Zürich 2004, S. 273–281.

Nothstein, Matthias: Patient Landarzt. In: BKZ, 4. Oktober 2013 230/2013, S. 25.

Oberhofer, Andreas: Eine Landarztpraxis im 19. Jahrhundert am Beispiel der Ordination des Dr. Franz von Ottenthal (1818–1899). In: Dietrich-Daum, Elisabeth; Dinges, Martin; Jütte, Robert; Roilo, Christine (Hrsg.): Arztpraxen im Vergleich. 18.–20. Jahrhundert, Innsbruck/Wien/Bozen 2008 (Veröffentlichungen des Südtiroler Landesarchivs 26), S. 167–192.

Oesterlen, Friedrich: Handbuch der medicinischen Statistik, Tübingen 1865.

Ohler, Norbert: Quantitative Methoden für Historiker. Eine Einführung, München 1980.

Opgenoorth, Ernst; **Schulz**, Günther: Einführung in das Studium der Neueren Geschichte, Paderborn/München/Wien/Zürich 6. Auflage 2001.

Oßwald, Hildegund: Hausarzt kündigt Patienten zum Jahreswechsel. In: Stuttgarter Zeitung 26. Oktober 2011 248/2011, S. 20.

Ottenthal-Datenbank. Online unter: https://orawww.uibk.ac.at/apex/prod/f?p=otl_de:1:32748964 48258588, verschiedene Zugriffe vom 5. Januar und 14. April 2011.

Pappenheim, Louis: Handbuch der Sanitäts-Polizei, Band 2 H–Z, Berlin 1859.

Papsch, Monika: Samuel Hahnemann. Krankenjournal D38 (1833–1835). Kommentarband zur Transkription, Stuttgart 2007.

Papsch, Monika: Sozialstatistische Auswertung von Samuel Hahnemanns (1755–1843) homöopathischer Praxis von Dezember 1833 bis Mai 1835 anhand seines Krankentagebuches „D38". In: Dietrich-Daum, Elisabeth; Dinges, Martin; Jütte, Robert; Roilo, Christine (Hrsg.): Arztpraxen im Vergleich. 18.–20. Jahrhundert, Innsbruck/Wien/Bozen 2008 (Veröffentlichungen des Südtiroler Landesarchivs 26), S. 129–145.

Parsons, Talcott: The Social System, London 1952.

Patterson, James: How Do We Write the History of Disease? In: Health and History 1 (1998), S. 5–29.

Pemberton, Neil; **Worboys**, Michael: Mad Dogs and Englishmen. Rabies in Britain 1830–2000, Houndmills 2007.

Perrenoud, Alfred: Die soziale Ungleichheit vor dem Tod in Genf im 17. Jahrhundert. In: Imhof, Arthur (Hrsg.): Die Biologie des Menschen in der Geschichte. Beiträge zur Sozialgeschichte der Neuzeit aus Frankreich und Skandinavien, Stuttgart 1978 (Kultur und Gesellschaft 3), S. 118–146.

Pétursdóttir, Sigríður: Homoeopathy in Iceland. In: Jütte, Robert; Motzi, Eklöf; Nelson, Marie (Hrsg.): Historical Aspects of Unconventional Medicine. Approaches, Concepts, Case Studies, Sheffield 2001 (European Association for the History of Medicine and Health Network Series 4), S. 183–192.

Peuckert, Rüdiger: Abweichendes Verhalten und soziale Kontrolle. In: Korte, Hermann; Schäfers, Bernhard (Hrsg.): Einführung in die Hauptbegriffe der Soziologie, Opladen 5. Auflage 2000, S. 103–123.

Pflanz, Manfred: Der Entschluß, zum Arzt zu gehen. In: Hippokrates 35 (1964), S. 896.

Pflanz, Manfred: Selbstmedikation. In: MMW 111 (1969), S. 282–287.

Porter, Roy (Hrsg.): Patients and Practitioners. Lay Perceptions of Medicine in Pre-industrial Society, Cambridge 1985.

Porter, Roy: The Patient's View. Doing Medical History from Below. In: Theory and Society 14 (1985), S. 175–198.

Porter, Roy: Disease, Medicine and Society in England 1550–1860, Hampshire/London 1987.

Porter, Roy (Hrsg.): The Medical History of Waters and Spas, London 1990.

Porter, Roy: Die Kunst des Heilens. Eine medizinische Geschichte der Menschheit von der Antike bis heute, Heidelberg/Berlin 2003.

Porter, Roy; **Porter**, Dorothy: In Sickness and in Health. The British Experience 1650–1850, London 1988.

Porter, Roy; **Porter**, Dorothy: Patient's Progress. Doctors and Doctoring in 18th Century England, Cambridge 1989.

Porter, Roy; **Wear**, Andrew (Hrsg.): Problems and Methods in the History of Medicine, London/New York/Sydney 1987.

Prinzing, Friedrich: Handbuch der medizinischen Statistik, Jena 1906 und 2. Auflage 1930.

Probst, Christian: Fahrende Heiler und Heilmittelhändler. Medizin von Marktplatz und Landstraße, Rosenheim 1992.

Pschyrembel. Wörterbuch Naturheilkunde und alternative Heilverfahren mit Homöopathie, Psychotherapie und Ernährungsmedizin, Berlin/New York 2. Auflage 2000.

Pschyrembel. Klinisches Wörterbuch, Berlin/New York 260. Auflage 2004.

Räuber, Hugo: Bestimmungen, Erlasse und Verfügungen für das Medizinalwesen in Preussen, Köslin 1907.

Rapmund, O.[tto] (Hrsg.): Das Preussische Medizinal- und Gesundheitswesen in den Jahren 1883–1908. Festschrift zur Feier des 25jährigen Bestehens des Preussischen Medizinalbeamten-Vereins, Berlin 1908.

Reckwitz, Andreas: Grundelemente einer Theorie sozialer Praktiken. Eine sozialtheoretische Perspektive. In: Zeitschrift für Soziologie 32 (2003), S. 282–301.

Reekers, Stephanie: Die Gebietsentwicklung der Kreise und Gemeinden Westfalens 1817–1967, Münster 1977 (Veröffentlichungen des Provinzialinstituts für Westfälische Landes- und Volksforschung des Landschaftsverbandes Westfalen-Lippe Reihe I Heft 18).

Reekers, Stephanie: Westfalens Bevölkerung 1818–1955. Die Bevölkerungsentwicklung der Gemeinden und Kreise im Zahlenbild, Münster 1956 (Veröffentlichungen des Provinzialinstituts für Westfälische Landes- und Volkskunde Reihe I Heft 9).

Regin, Cornelia: Selbsthilfe und Gesundheitspolitik. Die Naturheilbewegung im Kaiserreich (1889–1914), Stuttgart 1995 (MedGG Beiheft 4).

Rehkopf, Helmut: Geschichte und Reformperspektiven der Ersatzkassen. In: Schulin, Bertram (Hrsg.): Handbuch des Sozialversicherungsrechts. Band 1 Krankenversicherungsrecht, München 1994, S. 48–79.

Reichardt, Sven: Praxeologie und Faschismus. Gewalt und Gemeinschaft als Elemente eines praxeologischen Faschismusbegriffs. In: Hörning, Karl; Reuter, Julia (Hrsg.): Doing Culture. Neue Positionen zum Verhältnis von Kultur und sozialer Praxis, Bielefeld 2004, S. 129–153.

Reichardt, Sven: Praxeologische Geschichtswissenschaft. Eine Diskussionsanregung. In: Sozial. Geschichte. Zeitschrift für historische Analyse des 20. und 21. Jahrhunderts 22 (2007) Heft 3, S. 43–65.

Reidegeld, Eckart: Staatliche Sozialpolitik in Deutschland. Band 1 Von den Ursprüngen bis zum Untergang des Kaiserreiches 1918, Wiesbaden 2. Auflage 2006.

Reiners, Willi: Der letzte Landarzt. In: BKZ, 17. Januar 2012 13/2012, S. 3.

Reiners, Willi: 364 Stellen gegen den Hausärzte-Mangel im Land. In: BKZ, 21. Dezember 2012 296/2012, Titelseite.

Reininghaus, Wilfried: Die Unterstützungskassen der Handwerksgesellen und Fabrikarbeiter in Westfalen und Lippe (1800–1850). In: WF 35 (1985), S. 131–163.

Richter, Hans; **Böhm**, Manfred (Hrsg.): Pharmazeutisch-medizinisches Lexikon, Zwei Bände, Berlin 1989.

Riley, James: Sickness, Recovery and Death. A History and Forecast of Ill Health, Houndmills 1989.

Risse, Guenter; **Warner**, John: Reconstructing Clinical Activities. Patient Records in Medical History. In: Soc. Hist. Med. 5 (1992), S. 183–205.

Ritter, Gerhard: Sozialversicherung in Deutschland und England. Entstehung und Grundzüge im Vergleich, München 1983.

Rittmann, Herbert: Deutsche Münz- und Geldgeschichte der Neuzeit bis 1914, Solingen 2003.

Ritzmann, Iris: Die jüngsten Patienten Hahnemanns. Eine analytische Studie zur Kinderpraxis in den Anfängen der Homöopathie. In: MedGG 18 (1999), S. 189–208.

Ritzmann, Iris: Der Faktor Nachfrage bei der Ausformung des modernen Medizinalwesens. Überlegungen am Beispiel der Kinderheilkunde. In: Wahrig, Bettina; Sohn, Werner (Hrsg.): Zwischen Aufklärung, Policey und Verwaltung. Zur Genese des Medizinalwesens 1750–1850, Wiesbaden 2003 (Wolfenbütteler Forschungen 102), S. 163–178.

Ritzmann, Iris: Sorgenkinder. Kranke und behinderte Mädchen und Jungen im 18. Jahrhundert, Köln 2008.

Roilo, Christine: „Historiae Morborum" des Franz v. Ottenthal. Ein Zwischenbericht. In: MedGG 18 (1999), S. 57–80.

Roland, Charles: Diary of a Canadian Country Physician. Jonathan Woolverton (1811–1883). In: Med. Hist. 15 (1971), S. 168–180.

Roland, Charles; **Rubashewsky**, Bohodar: The Economic Status of the Practice of Dr. Harmaunus Smith in Wentworth County Ontario 1826–1827. In: Can. Bull. Med. Hist. 5 (1988), S. 29–49.

Rothschuh, Karl (Hrsg.): Was ist Krankheit? Erscheinung, Erklärung, Sinngebung, Darmstadt 1975.

Roy, Carola; **Roy**, Ravi: Homöopathie für Mutter und Kind. Schwangerschaft, Geburt, Kindbett, Kinderkrankheiten, Impfschäden, München 2. Auflage 1999.

Ruisinger, Marion: Auf Messers Schneide. Patientenperspektiven aus der chirurgischen Praxis Lorenz Heisters (1683–1758). In: Med.hist. Journ. 36 (2001), S. 309–333.

Ruisinger, Marion: Patientenwege. Die Konsiliarkorrespondenz Lorenz Heisters (1683–1758) in der Trew-Sammlung Erlangen, Stuttgart 2008 (MedGG Beiheft 28).

Rülander, Ulrike: Münster. Garnisonstadt und Armeestandort 1871–1945, Münster 1997.

Sachße, Christoph; **Tennstedt**, Florian: Geschichte der Armenfürsorge in Deutschland. Band 2 Fürsorge und Wohlfahrtspflege 1871 bis 1929, Stuttgart/Berlin/Köln/Mainz 1988.

Sander, Sabine: Handwerkschirurgen. Sozialgeschichte einer verdrängten Berufsgruppe, Göttingen 1989 (Kritische Studien zur Geschichtswissenschaft 83).

Sanders, Bernhard: Beitrag zur Geschichte der Homöopathie im Land Westfalen. In: AHZ 209 (1964), S. 334–341.

Sanders, Bernhard: Beitrag zur Geschichte der Homöopathie im Land Westfalen. In: Hahnemannia (Heidelberg) (1966), S. 88–91 und S. 107–111.

Sauerbeck, Karl-Otto: Der späte Hahnemann und sein ärztliches Umfeld. Maschinenschriftliches Vortragsmanuskript, gehalten 1989 (IGM Signatur: H/k/Saue/1989,2).

Sauerbeck, Karl-Otto: Wie gelangte Hahnemann zu den Hochpotenzen? Ein Kapitel aus der Geschichte der Homöopathie. In: AHZ 235 (1990), S. 223–232.

Schadewaldt, Hans: Geschichte des Diabetes mellitus, Berlin/Heidelberg/New York 1975.

Schäfer, Daniel: Alter und Krankheit in der Frühen Neuzeit, Frankfurt am Main/New York 2004.

Schatzki, Theodore; **Knorr Cetina**, Karin; **Savigny**, Eike von (Hrsg.): The Practice Turn in Contemporary Theory, London/New York 2001.

Schilling, Ruth: Johann Friedrich Glaser (1707–1789). Scharfrichtersohn und Stadtphysikus in Suhl, Köln/Weimar/Wien 2014.

Schilling, Ruth; **Schlegelmilch**, Sabine; **Splinter**, Susan: Stadtarzt oder Arzt in der Stadt? Drei Ärzte der Frühen Neuzeit und ihr Verständnis des städtischen Amtes. In: Med.hist. Journ. 46 (2011), S. 99–133.

Schilling, Ruth: Social mobility and medical practice. Johann Friedrich Glaser (1707–1789). In: Dinges, Martin; Jankrift, Kay Peter; Schlegelmilch, Sabine; Stolberg, Michael (Hrsg.): Physicians, Patients, Practices 1600–1900. [erscheint 2014].

Schlegelmilch, Sabine: „What a magnificent work a good physician is". The medical practice of Johannes Magirus (1615–1697). In: Dinges, Martin; Jankrift, Kay Peter; Schlegelmilch, Sabine; Stolberg, Michael (Hrsg.): Physicians, Patients, Practices 1600–1900. [erscheint 2014].

Schlenker, Rolf-Ulrich: Geschichte und Reformperspektiven der gesetzlichen Krankenkassen. In: Schulin, Bertram (Hrsg.): Handbuch des Sozialversicherungsrechts. Band 1 Krankenversicherungsrecht, München 1994, S. 1–47.

Schlich, Thomas; **Schüppel**, Reinhart: Gibt es einen Aufschwung für die Homöopathie. Von der Schwierigkeit, die Verbreitung der Homöopathie unter Ärzten festzustellen. In: Dinges, Martin (Hrsg.): Homöopathie. Patienten, Heilkundige, Institutionen. Von den Anfängen bis heute, Heidelberg 1996, S. 210–227.

Schmidt, Josef: Taschenatlas Homöopathie. Grundlagen, Methodik und Geschichte, Heidelberg 2001.

Schmitz, Britta: Hebammen in Münster. Historische Entwicklung, Lebens- und Arbeitsumfeld, Berufliches Selbstverständnis, Münster/New York 1994 (Beiträge zur Volkskultur in Nordwestdeutschland 85).

Schmitz, Martin (Hrsg.): Strömungen der Homöopathie. Konzepte, Lehrer, Verbreitung, Essen 2000.

Schneider, H.[einrich]: Ein neues Schutzverfahren gegen die Menschenpockenkrankheit. In: AHZ 71 (1865), S. 145–147.

Schneider, Wolfgang: Geheimmittel und Spezialitäten. Sachwörterbuch zu ihrer Geschichte bis um 1900, Frankfurt am Main 1969 (Lexikon zur Arzneimittelgeschichte 4).

Schnetzler, Karl; **Neumann**, Franz: Die Geheimmittel und die Heilschwindler, Karlsruhe 4. Auflage 1891.

Schnütgen, Hermann: Sanitätsrat Dr. Friedrich von Bönninghausen †. In: AHZ 158 (1910), S. 351–352.

Schnütgen, Hermann: Sanitätsrat Dr. Friedrich von Bönninghausen †. In: LPZ 41 (1910), S. 305–306.

Schnütgen, Robert: Die Anfänge der Homöopathie in Westfalen. In: Deutsche Homöopathische Monatsschrift 6 (1955), S. 336–337.

Schott, Heinz (Hrsg.): Franz Anton Mesmer und die Geschichte des Mesmerismus, Stuttgart 1985.

Schott, Heinz: Heilkräfte aus der Maschine. Elektrische und magnetische Kuren im 18. Jahrhundert. In: Gesnerus 44 (1987), S. 55–66.

Schraut, Sylvia: Sozialer Wandel im Industrialisierungsprozeß. Esslingen 1800–1870, Esslingen am Neckar 1989 (Esslinger Studien Schriftenreihe 9).

Schreiber, Kathrin: Samuel Hahnemann in Leipzig. Die Entwicklung der Homöopathie zwischen 1811 und 1821. Förderer, Gegner und Patienten, Stuttgart 2002 (Quellen und Studien zur Homöopathiegeschichte 8).

Schreiber, Kathrin: Was Hahnemann driven out of Leipzig? The Leipzig practice and why Hahnemann moved to Köthen in 1821. Patient Numbers and Polemics. In: Dinges, Martin (Hrsg.): Patients in the History of Homoeopathy, Sheffield 2002 (European Association for the History of Medicine and Health Network Series 5), S. 53–63.

Schroeder-Kurth, Traute: Die Kulturabhängigkeit von Erkrankung, Krankheit, Kranksein, Gesundheit (Sickness, Disease, Illness, Health). Probleme global gültiger Definitionen und Konsequenzen für Erwartungen und Behandlung. In: Wbg. med.hist. Mitt. 22 (2003), S. 306–322.

Schroers, Fritz: Lexikon deutschsprachiger Homöopathen, Stuttgart 2006.

Schultheiß, Ulrich; **Schriever**, Thomas: Warum gehen Patienten zum Arzt mit der Zusatzbezeichnung Homöopathie oder Naturheilverfahren, Ulm 1991 (Med. Diss.).

Schulze Pellengahr, Christian: Das adelige Haus Darup zu Darup. Ein Überblick über seine heutige Anlage sowie seine jüngere Geschichte. In: Geschichtsblätter des Kreises Coesfeld 25 (2000), S. 183–273.

Schuricht, Ulrich: Samuel Hahnemann. Krankenjournal D16 (1817–1818). Kommentarband zur Transkription, Heidelberg 2004.

Schwabe, Willmar: Specielles Illustrirtes Preis-Verzeichniß des Homöopathischen Etablissements von Dr. Willmar Schwabe in Leipzig, Leipzig 1886.

Schwanitz, Hedwig: Krankheit, Armut, Alter. Gesundheitsfürsorge und Medizinalwesen in Münster während des 19. Jahrhunderts, Münster 1990 (Quellen und Forschungen zur Geschichte der Stadt Münster Neue Folge 14).

Schweig, Nicole: Gesundheitsverhalten von Männern. Gesundheit und Krankheit in Briefen 1800–1950, Stuttgart 2009 (MedGG Beiheft 33).

Schweitzer, Wolfgang: Klassische Homöopathie. Ein Essay zur historischen Entwicklung und Definition. In: AHZ 237 (1992), S. 201–203.

Seidel, Hans-Christoph: Eine neue „Kultur des Gebärens“. Die Medikalisierung von Geburt im 18. und 19. Jahrhundert in Deutschland, Stuttgart 1998 (MedGG Beiheft 11).

Seiler, Hanspeter: Die Entwicklung von Samuel Hahnemanns ärztlicher Praxis anhand ausgewählter Krankengeschichten, Heidelberg 1988.

Sendler, Peter: Von der Krüppelheilanstalt zum Universitätsklinikum. Die „Hüfferstiftung“ in Münster in Westfalen, Herzogenrath, 1984 (Studien zur Geschichte des Krankenhauswesens 17).

Sharma, Ursula: Complementary Medicine Today. Practitioners and Patients, London/New York 2. Auflage 1995.

Shephard, David: The Casebook, the Daybook, and the Diary as Sources in Medical Historiography. In: Can. Bull. Med. Hist. 17 (2000), S. 245–255.

Sicken, Bernhard: Münster als Garnisonstadt. Allgemeine Wehrpflicht und Kasernierung. In: Jakobi, Franz-Josef (Hrsg.): Geschichte der Stadt Münster, Band 2, Münster 1993, S. 727–766.

Sigerist, Henry: Anfänge der Medizin. Von der primitiven und archaischen Medizin bis zum Goldenen Zeitalter in Griechenland, Zürich 1963.

Sommer, Hermann: Zur Kur nach Ems. Ein Beitrag zur Geschichte der Badereise von 1830 bis 1914, Stuttgart 1999 (Geschichtliche Landeskunde 48).

Sponholz, Carl: Allgemeine und spezielle Statistik der Medizinal-Personen der Preußischen Monarchie. Jahrgang 1845, Stralsund 1845.

Spree, Reinhard: Soziale Ungleichheit vor Krankheit und Tod. Zur Sozialgeschichte des Gesundheitsbereichs im Deutschen Kaiserreich, Göttingen 1981.

Spree, Reinhard: Kurpfuscherei. Bekämpfung und ihre sozialen Funktionen während des 19. und 20. Jahrhunderts. In: Labisch, Alfons; Spree, Reinhard (Hrsg.): Medizinische Deutungsmacht im sozialen Wandel, Bonn 1989, S. 103–121.

Spree, Reinhard: Quantitative Aspekte der Entwicklung des Krankenhauswesens. In: Labisch, Alfons; Spree, Reinhard (Hrsg.): „Einem jeden Kranken in einem Hospitale sein eigenes Bett." Zur Sozialgeschichte des Allgemeinen Krankenhauses in Deutschland im 19. Jahrhundert, Frankfurt am Main/New York 1996, S. 51–88.

Stahl, Martin: Zur Geschichte der „Vereinigung homöopathischer Aerzte Rheinlands und Westphalens". In: MedGG 14 (1995), S. 195–218.

Stahl, Martin: Der Briefwechsel zwischen Samuel Hahnemann und Clemens von Bönninghausen, Heidelberg 1997 (Quellen und Studien zur Homöopathiegeschichte 3).

Staudt, Dörte: „[...] den Blick der Laien auf das Ganze gerichtet [...]." Homöopathische Laienorganisationen am Ende des 19. und zu Beginn des 20. Jahrhunderts. In: Dinges, Martin (Hrsg.): Homöopathie. Patienten, Heilkundige, Institutionen. Von den Anfängen bis heute, Heidelberg 1996, S. 86–101.

Steinke, Hubert: Der junge Arzt und seine Patienten. Albert von Hallers Praxis in Bern 1731–1736. In: Dietrich-Daum, Elisabeth; Dinges, Martin; Jütte, Robert; Roilo, Christine (Hrsg.): Arztpraxen im Vergleich. 18.–20. Jahrhundert, Innsbruck/Wien/Bozen 2008 (Veröffentlichungen des Südtiroler Landesarchivs 26), S. 79–86.

Stille, Günther: Krankheit und Arznei. Die Geschichte der Medikamente, Berlin/Heidelberg/New York 1994.

Stolberg, Michael: Heilkunde zwischen Staat und Bevölkerung. Angebot und Annahme medizinischer Versorgung in Oberfranken im frühen 19. Jahrhundert, München 1986 (Med. Diss.).

Stolberg, Michael: Ärzte und ländliche Patienten. Soziologisch-historische Aspekte einer schwierigen Beziehung. In: Die medizinische Welt 43 (1992), S. 529–533.

Stolberg, Michael: Patientenschaft und Krankheitsspektrum in ländlichen Arztpraxen des 19. Jahrhunderts. In: Med.hist. Journ. 28 (1993), S. 3–27.

Stolberg, Michael: „Mein äskulapisches Orakel!". Patientenbriefe als Quelle einer Kulturgeschichte der Krankheitserfahrung im 18. Jahrhundert. In: ÖZG 7 (1996), S. 385–404.

Stolberg, Michael: Homöopathie und Klerus. Zur Geschichte einer besonderen Beziehung. In: MedGG 17 (1998), S. 131–148.

Stolberg, Michael: Geschichte der Homöopathie in Bayern (1800–1914), Heidelberg 1999 (Quellen und Studien zur Homöopathiegeschichte 5).

Stolberg, Michael: Krankheitserfahrung und Arzt-Patienten-Beziehung in Samuel Hahnemanns Patientenkorrespondenz. In: MedGG 18 (1999), S. 169–188.

Stolberg, Michael: A Woman's Hell? Medical Perceptions of Menopause in Preindustrial Europe. In: Bull. Hist. Med. 73 (1999), S. 404–428.

Stolberg, Michael: Homo patiens. Krankheits- und Körpererfahrung in der Frühen Neuzeit, Köln/Weimar/Wien 2003.

Stolberg, Michael: Medizin und Krankheit in der Frühen Neuzeit. In: GWU 59 (2008), S. 85–95.

Stolberg, Michael: Die Harnschau. Eine Kultur- und Alltagsgeschichte, Köln/Weimar/Wien 2009.

Streuber, Ingeborg: Ein Macher. Arthur Lutze (1813–1870). „Der Mensch kann, was er will, doch muß er glauben und vertrauen." In: Dinges, Martin (Hrsg.): Homöopathie. Patienten, Heilkundige, Institutionen. Von den Anfängen bis heute, Heidelberg 1996, S. 160–184.

Stuber, Martin; **Hächler**, Stefan; **Lienhard**, Luc (Hrsg.): Hallers Netz. Ein europäischer Gelehrtenbriefwechsel zur Zeit der Aufklärung, Basel 2005.

Stukenbrock, Karin: Chlorotische Mädchen und blutarme Knaben. Geschlechtszuschreibungen in Anämiekonzepten des frühen 20. Jahrhunderts. In: Gadebusch Bondio, Mariacarla (Hrsg.): Blood in History and Blood Histories, Firenze 2005, S. 273–288.

Sundermann, Annette: „Vom kranken Zustand des Herzens". Über die Kenntnis von Herzkrankheiten an der Schwelle zu dem Zeitalter der physikalischen Diagnostik (1800–1830), Berlin 2004 (Med. Diss.).

Sundelin, Karl: Anleitung zur medizinischen Anwendung der Elektrizität und des Galvanismus, Berlin 1822.

Taddei, Elena: Franz von Ottenthal. Arzt und Tiroler Landtagsabgeordneter (1818–1899), Wien/Köln/Weimar 2010.

Tamm, Ingo: Ärzte und gesetzliche Krankenversicherung in Deutschland und England 1880–1914, Berlin 1998.

Teichler, Jens-Uwe: „Der Charlatan strebt nicht nach Wahrheit, er verlangt nur nach Geld". Zur Auseinandersetzung zwischen naturwissenschaftlicher Medizin und Laienmedizin im deutschen Kaiserreich am Beispiel von Hypnotismus und Heilmagnetismus, Stuttgart 2002 (MedGG Beiheft 18).

Tennstedt, Florian; **Winter**, Heidi (Hrsg.): Quellensammlung zur Geschichte der deutschen Sozialpolitik 1867 bis 1914. Von der Reichsgründungszeit bis zur kaiserlichen Sozialbotschaft (1867–1881). Band 5 Gewerbliche Unterstützungskassen, Darmstadt 1999.

Teuteberg, Hans-Jürgen: Vom Agrar- zum Industriestaat (1850–1914). In: Kohl, Wilhelm (Hrsg.): Westfälische Geschichte. Band 3 Das 19. und 20. Jahrhundert. Wirtschaft und Gesellschaft, Düsseldorf 1984, S. 163–311.

Teuteberg, Hans-Jürgen: Materialien zur Bevölkerungsgeschichte Münsters 1816–1945, Münster 1993 (Beiträge zur Statistik Münsters 59).

Teuteberg, Hans-Jürgen: Bevölkerungsentwicklung und Eingemeindungen (1816–1945). In: Jakobi, Franz-Josef (Hrsg.): Geschichte der Stadt Münster, Band 2, Münster 1993, S. 331–386.

Thümmler, Andrea: Rekonstruktion des Alltags eines thüringischen Arztes im 18. Jahrhundert anhand seines Praxistagebuches 1750–1763, Berlin 2004 (Med. Diss.).

Tilly, Richard: Handel, Banken, Handwerk und Industrie (1815–1945). In: Jakobi, Franz-Josef (Hrsg.): Geschichte der Stadt Münster, Band 2, Münster 1993, S. 541–585.

Tischner, Rudolf: Das Werden der Homöopathie. Geschichte der Homöopathie vom Altertum bis zur neuesten Zeit. Neuauflage der Ausgabe von 1950. Mit einem Nachtrag von Prof. Dr. phil. Robert Jütte, Stuttgart 2001.

Tischner, Rudolf: Geschichte der Homöopathie, Wien/New York 1998.

Trapp, Wolfgang: Kleines Handbuch der Münzkunde und des Geldwesens in Deutschland, Stuttgart 1999.

Tutzke, Dieter; **Engel**, Regina: Tätigkeit und Einkommen eines Allgemeinpraktikers vor der Mitte des 19. Jahrhunderts. Ergebnisse einer historisch-statistischen Analyse. In: Zeitschrift für die gesamte Hygiene 24 (1978), S. 460–465.

Unterkircher, Alois: Die Praxis des Südtiroler Landarztes Franz von Ottenthal. Krankheitsspektrum und Gesundheitsverhalten seiner Patientenschaft um 1860. In: Alsheimer, Rainer; Weibezahn, Roland (Hrsg.): Körperlichkeit und Kultur 2004. Interdisziplinäre Medikalkulturforschung, Bremen 2005 (Volkskunde und Historische Anthropologie 10), S. 215–237.

Unterkircher, Alois: Ein ungleicher Start ins Leben? Morbidität und Mortalität von männlichen und weiblichen Säuglingen um 1860 in den Krankenjournalen des Südtiroler Landarztes Franz von Ottenthal. In: Dinges, Martin (Hrsg.): Männlichkeit und Gesundheit im historischen Wandel ca. 1800 – ca. 2000, Stuttgart 2007 (MedGG Beiheft 27), S. 53–72.

Unterkircher, Alois: Männer als Patienten. Krankheitsverhalten von Männern im ländlichen Raum in der zweiten Hälfte des 19. Jahrhunderts am Beispiel der Praxisjournale des Südtiroler Arztes Franz von Ottenthal, Innsbruck 2012 (Phil. Diss.).

Unterkircher, Alois: Außer Konkurrenz? Strategien der Inanspruchnahme einer Südtiroler Landarztpraxis um 1890 bei Erkrankungen von Kindern. In: Gafner, Lina; Ritzmann, Iris; Weikl, Katharina (Hrsg.): Penning Patient's Histories. Doctors' Records and the Medical Market in the 18th and 19th Century. Gesnerus 69/1 (2012), S. 158–177.

Unterkircher, Alois; **Ritzmann**, Iris: Unlicensed practice. A lay healer in rural Switzerland. In: Dinges, Martin; Jankrift, Kay Peter; Schlegelmilch, Sabine; Stolberg, Michael (Hrsg.): Physicians, Patients, Practices 1600–1900. [erscheint 2014].

Valenti, Ernst Joseph Gustav de: Medicina clerica. Handbuch der Pastoral-Medizin für Seelsorger, Pädagogen und Aerzte, Zwei Bände, Leipzig 1831/32.

Varady, Helene: Die Pharmakotherapie Samuel Hahnemanns in der Frühzeit der Homöopathie. Edition und Kommentar des Krankenjournals Nr. 5 (1803–1806), Zwei Bände, München 1987 (Med. Diss.).

Verdenhalven, Fritz: Alte Meß- und Währungssysteme aus dem deutschen Sprachgebiet, Neustadt an der Aisch 2. Auflage 1998.

Vieler, Ingrid: Die deutsche Arztpraxis im 19. Jahrhundert, Mainz 1958 (Med. Diss.).

Vinke, Wilhelm; **Warning**, Wilhelm: Versmold. Ein Volks- und Heimatbuch, Bethel 1962.

Vogl, Michael: „Nahe und entfernte Landpraxis". Untersuchungen zu Samuel Hahnemanns Eilenburger Patientenschaft 1801–1803. In: MedGG 9 (1990), S. 165–180.

Waldecker, Achim: Die Arzneiapplikation durch Riechenlassen bei Hahnemann und Bönninghausen. In: ZKH 33 (1989), S. 77–81.

Wallet, Norbert: Was bringt den Hausarzt aufs Land? In: BKZ, 5. Juli 2013 153/2013, S. 2.

Walter, Bernd: Die Beamtenschaft in Münster zwischen ständischer und bürgerlicher Gesellschaft. Eine personengeschichtliche Studie zur staatlichen und kommunalen Beamtenschaft in Westfalen (1800–1850), Münster 1987 (Geschichtliche Arbeiten zur Westfälischen Landesforschung Wirtschafts- und Sozialgeschichtliche Gruppe 3).

Walter, Bernd: Von der fürstbischöflichen Haupt- und Residenzstadt zur preußischen Provinzialhauptstadt (1815–1835). In: Jakobi, Franz-Josef (Hrsg.): Geschichte der Stadt Münster, Band 2, Münster 1993, S. 47–78.

Walter, Tilmann: Ärztehaushalte im 16. Jahrhundert. Einkünfte, Status und Praktiken der Repräsentation. In: MedGG 27 (2008), S. 31–73.

Walther, B.; **Hofmann**, S.: Minderung der Unfallgefährdung im Kindesalter durch entwicklungsgerechte Erziehung. In: Rehbein, Friedrich (Hrsg.): Der Unfall im Kindesalter. Klinik, Rehabilitation, Prophylaxe, Stuttgart 1972 (Zeitschrift für Kinderchirurgie und Grenzgebiete Supplementband 11), S. 77–91.

Warner, John: The Uses of Patient Records by Historians. Patterns, Possibilities and Perplexities. In: Health and History 1 (1999), S. 101–111.

Wegener, Andreas: Mittelfindung mit dem Therapeutischen Taschenbuch von Bönninghausen. In: Genneper, Thomas; Wegener, Andreas (Hrsg.): Lehrbuch der Homöopathie. Grundlagen und Praxis der klassischen Homöopathie, Stuttgart 3. Auflage 2011, S. 118–130.

Wegener, Andreas: Hahnemanns Theorie der chronischen Krankheiten. In: Genneper, Thomas; Wegener, Andreas (Hrsg.): Lehrbuch der Homöopathie. Grundlagen und Praxis der klassischen Homöopathie, Stuttgart 3. Auflage 2011, S. 329–357.

Wegener, Basil: Durch die Arztpraxis im Minutentakt. In: BKZ, 20. Januar 2010 15/2010, S. 3.

Wehmer, R.; **Pflanz**, W.: Kurpfuscherei und Geheimmittelwesen. In: Rapmund, O.[tto] (Hrsg.): Das Preussische Medizinal- und Gesundheitswesen, Berlin 1908, S. 442–464.

Weindling, Paul: Medical Practice in Imperial Berlin. The Casebook of Alfred Grotjahn. In: Bull. Hist. Med. 61 (1987), S. 391–410.

Werland, Peter: Münsters Märkte. In: Das Schöne Münster 8 (1936), S. 65–80.

Werland, Walter: Zur Eröffnung der Straßenbahn 1901 kam der Wochenmarkt zum Domplatz. Einige Erinnerungen an die verschiedenen Märkte im alten Münster. In: Münstersche Zeitung, 17. Oktober 1970, Zeitungsauschnittsammlung in StdAM ZAUS 42 Münsters Märkte.

Wichmann, Michael: Wohnen in Münster in der Mitte des 19. Jahrhunderts. Ein Beitrag zur quantitativen Historischen Sozialforschung, Münster 1991 (Schriftliche Hausarbeit im Rahmen der Ersten Staatsprüfung für das Lehramt für die Sekundarstufe II).

Wiesemann, Claudia: Reform, Revolution, Homöopathie. Samuel Hahnemann und die Medizin seiner Zeit im Widerstreit von Praxis und Wissenschaft. In: Heinze, Sigrid (Hrsg.): Homöopathie 1796–1996. Eine Heilkunde und ihre Geschichte. Katalog zur Ausstellung Deutsches Hygiene-Museum 17. Mai bis 20. Oktober 1996, Dresden 1996, S. 27–40.

Willfahrt, Joachim: Wie der homöopathische Apotheker und Verleger Willmar Schwabe (1839–1917) und seine Wegbereiter im Laufe des 19. Jahrhunderts der Homöopathie ein Millionenpublikum verschafften. In: Dinges, Martin (Hrsg.): Homöopathie. Patienten, Heilkundige, Institutionen. Von den Anfängen bis heute, Heidelberg 1996, S. 270–295.

Wimmer, Wolfgang: Die Pharmazeutische Industrie als „ernsthafte" Industrie. Die Auseinandersetzung um die Laienwerbung im Kaiserreich. In: MedGG 11 (1992), S. 75–88.

Winter, Norbert: Handbuch der homöopathischen Fallanalyse, Karlsruhe 4. Auflage 2000.

Wischermann, Clemens: An der Schwelle der Industrialisierung (1800–1850). In: Kohl, Wilhelm (Hrsg.): Westfälische Geschichte. Band 3 Das 19. und das 20. Jahrhundert. Wirtschaft und Gesellschaft, Düsseldorf 1984 (Veröffentlichungen der Historischen Kommission für Westfalen 43), S. 41–162.

Wittstein, Georg: Taschenbuch der Geheimmittellehre. Eine kritische Uebersicht aller bis jetzt untersuchten Geheimmittel, Nördlingen 2. vermehrte Auflage 1868.

Wolf, Paul: Achtzehn Thesen für Freunde und Feinde der Homöopathik als Erläuterungen der Grundzüge dieser Heilmethode nach ihrem wahren Sinn und ihrer wissenschaftlichen Bedeutung. Nebst einem Vorwort von Dr. Rummel. In: ACS 16 (1837) Heft 1, S. 1–51.

Wolff, Eberhard: „... nichts weiter als eben einen unmittelbaren persönlichen Nutzen..." Zur Entstehung und Ausbreitung der homöopathischen Laienbewegung. In: Jahrbuch des Instituts für Geschichte der Medizin der Robert Bosch Stiftung 4 (1987), S. 61–97.

Wolff, Eberhard: Gesundheitsverein und Medikalisierungsprozeß. Der Homöopathische Verein Heidenheim/Brenz zwischen 1886 und 1945, Tübingen 1989.

Wolff, Eberhard: Le rôle du mouvement des non-médécins dans le développement de l'homéopathie en Allemagne. In: Faure, Olivier (Hrsg.): Praticiens, patients et militants de l'homéopathie aux XIXe et XXe siècles (1800–1940). Actes du colloque franco-allemand Lyon 11–12 octobre 1990, Lyon 1992, S. 197–230.

Wolff, Eberhard: Der „willkommene Würgeengel". Verstehende Innenperspektive und „genaue" Quelleninterpretation. Am Beispiel des erwünschten Kindertods in den Anfängen der Pockenschutzimpfung. In: Dinges, Martin; Schlich, Thomas (Hrsg.): Neue Wege in der Seuchengeschichte, Stuttgart 1995 (MedGG Beiheft 6), S. 105–141.

Wolff, Eberhard: „Eine gesunde Concurrenz sei für das Publicum stets von Vortheil". Der homöopathische Heilmittelmarkt zwischen Apotheken und Laienvereinen. In: Dinges, Martin (Hrsg.): Homöopathie. Patienten, Heilkundige, Institutionen. Von den Anfängen bis heute, Heidelberg 1996, S. 102–131.

Wolff, Eberhard: Perspektiven der Patientengeschichtsschreibung. In: Paul, Norbert; Schlich, Thomas (Hrsg.): Medizingeschichte. Aufgaben, Probleme, Perspektiven, Frankfurt am Main/New York 1998, S. 311–334.

Wolff, J.; **Wolff**, H.-P.: Das Profil einer ärztlichen Allgemeinpraxis im Jahre 1862. In: Deutsches Gesundheits-Wesen 34 (1979), S. 568–571.

Wulff, Henrik; **Jungersen**, Kirsten: A Danish Provincial Physician and His Patients. The Patient Records from the Practice of Christopher Detlev Hahn in Aarhus around 1800. In: Med.hist. Journ. 40 (2005), S. 321–345.

Zeber, Ulrike: Die Geschichte des Pflasters. Von der traditionellen Arzneiform Pflaster zum Heftpflaster, Stuttgart 2001 (Heidelberger Schriften zur Pharmazie- und Naturwissenschaftsgeschichte 18).

Ziegler, Volker: Die Familie Jobst und das Chinin. Materialwarenhandel und Alkaloidproduktion in Stuttgart 1806–1927, Berlin 2003.

Personenindex

Der Name Friedrich von Bönninghausens wurde nicht in den Index aufgenommen, da seine Praxis im Mittelpunkt der Untersuchung steht.

MEDIZIN, GESELLSCHAFT UND GESCHICHTE – BEIHEFTE

Herausgegeben von Robert Jütte.

Franz Steiner Verlag   ISSN 0941–5033

22. Florian Steger
Asklepiosmedizin
Medizinischer Alltag in der römischen
Kaiserzeit
2004. 244 S. und 12 Taf. mit 17 Abb., kt.
ISBN 978-3-515-08415-4

23. Ulrike Thoms
**Anstaltskost im
Rationalisierungsprozeß**
Die Ernährung in Krankenhäusern und
Gefängnissen im 18. und 19. Jahrhundert
2005. 957 S. mit 84 Abb., kt.
ISBN 978-3-515-07935-8

24. Simone Moses
Alt und krank
Ältere Patienten in der Medizinischen
Klinik der Universität Tübingen zur Zeit
der Entstehung der Geriatrie 1880 bis 1914
2005. 277 S. mit 61 Tab. und 27 Diagr.
ISBN 978-3-515-08654-7

25. Sylvelyn Hähner-Rombach (Hg.)
„Ohne Wasser ist kein Heil"
Medizinische und kulturelle Aspekte
der Nutzung von Wasser
2005. 167 S., kt.
ISBN 978-3-515-08785-8

26. Heiner Fangerau / Karen Nolte (Hg.)
**„Moderne" Anstaltspsychiatrie
im 19. und 20. Jahrhundert**
Legitimation und Kritik
2006. 416 S., kt.
ISBN 978-3-515-08805-3

27. Martin Dinges (Hg.)
**Männlichkeit und Gesundheit
im historischen Wandel ca. 1800 –
ca. 2000**
2007. 398 S. mit 7 Abb., 22 Tab.
und 4 Diagr., kt.
ISBN 978-3-515-08920-3

28. Marion Maria Ruisinger
Patientenwege
Die Konsiliarkorrespondenz Lorenz
Heisters (1683–1758) in der Trew-
Sammlung Erlangen
2008. 308 S. mit 7 Abb. und 16 Diagr., kt.
ISBN 978-3-515-08806-0

29. Martin Dinges (Hg.)
**Krankheit in Briefen im deutschen
und französischen Sprachraum**
17.–21. Jahrhundert
2007. 267 S., kt.
ISBN 978-3-515-08949-4

30. Helen Bömelburg
Der Arzt und sein Modell
Porträtfotografien aus der deutschen Psy-
chiatrie 1880 bis 1933
2007. 239 S. mit 68 Abb. und 2 Diagr., kt.
ISBN 978-3-515-09096-8

31. Martin Krieger
Arme und Ärzte, Kranke und Kassen
Ländliche Gesundheitsversorgung und
kranke Arme in der südlichen Rheinprovinz
(1869 bis 1930)
2009. 452 S. mit 7 Abb., 16 Tab. und 5 Ktn.,
kt.
ISBN 978-3-515-09171-8

32. Sylvelyn Hähner-Rombach
**Alltag in der Krankenpflege /
Everyday Nursing Life**
Geschichte und Gegenwart /
Past and Present
2009. 309 S. mit 22 Tab., kt.
ISBN 978-3-515-09332-3

33. Nicole Schweig
Gesundheitsverhalten von Männern
Gesundheit und Krankheit in Briefen,
1800–1950
2009. 288 S. mit 4 Abb. und 8 Tab., kt.
ISBN 978-3-515-09362-0

34. Andreas Renner
**Russische Autokratie
und europäische Medizin**
Organisierter Wissenstransfer
im 18. Jahrhundert
2010. 373 S., kt.
ISBN 978-3-515-09640-9

35. Philipp Osten (Hg.)
Patientendokumente
Krankheit in Selbstzeugnissen
2010. 253 S. mit 3 Abb., kt.
ISBN 978-3-515-09717-8